新スタンダード栄養・食物シリーズ 4

疾病の成り立ち

飯田薫子・近藤和雄・脊山洋右 編

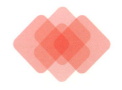

東京化学同人

序

　栄養学を学ぶ者にとって 2005 年はエポックメーキングな年であった．第一は 6 月 17 日に食育基本法が制定されたことであり，第二は"日本人の食事摂取基準（2005 年版）"が策定されたことである．食育基本法は国民が生涯にわたって健全な心身を培い，豊かな人間性をはぐくむための食育を推進することを目指して議員立法により成立した法律で，世界に類をみないものである．これに基づいて食育推進基本計画が策定され，5 年ごとの見直しでさまざまな取組みが行われている．

　"日本人の食事摂取基準"はそれまで用いられてきた"日本人の栄養所要量"に代わるもので，国民の健康の維持・増進，エネルギー・栄養素欠乏症の予防，生活習慣病の予防，過剰摂取による健康障害の予防を目的としてエネルギーおよび各栄養素の摂取量の基準を示したものである．やはり 5 年ごとの見直しが行われて 2015 年 4 月から適用されるものとして"日本人の食事摂取基準（2015 年版）"が策定された．

　いずれも栄養にかかわる者にとって大切な指針であり，2005 年を境に食に関する概念が大幅に変わったことに対応して，このたび"スタンダード栄養・食物シリーズ"を全面的に改訂し，"新スタンダード栄養・食物シリーズ"として内外ともに装いを改めた．

　この"新スタンダード栄養・食物シリーズ"は"社会・環境と健康"，"人体の構造と機能，疾病の成り立ち"，"食べ物と健康"などを理解することが大きな 3 本柱となっており，栄養士，管理栄養士を目指す学生だけでなく，生活科学系や農学系，また医療系で学ぶ学生にとっても役立つ内容となっている．

　全 16 巻からなる本シリーズの執筆者は教育と同時に研究に携わる者であるので，最新の知識をもっている．とかく内容が高度になって，微に入り細をうがったものになりがちであるが，学生の理解を得るとともに，担当する教師が講義のよりどころにできるようにと，調整・推敲を重ねてお願いした．また図表を多用して視覚的な理解を促し，欄外のスペースを用語解説などに利用して読みやすいよう工夫を凝らした．

　2013 年には和食がユネスコの無形文化遺産に登録されたが，日本の食文化が世界に認められたものとして栄養学に携わる者としては誇らしいことである．この登録の審査に当たっては栄養バランスに優れた健康的な食生活であるという点が高く評価されたという．本シリーズの改訂にあたっては，和食の食文化は健康維持を図る手段であると考え，今後，食に関する多面的な理解が得られるようにとの思いを込めた．食文化は数百年，数千年と続いた実績の上に成り立っているが，この変わらぬ食習慣の裏付けを科学的に学ぶうえで本シリーズが役立つことを願っている．

　2014 年 3 月

編集委員を代表して
脊　山　洋　右

新スタンダード栄養・食物シリーズ 編集委員会

委員長	脊山 洋右	東京医療保健大学 客員教授, 東京大学名誉教授, お茶の水女子大学名誉教授, 医学博士	
委員	赤松 利恵	お茶の水女子大学大学院人間文化創成科学研究科 准教授, 人間科学修士	
	飯田 薫子	お茶の水女子大学大学院人間文化創成科学研究科 准教授, 博士(医学)	
	池田 彩子	名古屋学芸大学管理栄養学部 教授, 博士(農学)	
	石川 朋子	お茶の水女子大学生活環境教育研究センター 特任准教授, 博士(医学)	
	板倉 弘重	茨城キリスト教大学名誉教授, 医学博士	
	市 育代	お茶の水女子大学大学院人間文化創成科学研究科 講師, 博士(農学)	
	一色 賢司	日本食品分析センター 学術顧問, 北海道大学名誉教授, 農学博士	
	稲山 貴代	首都大学東京大学院人間健康科学研究科 准教授, 博士(スポーツ医学)	
	大塚 譲	戸板女子短期大学食物栄養科 教授, お茶の水女子大学名誉教授, 農学博士	
	香西 みどり	お茶の水女子大学大学院人間文化創成科学研究科 教授, 博士(学術)	
	金子 佳代子	横浜国立大学名誉教授, 保健学博士	
	河原 和夫	東京医科歯科大学大学院医歯学総合研究科 教授, 医学博士	
	久保田 紀久枝*	東京農業大学総合研究所 教授, お茶の水女子大学名誉教授, 学術博士	
	倉田 忠男	お茶の水女子大学名誉教授, 新潟薬科大学名誉教授, 農学博士	
	小松 龍史	同志社女子大学生活科学部 教授, 保健学博士	
	近藤 和雄*	お茶の水女子大学大学院人間文化創成科学研究科 教授, 医学博士	
	渋井 達郎	日本獣医生命科学大学応用生命科学部教授, 農学博士	
	鈴木 恵美子	お茶の水女子大学大学院人間文化創成科学研究科 教授, 農学博士	
	須藤 紀子	お茶の水女子大学大学院人間文化創成科学研究科 准教授, 博士(保健学)	
	冨永 典子	お茶の水女子大学名誉教授, 理学博士	
	野口 忠	東京大学名誉教授, 中部大学名誉教授, 農学博士	
	畑江 敬子*	昭和学院短期大学 学長, お茶の水女子大学名誉教授, 理学博士	
	藤原 葉子	お茶の水女子大学大学院人間文化創成科学研究科 教授, 博士(学術)	
	本田 善一郎	お茶の水女子大学大学院人間文化創成科学研究科 教授, 医学博士	
	本間 清一*	お茶の水女子大学名誉教授, 農学博士	
	丸山 千寿子	日本女子大学家政学部 教授, 医学博士	
	村田 容常(まさつね)	お茶の水女子大学大学院人間文化創成科学研究科 教授, 農学博士	
	森田 寛(ゆたか)	大学評価・学位授与機構研究開発部 客員教授, 医学博士	
	森光 康次郎	お茶の水女子大学大学院人間文化創成科学研究科 教授, 博士(農学)	

(五十音順, * 編集幹事)

まえがき

　栄養士，管理栄養士が日常の活動を行ううえで，ヒトの病気についての知識は必要である．特に病院等の臨床の現場においては，医師と同等の知識が求められる．近年の医学の進歩に伴って，高度な専門別の診療が行われるようになり，病気に対する知識も細分化されてきた．こうした現状をふまえると，栄養士，管理栄養士も専門知識をもたなければ，栄養サポートチーム（NST）の一員として十分な働きをすることは難しくなってきた．しかしながら膨大な病気の領域すべてを網羅することは不可能であるので，今回は"第Ⅰ部 総論"，"第Ⅱ部 臓器別の病気と治療"，"第Ⅲ部 免疫と生体防御"の3部構成とし，栄養学を学ぶ者にとって必要最小限の知識にまとめ上げた．

　これらは，臨床の現場においては主として医師の関与する分野であるが，栄養士，管理栄養士にとっても必要不可欠な知識である．医学の細分化に合わせて，それぞれその道を専門とする諸先生に執筆をお願いし，医療に携わる栄養士，管理栄養士が知っていなければならないことを中心に要領よくまとめていただいた．その内容はNST内で有意義な話し合いのできる水準を目指している．疾病の成り立ちを学ぶ人にとって，本書が最適なものであると信じている．

　さらに，本書は，高度な内容をもちつつ，管理栄養士国家試験出題基準（ガイドライン）を意識して構成したので，国家試験を受けるに際しても役立つものとなっている．

　管理栄養士養成コースの学生，大学院生，すでに職場において活躍している管理栄養士はもちろん，看護師養成課程，保健学，薬学，家政学，農学，工学の学生など，新しい時代の臨床栄養学を学ぼうとしている多くの人々に，本書がお役に立つことを願っている．

　最後に，管理栄養士，栄養士の養成に携わっている臨床医の間で，若い医師の卵の人たちにも本書を読ませたいと話し合っていることを特記する．

　2015年3月

担当編集委員を代表して
近 藤 和 雄

第4巻　疾病の成り立ち

執　筆　者

綾織　誠人	所沢ハートセンター　臨床研究部長，博士(医学)	[第10章]
有廣　誠二	東京慈恵会医科大学(消化器・肝臓内科)　講師，博士(医学)	[第14章(§14・5を除く)]
飯田　薫子	お茶の水女子大学大学院人間文化創成科学研究科　准教授，博士(医学)	[§13・1～13・3，第17章]
石川　朋子	お茶の水女子大学生活環境教育研究センター　特任准教授，博士(医学)	[§8・12]
宇都宮一典	東京慈恵会医科大学(糖尿病・代謝・内分泌内科)　教授，医学博士	[§16・1～16・6，§16・10]
大荷　満生	杏林大学医学部(高齢医学)　准教授，医学博士	[第12章，第20章]
岡　　尚省	東京慈恵会医科大学附属第三病院(神経内科)　教授，医学博士	[第18章(§18・9・7を除く)]
勝山　修行	国立国際医療研究センター国府台病院(内科)，博士(医学)	[第9章]
小林　弘典	新潟大学大学院医歯学総合研究科(血液内科)　リサーチレジデント，博士(医学)	[第22章]
小松　知広	防衛医科大学校病院(抗加齢血管内科)	[第10章]
近藤　和雄	お茶の水女子大学大学院人間文化創成科学研究科　教授，医学博士	[§13・4，13・5]
佐々木　敏	東京大学大学院医学系研究科(公共健康医学)　教授，医学博士	[第11章]
曽根　博仁	新潟大学大学院医歯学総合研究科(内分泌・代謝内科)　教授，博士(医学)	[§13・2，13・3]
瀧澤　　淳	新潟大学大学院医歯学総合研究科(血液内科)　准教授，医学博士	[第22章]
戸塚　　実	東京医科歯科大学大学院保健衛生学研究科(先端分析検査学)　教授，医学博士	[第8章(§8・12を除く)]
中島　　啓	城西大学薬学部　教授，博士(医学)	[第1～6章]
南光進一郎	青木病院　病院長，医学博士	[§18・9・7]
沼部　博直	お茶の水女子大学大学院人間文化創成科学研究科　教授，医学博士	[§13・6]
深山　正久	東京大学大学院医学系研究科(人体病理学)　教授，医学博士	[第19章]
福岡　秀興	早稲田大学総合研究機構研究院　教授，医学博士	[§21・1，21・2]
藤代健太郎	東邦大学医学部(循環器内科)　教授，医学博士	[第15章]
堀　　誠治	東京慈恵会医科大学(感染制御科)　教授，医学博士	[第24章]
本田善一郎	お茶の水女子大学保健管理センター　所長・教授，医学博士	[第23章]
宮川　八平	茨城大学保健管理センター　教授，医学博士	[§14・5]
柳内　秀勝	国立国際医療研究センター国府台病院　医療教育・臨床研究支援部門長，博士(医学)	[第9章]
横田　太持	東京慈恵会医科大学葛飾医療センター(糖尿病・代謝・内分泌内科)　准教授，博士(医学)	[§16・1～16・6，§16・10]
吉田　　博	東京慈恵会医科大学附属柏病院(中央検査部)　教授，博士(医学)	[第7章]
和久本芳彰	順天堂大学大学院医学研究科(泌尿器外科)　准教授，博士(医学)	[§16・7～16・9，§21・3]

(五十音順，[ ]内は執筆担当箇所)

目　次

第Ⅰ部　総　論

第1章　老　化 …………………………………………………………… 3
1・1　老化とは ………………………………………………………… 3
1・2　分子レベルでの老化 …………………………………………… 4
1・3　臓器レベルでの老化 …………………………………………… 7
1・4　老年症候群 ……………………………………………………… 8

第2章　先天性形成異常 ………………………………………………… 9
2・1　先天性形成異常とは …………………………………………… 9
2・2　遺伝的原因（内的原因）による先天性形成異常 …………… 9
2・3　環境的原因（外的原因）による先天性形成異常 …………… 11
2・4　出生前診断と遺伝カウンセリング …………………………… 12

第3章　炎症・創傷治癒 ………………………………………………… 13
3・1　炎　症 …………………………………………………………… 13
3・2　創傷治癒 ………………………………………………………… 16

第4章　変性・壊死・アポトーシス・萎縮・肥大 …………………… 18
4・1　変　性 …………………………………………………………… 18
4・2　壊　死 …………………………………………………………… 18
4・3　アポトーシス …………………………………………………… 19
4・4　萎　縮 …………………………………………………………… 20
4・5　肥大，過形成 …………………………………………………… 20

第5章　腫　瘍 …………………………………………………………… 21
5・1　化生，異形成 …………………………………………………… 21
5・2　良性腫瘍，悪性腫瘍 …………………………………………… 22
5・3　発がんのメカニズム …………………………………………… 23
5・4　がんの増殖，浸潤，転移 ……………………………………… 26

第6章 個体の死 ……………………………………………………… 27
- 6・1 死の判定 ……………………………………………………… 27
- 6・2 植物状態 ……………………………………………………… 28
- 6・3 脳　死 ………………………………………………………… 29
- 6・4 心臓死 ………………………………………………………… 29

第7章 病状と病態の診断 …………………………………… 30
- 7・1 問診, 身体診察 ……………………………………………… 30
- 7・2 おもな症候 …………………………………………………… 32

第8章 臨床検査 ………………………………………………… 37
- 8・1 臨床検査の種類と特性 ……………………………………… 38
- 8・2 臨床検査の検体の種類・採取方法 ………………………… 38
- 8・3 基準値の考え方 ……………………………………………… 39
- 8・4 一般検査 ……………………………………………………… 41
- 8・5 血液検査 ……………………………………………………… 43
- 8・6 生化学検査 …………………………………………………… 45
- 8・7 免疫血清検査 ………………………………………………… 49
- 8・8 遺伝子・染色体検査 ………………………………………… 49
- 8・9 微生物検査 …………………………………………………… 50
- 8・10 生理機能検査 ………………………………………………… 51
- 8・11 画像検査 ……………………………………………………… 51
- 8・12 病理検査 ……………………………………………………… 53

第9章 治療の方法 ……………………………………………… 56
- 9・1 治療の種類と特徴: 原因療法と対症療法 ………………… 56
- 9・2 治療計画・実施・評価 ……………………………………… 57
- 9・3 治療の方法 …………………………………………………… 58

第10章 末期患者の治療 ……………………………………… 81
- 10・1 高齢社会と終末期医療 ……………………………………… 81
- 10・2 ターミナルケア (終末期医療) …………………………… 81
- 10・3 尊厳死 ………………………………………………………… 85
- 10・4 これからの終末期医療 ……………………………………… 85

第11章 EBM (根拠に基づく医療) ……………………… 86
- 11・1 EBMとは ……………………………………………………… 86
- 11・2 EBMと医学文献データベース ……………………………… 86
- 11・3 科学的根拠 (エビデンス) のレベル ……………………… 88
- 11・4 診断・治療・予防ガイドライン …………………………… 90

第Ⅱ部　臓器別の病気と治療

第12章　栄養障害 …………………………………… 93
12・1　栄養とは ………………………………………… 93
12・2　栄養障害とは …………………………………… 93
12・3　タンパク質・エネルギー欠乏症 ……………… 94
12・4　ビタミン欠乏症・過剰症 ……………………… 96
12・5　ミネラル欠乏症・過剰症 ……………………… 98

第13章　代謝疾患 …………………………………… 101
13・1　肥　満 …………………………………………… 101
13・2　糖尿病 …………………………………………… 106
13・3　低血糖 …………………………………………… 116
13・4　脂質異常症（高脂血症） ……………………… 118
13・5　高尿酸血症，痛風 ……………………………… 131
13・6　先天性代謝異常症 ……………………………… 135

第14章　消化器系の疾患 …………………………… 140
14・1　消化器系の構造 ………………………………… 140
14・2　口～食道の疾患 ………………………………… 142
14・3　胃～小腸の疾患 ………………………………… 144
14・4　小腸～大腸の疾患 ……………………………… 147
14・5　肝臓，膵臓，胆囊の疾患 ……………………… 154
14・6　消化器系のがん ………………………………… 164

第15章　循環器系の疾患 …………………………… 169
15・1　虚血，うっ血，充血 …………………………… 169
15・2　血栓，塞栓 ……………………………………… 170
15・3　動脈硬化症 ……………………………………… 173
15・4　心筋梗塞，狭心症（急性冠症候群） ………… 174
15・5　不整脈 …………………………………………… 179
15・6　心不全 …………………………………………… 182
15・7　心筋症 …………………………………………… 184
15・8　高血圧 …………………………………………… 185

第16章　腎・尿路系の疾患 ………………………… 189
16・1　腎炎 ……………………………………………… 189
16・2　ネフローゼ症候群 ……………………………… 191
16・3　急性腎不全，慢性腎不全 ……………………… 192
16・4　糖尿病性腎症 …………………………………… 194
16・5　慢性腎臓病（CKD） …………………………… 196

- 16・6 血液透析, 腹膜透析 ………………………………………………… 198
- 16・7 尿路結石 ……………………………………………………………… 199
- 16・8 腎・尿路系の腫瘍 …………………………………………………… 201
- 16・9 その他の泌尿器疾患 ………………………………………………… 201
- 16・10 代謝性アシドーシス・アルカローシス ………………………… 203

第17章 内分泌系の疾患 ……………………………………………………… 205
- 17・1 内分泌疾患総論 ……………………………………………………… 205
- 17・2 下垂体ホルモンの異常 ……………………………………………… 206
- 17・3 甲状腺ホルモンの異常 ……………………………………………… 210
- 17・4 副腎ホルモンの異常 ………………………………………………… 212
- 17・5 副甲状腺ホルモンの異常 …………………………………………… 215
- 17・6 卵巣ホルモンの異常 ………………………………………………… 217
- 17・7 膵臓ホルモンの異常 ………………………………………………… 218

第18章 精神・神経系の疾患 ………………………………………………… 220
- 18・1 脳出血, 脳梗塞 ……………………………………………………… 220
- 18・2 認知症 ………………………………………………………………… 224
- 18・3 パーキンソン病, パーキンソン症候群 …………………………… 225
- 18・4 変性疾患 ……………………………………………………………… 226
- 18・5 感染症 ………………………………………………………………… 227
- 18・6 脳腫瘍 ………………………………………………………………… 230
- 18・7 頭蓋内圧亢進症 ……………………………………………………… 230
- 18・8 外傷 …………………………………………………………………… 231
- 18・9 精神疾患 ……………………………………………………………… 232

第19章 呼吸器系の疾患 ……………………………………………………… 237
- 19・1 呼吸器系の構造 ……………………………………………………… 237
- 19・2 慢性閉塞性肺疾患と炎症性気道疾患 ……………………………… 238
- 19・3 気管支喘息 …………………………………………………………… 241
- 19・4 かぜ症候群 …………………………………………………………… 242
- 19・5 肺炎 …………………………………………………………………… 242
- 19・6 肺結核症 ……………………………………………………………… 244
- 19・7 その他の肺疾患 ……………………………………………………… 245
- 19・8 呼吸器系の悪性腫瘍 ………………………………………………… 248
- 19・9 呼吸性アシドーシス・アルカローシス …………………………… 250

第20章 運動器(骨格筋)系の疾患 ………………………………………… 252
- 20・1 骨粗鬆症 ……………………………………………………………… 252
- 20・2 骨軟化症, くる病 …………………………………………………… 253
- 20・3 変形性関節症 ………………………………………………………… 254

| 20・4 | 萎縮性筋疾患 | 254 |
| 20・5 | 骨・軟部組織の腫瘍 | 256 |

第21章　生殖器系の疾患 …………………………… 257
21・1	妊娠合併症	257
21・2	子宮・卵巣の疾患	260
21・3	精巣・前立腺の疾患	263

第22章　血液系の疾患 …………………………… 267
22・1	貧　血	267
22・2	出血性疾患	271
22・3	白血病およびその類縁疾患	273

第Ⅲ部　免疫と生体防御

第23章　免疫・アレルギー疾患 …………………………… 279
23・1	アレルギー疾患	279
23・2	自己免疫疾患，膠原病	298
23・3	免疫不全症	310

第24章　感染と生体防御 …………………………… 312
24・1	感染症の特徴	312
24・2	感染をひき起こす微生物	313
24・3	感染の成立	314
24・4	感染対策	315
24・5	感染機会から発症まで	318
24・6	感染症治療薬の種類と特徴	318
24・7	感染症に関する法律	321
24・8	感染部位（症状）からみた感染症	322
24・9	免疫不全と感染症	327
24・10	小児発疹性疾患	328
24・11	感染症診断の概略	330
24・12	感染症をめぐる問題	331
24・13	感染症からの回復と栄養状態	334

参考図書 …………………………… 337

索　引 …………………………… 339

第Ⅰ部

総　論

1 老化

1. 老化は，成熟期以降にみられる身体機能・形態の変化であり，避けることのできない生命現象である．
2. 老化の進行とともに，生活習慣病などの慢性疾患，また臓器不全，がんなどにかかりやすくなる．
3. 細胞の老化とともに，リポフスチンやアミロイドなどの代謝産物が細胞内に沈着する．
4. 長寿遺伝子であるサーチュインは，エネルギー摂取制限やある種の栄養素によっても活性化する可能性がある．
5. 臓器レベルの老化が進むと，心不全，腎不全などの重大な臓器の障害を起こす．
6. 先天的遺伝子異常を原因とする早老症には，幼少期から発症するプロジェリア症候群，成人期以降に発症するウェルナー症候群がある．

1・1 老化とは

"老化"とは生命現象の一過程であり，成熟期以降の身体機能・形態の変化，すなわち，避けることのできない生命現象を意味する．老化現象が明らかになる高齢期では，皮膚は弾力を失ってしわが増え，頭髪は薄くなり，歯が抜ける．さらに筋肉量，骨量は減少し，運動能力，心肺機能，自律神経機能なども低下する．加齢という言葉も，ほぼ同様な意味で用いられることが多い．

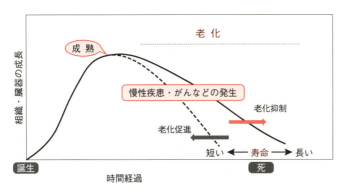

図1・1 ヒトの成熟期，老化，寿命

外的因子による死亡（災害，事故，紛争，感染症の流行など）が多い環境では，人は老化が起こる前に死亡することが多いため，老化という現象が問題になるこ

とは少ない．しかし，このような外的因子による死亡が少ない先進国では，成熟期以降の余命が長くなり，**寿命**（生まれてから死ぬまでの期間）の延長とともに老化という現象が健康上の大きな問題となる．

老化と寿命には，密接な関連がある．老化が人生の早い時期に起こり，その進行が速ければ，単に身体能力の低下・形態の変化が早い時期から起こるだけでなく，さまざまな慢性疾患（がん，動脈硬化性疾患，各種臓器障害，骨粗鬆症，認知症など）に罹患する可能性も高くなる．結果として，それらによって死亡する可能性も高くなり，寿命は短くなる（図1・1）．

1950年代では，わが国の平均寿命は60歳前後であったが，徐々に伸びて2012年では男性の平均寿命もほぼ80歳（世界で第5位），女性は86歳（世界で第1位）と，寿命は飛躍的に伸びてきている．100歳を超える高齢者（**百寿者**）も2009年の時点のわが国では4万人を超え，まれな存在ではなくなった．

老化は，いずれ誰にでも起こる生命現象だが，その進行の速さと重症度には個人差がある．その個人差を生み出す要因は多数考えられている（表1・1）．原因のほとんどは，心血管疾患や悪性腫瘍のような致命的病態や，骨粗鬆症・認知症などの生活の質（QOL）を低下させる病態を発症させる因子と重なっており，老化とこれらの疾患の間に共通の病態があることを意味している．

表1・1 老化を促進すると考えられている後天的因子（年齢を除く）	
生活習慣	食事の摂り方，水分の摂り方，運動をする/しない，休養の仕方，喫煙，飲酒
環境因子	気候（暑熱，寒冷，乾燥），紫外線，PM2.5，放射線など
物理的・化学的・生物的因子	金属，発がん物質，アレルゲン，ウイルス，細菌，寄生虫など

わが国のような高齢化が加速する社会では，老化という現象はますます大きな問題となり，個人の健康から，社会福祉，そして先端医学，基礎科学的な分野に至るまで，多種多様な医療者，科学者，心理学者，経済学者などが取組むべき課題と考えられている．

1・2 分子レベルでの老化

ヒトを含むすべての動物には，寿命がある．生体から取出して培養した細胞（初代培養細胞）にも寿命がある．通常の細胞は，数回分裂したところで増殖が停止し（ヘイフリック限界），その細胞の活動はやがて止まり死んでしまう．細胞を取出した個体の年齢が低いほど培養した細胞の分裂能力も高いが，胎児から採取した細胞でもおよそ50回の分裂が限界であると報告されている．

分裂できなくなった細胞は**細胞老化**を起こしており，遺伝子，染色体などに異常が生じている．したがって，細胞老化とは，遺伝子・染色体異常に基づいてがん化を抑制するメカニズムが働き，その結果，増殖を停止させる現象とも考えられている．

がん細胞は老化しない細胞であり，無限に分裂する可能性がある．あらゆる臓器の細胞に分化できるiPS細胞なども不死化した細胞であり，無限に増殖する可能性がある．

iPS細胞：人工多能性幹細胞（induced pluripotent stem cell）

1・2・1 細胞内の変化

図1・2に示すように，細長い形をした線維芽細胞が老化を起こすと平たく腫大した細胞になり，核が大きくなる．細胞小器官にも変形，減少，消失などの変化が起こる．また，代表的な細胞内の老化物質として，代謝産物の蓄積がみられる．

a. リポフスチン　リソソームにおいて，過酸化脂質がタンパク質とともに酸化されてできるのが**リポフスチン**であり，神経（脳を含む），肝臓，心臓のような活発な臓器の細胞内にみられる．皮膚の**老人性色素斑**は，リポフスチン沈着症である．

b. アミロイド　加齢とともに，脳内では**アミロイド**とよばれる線維状の異常タンパク質の産生が増加する．これらが神経細胞周囲に蓄積すると**老人斑**とよばれる複合体が形成される．アルツハイマー型認知症では，患者の脳に多量の老人斑がみられる．このことはアルツハイマー型認知症が老化と関連していることを示唆している．心臓などの臓器にもアミロイドが蓄積することがある．蓄積したアミロイドが心臓の動きを制限することにより，心不全を最終的に発症する（**老人性心アミロイドーシス**）．

そのほか，**β-ガラクトシダーゼ**という老化関連物質の蓄積（図1・2）も報告されている．

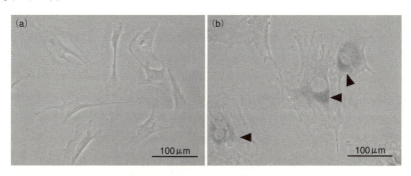

図1・2　細胞老化（線維芽細胞）　継代2代目の細胞 (a) は細長い形をしている．継代8代目 (b) は，細胞と核が大きくなり，β-ガラクトシダーゼという老化マーカーの発現（◀で示した色の濃い部分）が細胞質内にみられる．［写真出典: Ytambe, http://commons.wikimedia.org/wiki/File:SABG_MEFs.jpg より］

1・2・2 核内における老化

真核細胞の染色体末端には，**テロメア**とよばれるグアニンの多い塩基（TTAGGG）の繰返し構造が存在する．テロメアは，細胞分裂のたびに長さが短くなり，やがて細胞分裂できなくなることが知られている．テロメアの長さは動物種により決まっており，**老化時計**ともいわれている．**テロメラーゼ**という酵素はテロメアの伸長を起こす．しかし，ヒトを含めた体細胞のテロメラーゼ活性は

非常に弱い．一方，がん細胞などでは強いテロメラーゼ活性が認められ，無限に増殖する可能性がある．血液をつくる造血幹細胞では比較的弱いテロメラーゼ活性がみられる．

1・2・3 長寿遺伝子

Sir2: silent information regulator 2

老化を遅くさせる遺伝子 *Sir2* は，最初に酵母で発見された．*Sir2* 遺伝子の発現率が高い酵母細胞では，寿命が長くなることが判明した．逆に，*Sir2* 遺伝子を一部欠損させると，寿命が短くなった．SIR2 タンパク質は，エネルギー産生に重要なニコチンアミドアデニンジヌクレオチド（NAD）を必要とし，そのおもな作用は，他のタンパク質の脱アセチル（アセチル基を取去る）であることが判明した．

のちに，ヒトを含む哺乳類には，*Sir2* に類似する遺伝子が 7 個（*SIRT1*〜*SIRT7*）あることが明らかになり，**サーチュイン（Sirtuin）遺伝子**とよばれている．SIR2 と同様に，その遺伝子の産物であるタンパク質は NAD 依存性脱アセチル酵素であることも判明した．SIRT1 は，体細胞のほぼすべてに存在している．SIRT1〜SIRT7 は細胞質および核内に存在し，テロメアの制御以外に，糖質代謝，脂質代謝，サーカディアンリズムなど細胞内外の多彩な機能にかかわり，これらが複合的に老化抑制に効くと考えられている．

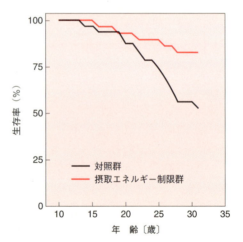

図 1・3 摂取エネルギー制限と寿命の関係
摂取エネルギー制限群では，対照（自由摂取）群に比べて，生存率が高い．[R. J. Colman, *et al., Science,* **325**, 201（2009）より]

しかし，このサーチュイン遺伝子は通常は活性化していない．活性化のためのいくつかの条件が報告されているが，そのなかでも，**摂取エネルギー制限（食事量の制限）**が注目されている．摂取エネルギー制限により SIR2 が活性化することは，酵母だけでなく，ハエ，線虫，マウス，ラットなどでも確かめられている．さらに，摂取エネルギー制限をすると，哺乳類であるサルの寿命が延長することが近年報告された（図 1・3）．摂取エネルギー制限によりミトコンドリアにおけ

るエネルギー産生が増加することが知られていたが，なぜ寿命が延長するのかは不明のままであった．しかし，このメカニズムにサーチュイン遺伝子が関連していることがわかった．

飢餓や摂取エネルギー制限のほかに，赤ワインに多く含まれるポリフェノールの一種である**レスベラトロール**によって，サーチュイン遺伝子が活性化される可能性も報告されている．

そのほか，細胞内のミトコンドリアで発生する**活性酸素**が酸化ストレスをひき起こし，これが細胞傷害，DNA，タンパク質の変性につながって老化を起こす，というのが老化仮説の一つとして現在も注目されている（活性酸素説）．

また，糖化反応説，ホルモン説，プログラム説（老化がすでにプログラムされている）というものもある．さらに，DNAの複製時におけるエラー（誤り）が蓄積することにより老化が進むというエラー蓄積説もある．

 1・3 臓器レベルでの老化

老化現象を臓器のレベルでみると，臓器の細胞や間質がともに減少し，臓器全体として萎縮していることがわかる．

表 1・2 老化に関連する臓器の変化

	老化に伴う典型的な変化	関連する典型的な病気・病態
脳	脳細胞の減少，脳実質の萎縮	認知症，脳梗塞
心 臓	収縮力および拡張力の低下	心肥大，心不全
肺	1秒率，肺活量の低下	慢性閉塞性肺疾患
肝 臓	タンパク質の合成能低下	低アルブミン血症
胃	胃酸，ペプシン分泌量の低下	慢性萎縮性胃炎
膵 臓	インスリン，消化酵素分泌量低下	2型糖尿病，消化不良
腎 臓	糸球体濾過量の低下	慢性腎臓病
血 管	石灰化，プラークの発生	動脈硬化，閉塞性動脈硬化症
血 液	造血能の低下	貧血，汎血球減少
筋 肉	筋細胞の減少，萎縮	サルコペニア，ロコモティブシンドローム
骨	骨量の減少	骨粗鬆症
皮 膚	弾力性の低下，創傷治癒の遅延	褥瘡
免 疫	白血球数および免疫機能低下	日和見感染症

脳では，脳実質の萎縮により認知症，記銘力障害などがみられるようになる．動脈では，石灰化やプラーク（コレステロールの蓄積）の発生とともに弾力性が減少し動脈硬化が進行する．心臓には，リポフスチンの心筋細胞への蓄積がみられるようになる．しかし，動脈硬化に打ち勝って血液を送り出そうとするため，心臓は，萎縮よりも代償的に肥大することが多い．肺では，弾性の低下，肺胞硬化，線維化などにより，肺活量と1秒率が減少する．特に，喫煙者では，慢性的

1秒率: 1秒間に吐き出せる量の肺活量に対する割合．詳しくは，§19・2・1参照．

な気管支や肺実質細胞への障害により慢性閉塞性肺疾患が発症しやすい．そのほか，胃，膵臓，腎臓，そして筋肉，骨なども年齢の影響を大きく受ける（表1・2）．

1・4 老年症候群（先天的遺伝子異常を原因とする早老症）

1・4・1 プロジェリア症候群（ハッチンソン・ギルフォード症候群）

幼少期に発症し，全身の老化が進行する早老症である．ラミンA（LMNAタンパク質）の遺伝子の変異によって核膜に異常が起こることが原因である．症状が進行すると，高齢者の身体所見（皮膚の硬化，脂質代謝異常，糖尿病，骨粗鬆症，白髪など）がみられるようになる．平均寿命は約13年である．

1・4・2 ウェルナー症候群

プロジェリア症候群が幼少期に発症するのに対し，**ウェルナー症候群**は成人期以降に発症する．*WRN* という単一遺伝子の変異が原因である．外見的な特徴として，低身長，低体重，白髪，白内障などがみられる．また，糖尿病，動脈硬化性疾患，骨粗鬆症などが合併する．およそ40歳代で，心筋梗塞，脳梗塞，あるいはがんなどにかかって死亡する．

ウェルナー症候群は日本人で多く報告されている．日本人における発症頻度は100万人に1〜3人の割合であるといわれている．他の人種より日本人の祖先にウェルナー症候群の原因遺伝子をもつ人が多かったという可能性や，わが国の医療施設でよく知られている症候群であるため診断率が高くなった，などが考えられるが，日本人で多いことの明確な原因については不明である．

重要な用語

アミロイド	テロメア	老化
ウェルナー症候群	テロメラーゼ	老化時計
活性酸素	ハッチンソン・ギルフォード症候群	老人性心アミロイドーシス
β-ガラクトシダーゼ		老人性色素斑
細胞老化	百寿者	老人斑
サーチュイン遺伝子	プロジェリア症候群	老年症候群
寿命	リポフスチン	

2 先天性形成異常

1. 先天性形成異常（奇形）とは，出生時からみられる身体の形態的な異常をいう．
2. 先天性形成異常の原因は，遺伝的原因（内的原因）と環境的原因（外的原因）の二つに分類される．
3. 遺伝的原因には，単一遺伝子異常，多遺伝子異常，染色体異常があり，多遺伝子異常が半数以上を占める．
4. 環境的原因には，生物的・物理的要因，化学的要因，さらに胎児環境がある．
5. 出生前診断を行えるが，遺伝カウンセリングを必要とすることが多い．

2・1 先天性形成異常とは

先天性形成異常（先天奇形）とは，出生時からみられる身体の形態的な異常をいう．先天性形成異常の原因には，遺伝的原因と環境的原因があり，それらはさらに細かく分類される．予防が可能な先天性形成異常も多い．医学の進歩により出生前診断が行えるようになった．しかし，出生前診断を受けることや結果への対応については，遺伝カウンセリングを必要とすることが多い．

● **先天性形成異常の頻度**：出生直後の診断では，3～5％の頻度で先天性形成異常がみられる．流産・死産の解剖症例も含めると20～30％と頻度は高くなる．異常が起こる臓器としては，心臓や血管が最も多い．神経系，筋・骨格系，泌尿器・生殖器系，消化器系はほぼ同頻度である．したがって，新生児の外見だけでは判断できないことも多く，しばらく経過して発見されることもある．

2・2 遺伝的原因（内的原因）による先天性形成異常

2・2・1 単一遺伝子異常（メンデルの遺伝法則に従って遺伝する）

a. 常染色体優性遺伝 親から受け継いだ常染色体遺伝子に変異がある場合，疾患や異常が生じる．相同染色体の両方に同じ変異をもつ対立遺伝子がある（ホモ接合体）場合は，疾患の程度が重症であり死産や早期死亡が多い．成人期で疾患がみられる場合，通常はヘテロ接合体であり，その疾患の発現率は各世代で50％になる．表2・1に示すように多様な疾患があり，家族性高コレステロール血症のような代謝異常*も含まれる．

* 代謝疾患については，第13章参照．

b. 常染色体劣性遺伝　ホモ接合体の場合に発症する．代謝酵素の欠損・異常*などにより発生する先天性代謝異常が含まれる（表 2・1）．

* 先天性代謝異常については，§13・6参照．

表 2・1　先天性形成異常を起こす単一遺伝子異常（内的要因）

常染色体優性遺伝	骨形成不全症，筋ジストロフィー症，マルファン症候群（くも状指，動脈瘤，側弯症，水晶体偏位），ハンチントン舞踏病，夜盲症，網膜芽細胞腫，神経線維腫症，家族性大腸ポリポーシス，多発性囊胞腎，鎌状赤血球貧血，サラセミア，遺伝性球状赤血球症，家族性高コレステロール血症
常染色体劣性遺伝　脂質代謝異常　糖質代謝異常　タンパク質・アミノ酸代謝異常　先天性リソソーム病　先天性副腎皮質過形成	ゴーシェ病，ニーマン・ピック病　ガラクトース血症，グリコーゲン蓄積症　フェニルケトン尿症，メープルシロップ尿症，ホモシスチン尿症，ヒスチジン血症，白皮症　ウィルソン病
伴性劣性遺伝	レッシュ・ナイハン症候群，ハンター病，血友病，赤緑色覚異常，デュシェンヌ型筋ジストロフィー

c. 伴性劣性遺伝　X染色体上の遺伝子異常によって発症するため，X連鎖遺伝病ともいわれる．正常なX染色体をもっていれば発症しない．男性は，X染色体を一つしかもっていないので，患者は通常男性である．女性は保因者となることがある．血友病，赤緑色覚異常，デュシェンヌ型筋ジストロフィーなどがある（表 2・1）．

2・2・2　多遺伝子異常

単一遺伝子異常に比べて，**多遺伝子異常**による先天性形成異常の頻度の方が大きい．個々の遺伝子異常の影響は明らかではなく，さまざまな遺伝因子とともに環境因子も複合的に関与していると考えられている．先天性幽門狭窄症，股関節脱臼，唇裂，口蓋裂，二分脊椎などが，この部類に含まれる．高血圧，糖尿病，痛風などの生活習慣病や関節リウマチ，うつ病なども含まれる．これらには，一塩基多型（SNP）やコピー数多型（CNV）などの遺伝子の多型もかかわっている．

エピジェネティクス

近年，DNAの塩基配列外での変異が注目されている．一つは，DNAのメチル化あるいは脱メチルであり，これにより遺伝子発現に変化が起こる．また，ヒストンという染色体の主要構成タンパク質の化学的修飾（メチル化，アセチル化，リン酸化など）によっても遺伝子発現に変化が起こる．DNAの塩基配列外で，その遺伝子発現や細胞の性質に変化を起こさせる細胞内のメカニズムを，**エピジェネティクス**という．

2・2・3 染色体異常

a. 常染色体異常

- **ダウン症候群**：常染色体異常のなかで頻度が高く，原因としては21トリソミー（21番目の染色体が一つ多い）が最も多い．出生約1000人に1人の割合で発生する．過剰な21番目の染色体は母親から由来することがほとんど（90％）なので，母体年齢が高くなるほど発生頻度は高くなる．精神発達遅延に加え，特徴的な顔貌（釣り上がった目，広くて低い鼻，大きい舌など），内臓や心臓血管の奇形，免疫系・内分泌系の不全を伴いやすい．しかし，医療・社会支援により，就学や社会への参加も可能である．18トリソミー，13トリソミーを生じることもあるが，出生後の死亡率は高い．

b. 性染色体異常

- **ターナー症候群**：X染色体が一つ欠損しているモノソミーによって生じる．外見は女性だが，低身長，二次性徴欠如，翼状首，外反肘，不妊などを伴う．通常，知能は正常である．出生2000人に1人程度の頻度である．
- **クラインフェルター症候群**：X染色体が一つ過剰であることによって生じる．外見は男性で身長が高く，やせ型である．男性不妊としてみつかることもある．軽度の知能障害を起こすこともある．

2・3 環境的原因（外的原因）による先天性形成異常

　胎児は受精から分娩に至るまでの10カ月の間，母体により守られながら子宮内で育つ．したがって，胎児が母体外の物質と接触することは通常起こらない．しかし，場合により異物（アルコール，薬物などを含む），細菌，ウイルスなどが母体や胎盤を超えて侵入してくることがある．そのようなとき，胎児がそれらの侵入物に対して抵抗する力は弱く，体の形成・成長過程を障害されやすい．このような障害は修復しがたく，分娩以降にも残存し生涯にわたりその人の生体機能などに影響する．

　受精後3～9週が環境要因に対して障害を受けやすい時期であり，**臨界期**とよばれる．原因として，表2・2のようなことがあげられる．妊婦自身はこれらの環境要因に曝露されても必ずしも自覚症状が現れるとは限らないので注意が必要である．

- **先天性風疹症候群***：生まれながらに難聴，白内障，心疾患，そして精神発達遅延などがみられる．日本人は，就学前に混合ワクチンという形で予防接種を受け，免疫を得ることになっていたが，近年は免疫のない若年者が増加している．近年，わが国では風疹が局地的・地域的に流行しているので，ワクチン接種などを含めた対処が重要である．
- **サイトメガロウイルス感染症**：風疹と同様，初感染で重症化しやすい感染症としてサイトメガロウイルス感染症がある．妊婦が初感染すると，新生児は先天性サイトメガロウイルス感染症になることがあり，肝炎，小頭症，血小板減少症などを発症する．

* §24・10・1も参照.

- **先天性トキソプラズマ感染症**: 脳内石灰化, 脳実質萎縮, 網膜脈絡膜炎, 精神障害などがみられる. トキソプラズマ原虫は, 土壌や家畜, ネコの糞などに潜んでいるので, 生肉の摂取や土との接触には注意が必要である. また, 性感染症としての梅毒も低頻度ながら近年は増加している. 先天性梅毒では, ハッチンソンの三徴（特有の歯, 聴力障害, 角膜炎）がみられる.
- **胎児環境**: 母体の状態が胎児に影響することもある. 妊婦の生活習慣（飲酒, 喫煙, 偏食など）や既存疾患（糖尿病, 栄養不良など）, そして服用している薬物が先天性形成異常を誘起することがある. **葉酸**は細胞分裂に必要なビタミンであり, 成人ではビタミン B_{12} と同様に, その欠乏は巨赤芽球性貧血や高ホモシステイン血症をひき起こす. 妊婦の場合の葉酸欠乏は, 胎児に二分脊椎などの神経管閉鎖不全を起こす可能性が高くなる.

　また, 糖尿病患者が妊娠した場合（糖尿病合併妊娠）, 糖尿病の管理が不十分であると巨大児や心臓の奇形などをきたすことがある.

表 2・2　先天性形成異常を起こす外的要因

化学的因子	アルコール, タバコ（副流煙含む）, 農薬など 薬　物： 　抗菌薬, アンギオテンシン変換酵素阻害薬, アンギオテンシンⅡ受容体拮抗薬, 解熱鎮痛薬, 抗てんかん薬, ワルファリンなど
物理的因子	放射線, 圧迫など
生物的因子	風疹ウイルス, サイトメガロウイルス, ヘルペスウイルス, パルボウイルス, トキソプラズマ, 梅毒トレポネーマなど
その他	低酸素症
母体の状態	十分に管理されていない糖尿病（糖尿病合併妊娠および妊娠糖尿病）, 葉酸欠乏, ビタミンA過剰摂取など

2・4　出生前診断と遺伝カウンセリング

　外的な原因で起こる先天性形成異常のなかには, 上述のように予防が可能なものも多い. また, 上述の要因があっても必ずしも先天性形成異常を発症するとは限らない. 出産前に, 実際の先天性形成異常の有無を調べるには, 妊娠中にそれらを考慮した検査などを行う必要がある. 胎児期に体の異常や疾病の有無を検査して診断することを**出生前診断**という.

　超音波検査やMRIでは, おもに形態学的な異常を判断する. 羊水検査, 絨毛検査, 臍帯穿刺では, 胎児由来の細胞を用いた遺伝子診断や, 代謝物を検査することにより先天性代謝異常などを診断する. しかし, 出生前診断の検査を行うこと, そして診断結果への対応については, 新生児の両親や血族者の間で話し合うべき多くの問題があり, **遺伝カウンセリング**を必要とすることが多い.

重要な用語

遺伝カウンセリング
出生前診断
常染色体優性遺伝
先天性形成異常
先天性風疹症候群
多遺伝子異常
ダウン症候群
単一遺伝子異常
伴性劣性遺伝

3 炎症・創傷治癒

1. 急性炎症は突発的に発症し，熱感・発赤・疼痛・腫脹という四つの徴候がみられる．重症になるにしたがい，血中の白血球数やC反応性タンパク質の濃度が高値になる．
2. 急性炎症は，感染症，外傷などの生体外からの原因によるものが多い．病態の改善とともに炎症所見（四つの徴候）は軽くなり，もとに戻る．
3. 慢性炎症の原因には，物理的因子・化学的因子（粉塵，タバコ，アルコール，有機物など）・生物的因子（細菌，ウイルスなど）など生体外の因子だけでなく，生体内の原因（病気や免疫異常など）もある．
4. 慢性炎症では，自他覚症状がないことが多く，重症になるまで放置されやすい．
5. 創傷は，栄養状態が悪い場合や，感染症が併発すると悪化し治りにくい．
6. 褥瘡（床ずれ）は，皮下組織が体とベッドなどとの間で長時間圧迫されて起こる創傷である．同じ体位をとり続けたり，低栄養および感染症が合併すると，褥瘡が悪化し長期化する．

3・1 炎　症

炎症という言葉の定義は明確になっていない．臓器の名前の後に"炎"を付けると病名になるほど，病気と炎症との関連は深い．炎症という病態は，急性炎症と慢性炎症に分けられる．慢性炎症は，急性炎症に比べて，単に炎症の期間が長いというだけでなく，さまざまな生活習慣病やがんなどの重大な疾患の発生と関係が深いことが判明し，予防と治療において重視されている．

3・1・1 急性炎症

炎症という言葉は，生体外の原因（感染や外傷など，表3・1）による**急性炎症**をさすことが多い．突発的な生体外の原因により，体表面に近い組織（皮膚，皮下組織，筋，骨など）や粘膜などが侵襲を受けて損傷することにより発症する．**熱感・発赤・疼痛**（痛み）**・腫脹**という自覚的あるいは他覚的に認識できる**四徴**を呈することが，急性炎症の特徴としてあげられる．このような徴候は，プロスタグランジン，ブラジキニンなどの化学物質（**ケミカルメディエーター**）が損傷した組織や血小板などから分泌され，毛細血管の拡張とともに血管壁の透過性亢進や白血球の浸潤が生じることによってひき起こされる．このような炎症は，**滲出性炎症**とよばれ急性炎症にみられることが多い．

CRP: C-reactive protein

　日常よくみられる急性炎症の原因の一つに，感染症がある．たとえば，急性上気道炎（いわゆる かぜ）では，咽頭の発赤，腫脹，疼痛とともに，発熱することが多く，全身に及べば，全身倦怠感，易疲労感，食欲不振などの不定愁訴も併発する．臨床検査値では，血中の白血球数，C反応性タンパク質（CRP）の濃度が高値になることが多い．これらの数値は通常，病態の重症度を考えるうえで参考になる．さらに，インターロイキン1（IL-1），インターロイキン6（IL-6），腫瘍壊死因子（TNF-α）などの炎症性サイトカインが単球やマクロファージなどによって産生され，重症度に応じて障害部位をはじめ血中においても上昇する．

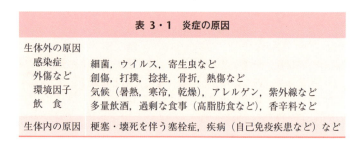

表3・1　炎症の原因

生体外の原因	
感染症	細菌，ウイルス，寄生虫など
外傷など	創傷，打撲，捻挫，骨折，熱傷など
環境因子	気候（暑熱，寒冷，乾燥），アレルゲン，紫外線など
飲食	多量飲酒，過剰な食事（高脂肪食など），香辛料など
生体内の原因	梗塞・壊死を伴う塞栓症，疾病（自己免疫疾患など）など

　このような急性炎症は，健常者にみられる自然な生体防御反応の一つであり，通常は一過性に終わる．つまり，原因を取去り，安静とともに薬物治療などの適切な処置を行えば，数日から数週で急性炎症が発症する前の状態に戻る．多くの場合，発症前の健常時，急性炎症時，そして回復時をはっきりと分けることができる（図3・1）．また，通常，ほとんどもとの状態に戻るため，可逆性である．

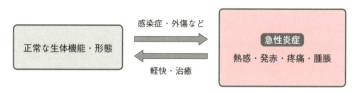

図3・1　急性炎症

　感染症以外の場合にも炎症は起こる．外傷，打撲，骨折，熱傷（やけど）や紫外線などでも炎症が起こる．損傷部位の局所でとどまらない場合や，適切な処置を怠った場合には悪化し，全身に影響が及ぶこともある．

　また，急性心筋梗塞のような生活習慣病においても，急性炎症が起こる．冠動脈の閉塞により心筋細胞が壊死し，その周囲の細胞も障害され，血中の白血球やCRPが高値になる．壊死した心筋の細胞からは多量の酵素〔クレアチンキナーゼ（CK），アスパラギン酸アミノトランスフェラーゼ（AST）など〕が血中に流出し，それらの血中濃度が上昇する．

3・1・2　慢性炎症

　慢性炎症とは，長期間にわたる炎症で，修復と損傷のサイクルを繰返す．原因としては，急性炎症の繰返しにより起こることもあるが，急性炎症とは異なるメカニズムによって発症することも多い．後者の場合，急性炎症にみられる四徴は

ほとんどなく，自覚できない小さい刺激や侵襲が繰返されることによって徐々に発症し，進行していく．

局所の組織や臓器は，慢性的な刺激に対応するため，腫大，増大することが多い．これを**増殖性炎症**といい，慢性炎症でよくみられる．実質細胞の腫大とともに，線維化や**肉芽組織**の形成が促進される．しかし，重症化が長期間（数十年）続くと，炎症を起こした臓器は最終的に萎縮する場合が多い．

急性炎症のようにはっきりとした症状がないため，炎症の原因が除去されることは少ない．その結果，経年的に炎症の原因に曝露され，刺激・損傷を受け続けた組織や臓器は，修復と再生を繰返すがもとの正常組織に戻ることはなく，数年あるいは数十年後に慢性炎症の結果として病気が発症することになる（図3・2）．検査値も最初はほとんど正常範囲にあり，かなり臓器障害が進んでから異常になり始める．

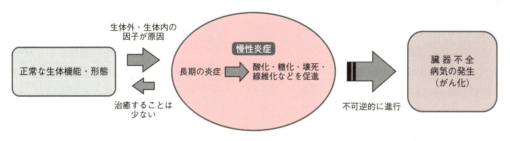

図3・2 慢性炎症

喫煙による炎症は，喫煙を始めた数年～数十年間はほとんどその生体への影響は自覚されることはない．しかし，徐々に呼吸器系や全身の血管，代謝などに影響を及ぼし，検査値が異常になるとともに呼吸苦などの身体症状も出現し，最終的に慢性閉塞性肺疾患や，動脈硬化性疾患，2型糖尿病などの発症と進行に大きく関与することになる．

急性炎症が可逆的であるのに対して，慢性炎症は不可逆的な臓器障害を起こす．また，急性炎症と異なり，生体外の原因（感染症，外傷，物理・化学的因子など）だけでなく，生体内の原因によって起こることも多い．

肥満者は，飲酒をしなくても脂肪肝（非アルコール性脂肪性肝疾患）を発症しやすい．長期間にわたると，肝細胞に炎症が起こり，やがて肝細胞の壊死とともに線維化が始まり重症化する．最終的には肝硬変，そしてさらに肝がんに至ることもある．このように，自覚症状のない生活習慣病自体が炎症，あるいは酸化反応などに深くかかわっている．

また，安定した慢性炎症の経過中に，突然悪化し，急性炎症のように症状が出現することがある（慢性炎症の**急性増悪**，**急性再燃**）．軽度な炎症状態で安定し症状のなかったものが，さまざまな原因により急激に悪化するためである．

たとえば，慢性膵炎で，比較的症状も安定していたときに，多量飲酒や暴飲暴食をした場合，急性膵炎のように腹痛や血中の検査値の異常が発生することがある．しかし，慢性膵炎がさらに進む（非代償期）と，線房細胞も消滅するため消化酵素（リパーゼ，トリプシン，アミラーゼなど）が分泌されず，消化不良のた

め下痢や脂肪便の症状が慢性化し，体重減少も顕著になる．

生体外の因子としては，老化を起こす環境因子，物理・化学的因子とほとんど重複しており，老化と炎症が深い関係にあることを意味する．また，生体内の因子としては，血栓，自己免疫不全などによる炎症（静脈炎，潰瘍性大腸炎，クローン病）もある．また，炎症や老化は，がん化とも関係が深い．

潰瘍性大腸炎・クローン病などの炎症性腸疾患では，病勢が盛んな場合，血中の白血球，CRP 濃度が上昇する．これらに加えて，IL-6, TNF-α なども上昇し病態の悪化に関与する．近年，TNF-α に対する抗体を作成し，罹患者に投与すると病態の改善に効果があることが判明している．炎症性腸疾患や関節リウマチという慢性炎症を伴う病気では，このような抗体療法も一部で実際に行われている．

3・2 創傷治癒

創傷とは，体表から体内への物理的あるいは化学的な侵襲や刺激により，皮膚および皮下組織の一部が損傷，欠損してしまうことをいう．損傷が大きい場合は，切断，臓器の摘出まで及ぶこともある．体表面に発生することが多いが，消化管や気道の粘膜などに生じることもある．

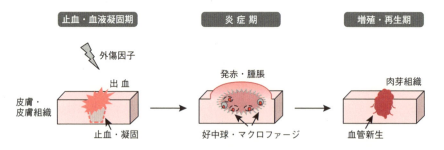

図3・3 創傷の治癒

創傷を受けた部位は出血しやすく，特に皮下の毛細血管は切れやすい．出血による血液の漏出を防ぐため，受傷直後から止血と凝固が始まる（図3・3）．障害を受けた部位では炎症が起こり，白血球の一種である好中球やマクロファージが活性化される．これらは，外から侵入した細菌や異物，そして障害された細胞や組織を貪食する．炎症が落ち着くと組織の修復が始まる．修復再生過程で重要な役割を果たすのが**肉芽組織**である．血流が豊富で増殖が盛んであるため，表面は赤味を帯びることが多い．創傷箇所は完全にもとの状態に戻ることもあれば，**瘢痕**という傷跡を残して治癒することもある．組織欠損が大きい場合や，感染症などが合併した場合には瘢痕を残しやすい．瘢痕のなかでも，傷跡が肉芽組織によって過剰に盛り上がり正常な組織まで及ぶ場合，ケロイドとよばれる．ケロイ

ドには，毛や汗腺などの付属器官がない．

特殊な創傷の一つに**褥瘡**がある．皮膚と皮下組織が長時間圧迫されたり，"床（とこ）とのずれ"が繰返されると，褥瘡が発症する．褥瘡は単なる創傷ではなく，体位変換を自力でできない人に発症しやすい．仰臥位になると体重の約

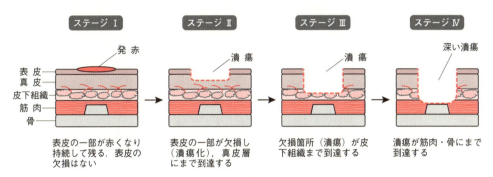

図3・4 **褥瘡の深達度によるステージ分類**（"NPUAP分類2007"に準じる）

44％が仙骨部にかかるため，褥瘡は仙骨部に最も発症しやすく，ついで，大転子，腸骨稜，足踵の順に発症しやすい．また，褥瘡は，その皮下組織への深達度の程度に応じて，図3・4のように通常四つに分類される．わが国では，日本褥瘡学会によるDESIGN-R®が異なる医療職種間の共通の褥瘡評価法として頻用されている．

栄養不良や感染症などが加わると褥瘡は発症しやすく，また悪化もしやすい．脳梗塞や認知症などを患っている人に起こりやすい．褥瘡の部位が大きい場合や感染症などがある場合には，自然治癒が望めない場合が多く，薬物治療や外科的処置（デブリドマン：壊死組織の除去）が必要となる．

栄養不良のなかでも，**タンパク質や亜鉛の欠乏**は，褥瘡を長期化させる．したがって，栄養管理も重要になる．また，血糖管理が不良の糖尿病患者は，末梢の循環不全を起こし，肉芽の形成が不十分になりやすく，褥瘡の改善が困難であることが多い．

重要な用語

炎症
急性再燃
急性憎悪
ケミカルメディエーター
サイトカイン
褥瘡
創傷治癒
肉芽組織
瘢痕

4 変性・壊死・アポトーシス・萎縮・肥大

 変性とは，外部から細胞や組織が障害を受け，形態や性質が変わることをいう．原因がなくなればもとに戻る（可逆的な生体反応である）．

 壊死とは，組織の一部が死んだ状態で，原因がなくなってもその細胞や組織はもとの状態に戻ることはない（非可逆的な変化である）．

3 アポトーシスとは，生体組織がよりよく機能するために，積極的に細胞死を起こさせることである．

4 萎縮とは，正常の大きさまで成長した組織や臓器が何らかの原因で縮小することをいう．

5 過形成とは細胞数が増加することで，肥大とは細胞自体が大きくなることである．過形成，または肥大が起こると，組織・臓器が大きくなる．

4・1 変 性

人体は外部からさまざまな刺激を受ける．生体を構成する細胞や組織は，それらに応じるため変わることがある．**変性**とは，細胞が刺激や侵襲を受け，構造・代謝が異常になったり，通常みられない物質が出現したりする変化で，可逆的な反応である（図4・1左上）．変性には，脂肪変性，タンパク質糖化変性，硝子体変性，アミロイド変性などがある．障害を起こした原因（刺激や侵襲）がなくなると，変性した細胞や組織はもとの状態に戻る．変性を起こす原因が存在し続けた場合，細胞は異形成を起こしたりアポトーシスあるいは壊死に至る．

4・2 壊 死

壊死（ネクローシス）は細胞・組織が，何らかの原因により強制的に死に追い込まれることを意味する（図4・1左下）．死んだ細胞や組織は，原因がなくなっても生き返ることはなく，非可逆的な変化である．

原因はさまざまであるが，生体外の物理的・化学的因子，感染症，生体内の原因（血栓による血流の途絶など）などがある．老化や炎症を起こす因子の多く（表1・1，表3・1参照）が壊死を起こす因子でもある．壊死した細胞がひと固まりになり，ある程度の大きさをもつときに，**梗塞**と表現される．

致命的な梗塞の代表的なものとしては**心筋梗塞**があり，冠動脈の一部の血流が血栓などにより途絶されると，心筋細胞は虚血状態になる．短時間で血流が回復

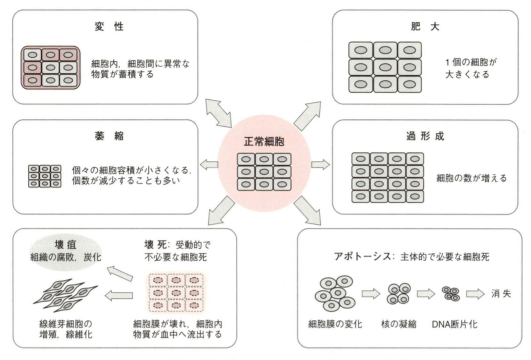

図4・1 細胞の変性・壊死・アポトーシス・萎縮・肥大・過形成

すれば壊死する部位は狭い範囲ですむが，ある程度の時間がたつと，梗塞部位は大きくなり心不全や不整脈が出現し生命の危機につながる．

心筋梗塞では，壊死した心筋細胞は，線維芽細胞，コラーゲンなどに置き換わり，その部位は収縮も拡張もしないため，**心不全**になる．**脳梗塞**も同様であり，壊死した脳の神経細胞が生き返ることはなく，梗塞部位に応じた半身麻痺などの症状が現れる．

結核の病巣では，壊死した部分がチーズのように見えるところから**乾酪壊死*** とよばれる．脳梗塞では，梗塞部位が液化するので，**融解壊死**といわれる．

* §19・6参照．

壊死の合併症の一つに**壊疽**がある．組織の壊死が起こり速やかに処理が行われない場合，その部位が腐敗して黒色に変化し，多くは悪臭を放つ．大部分の原因は虚血と感染症である．重力や姿勢，圧迫，寒冷などの関係から，もともと足の先端は血流障害が起こりやすい．糖尿病，閉塞性動脈硬化症があると血流障害は悪化しやすく，壊疽が発生すると広がりやすい．足指の壊疽は，その部分を切除したり，広範囲に及ぶ場合には切断しなければならないこともある．

4・3 アポトーシス

アポトーシスは，生体組織がよりよく機能するために，プログラムされた過程において，積極的に細胞死を起こさせることである（図4・1右下）．アポトーシスを"プログラムされている細胞死"ともいう．正常な発生過程や成長期にみられることが多く，カエルの尻尾が消失するのもアポトーシスによることは有名

である．また，成熟した個体のなかでもアポトーシスがみられることがある．小腸の上皮細胞は短い期間で新しい細胞に入れ替わるが，これはアポトーシスによって行われている．小腸上皮細胞は，絨毛の先端までいくと，死んで消化管内へ脱落していく．細胞膜の変化，核の凝縮，DNA断片化などが起こって，徐々に細胞が小さく断片化していき，最後に消失する．アポトーシスは周囲の正常な細胞に障害や損傷が及ぶことはないが，壊死は周囲の正常細胞，臓器，あるいは全身に炎症状態を起こさせ，悪影響を及ぼす．

 4・4 萎　　縮

　正常の大きさまで成長した細胞，組織や臓器が何らかの原因で縮小することを**萎縮**といい（図4・1左中段），肥大の反対を意味する．

表 4・1 萎縮の種類

種　類	特　徴
生理的萎縮	老化とともに，主要な臓器は萎縮する．生殖器，内分泌腺，胸腺なども萎縮する．
廃用性萎縮	長期臥床や捻挫・骨折により筋肉，関節を動かさないと，筋肉や骨密度が減少する．
飢餓性萎縮	栄養不良があると，四肢の筋肉の萎縮から始まり，最終的に内臓の萎縮まで及ぶ．
内分泌性萎縮	脳下垂体に異常があると，その刺激を受けられず甲状腺，副腎などが萎縮する．

　萎縮は，臓器・組織を構成する細胞の容積が減少するために組織や臓器が小さくなる**単純萎縮**と，構成する細胞の数が減少することによる**数的萎縮**があるが，多くは両方が同時に起こっている．また，機能の低下を伴っていることが多い．萎縮にはさまざまなものがあり，多くみられるのは，老化に伴う生理的萎縮である（表4・1）．

──重要な用語──
アポトーシス
萎　縮
壊死(ネクローシス)
壊　疽
過形成
梗　塞
肥　大
変　性

 4・5 肥大，過形成

　細胞分裂回数が増加して細胞数が増加し，組織・臓器全体も大きくなるので**過形成**とよぶ（図4・1右中段）．また，細胞の一つ一つの容積が大きくなった場合にも，組織・臓器は大きくなるが，この場合には**肥大**とよばれる（図4・1右上）．

5 腫　瘍

1. 化生とは，細胞・組織を取巻く環境に合わせて，細胞・組織の形が変化することである．
2. 異形成を起こした細胞は，前がん状態になっている．
3. 良性腫瘍は，ゆっくりと増殖し，増殖した細胞はもとの細胞と性質が同じである．宿主の生命を奪うことはまれである．
4. 悪性腫瘍は，速く増殖し，もとの正常な細胞とは性質や形態が異なる．周囲に浸潤したり，転移を起こして宿主の生命を奪うことが多い．
5. 悪性腫瘍の場合でも，がんの腫瘤が大きくなったり転移しなければほとんど自覚症状はない．

　生体の細胞・組織は，生体外だけでなく生体内からも，さまざまな物理的および化学的作用や刺激を受ける．作用・刺激を受けた結果，細胞・組織は，その刺激に応じた変化を起こす．変性，壊死・アポトーシス，萎縮*では，細胞や組織の数や大きさは減少するが，過形成*，化生・異形成，腫瘍では増加する．

* 第4章参照．

5・1　化生，異形成

5・1・1　化　生
　すでに分化・成熟している細胞・組織が他の組織に変化することを**化生**という（図5・1）．組織を取巻く体内の環境が変化し，その変化が継続した場合，その

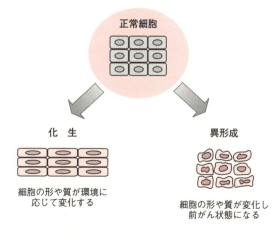

図5・1　細胞の量的および質的な変化

環境に合うように細胞・組織が変化する．細胞・組織の適応反応の一つである．食道や胃の腺上皮細胞が腸上皮細胞になる腸上皮化生や，気管支の線毛上皮細胞が扁平上皮細胞になる扁平上皮化生などがある．気流や粉塵などに対して物理的耐性を強くするために，気管支の扁平上皮化生が起こると考えられるが，一方で粘液産生が低下し，気管支本来の機能が損なわれることにもなる．

5・1・2 異 形 成

異形成とは，本来の正常な細胞とは異なる細胞が生じることで，その結果，その組織の機能も変化し，がん化しやすくなる（図5・1）．たとえば，胃，大腸，子宮頸部などの粘膜上皮細胞に異常が起こり，細胞の異型を示すことをいう．異形成を起こした細胞は，放置するとがんになる確率が高く，**前がん病変**と考えられている．

5・2 良性腫瘍，悪性腫瘍

組織や臓器を構成する個々の細胞は，その細胞分裂や機能の面において厳密な制御を受けているので形態や機能を一定に保つことができる．**腫瘍**とは，このような制御が崩れ，細胞が自律的に分裂増殖を盛んに行った結果，組織・臓器の一部が増殖したもので，肉眼的にも腫瘤状の形態として確認できる．

5・2・1 良 性 腫 瘍

良性腫瘍は，機能・形態が本来の組織のものとほぼ同じであり，腫瘍とそれ以外の組織とは境界が明瞭であることが多い．増殖速度も遅い（表5・1）．

表 5・1 良性腫瘍と悪性腫瘍の特徴

	良性腫瘍	悪性腫瘍
形	円形，左右均等，表面凹凸なし	左右均等でない，表面凸凹
成 長	ゆっくり	速 い
分化度	高分化	低分化
周囲組織との境界	明 瞭	不明瞭
周囲組織への癒着	な し	あ り
硬 さ	柔らかい	硬 い
染色体	正 常	異常が多い
転 移	な し	あ り
全身への影響	な し	悪液質，栄養障害
予 後	良 好	不 良

しかし，過剰に増大した場合には，周囲組織や臓器に対して物理的圧迫や管腔の閉塞を起こすことがある．

5・2・2 悪 性 腫 瘍

悪性腫瘍のことを**がん**という．分裂増殖が速く，細胞の特徴も本来の細胞とは異なり，核が大きかったり，細胞の形が不整（左右均等でないなど）であったりする（表5・1）．上皮以外の組織から発生する肉腫と，扁平上皮や立方上皮（粘膜）から発生するがんの二つに分けられる．

さらに，がんは，**早期がん**と**進行がん**に分けられる．早期がんでは摘出するための手術も侵襲が少ない場合が多い．たとえば，胃の早期がんは，がんが粘膜下層までに留まっているもので，胃内視鏡でがんを摘出することも可能である．進行がんとは，固有筋層にまで達しているものをいい，胃の部分切除などをしなければならない場合が多い．悪性腫瘍であっても，初期ではほとんど自覚症状がない．がんの腫瘤が大きくなったり，多臓器へ転移したりして初めて自覚症状が出る場合が多い．

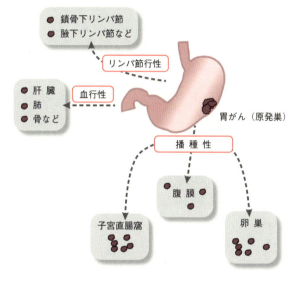

図5・2 悪性腫瘍の転移

悪性腫瘍は，周囲の組織に直接**浸潤**するだけでなく，リンパ節行性，血行性，播種性に遠く離れた臓器・組織に**転移**することが多い（図5・2）．浸潤・転移された臓器・組織は，形態・機能障害を起こす（§5・4参照）．最終的に，全身の**悪液質**とともに個体としての生命を維持するのが困難になる．

悪液質: 不可逆的な慢性疾患では，末期に近づくにつれ多くの臓器の障害とともに栄養状態は悪化する．食事の摂取障害や，全身の炎症および異化の亢進がおもな原因である．極度の栄養不良状態に陥りやすくやせや浮腫がみられる．治療抵抗性であり，このような状態を**悪液質**（カヘキシー）という．がんの末期にみられることが多いが，心不全，腎不全，感染症などでもみられる．

5・3 発がんのメカニズム

細胞のがん化には，多種多様な因子が関係している．がん遺伝子とがん抑制遺伝子（先天的因子），そして生体内・生体外からの因子（後天的因子）が考えられている．

細胞分裂は，いくつかの細胞周期チェックポイントでDNAの異常などをチェックされながら進行している．活性酸素によるフリーラジカルや，発がん物

質，ウイルスなどによってDNAが損傷されても生体には修復機能や削除機能があり，通常は損傷したDNAが放置されることはない．修復が行われない場合は，細胞老化やアポトーシスが起こって生体から排除される仕組みになっている．しかし，損傷の程度が大きかったり，継続的であったり，また，DNAの修復機能に異常があった場合，DNAの異常・変異が生じて，がんが発生する．発がんは，**イニシエーション**と**プロモーション**により起こり，**プログレッション**により腫瘍に進展していく．（図5・3）．

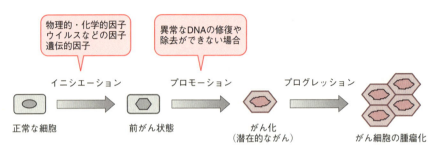

図5・3 発がんのメカニズム

5・3・1 遺伝的因子（先天的因子）

● がん遺伝子・がん抑制遺伝子

遺伝的因子による発がんには，**がん遺伝子**，**がん抑制遺伝子**の遺伝的変異が関係する（表5・2）．このため，一つの家系内にがん患者が多く発生するということが起こる．がん遺伝子はがんの発生を促進し，がん抑制遺伝子はがんの発生を抑制する．これまでに，がん遺伝子は200種類以上，がん抑制遺伝子は20種類以上見つかっている．

表 5・2 がん遺伝子・がん抑制遺伝子（先天的因子）[†]

(a) がん遺伝子	
ras	多くのがん（大腸がん，肺がん，膵臓がんなど）
myc	肺がん，乳がん，神経芽細胞腫など
EGFR	肺がん，膠芽細胞腫
erbB	乳がん，卵巣がんなど
(b) がん抑制遺伝子	
p53	多くのがん（大腸がん，乳がんなど）
Rb	網膜芽細胞腫，骨肉腫など
BRCA1	家族性乳がん，子宮がんなど
MSH2	遺伝性非腺腫性大腸がん
MLH1	遺伝性非腺腫性大腸がん

[†] 表に列挙してあるもの以外にも，多くのがん遺伝子，がん抑制遺伝子がある．

多くの場合，がん抑制遺伝子に変異が起こり機能しなくなることにより，がん化が起こる．ヒトのがんの約半分にがん抑制遺伝子である*p53*の異常がみられることから，*p53*が最も注目されている．*p53*をはじめとするがん抑制遺伝子は，

細胞増殖の抑制，細胞周期チェックポイントの監視，アポトーシス誘導などを行っている．老化した細胞はがん化しやすいため，*p53* や *Rb* などのがん抑制遺伝子によって細胞分裂が停止させられる．

5・3・2 生体外・生体内の因子（後天的因子）

a. 生体外の因子　生活環境において大気汚染，排気ガス，化学物質など，食品および添加物，タバコ，紫外線，放射線などが発がん性をもつことが確認されている（表5・3）．また，ウイルスのなかには，感染することによって発がんを誘引するものがある．

表 5・3　生体外・生体内のがん発生因子

(a) 生体外の因子	
① 化学的因子	
芳香族アミン	膀胱がん
六価クロム	肺がん
アスベスト	胸膜中皮腫
タバコ（タールなど）	肺がん，その他のがん
ニトロソ化合物	肝がん，肺がん，胃がん，腎がん
複素環アミン	大腸がん，乳がん，前立腺がん
アフラトキシン	肝がん
食塩	胃がん
② 物理的因子	
紫外線	皮膚がん
放射線	白血病，甲状腺がん
アルコール	口腔・咽頭・喉頭・食道のがん，大腸がん，乳がん
③ 生物的因子	
ウイルス	肝炎ウイルス(B型, C型): 肝がん
	エイズウイルス: カポジ肉腫
	パピローマウイルス: 子宮頸がん
	EBウイルス: バーキットリンパ腫
	Ⅰ型ヒトTリンパ球向性ウイルス: 成人T細胞白血病
細菌	ヘリコバクター・ピロリ: 胃がん
(b) 生体内の因子	
肥満	多くのがん（大腸がん，前立腺がん，乳がんなど）
糖尿病	多くのがん（大腸がん，肝臓がん，膵臓がんなど）
潰瘍性大腸炎	大腸がん
胃食道逆流症	食道がん
原発性硬化性胆管炎	胆管がん
ホルモン分泌の異常（内分泌治療によるものを含む）	エストロゲン: 乳がん，子宮内膜がん
	アンドロゲン: 前立腺がん

b. 生体内の因子　生体内の要因，つまり，疾病そのものが，がんの発生に関係していることが徐々に明らかになっている．遺伝および突然変異などの先天的因子は，個人の努力によって改善することはできない．しかし，疾病などの後天的因子に関しては，環境や生活習慣を変えることにより改善できる．

PET: positron emission tomography（ポジトロン断層撮影法）

> **がんの早期発見**
>
> 悪性腫瘍の代謝面での特徴としては，ミトコンドリアによるエネルギー産生よりもエネルギー産生効率のよくない解糖系由来のエネルギーに大きく依存していることがあげられる（**ワールブルグ効果**）．したがって，グルコース（ブドウ糖）を大量に消費することになる．**PET**という検査は，このようながんの性質を利用しており，がんの早期発見のため，人間ドックやがん健診で広く行われている．

5・4 がんの増殖，浸潤，転移

がんが増殖してくると，肉眼的に腫瘤として確認できるようになり，徐々に周囲の組織・臓器に直接**浸潤**してくる．しかし，がんはその部位で大きくなるだけでなく，一部の細胞がもとのがん組織とは直接つながっていない臓器や組織に飛び移ることがある．これを**転移**という（図5・2参照）．転移先のがんが先に見つかり，あとで，原発巣（転移を起こしたもとのがん組織）を見つけるということもまれではない．

転移には，**リンパ節行性転移**，**血行性転移**，**播種性転移**の3種類がある．リンパ節行性転移の場合，まずすぐ近くのリンパ節に転移し，その後リンパの流れに沿ってがんが転移する．血行性転移は血流を介する転移であり，血流量の多い肺，肝臓などのがんは血行性転移を起こしやすい．播種性転移とは，がん細胞が腹腔や胸腔などの体腔へ拡散し，付着したところで増殖を始めることをいう．最終的にがん性腹膜炎や胸膜炎になる．腹腔内臓器のがんのなかでも，胃がんに多くみられる．直腸と子宮の間のくぼみに転移（シュニッツラー転移）したり，卵巣へ転移（クルッケンベルグ腫瘍）したりすることがある．

播種: がんの転移の仕方の一つである．腹腔，胸腔などの人体内部の体腔で起こる．胃がん，大腸がん，卵巣がんなど，腹腔に面している臓器のがんが進行した場合，個々のがん細胞は腹膜に沿って，薄く広がりながら腹腔内に散らばっていく．そのため，初期は自覚症状がなくCT検査や超音波検査でもわからない．播種が進行すると，播種したがん細胞の集合がある程度の大きさになり，他の臓器に浸潤したりするため症状が出現し，腹水や胸水を伴うようになる．

重要な用語			
悪液質	がん遺伝子	がんの転移	発がん
異形成	がんの浸潤	がん抑制遺伝子	播　種
化　生	がんの増殖	腫　瘍	

6 個体の死

1. わが国の医療現場では，自発呼吸の停止，心拍の停止，瞳孔散大，という三つの徴候が"死の判定"に広く用いられている．
2. 心臓が永久的に停止することによってもたらされる死を，心臓死という．
3. 脳幹は機能しているが大脳が機能していない場合，植物状態といい，自発呼吸と心拍がみられる．
4. 脳幹と大脳すべてが機能していない場合，脳死といい，自発呼吸はみられない．

6・1 死の判定

"死の判定"については，現在，国際的に統一された決まりはない．死の判定は，人種，宗教，文化的伝統，医療・法制度，倫理観などの影響を大きく受ける．

わが国の医療現場における"死の判定"には，**自発呼吸の停止，心拍の停止，瞳孔散大**，という三つの徴候が広く用いられている．このなかでも心臓の停止が不可欠である．つまり，心臓が動かなくなることであり，聴診上心臓の動きがないこと，あるいは心電図モニター上の水平な1本の線により確認される．これを**心臓死**といい，古くから人の"死の判定"に用いられてきた．

一方，臓器移植や救急医学の分野の発展により，重大な疾患で苦しんでいる傷病者のなかには，臓器移植により救われる患者が多いことがわかってきた．移植には，できるだけ新鮮な血液や酸素が流れている臓器を用いた方が成功率が高い．そのため，脳の機能すべてが障害され数日後には心臓死に移行する状態だが，臓器はまだ損傷されていない**脳死**の時期が注目された．脳死の時期から数日たち心臓死になった状態では，心肺機能の低下とともに臓器の機能も障害されている．このような状態での臓器移植は成功率が低く，臓器提供者（ドナー）の意志が報われない．また，臓器提供を受ける側（レシピエント）も苦しみ，移植にかかわる医療者の行為も無駄に終わる．

わが国では1997年"臓器の移植に関する法律（臓器移植法）"が制定され，以降部分的に改正されている．臓器移植の法律が制定され，"人の死とは何か"という問いに現代人は向き合うことになった．

脳以外の病気（生活習慣病・がんなどの慢性疾患）に罹患し，その疾患の重症度や経過から，"死"の時期を予見できる場合，死の判定に困難を伴うことは少ない．また，体幹の臓器も経過とともに障害されるので，臓器移植には通常適さ

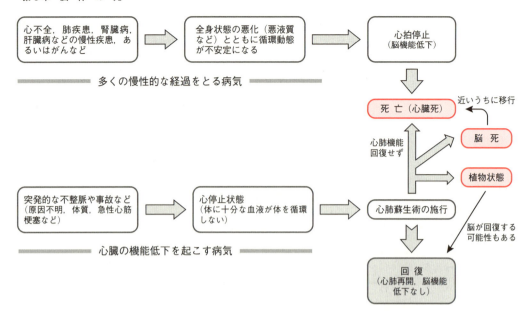

図 6・1 脳以外の疾患における心臓死，脳死，植物状態までの経過

ない（図 6・1）．血液循環が停止しても障害が比較的少ない角膜と腎臓だけが，"心臓死"された人から摘出されている．

人の意識が消失して回復しない状態は，**植物状態，脳死，心臓死**に分けられる（表 6・1）．脳の障害がある植物状態と脳死の原因としては，脳自体の病気（脳炎，頭部外傷などを含む）と，心疾患による循環不全がある．

表 6・1 植物状態，脳死，心臓死における臓器の状態　×はその部位が死んでいることを，〇はその部位が生存していることを表す．

	大 脳 (意識を保つのに重要)	脳 幹 (自発呼吸に不可欠)	心 臓 (脳はじめ全身臓器に不可欠)	
植物状態	×	〇	〇	そのまま数年生存する可能性もある
脳 死	×	×	〇	数日で心臓死に移行する
心臓死	×	×	×	血液循環の停止により，体のすべての細胞が死ぬ

6・2　植 物 状 態

植物状態とは，生命維持に必要な脳幹機能（呼吸や心拍などを調整する）は残っているが，それ以外の脳の大部分が機能していない状態である．そのため，意識がなく自発的行動を起こすことはない．しかし，簡単な問いかけに反応することもある．遷延性意識障害ともよばれ，意識のない状態が数カ月から数年に及ぶこともある．経過中に脳死や感染症などにより死に至ることも多いが，回復し意識が戻ることもある．しかし，回復した場合でもその回復程度はさまざまであり，意識がわずかにある状態から，高次脳障害，そして発症前と変わらない状態

など，個々の患者ごとに大きな差がある．

6・3 脳 死

脳死とは，自発呼吸に必要な脳幹を含むすべての脳の機能の不可逆的な停止であり，回復する可能性はない．脳死と判定するためには表6・2の5項目すべてを満たす必要がある．さらに，1回の判定だけではなく6時間おいて再度判定する必要がある．2回目も5項目が満たされると脳死と判定される．

脳死の状態では，自発呼吸がないため人工呼吸器を装着する必要がある．心臓は自動能があるためしばらくは拍動している．しかし，人工呼吸器をつけても心肺機能を維持できる期間は限られており，数日で心臓の機能も低下し心臓死に至る．現時点で，脳死の判定が必要とされるのは臓器移植を前提としている場合である．脳死の判定に時間がかかると，そのあとの臓器移植自体がうまくいかなくなる．

2009年の臓器移植法改正により，2010年から脳死と判定された15歳未満の人からの臓器提供も可能になった．しかしわが国では，諸外国に比べて，依然，脳死と判定された人からの移植件数は少ない．"脳死を人の死とする"ことに対して抵抗を感じる人も多く，今後，医療分野だけでなく法律，行政など多くの分野で議論される余地が残っている．

表6・2 脳死と判定するための5項目

1. 深い昏睡
2. 瞳孔の散大と固定
3. 脳幹反射の消失
4. 平坦な脳波
5. 自発呼吸の停止

上記の5項目を6時間後に，再度判定する．

6・4 心 臓 死

心臓が永久的に停止することによってもたらされる死を**心臓死**という．したがって，一時的に心臓の機能が極端に低下する**心停止**とは異なる．心停止の多くは，心室細動，心室頻拍などの致死的な不整脈＊により発生するが，その時点で永久的な機能停止が起こったわけではない．これらの病態に対処するため，**体外自動除細動器**（**AED**）などを用いた心肺蘇生が直ちに必要となる．心肺蘇生術により心臓の機能が回復し救命される場合も多い．完全に心臓が動かなくなっている心静止に対しては，除細動は無効だが心肺蘇生は必要である．

＊§15・5参照．

心臓は1日約10万回拍動しており体の血液循環に不可欠である．3秒間心拍が停止しただけでも意識がなくなる可能性がある．数分間心拍が停止し，体に血液が流れなくなると脳をはじめとする重要臓器が障害され回復しない可能性が高い．特に脳は低酸素状態に弱いので損傷を受けやすい．心室細動，心室頻拍などの突発的な不整脈が起こってそのまま数分間放置されると脳細胞は障害されて死んでいく．

適切な心肺蘇生術の施行により酸素を含む血液循環が再開された状態は通常，脳がほとんど障害されていない状態（ほぼ回復），脳幹以外が障害されている植物状態，そして脳全体が障害されている脳死の三つに分けられる（図6・1）．

生活習慣病・がんなど脳以外の病気の慢性疾患でも，最終的には肺や心臓に影響し，心肺停止となり，そのときには脳をはじめ全身の臓器も障害されている．

重要な用語

死の判定
自発呼吸停止
植物状態
心臓死
心停止
心拍停止
臓器移植
瞳孔散大
脳 死

7 病状と病態の診断

1. 診断は，問診（医療面接）と身体診察（理学的診断と検査）から成り立っている．
2. 問診では，主訴，現病歴，現症，既往歴，家族歴とその他の情報（生活習慣，嗜好品など）を収集する．
3. 身体診察とは，全般的な身体および精神状態を確認し，視診・触診・打診・聴診などにより患者が示す症候をとらえ評価することである．
4. バイタルサインとは，体温，脈拍，呼吸状態，血圧を意味し，これらのサインは生命維持の状態を示す徴候である．救急医療では，意識レベルも含めている．

7・1 問診，身体診察

診療は診断と治療に大きく分かれるが，**診断**は**問診**（医療面接），**身体診察**（理学的診断と検査）から成り立っている．学識および経験の積み重ねから，一般的に問診で7割，身体診察が加わって8割の診断が可能とされる．医療面接の基本は3種の機能モデルによるアプローチから成り立っている．それらは，

1) 患者からの情報収集
2) ラポールの構築（相互理解による良好な医師・患者関係）と患者の感情への取組み（患者の心情や意思に配慮する）
3) 患者への教育と治療の導入

である．また本質的な問診に入る前に患者が受診を希望した動機を確認し，患者が診察室に入るときの姿勢や歩調あるいは態度なども観察することにより，言語以外からの情報を把握する．問診では次節に示すような情報を収集するが，患者の訴えをよく聴くことが肝要である．

ラポール：臨床心理学の用語で話し手と聞き手の間に築かれる信頼関係のこと．フランス語で"橋を架ける"という意味．

7・1・1 問　診

a. 主　訴　主訴は受診の動機や現時点で悩んでいる症状が示される．その内容は健康診断などの二次精査もあれば，経験したことがないほどの頭痛あるいは腹痛など多岐にわたる．次の現病歴とあわせて症状を明らかにする診断の始まりである．

b. 現病歴　現病歴は受診に至るまでの病状の経過である．症状の問診には代表的7項目があり，

① L（location：位置）
② Q（quality：質的内容）
③ Q（quantity：量的内容）
④ T（timing：時間的経過）
⑤ S（setting：状況）
⑥ F（factor：寛解増悪因子）
⑦ A（associated manifestation：随伴症状）

である．たとえば，"左胸（L）が締めつけられるように（Q）痛く，その痛さは今まで経験したことがないほど（Q）である．約3カ月前から始まって最近では頻度が多く2日に1回は痛くなる（T）．駅の階段昇降時に痛くなることがあり（S），体を動かしていると痛くなるが安静にしていると軽快し（F），痛みのほかには息切れや動悸がある（A）"というような内容であり，この場合は不安定狭心症などが想定される．

c. 現　症　診察した時点で患者が示す自覚的症状や他覚的所見の総称であり，言い換えれば，主訴とその関連症状および次節で記載する身体診察の所見である．

d. 既往歴　主訴と現病歴は問診の基本であるが，このほかに診断や治療に必要な患者の特性を把握するために，過去に罹患した疾患，手術歴および輸血歴，妊娠出産歴，薬物や食物に対するアレルギー反応歴などの**既往歴**が基本情報として重要である．

e. 家族歴　親族の死因や罹患歴に関する情報である**家族歴**は遺伝性疾患の診断に役立つとともに，同居家族に関する情報も感染症や家庭環境に基づく精神的ストレスなどの病状評価に有用である．

f. その他の情報　食事，運動，飲酒や喫煙などの生活習慣，睡眠，排便，排尿や月経など生理的状態についての情報は診断や治療方針の策定に有用である．しかしながら，これらの情報は患者側からは主訴との関連性がわかりにくく，医師が配慮しながらも積極的に質問しないと得られない情報が多い．ほとんどの場合，問診票のなかで記載される．

7・1・2　身体診察

身体診察とは外観および会話や動作から全般的な身体状態（体格，姿勢・体位，左右差，体幹四肢の均衡，顔貌，異常運動など）および精神状態（意識・見当識，感情・協調性，知能など）を確認し，**視診・触診・打診・聴診**などにより患者が示す症候をとらえ評価することである．視診から始め，触診→打診→聴診へと順を追って行う．

視診・触診・打診・聴診は身体の観察法の基本をなす手技であり，病歴聴取と同様，医療の科学的側面（science）のもう一つの側面である医術的側面（art）そのものである．身体診察は全身の評価ができるにもかかわらず特別な医療器材や機器を必要とせず低コストかつ非侵襲的であり，診断的役割とともにコミュニケーションによって患者に安心感を与える．

病態の正確な把握ができるよう，全身にわたる身体診察を系統的に実施し記載する．身体診察における患者への配慮として，観察が終了した部位は順次着衣をしてもらったり毛布で覆ったりする．また，不快感や疼痛を訴えている部位の観察は改めて許可を得てから始めることなどにより，不快な感じを与えることなく診察を進めることが良好な医療者・患者関係の構築のために大切である．

7・2 おもな症候

7・2・1 バイタルサイン

バイタルサインの観察項目は，**体温**，**脈拍**，**呼吸状態**，**血圧**である．これらのサインは生命維持の状態を示す徴候であり，その正確な把握はきわめて重要である．特に救急医療では，重症度や進行度，あるいは治療による反応度を判定するためにバイタルサインの頻回な測定が不可欠となり，**意識状態**もバイタルサインとして重視している．

a. 体温および発熱　一般に**体温**は問診中あるいは待合室で待機中に腋窩体温計で測定される．時間経過に伴う体温の変動パターン（**熱型**）には5種類ある．

1) **稽留熱**：38℃以上の高熱が1℃以内の日内変動で持続する発熱
2) **弛張熱**：日内変動は1℃以上であるが37℃以下まで低下しない発熱
3) **間欠熱**：日内変動が1℃以上で37℃以下に低下することもある発熱
4) **波状熱**：発熱期と平熱期が不規則に繰返す熱型を示す．
5) **周期熱**：発熱期と平熱期が2～3日の周期で規則的に繰返す熱型を示す．

また**不明熱**とは，中等度（38.5℃以上）の発熱が3週間以上続き，1週間の入院検査で原因が究明できないものとされているが，基本的には十分な検査でも原因が特定できない発熱疾患と考えてよい．

b. 脈　拍　脈拍は，いすに座りリラックスした状態で橈骨動脈に示指（第二指）・中指（第三指）・環指（第四指）の指尖部をあてて観察する．まず，両側の橈骨動脈に同時に触れて脈拍の左右差を調べ，その後片側での観察を続け，左右差・緊張度・リズム・脈拍数*を診る．総頸動脈でも脈拍の観察を行うことがあるが，この場合は両側同時の触知は決して行わず，左右別々に観察する必要がある．

* 通常は15秒間の脈拍を数え4倍して1分間当たりの脈拍数で表す．

脈拍数は60～100拍/分が正常範囲であり，60未満は**徐脈**，100以上は**頻脈**と判定される．発熱との関連では，通常は発熱とともに脈拍数は上昇（1℃上昇当たり脈拍数8～10上昇）するが，髄膜炎などの一部の感染症では発熱の割には脈拍数が少ないことがあり，**比較的徐脈**とよばれる．これには体温と脈拍についての基準（38.9℃以上で120拍/分以下など）が設定されている．

脈拍数の分類
正常範囲：60～100
徐　脈：60未満
頻　脈：100以上
（1分間当たりの回数）

c. 呼吸状態　呼吸状態は，呼吸数（正常値12～18回/分）および呼吸の性状について観察する．呼吸数と呼吸の深さから，**頻呼吸**，**過呼吸**，**クスマウル呼吸**，**徐呼吸**，**低呼吸**などがあり（表7・1），呼吸の円滑さからは**喘鳴**，**喘息**，**閉塞性**などがある．

その他の特徴的な異常呼吸としては，**起坐呼吸，下顎呼吸，周期性呼吸**などがある（表7・2）．

表 7・1　呼吸状態の分類

種類	特徴
頻呼吸	1分間24回以上で1回当たりの呼吸量が浅い．
過呼吸	1回換気量が多い．
クスマウル呼吸	異常に深大な呼吸が規則正しく続く状態で，糖尿病性ケトアシドーシス，腎不全に伴う尿毒症，昏睡時などに認められる代謝性アシドーシスの病態を補正するための現象．
徐呼吸	1分間12回以下で1回当たりの呼吸量が多く，たとえばモルヒネ中毒やCO_2ナルコーシスなどにみられる．
低呼吸	1回換気量が少なく，通常では睡眠時にみられる．

表 7・2　その他の異常呼吸

種類	特徴
起坐呼吸	うっ血性心不全などでみられる．臥床時には呼吸困難が強くなり，座位または後に寄りかかる姿勢では軽減する状態．
下顎呼吸	死期にみられ，普段の呼吸には使っていない首や顎の筋肉を使う呼吸．
周期性呼吸	1) チェーン・ストークス呼吸 ① はじめに小さい呼吸が起こり，しだいに大きい呼吸となって努力性の呼吸運動をしてその後徐々に減衰する． ② 呼気時に呼吸静止期に移り吸気で促進期に入る． ③ 深く遅い呼吸相と深く早い呼吸相が交互に繰返し，極端に遅い相では一時呼吸停止をみる． ④ 脳卒中，頭蓋内圧亢進，重症心不全，モルヒネ中毒，アルコール中毒，深い麻酔などでみられる． 2) ビオー呼吸: 呼吸数，深さおよびリズムが不規則に繰返す．髄膜炎，スキサメトニウム（筋弛緩薬）注射時にみられる．

d. 血　圧　緊張のない状態で，右上腕の**血圧**をまず測定する．**触診法**にて橈骨動脈の収縮期血圧の概略値を把握しておき，これより約30 mmHg高値まで水銀柱を上昇させてから**聴診法**（コロトコフ音の聴取）にて収縮期および拡張期の血圧測定を行う．反対側の上腕さらには必要に応じて下肢の血圧が測定される．上腕血圧の左右差としては，右側の鎖骨下動脈が左の鎖骨下動脈より大動脈に近く，右腕上腕部での測定値の方が左より高く出る傾向がある．上肢と下肢の比較では下肢の方が通常10%程度高い傾向にある．

e. 意識状態および意識障害・不穏　**意識状態**は，意識が清明，すなわち意識があり，はっきりと目が覚めている状態が正常である．これが障害されたものを**意識障害**といい，知覚・思考・注意・認知・判断・記憶などの精神活動が一過性ないし持続性に障害された状態である．**見当識**とは，現在の自分および自分が置かれている状況，すなわち自分や周囲の人物，時間，場所を正しく認識することをいう．この能力を欠くことを**失見当識**または**見当識障害**といい，これは意識障害，記銘力障害（健忘症候群），認知症などでみられる．**意識水準**の低下とは，

*さらに意識混濁を，明識困難，昏蒙，傾眠，嗜眠，昏睡に分類することもある．

JCS: Japan coma scale

GCS: Glasgow coma scale

意識の清明さが低下する意識障害であり，**意識混濁***ともいう．また**意識の変容**は，意識水準が低下した状態（意識混濁）に，脳の病的な興奮による不安，興奮，錯覚，幻覚などを伴うものをいい，このような状態を**せん妄（不穏）**という．意識障害の程度の評価には3-3-9度方式（日本式昏睡尺度；JCS）と国際的な評価法のグラスゴウ昏睡尺度（GCS）がある．

7・2・2 バイタルサイン以外のおもな全身症候

a. 全身倦怠感 長時間の運動や仕事で出現する疲労は**末梢性疲労**と**中枢性疲労**に分類される．末梢性疲労は運動を続けたときに起こりやすい筋肉などの疲れで，中枢性疲労は脳が疲れを感じている状態である．中枢性疲労では，長時間の思考や精神的な緊張状態が続いたときに，脳の調整能力が十分に働かなくなって疲労を感じるようになり，食生活の乱れや不規則な生活，運動不足が原因となりうる．十分な休息や睡眠をとることで回復する場合は生理的な疲労であり，十分な休息をとっても回復せず，全身のだるさや倦怠感が長く続くときは，その背景に何らかの疾患がある病的な疲労であると考えられる．全身の疲労や倦怠感の原因となるおもな身体疾患として，高血圧や貧血，糖尿病，甲状腺機能障害，肝疾患，腎不全，発熱疾患や悪性腫瘍などがあり，うつ病などの精神的疾患も原因となる．

b. 体重減少・増加 体重減少は一般に6カ月間で5％以上の減少を認めた場合をいう．自分で意図した場合と意図しない場合があるが，後者には基礎疾患が存在しており，その際にはさらに食欲低下の有無で分類される．**体重増加**には**過体重**および**肥満**があり，BMI（体格指数）が25以上で肥満とされる．このように肥満は体格を表しており，一方，**肥満症**は，肥満に関連する健康障害の合併および合併の予測がみられ，医学的に減量を必要とする病態と定義されている．体重が多くても筋肉が主体で脂肪が少なければ異常は少なく，BMIが25未満でも内臓脂肪が多ければ肥満症と同様な病態を呈する．

BMI（体格指数）: 体重（kg）を身長（m）の2乗で除した値．

c. ショック 全身臓器に十分な血液が循環しない重篤な病態のことで
1) 心臓のポンプ力が弱くなった場合
2) 著しい出血のために血液量が減少した場合
3) 重篤な感染症のために病的に末梢血管が拡張して循環が不良になった場合（warm shock）

などがある．脳および心筋などの重要臓器への循環血液量を保つために，皮膚・骨格筋などその他の組織の血液量が低下して皮膚が青くなり（**チアノーゼ**），呼吸困難とともに脈拍が弱くなる．また，循環血液量の保持のために尿排泄量が減少して腎不全となり，最終的には多臓器不全となって死に至る．

d. 痙攣 全身や一部の筋肉が不随意的に収縮する状態であり，発作に先立って悪心・嘔吐の前兆がある例や，発作に伴い意識障害がみられることもある．痙攣の病変部位としては脳，脊髄，末梢神経，筋のすべてのレベルが考えられる．基礎疾患としては，てんかん・脳外傷・脳卒中・脳腫瘍，血糖および電解質濃度異常，熱中症，破傷風，アルコール離脱発作などがある．

e. めまい 内耳および前庭神経を含めた末梢前庭系障害による**末梢性めまい**，脳幹の前庭神経核および核上性の中枢前庭神経の障害による**中枢性めまい**，両者の障害を併せた**混合性めまい**と原因不明のめまいがある．めまいの問診では性状（回転性，非回転性，動揺性，失神性など）・発症様式（自発性，誘発性，発作性など）・持続時間・経過（反復性，持続性，併存症状の有無，後遺症の有無）・既往歴・服薬歴に留意する．

f. 脱水（口渇・多飲） 水分摂取不足（食欲低下または経口摂取困難など）または水分・体液の喪失（腎臓または腎臓以外の経由）によって生じる．細胞内外の体液バランスは浸透圧を含めた恒常性（ホメオスタシス）の維持そのものである．たとえば，熱中症などでは水分とともに多くの電解質を失い，重篤な例では血圧低下・意識障害さらには死に至ることもある．また糖尿病では高血糖により尿糖も増えて浸透圧の維持のため尿への水分排泄も増加（浸透圧利尿）して脱水傾向となり口渇・多飲を招く．

g. 浮腫 間質液量の増加によって起こる触知できる腫脹であり，全身性と局所性に分類される．**全身性**では心不全，腎不全，ネフローゼ症候群や肝硬変などがある．浮腫の部位を圧迫し圧迫解除後に速やかに回復する場合を**非圧痕性浮腫**といい，速やかな回復がなく圧痕がしばらく残る場合を**圧痕性浮腫**という．前者の代表例としては甲状腺機能低下症やリンパ浮腫などがある．後者のなかで回復までの時間が40秒未満のケースの多くは低アルブミン血症（2.5 mg/dL 以下）に伴う浮腫である．治療薬*の副作用で浮腫が生じることがあり，問診の際に留意すべきである．

* Ca拮抗薬やアンギオテンシン受容体拮抗薬・アンギオテンシン変換酵素阻害薬などの降圧薬，ステロイド，非ステロイド性抗炎症薬など．

7・2・3 その他の症候

その他の症候として以下に示すものがあり，問診や身体診察の際に重要な情報となる．

1) **チアノーゼ**：皮膚や粘膜が青紫色の状態．血液中の酸素濃度が低下した際に爪床や口唇周囲に現れやすい．
2) **黄疸**：身体に**ビリルビン**が過剰にあることで眼球や皮膚などの組織や体液が黄色く染まる状態．
3) **発疹**：皮膚にできる病変であり，疾患によって異なった特有の変化があるが，その最小単位となるもの．**原発疹**と**続発疹**に大別される．
4) **頭痛**：頭部に感じる痛みのうち表面痛でないものであり，外来初診患者の約10％が頭痛を主訴とする．**緊張性頭痛，片頭痛，群発頭痛**のほかに，くも膜下出血や脳出血，脳腫瘍などさまざまな要因がある．
5) **腹痛**：腹部に感じる痛みであり，**内臓性腹痛，体性痛，関連痛，心因性腹痛**などに分けられる．
6) **悪心・嘔吐**：嘔吐は口から胃の内容物を吐き出す症状である．**悪心**は腹部上部に不快感を覚え，嘔吐したくなる症状を促す感覚であり，吐き気または嘔気ともいう．

7) **嚥下困難**：種々の原因によって嚥下の機能が損なわれる状態．**誤嚥性肺炎**の原因となり，栄養摂取に経管栄養や胃瘻を必要とすることがある．

8) **食欲不振**：食物を食べたいという意欲が起こらない状態．食欲を調整しているのは視床下部にある食欲中枢である．

9) **便　秘**：3日以上排便がない状態，または毎日排便があっても残便感がある状態．**弛緩性便秘，痙攣性便秘，直腸便秘**などに分類される．

10) **下　痢**：1日の便に含まれる水分量が200 mL以上であることと定義されている．一般には，量に関係なく，水または泥状の便を意味し，**軟便，泥状便，水様便**などともいう．

11) **喀　血**：気道出血のこと．すなわち，肺または気管支からの出血であり，吐血や血痰とは異なる．

12) **吐　血**：消化器が疾患や損傷によって出血し，口から血を吐くこと．胃・十二指腸潰瘍や肝硬変の食道静脈瘤などが原因である．血液と胃酸が混合すると暗赤色の吐血となる．

13) **下　血**：血液が肛門から排出される状態．出血量が少ないと大便は外見上普通と変わらないが潜血反応で陽性となる．上部消化管（食道，胃，十二指腸）から出血すると，**タール便**とも表現される黒色便を排出する．

14) **腹部膨満**：腹部がガスなどによって膨満している状態．満腹感と異なり，少ししか食べてないのに腹部がはって食べられない，あるいは空腹感を感じることがなく，腹部がはった感じが続くという状態を意味する．

15) **腹　水**：腹腔内には消化管の運動を円滑にするために30～50 mLの水が存在するが，異常に多量の液体が貯留した状態．

16) **睡眠障害**：明らかな原因なく入眠や，睡眠持続が難しい場合には，**不眠症**とされる．また，意図せず過剰に睡眠が続く，あるいは覚醒していなければならないときに睡眠状態に入る状態は**過眠症**である．

17) **運動麻痺**：自らの意志によって収縮させることのできる横紋筋は一般に骨格筋とよばれるが，この骨格筋を随意的に収縮させることができなくなった状態が運動麻痺である．中枢神経が障害される**中枢性麻痺**と末梢神経が障害される**末梢性麻痺**に分類される．

重要な用語

意識状態
家族歴
既往歴
血　圧
現病歴
現　症
呼　吸
視　診
主　訴
触　診
身体診察
診　断
体　温
打　診
聴　診
バイタルサイン
脈　拍
問　診

8 臨 床 検 査

1. 臨床検査には，一般検査，血液検査，生化学検査，免疫血清検査，遺伝子・染色体検査，微生物検査，生理機能検査，画像検査，病理検査などがある．
2. 得られる結果から臨床検査を分類すると，同定検査，定量検査，形態検査，機能検査，画像検査に分けられる．
3. 検査対象は生理機能検査・画像検査では被験者自身であるが，その他の検査は臓器，組織，細胞，体液，尿，糞便，その他の排出物などである．
4. 臨床検査の結果は健常者から得られた基準範囲あるいは臨床的に設定された基準範囲と相対的に比較することによって利用される．
5. 検査件数が最も多い血液を試料とする検査では定量検査が主体であるが，基準範囲より高値であることが意味するのは産生・逸脱の増加あるいは代謝・異化の遅延など生体機能異常の多面性であることを理解するのが重要である．
6. 一つの検査で確定診断が可能な検査項目はほとんどなく，複数の検査項目の組合わせが診断に利用される．
7. 臨床検査は現代医療に不可欠であるが，科学的な問題から利用には注意を要する検査法もあり，最大限有効に利用するために，それらの限界を把握しておくことが重要である．

　EBM（evidence based medicine）はいまや当たり前の時代である．医療に経験は重要であるが，経験や勘にのみ頼った医療は成り立たない．**臨床検査**はevidenceの提供という観点からきわめて重要である．臨床検査なくして診断や治療はできないといっても過言ではない．

　臨床検査を実施する目的は，1）疾患の診断，2）スクリーニング，3）モニタリングの三つに大別される．そのほかにも臨床検査が患者の管理，治療効果の判定，治療効果の予測，疾患の重症度の判定などに有用であることは広く知られている．

　臨床検査の種類は非常に多く，効率のよい臨床検査を実施することは容易ではないが，少ない労力とコストで最大限の効果を得るためには，検査の特性と限界を十分把握しておく必要がある．臨床検査の方法や検査値*の見方を学ぶことは，一般的には医療従事者のなかで医師や臨床検査技師に求められるものであるが，管理栄養士にとっても的確な栄養管理をするうえで有用なことが多い．ここでは，臨床検査にかかわる基本的な事項について概要を記述する．

EBM：科学的根拠に則って実施される医療．第11章参照．

*本書の見返しに，各種検査の基準値を示しています．

8・1 臨床検査の種類と特性

臨床検査には**一般検査**（欄外参照），**血液検査**，**生化学検査**，**免疫血清検査**，**遺伝子・染色体検査**，**微生物検査**，**生理機能検査**，**画像検査**，**病理検査**などがある．最近では前五者を一括して**検体検査**などとよぶこともある．これらはあくまでも検査する側を主体とした分類であり，それぞれ用いる検体や検査の専門性，技術などが異なる．重複する分野もあれば，時代とともに分野が変わってしまった検査項目もある．しかし，臨床医から見てこれらの分類に必ずしも大きな意味はなく，疾患単位の検査といったとらえ方をすることも多い．これらの臨床検査のうち，生理機能検査はヒトを直接検査する点で他の検査と大きく異なる．

一般検査の種類
① 尿検査（検尿）：
　　尿定性
　　尿沈渣
　　尿定量
② 液状検体検査：
　　髄液（脳脊髄液）
　　体腔液（胸水，腹水）
　　関節液
③ 便検査：
　　虫卵検査
　　潜血検査

8・2 臨床検査の検体の種類・採取方法

心電図検査や脳波検査などの生理機能検査は被験者そのものを検査対象とするが，それ以外の検査は，体液や組織の一部，あるいは排泄物などヒトの体を構成するすべてのものが検査対象となる．

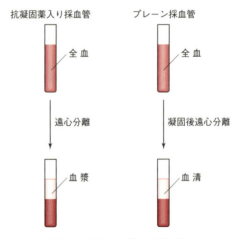

図 8・1　全血，血漿，血清の違い

代表的な検査材料（**検体**）は**血液**であるが，血液と一口にいっても抗凝固剤の添加により凝固が阻止された血液全体（**全血**）を用いる場合もあれば，同じく抗凝固剤添加の血液を遠心分離して得られる上清である**血漿**や，血液が凝固した後に遠心分離することによって得られる上清の**血清**を用いることもある*（図 8・1）．採血は一般的に静脈（正中静脈など）からなされるが，血液ガス分析などは動脈血を用いる（動脈採血は医師にのみ許されている）．検査項目によって最適な材料が利用される．赤血球や白血球などの血液細胞の数を測定するには全血が使用されなければならないし，凝固能をみる検査には凝固前の検体である血漿が使われる．一般に，ホルモン検査および腫瘍マーカー検査を含む生化学検査や免疫検査には血清を用いることが多い．

* 血漿と血清の大きな違いは，前者はフィブリノーゲンなどの凝固関連物質を含むが，後者は凝固（血餅形成）後の上清であり，これらの因子が消費されているためほとんど含まれないことである．

同様に，尿といっても蓄尿の一部を利用することもあれば，随時尿を利用することもある．多くの尿中検査項目は蓄尿（一般的に 24 時間）によって排泄量を知りたいが，蓄尿は手間もかかるし病院の外来患者などでは検体の採取や運搬といった面で個人の負担も大きい．一方，随時尿は採取しやすいが，その都度目的物質の濃度が異なる（薄かったり濃かったりする）ため，そのままでは利用が難しい．したがって随時尿の場合には尿量に関係なくほぼ一定量が尿中に排泄されるクレアチニン（Cr）という物質の濃度を求めて，目的物質とクレアチニンの比で表現する方法が利用される．たとえば，随時尿のタンパク質濃度が 100 mg/dL，クレアチニンが 50 mg/dL の場合は，タンパク質量は 2(100÷50) g/(g·Cr) として表される．これによって，尿中への流出が異常であるかどうかは判定できる．しかし，体内から尿中への排泄量を正確に知りたい場合は蓄尿することが必須となる．

その他，脊髄液，胸腹水，胃液，唾液，胆汁，便，関節液，肺胞洗浄液などが検査材料として用いられる．

病理検査[*1]では針状の道具で組織のごく一部を採取（生検）したものや手術後の摘出臓器[*2]などが検査材料となる．また，尿や分泌液中に含まれる逸脱細胞が用いられることもある．これらの組織片は数ステップの処理後に染色され，顕微鏡標本として外科病理医によって鏡検され，臓器の障害などが診断される．

細菌検査は検体検査や病理検査の材料がすべて利用でき，さらに，綿棒で鼻腔，咽頭，皮膚などいろいろな部分を擦過したものが検体として用いられる．最終的には，それらの材料に含まれる細菌の同定や薬剤感受性検査が行われる．

蓄尿：一般的に 1 日（24 時間）の間に排泄された尿をすべて溜めたもの．

随時尿：1 回の排尿で得られた尿のこと．

[*1] 詳しくは，§8・12 を参照．

[*2] 材料が臓器のように大きなものである場合は，"切り出し"といって，診断に重要と思われる部分を切り取り，これが検査対象として利用される．このステップは外科病理医とよばれる専門の医師によってなされる．

8・3 基準値の考え方

臨床検査の結果は**基準値**（**基準範囲**）をもとに判断される．基準値とは健常人集団から得られた参照対照値であり，正常か異常かの判断をするためにきわめて重要なものさしである．しかし，健常者群と患者群の検査結果の分布は多くの場合重なりをもっており（図 8・2），現実的には検査結果が健常者のとりうる値のどのあたりに位置しているかを判断するために用いられる．

また，基準値とは健常者群の測定によって得られた分布範囲そのものではな

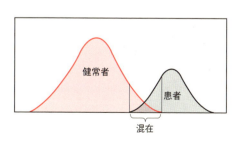

図 8・2 健常者群と患者群の検査値の分布

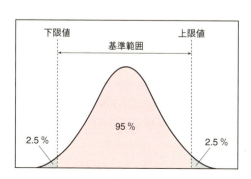

図 8・3 基準値の成り立ち

く，一般的に低値域 2.5% および高値域 2.5% をカットした中央値域 95% が基準範囲として利用される（正規分布の場合）．基準範囲の最低値を**基準下限値**，最高値を**基準上限値**という（図 8・3）．すなわち，健常者であっても 5% の人が基準範囲を外れることを意味している．

一方，検査結果によっては，参照として**カットオフ値**を用いる場合がある．数値で結果が得られる検査であっても，感染症検査のように"陰性"か"陽性"として区別したい場合や，腫瘍マーカーのように"非腫瘍"か"腫瘍"を明確にしたい場合などに用いる．もちろん，グレーゾーンとして"疑わしい"という領域が生じることは避けられない．カットオフ値の算出とその分析法の有用性の評価には**感度**，**特異度**の関係をグラフ化した **ROC 曲線**が用いられる．すなわち，健常者と患者（他の方法で感染症あるいは腫瘍などが確認されている）の分布において，任意にカットオフ値を変動させたとき，そのカットオフ値における感度と特異度が算出される（表 8・1）．縦軸に感度，横軸に特異度をとりそれらをプロットしたものが ROC 曲線である（図 8・4）．この曲線が感度 1.0, 特異度 1.0（左上）に近づけば近づくほど有用性の高い検査といえる．反対に，ROC 曲線が右 45°に傾斜する対角線（点線）に近づくほど有用性の低い検査ということができる．検査の判定として用いるカットオフ値は感度 1.0, 特異度 1.0 の点に最も近い ROC 曲線上の点（図中の黒丸）の感度および特異度を与えるカットオフ値を採用するのが一般的である．

上記の基準値は集団を対象に設定したものであるが，それぞれの個人においても基準値の概念は成り立つ．特に病気をすることもなく健康に暮らしている期間においても，検査値によっては変動している．これを健常者群の分布と同じように考えると，その個人が個人の基準値を逸脱した場合はその個人にとっては異常である可能性が大きくなる．一般に個人の基準範囲は集団のそれと比べて小さく，個人のスクリーニングにおいてその有用性は大きいと考えられる．たとえ

ROC: reciever operating characteristic

表 8・1　検査の感度と特異度
感度＝A/(A+B)，特異度＝D/(C+D)

	検査結果		計
	陽 性	陰 性	
患者群	A (真陽性)	B (偽陰性)	A+B
健常者群	C (偽陽性)	D (真陰性)	C+D
計	A+C	B+D	A+B+C+D

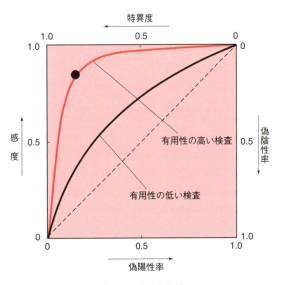

図 8・4　ROC 曲線

ば，健康診断の結果を蓄積して利用すれば，一般に用いられている基準範囲内であっても異常が早期発見できる可能性も考えられる．

一般に基準値は，現実的には，それを測定した施設で提示しているものを使用する必要がある．標準化が推進されてはいるが，測定値や基準値には施設間差がある．

基準範囲の設定には健常者群の選択やその数など留意点がいくつかある．たとえば，γ-GTP の基準範囲を求める場合，健常であることだけで集めた健常者群では異常に高い基準上限値が得られてしまう．飲酒や喫煙といった除外要因などを明確にして適正な個体を抽出することが重要である．基準値の算出に関して詳細についてはふれないが，ここでは得られたデータの統計的処理法について簡単に解説する．

1) **パラメトリック法**: データ分布は必ずしも正規分布になるとは限らない．そこで得られたデータを $\log X$, $X^{1/3}$, $X^{1/2}$, X, X^2, X^3 の6種類に変換し，最も正規分布に近い分布を示す変換を利用する*．変換後，異常値は各種の棄却法で除去し，平均値±2 SD（または 1.96 SD）を求め，その下限値および上限値を逆変換でもとの値に戻したものを基準範囲として用いる．

2) **ノンパラメトリック法**: 分布型を一切考慮せず，データを小さい順に並べて小さい方から 2.5% に対応するデータを基準下限値，97.5% に対応するデータを基準上限値，50% に対応する値を中央値とする方法である．

* 健常者から得られたデータ (X) のすべてを対数 ($\log X$)，3乗根 ($X^{1/3}$)，2乗根 ($X^{1/2}$)，変換なし (X)，2乗 (X^2)，3乗 (X^3) に変換し，変換後のデータで分布図を作成する．

8・4 一般検査

欧米には**一般検査**という概念はないが，わが国ではおもに尿，糞便などの定性検査を中心とする検査をこのように分類する．多くはスクリーニング検査であり，簡易な検査で患者の大まかな基本情報を得ることを目的としている．代表的な検査法として**試験紙法**が知られているが，試験紙を尿に浸けるだけで2分以内に10項目以上の検査項目を同時に検査することが可能である．おもな検査項目は表 8・2 に示したとおりであるが，検査が簡易なだけに**偽性反応**も多く，時として結果の解釈には注意を要する．代表的な検査項目について以下に概要を解説する．

a. タンパク質　健常人でも1日に 100 mg 程度のタンパク質が尿中に排泄される．過激な運動や精神的ストレスなどでも一過性に**尿タンパク**を認めるが，定性上は（±）レベルを超えることはまれである．尿タンパクが陽性になる代表的な疾患は**腎疾患**であり，一般的に**腎性タンパク尿**といわれる．腎性タンパク尿には糸球体の障害により本来であればほとんど糸球体を通過できない大きなタンパク質が尿中に出現する糸球体性タンパク尿と，通常でも糸球体で濾過される小さなタンパク質が尿細管で十分に再吸収されないことによる尿細管性タンパク尿に分類される．

一方，腎疾患以外でもタンパク尿を認めることがある．血管内溶血による血漿

表 8・2　尿試験紙検査項目と偽陽性および偽陰性反応が出る原因

	偽陽性	偽陰性
pH	放置尿（細菌増殖→アルカリ性）	
タンパク質	アルカリ性尿（pH 8 以上）	酸性尿（pH 2 以下）
グルコース	酸化剤（次亜塩素酸など）	アスコルビン酸（ビタミン C）
ケトン体	L-ドパ，セフェム系薬剤	アスコルビン酸，亜硝酸塩
潜　血	酸化剤（次亜塩素酸など）	アスコルビン酸
ビリルビン	大量のウロビリノーゲン	
ウロビリノーゲン	サルファ薬，ビリルビン尿†	ホルマリン
亜硝酸塩	フェナゾピリジン	アスコルビン酸
比　重	高度タンパク尿	強アルカリ尿
白血球エステラーゼ	唾液，ホルマリン	高比重尿，高度尿糖
クレアチニン	高度血尿，ヘモグロビン尿	

†　測定法によって異なる．

中ヘモグロビンの上昇や横紋筋融解などによるミオグロビンの上昇により，それらが尿中に出現することがある．これは**腎前性タンパク尿**といわれる．また，膀胱や尿路からの出血によるタンパク尿は**腎後性タンパク尿**といわれる．試験紙によるタンパク質の定性はタンパク種により反応が大きく異なるため，定性値が必ずしも定量値を反映しないことは知っておかなければならない．

b. 糖（グルコース）　糖は分子量が小さく糸球体で容易に濾過されるが，尿細管でほとんど完全に再吸収されるため基本的に尿中に出現しない．しかし，尿細管には閾値があり，濾過後の糖濃度が一定濃度以上である場合，あるいは単位時間当たりに尿細管を通過する糖の量が一定以上の場合は，再吸収の限界を超えた糖が尿中に排泄される．健常者の尿中にも微量の糖が排出されるのは，食後などに一過性に血糖が上昇したときに閾値を超えた糖が排出されるためである．

c. ケトン体　**糖尿病**（グルコースの酸化が低下）や**飢餓**（糖質の供給不足）で肝臓におけるケトン体生成が亢進し，組織における処理能力を超えると血中濃度が高くなり（**ケトアシドーシス**），尿中に排泄される．

d. 潜　血　尿路からの出血などで尿中に血液が出現した場合を**血尿**といい，潜血反応は陽性になる．一方，先に述べた血管内溶血による**ヘモグロビン尿**や横紋筋融解などによる**ミオグロビン尿**は血尿とはいわないが，潜血は陽性となる．

e. ビリルビン　ビリルビンは肝臓でグルクロン酸抱合（直接ビリルビン）を受け，胆汁中に排泄されるが，肝胆道系の疾患ではこの排泄に障害があり黄疸（血漿ビリルビン高値）を呈する．血漿濃度が一定以上（およそ 2 mg/dL）になると尿中に排泄される．一方，溶血性疾患や新生児のようにビリルビンの産生が著しく高い場合は，グルクロン酸抱合能を超えた非抱合ビリルビン（間接ビリルビン）が血漿中に停滞して黄疸を呈するが，非抱合ビリルビンは水に不溶性のため尿中には排泄されない．

8・5 血液検査

血液検査には血液中の細胞（赤血球，白血球，血小板など）の単位容量当たりの数を測定する検査と，血漿を用いた凝固・線溶検査に大別される．

a. 赤血球系検査

1) **赤血球数（RBC）**：赤血球数は 1 μL 当たりの個数で表示され，概して貧血の検査と考えられるが，貧血の定義は後述のヘモグロビン濃度が基準とされている．また，赤血球数のみで貧血の種類をスクリーニングすることは難しい．

RBC: red blood cell

2) **ヘモグロビン濃度（Hb）**：全血中の濃度で示され，男性では 13 g/dL，女性では 12 g/dL 以下を貧血の基準としている．また，高齢者（65歳以上）は 11 g/dL 以下を基準とする．

3) **ヘマトクリット値（Ht，Hct）**：全血中に占める赤血球容積をパーセント表示したものであり，貧血や多血症の診断に利用される．

4) **平均赤血球容積（MCV）**：赤血球一つの容積であり，下記の計算式により求めることができる．正球性，小球性，大球性など，貧血の種類判定に用いられる（表 8・3）．

MCV: mean corpuscular volume

$$\mathrm{MCV\ (fL)} = \mathrm{Ht\ (\%)} \times \frac{10}{\mathrm{RBC}(\times 10^6/\mu\mathrm{L})}$$

表 8・3 赤血球の指数による貧血の大分類

	MCV 〔fL〕	MCHC（%）
小球性低色素性貧血	<80	<30
正球性正色素性貧血	80～100	30～36
大球性貧血	>100	30～36

5) **平均赤血球ヘモグロビン量（MCH）**：赤血球一つに含まれるヘモグロビン量の平均値であり，下記の計算式により求めることができる．

MCH: mean corpuscular hemoglobin

$$\mathrm{MCH\ (pg)} = \mathrm{Hb\ (g/dL)} \times \frac{10}{\mathrm{RBC}(\times 10^6/\mu\mathrm{L})}$$

6) **平均赤血球ヘモグロビン濃度（MCHC）**：赤血球に含まれるヘモグロビン濃度であり，下記の計算式により求めることができる．Hb の飽和度を示すが，理論上 37% を超える場合は測定上のミスである可能性が高い．

MCHC: mean corpuscular hemoglobin concentration

$$\mathrm{MCHC\ (\%, g/dL)} = \mathrm{Hb\ (g/dL)} \times \frac{100}{\mathrm{Hct\ (\%)}}$$

b. 白血球検査

1) **白血球数（WBC）**：白血球は大きく分けて**リンパ球，単球，好中球，好酸球，好塩基球**に分類されるが，それらを含めた総数が白血球数であり，1 μL 当たりの個数で表示される．感染症，慢性骨髄性白血病，ストレスなどで上昇するが，ウイルス性の感染症では減少が認められることもある．

WBC: white blood cell

2) **白血球 5 分類**：前述の 5 種類の白血球数をそれぞれ比率で表示したもので

あり，増加している白血球の種類によってより詳細な病態解析が可能になる（表 8・4）．

表 8・4 白血球の増加および減少を認める疾患

	増　加	減　少
リンパ球	ウイルス感染症，急性リンパ性白血病，多発性骨髄腫 など	急性感染症初期，重症再生不良性貧血，サルコイドーシス など
単　球	慢性骨髄単球性白血病，潰瘍性大腸炎，結核，クローン病 など	
好中球	感染症（細菌性），慢性骨髄性白血病，組織損傷，悪性腫瘍 など	感染症（ウイルス性），急性白血病，全身性エリテマトーデス（SLE），肝硬変 など
好酸球	アレルギー疾患，アトピー性皮膚炎，膠原病 など	骨髄での産生低下（再生不良性貧血），外傷性ショック など
好塩基球	慢性骨髄増殖性疾患，粘液水腫，潰瘍性大腸炎 など	

3）白血球形態検査：前述の 5 種類の白血球は正常血球であるが，疾患時には白血病細胞，低顆粒好中球などの異常細胞が確認されることがある．したがって，必要に応じて塗抹標本を作成し，染色後に顕微鏡下で詳細な分類が実施される．

c. 血小板数　血小板は血液凝固に不可欠な細胞成分であり，低値において出血性素因を示し，2〜3 万個/μL 以下ではどこかで出血している可能性が高い．したがって，血小板減少をもたらす疾患時の血小板数モニターは重要な検査の一つである．採血時に使用される抗凝固薬（EDTA のカリウム塩など）の撹拌溶解が不十分である場合には血小板の凝集が起こり異常低値を示すが，撹拌が十分であっても EDTA 依存性偽性血小板減少の場合もあり注意を要する．

d. 凝固・線溶検査　血管が損傷されると血小板が粘着し止血血栓がつくられる．さらに，フィブリノーゲンからフィブリンが生成され，より強固な止血血栓ができる．血栓は血管閉塞に働く危険があり，血管が修復された後は線溶作用により除去される．このような止血機構はさまざまな機能の密接な相互作用によって成り立っている．凝固・線溶検査はこれらの機能に関する検査であり，血

表 8・5　血液凝固系・線溶系のスクリーニング検査

	検査項目	延　長	短　縮
凝固系	活性化部分トロンボプラスチン時間（APTT）	内因系単一凝固因子欠損症，肝障害，ビタミン K 欠乏症	DIC，血栓傾向
	プロトロンビン時間（PT）	外因系単一凝固因子欠損症，肝障害，DIC	活性型第 VII 因子製剤
凝固・線溶系	トロンボエラストグラフィー	パターン認識により病態を判断（血小板減少性紫斑病，血友病，凝固亢進，線溶亢進など）	

DIC: 播種性血管内凝固症候群．

漿中に溶解している凝固・線溶にかかわる因子（おもにタンパク質）などの組合わせによる機能をスクリーニングする検査（表8・5）と，各因子あるいは分子マーカーを定量する検査（表8・6）に大別される．

表8・6 血液凝固・線溶系定量検査の検査項目

(a) 血液凝固系
- ●血液凝固因子
  フィブリノーゲン（第Ⅰ因子[†1]）
  プロトロンビン（第Ⅱ因子[†1]）
  組織因子（第Ⅲ因子[†1]）
  第Ⅳ因子（Ca^{2+}, Mg^{2+}）
  第Ⅴ因子〜第ⅩⅢ因子[†2]
  プレカリクレイン
  高分子キニノーゲン
  フォンビルブラント因子（VWF）
  トロンボモジュリン
- ●その他の因子
  アンチトロンビン
  プロテインC
  プロテインS
  可溶性フィブリンモノマー
  トロンビン/アンチトロンビン複合体

(b) 線溶系
- ●線溶系因子
  プラスミノーゲン
  プラスミノーゲンアクチベーター
  ウロキナーゼ型プラスミノーゲンアクチベーター
- ●その他の因子
  $α_2$-プラスミノーゲンインヒビター
  プラスミノーゲンアクチベーターインヒビター1
  フィブリン分解産物（FDP）

[†1] 第Ⅰ因子，第Ⅱ因子，第Ⅲ因子の名称は近年ほとんど使用されない．
[†2] 第Ⅴ因子〜第ⅩⅢ因子については，慣用名はほとんど使用されない．

8・6 生化学検査

生化学検査の代表的な試料は血清である．最も自動化が進んでいる分野であり，現在では用手法の検査はほとんどなくなった．検査項目は多岐にわたるが，ここでは主要なものに限ってその概要を記載する．

a. 血清タンパク質　血清タンパク質の種類は100種類をはるかに超え，膠質浸透圧とpHの維持，各種物質の転送，そして前述の凝固・線溶の制御などのさまざまな機能を果たしているが，生化学検査で血清タンパク質濃度に大きく関与するのは，**アルブミンとγグロブリン**である．アルブミンは膠質浸透圧維持とさまざまな物質の転送に関与しており，異常低値ではそれらの機能が十分に発揮されていないことを示唆している．アルブミンを代表とする血清タンパク質低値の原因は，栄養不良などによる合成の低下，疾患部位における異化の亢進，疾患部位からの漏出などを区別して考慮する必要がある．

b. 尿素窒素　アミノ酸の脱アミノによって生じたアンモニアを材料として，尿素回路によって合成される分子であり，多くは尿中に排泄されるため，**腎機能**の指標として用いられる．アミノ酸が材料であるため，腎機能が正常であっても消化管出血などタンパク質の異化が亢進した状態では高値を示す．測定対象は尿素であるが，歴史的に尿素中の窒素濃度として表現される．尿素窒素濃度に2.14を乗じた値が尿素濃度である．

c. クレアチニン クレアチニンは腎糸球体で沪過され，尿細管で再吸収されずに排泄される．尿中排泄量は筋肉中のクレアチン量に比例し，食事などの影響を受けないため，**腎機能**を知るうえで最も有効な検査の一つである．近年は血清クレアチニン濃度と年齢のみから推定糸球体沪過量（eGFR）が算出されて腎機能の評価に汎用されている．

d. グルコース(血糖) グルコース（ブドウ糖）は，エネルギー源として重要な物質である．インスリンやグルカゴンをはじめ，多くのホルモンによって，空腹時も満腹時もできるだけ速やかに一定濃度に保たれるように調節されている．**糖尿病患者**を中心に自己血糖測定用の簡易装置が広く使用されているが，この場合の試料は全血である．一方，検査室では全血で測定している施設もあれば，血漿を使用している施設もある．グルコースは赤血球膜を容易に通過するが，全血は理論的に血漿よりも10％近く低値が得られることが知られている．血糖値による糖尿病型の判定には，試料の違いも考慮しなければならない．

e. コレステロール 栄養障害や肝硬変による合成能低下による低値が診断に利用されることもあるが，多くの場合は高値による**動脈硬化**の進展，**心血管疾患**の発症の危険度を評価するために使われる．水に溶けないコレステロールはリポ蛋白といわれるタンパク質-脂質複合体として血中に存在する．分子としてはまったく同じものであるが，高比重リポ蛋白（HDL）に存在するコレステロールは抗動脈硬化のマーカーの一つとして利用されており，一方，低比重リポ蛋白（LDL）中のコレステロールは動脈硬化惹起性のマーカーとして利用されている．生体においてはコレステロール濃度だけでなく，それらを含むリポ蛋白としての値を把握することが重要である．

f. 中性脂肪 生体**エネルギーの貯蔵**という観点で重要な物質であるが，飽食の現代においては過剰蓄積が問題になっている．血中の中性脂肪は肝臓で合成されて血中に放出される内因性のものと，（採血時刻によっては）食事に由来する外因性のものが存在する．すなわち，生理的な濃度を評価するためには空腹時採血をしなければならない．コレステロール同様，血中ではリポ蛋白として存在しており，基本的にはリポ蛋白単位で値を考察することが必要であるが，その程度はコレステロールに比べて小さい．

g. 生体内金属 カルシウム（Ca），マグネシウム（Mg），無機リン（IP），鉄（Fe）などが臨床検査において広く測定されている．ここではCaとFeについてその概要を記す．

i）カルシウム（Ca）

血清**カルシウム**のおよそ50％はアルブミンと結合しており，5％程度は塩を形成している．残りの45％程度はイオン化カルシウムであり，これが生理的な活性をもっている．すなわち，診断・治療上有用なカルシウムはイオン化カルシウムであるが，多くの検査室で実施しているカルシウム測定は血清中の総カルシウムを測定するものである．通常は健常者から得られた基準範囲に照らして検査結果を評価するので大きな問題はないが，肝硬変などで血清アルブミンが異常低

値の場合は結合型カルシウムが低値になるため，総カルシウムも低値になってしまう．しかし，この場合でも臨床上有用なイオン化カルシウムは正常で低値になっていない場合がある．このような場合を考慮し，多くの検査室では血清カルシウムの実測値とは別に下記に示すような補正式を用いて補正カルシウム値を算出し，臨床的に利用可能になるようにしている．

補正 Ca 値（mg/dL）＝ 実測 Ca（mg/dL）＋［4 － 血清アルブミン（g/dL）］

ⅱ）鉄（Fe）

血漿中に存在する**鉄**は生体内全体のおよそ 0.1% にすぎないが，臨床上は大きな意味をもっている．日内変動の大きな検査項目の一つとして知られており，早朝に高値を示し，夜間睡眠中に最低値を示す．血清鉄測定値を追跡するためには採血時刻を一定にする必要がある．

鉄は血漿中で**トランスフェリン**といわれるタンパク質に特異的に結合している．トランスフェリンは血漿中の鉄を完全に結合できる以上の濃度で存在し，結合できる最大鉄濃度を**総鉄結合能**（**TIBC**）という．また，血漿中の鉄を結合したトランスフェリンには，さらに鉄を結合できる残余能がある．これを**不飽和鉄結合能**（**UIBC**）という．それぞれの関係は次式で表される．

TIBC：total iron binding capacity

UIBC：unsaturated iron binding capacity

TIBC（μg/dL）＝ 血清鉄（μg/dL）＋ UIBC（μg/dL）

血清鉄，TIBC，UIBC の検査結果を組合わせることにより，貧血あるいは肝疾患の鑑別に利用できる（表 8・7）．

表 8・7 貧血および肝疾患における血清鉄，TIBC，UIBC の変動[†]

	疾　患	血清鉄	TIBC	UIBC
貧血	悪性貧血	↑	→～↑	→～↑
	再生不良性貧血	⬆	→～↑	⬇
	鉄欠乏性貧血	⬇	⬆	⬆
	慢性出血性貧血	⬇	↑	↑
	溶血性貧血	(—)	→	→～↓
肝疾患	急性肝炎	⬆	→～↓	↓
	慢性肝炎	→～↑	→～↓	→～↓
	肝硬変	→～↓	↓	→～↓

† ⬆：上昇，↑：軽度上昇，→：正常
⬇：低下，↓：軽度低下，(—)：不定

h. ナトリウム（Na），カリウム（K），クロル（Cl）　体液の恒常性維持は生体にとって不可欠であり，その中心的な役割を果たすのが Na，K，Cl である．Na，Cl はそれぞれ血漿などの細胞外液の主要陽イオン，陰イオンであり，K は細胞内液の主要陽イオンである．測定にはイオン選択電極を用いるのが一般的であるが，生理的変動幅が他の項目と比べてきわめて狭いことが特徴である．高い測定精度が要求される検査項目である．

i. 酵　素　生体内では**酵素**とよばれる多種のタンパク質がさまざまな化学

表 8・8 酵素の種類と臨床的意義

	酵素名	略号	臨床的意義
逸脱酵素	アスパラギン酸アミノトランスフェラーゼ	AST	肝疾患（急性肝炎，閉塞性黄疸など）および筋疾患（心筋梗塞，皮膚筋炎など）で高値
	アラニンアミノトランスフェラーゼ	ALT	肝疾患（急性肝炎，慢性肝炎など）で高値
	乳酸デヒドロゲナーゼ	LDH	血液疾患，筋疾患，肝疾患，悪性腫瘍などさまざまな疾患で高値（疾患特異性は高くない）
	クレアチンキナーゼ	CK	心筋梗塞，骨格筋疾患で高値
	アミラーゼ	AMY†	急性膵炎，流行性耳下腺炎，アミラーゼ産生腫瘍で高値
	血清リパーゼ		急性膵炎，慢性膵炎，膵臓がんなどで高値
膜酵素	アルカリホスファターゼ	ALP	肝・胆道疾患，骨疾患，妊娠（後期）で高値
	γ-グルタミルトランスペプチダーゼ	γ-GTP	肝・胆道疾患で高値
血清酵素	血清コリンエステラーゼ	ChE†	肝疾患（肝硬変，肝細胞がんなど）で低値［肝のタンパク質合成能評価］
	レシチンコレステロールアシルトランスフェラーゼ	LCAT	肝疾患（肝硬変，肝細胞がんなど）で低値［肝のタンパク質合成能評価］

† 必ずしも標準化された略号ではない．

反応を触媒している．酵素には生理活性がある．臨床検査で汎用される酵素（表 8・8）には，

1) **逸脱酵素**: 本来細胞内で作用する酵素が新陳代謝あるいは疾患による細胞壊死などにより血漿中に放出されたもの．LDH，AST，ALT など
2) **膜酵素**: 本来細胞膜上に存在する酵素が化学的刺激などで血漿中に遊離したもの．ALP，γ-GTP など
3) **血清酵素**: もともと血漿中で作用する酵素．コリンエステラーゼ，LCAT など

がある．

これらはすべて血清中の活性値として測定されるが，逸脱酵素と膜酵素は**細胞破壊**や**化学的刺激の程度**を評価するために利用され，酵素の活性は問題ではない．しかし，多くの酵素が活性で評価されるのは，酵素活性が酵素量に比例すること，活性測定の方が質量濃度測定よりも簡易で安価であることが理由である．採血後長時間の室温保存などで酵素活性が失活するような場合は酵素活性が酵素量に比例しないため臨床上問題となる．それぞれの酵素は臓器によって含有量が異なることから病巣の特定や病態の把握に利用されるが，酵素によっては必ずしも臓器特異性が高いとは限らない．多くの酵素には**アイソザイム**とよばれる活性が同じで分子構造が多少異なるものが存在するので，それらを分析することは疾患臓器を特定するうえでさらに有用である．主要な酵素の臨床的意義を表 8・8 に示す．

8・7 免疫血清検査

ヒトの体に微生物などの異物が侵入すると体内ではそれを排除する機構が働く．しかし，自己の物質に関してこのような反応が起こることはない．これがわれわれの体を守るうえできわめて重要な**免疫系機能**である．体液中の異物に対する免疫を体液性免疫，細胞内の異物に対する免疫を細胞性免疫と区別している*．

* 免疫について，詳しくは，"第23章 免疫・アレルギー疾患"を参照．

a. 免疫グロブリン・補体検査 **体液性免疫**に重要な役割を果たしているタンパク質で，**免疫グロブリン**として IgG, IgA, IgM, IgD, IgE などが，**補体系**として血清補体価（CH50, C3, C4 など）が測定されている．IgG は免疫グロブリンの 80 % を占める主要画分で細胞による抗原の取込みに関与している．IgA は粘膜免疫の主役であり，IgM は抗原刺激の早期に誘導され，IgE はアレルギー反応に関与する免疫グロブリンとして知られている．IgD は抗原受容体として働くと考えられているが不明な点が多い．

b. リンパ球・好中球機能検査 **細胞性免疫**にかかわる細胞の機能検査であり，**リンパ球**，**好中球**などの食細胞，**NK 細胞**などが対象となる．リンパ球（B 細胞と T 細胞）の機能検査としては細胞間ネットワークに重要な表面抗原（CD）の検索で，B 細胞と T 細胞の比率や分化成熟度を評価するうえで欠かせない．一方，好中球などの食細胞は炎症局所に動員され，細菌などの異物を貪食・殺菌する重要な役割を担っているが，それらの機能検査が実施される．

NK: natural killer
CD: cluster of differentiation

c. サイトカイン・ケモカイン検査 サイトカインは**細胞間ネットワーク**において情報交換にかかわる生理活性ペプチドの総称である．ケモカインは特異的な CD 抗原の組合わせ（サブセット）をもった**白血球の遊走**を誘導する分子の総称である．それぞれの定量により，細胞性免疫にかかわる細胞ネットワークを評価する．

d. その他 アレルギーに関連して IgE 量の定量や特異的 IgE の同定によるアレルゲンの特定，自己免疫疾患の診断・治療に欠かせない自己抗体の検出・定量，各種抗体の同定・定量による感染症の検査などが免疫学的検査として実施される．

8・8 遺伝子・染色体検査

遺伝子検査は DNA や RNA を直接分析する検査であり，病原微生物の DNA や RNA などの外来遺伝子を同定・定量し感染の有無や程度を判定する検査と，被検者自身の遺伝子の変異を分析する検査に大別される．

前者には従来の感染症検査や細菌検査も併用され，対象となる検体も同様であり，血液，尿，分泌液をはじめ，鼻腔，咽頭，皮膚などの綿棒による擦過材料など多岐に及ぶが，遺伝子検査は培養に何週間もの時間が必要な結核菌などの同定を 1 日で可能にしたり，従来の検査では検出不可能なレベルの感染源の同定を可

*1 SNP（single nucleotide polymorphism）とは個体間の遺伝子（DNA）の違いを意味し，ヒトの場合，各人の遺伝子はそれぞれ0.1％ずつ異なっているといわれている．ある場所の塩基の違い（SNP）によってある疾患に罹患しやすいとか，ある薬剤が効きにくいなどの事実が明らかになってきた．

*2 ある疾患において疾患特異的な治療法を実施するのではなく，個人個人の体質や環境，病態を調べ，その個人に最適な治療を実施する医療．

能とする高い感度が得られるなどの利点がある．

後者には各種の**先天性異常**を確定診断するための検査と**SNP**[*1]（**一塩基多型**）解析などの検査があり，検査材料として採取が比較的容易であることから血液（白血球）が用いられることが多い．また，厳密な意味では被検者の遺伝子とはいえないが，尿や分泌液中に含まれる逸脱したがん細胞や生検材料の異常細胞から抽出した遺伝子を解析することもある．

先天性異常の解析は疾患の頻度からいってもまれな検査であるが，遺伝子上の1塩基が他の塩基に変異あるいは欠失，または余分な1塩基が挿入した**点突然変異**（point mutation）の解析は診断上なくてはならない検査である．1塩基の置換は異なるアミノ酸をコードすることもあれば，終止コドンになって，そこでタンパク質合成がストップしてしまうこともある．欠失や挿入はそれ以降のアミノ酸配列がまったく異なったものになるが，多くの場合は終止コドンが生じてタンパク質合成がそこで停止する．すなわち，点突然変異の解析は，本来の機能をもたない異常タンパク質の合成やタンパク質そのものが合成・分泌されないことを裏付ける重要な証拠となる．

一方，SNPは各個体の疾患易罹患性や薬剤反応性に関する遺伝子を探索する重要な指標であり，その解析は将来のテーラーメイド医療[*2]になくてはならないものとして注目されている．

染色体検査には先天性異常および後天性異常の解析がある．前者にはダウン症として知られるトリソミー21（21番染色体が3個）やトリソミー18などの解析があり，後者は血液腫瘍の型判定による確定診断や治療法の選択，治療効果の判定，残存腫瘍細胞の確認などに利用される．

  8・9 微生物検査

細菌検査は塗抹，培養，同定，薬剤感受性といった検査が主要である．菌種によっては塗抹標本の鏡検だけで推定することもできるが，一般的に分離培養によって培地上にそれぞれのコロニーとして分離し，専門の臨床検査技師によって検索が必要と思われるコロニーが純培養に移される．つぎに，形態の観察や菌液を調製して生化学的性状や血清学的性状の検索を行い菌種が同定される．薬剤感受性試験によってその菌種に有効な抗菌薬の種類や濃度が明らかになる．

しかし，われわれの体には血液や脊髄液などを除いて常在菌とよばれる一定の細菌が存在する．常在菌はもちろん，同定された細菌が疾患の起因菌であるかどうかは培養・同定検査だけでは明らかにできない．培養に用いられる培地は多種類に及ぶが，血液，脊髄液，尿，糞便，膿，胆汁，咽頭・口腔・鼻腔・皮膚擦過綿棒など多種多様の検査材料によって最適な組合わせで用いられる．菌種によっては特別な培地が必要であることも珍しくないが，ここではごく一般的な培地選択例について表8・9に示す．

表 8・9 検査材料中の主要病原菌と通常使用される分離用培地

材料	おもな菌種	分離培地						
		血液寒天培地	チョコレート寒天培地	BTB乳糖寒天培地	DHL寒天培地	SS寒天培地	サブロー寒天培地	嫌気性菌用寒天培地
血液	ブドウ球菌, 連鎖球菌, 肺炎球菌, 腸球菌, 大腸菌, 緑膿菌など	○	○					○
脊髄液	髄膜炎菌, ブドウ球菌, 連鎖球菌, 肺炎球菌など	○	○				○	
尿	大腸菌, 緑膿菌, 腸球菌など	○		○				
糞便	サルモネラ菌, 赤痢菌, 下痢性大腸菌, ビブリオなど			○	○	○		○
膿	ブドウ球菌, 連鎖球菌, 肺炎球菌など	○	○	○			○	○
胆汁	大腸菌（腸内細菌）, 腸球菌など	○		○		○		
咽頭・口腔・鼻腔分泌物	連鎖球菌, 肺炎球菌, ブドウ球菌	○	○	○			○	
皮膚	ブドウ球菌, 連鎖球菌, 真菌など	○					○	

8・10 生理機能検査

生理機能検査は循環機能検査, 呼吸機能検査, 神経・筋機能検査に大別される. 生理機能検査の最大の特徴は, 被検者自身を直接検査する点である. **循環機能検査**には眼底検査などの末梢血管検査, 心機図, 心音図, 心電図などの検査がある. **呼吸機能検査**には換気機能に関する検査と肺胞機能に関する検査がある. **神経・筋機能検査**には脳波, 筋電図検査などがある.

検査法別にみると, 被検者の生理機能を電気学的に検査する心電図検査・心機図検査・筋電図検査, 物理化学的に検査する肺活量検査などの呼吸機能検査などに分類される. 検査の種類と対象疾患の概要を表 8・10 に示す.

8・11 画像検査

画像検査にはさまざまなものがある.

超音波検査では, **心臓超音波検査**や**腹部超音波検査**が代表的である. 前者は心臓の生理機能について構造を含む動的状態として検索する検査であり, 後者は腹部, 特に肝・胆・膵の病変の検出とその血流について検索する検査である. そのほか, 腎・尿路系疾患の確定診断にも超音波検査は有用である. 最大の利点はリアルタイムな情報が得られる点であるが, X線検査と違って被曝のないこと, 侵襲がないことも利点である. 近年は小型の機器も開発され, 診療科によっては聴診器と同じように汎用されている.

X線検査は人体を通過する際の構成基質の違いによるX線の減衰の違いを利用して, 臓器などの構造を二次元画像として表示する. 立体を二次元表示してい

表8・10　主要生理機能検査の種類と対象疾患

	機能検査	検査の概要	対象疾患
循環機能検査	心電図	心臓の電気的興奮（脱分極）のモニタリング	不整脈，心房・心室肥大，虚血性心疾患，心膜・心筋炎，弁膜症など
	心音図	心臓の収縮・弛緩という機械的運動を音として記録	先天性心疾患，弁膜症
	心機図	心拍動を電気信号として多部位で記録し，心臓の機械的活動をとらえる．（頸静脈波，頸動脈波，心尖拍動図，指尖容積脈波）	循環器疾患の補助診断法
呼吸機能検査	換気機能検査	スパイログラフィーやガス希釈法で検査される．	慢性気管支炎，気管支喘息，肺線維症，肺気量分画
	気道機能検査	気道狭窄の診断と胸郭外および胸郭内の部位特定	気管支障害
	ガス交換機能検査	COガスを用いてガス交換障害を診断する．	肺胞単位の障害
神経・筋機能検査	脳波	脳の自発的な活動電位を増幅モニタリング	脳腫瘍，脳血管障害，肝性脳症，てんかんなど
	大脳誘発電位	感覚刺激によって中枢神経で誘発される電位を解析	多発性硬化症，脳血管障害など
	筋電図	末梢神経の電気刺激により，その伝導速度を求める．	髄鞘の障害

CT: computerized tomography

るため解析には限界がある．一方，**X線CT**は多方向からX線を照射することによって，人体の輪切り画像を表示できるほか，ヘリカルCTのようにらせん状に連続スキャンすることで，三次元画像も表示できる．これらの検査による組織の形態観察は病変の検出に重要な役割を果たしている．

MRI: magnetic resonance imaging

　MRIもX線CTと同様の画像を得ることができるが，その原理は電磁波による水素原子核（プロトン）の核磁気共鳴現象および電磁波遮断による緩和現象を利用している．X線のような被曝はないが，電磁波の影響については明らかになっていない．

　その他，臓器あるいは病巣に特異的に集積する放射性医薬品を用いた**シンチグラフィー**などの画像診断があるが，近年その実施頻度は減少傾向にある．

PET: positron emission tomography

　PETは生体に注入された放射性物質を追跡する検査であり，形態ではなく機能を観察する画像検査である．代表的なものとして腫瘍組織において糖代謝レベルが上昇していることを利用した，標識デオキシグルコースをトレーサーとしたがんの診断がある．

　一方，**内視鏡検査**はファイバーカメラを用いて目的とする部位を目視できる点で優れた画像検査であるが，あくまでも光学的に表層をとらえているにすぎない．しかし，血管超音波内視鏡のように局部における微細な血管壁構造を画像化できるものもある．また，内視鏡検査によって異常と思われる組織の断片を掻きとることが可能であり，組織の異常をより詳細に観察可能な病理組織診断につなげることができる点が大きな長所である．

8・12 病理検査

1. 病理検査とは，人体の組織や細胞の病変を肉眼または顕微鏡で調べる臨床検査である．
2. 病理組織検査は，臓器や組織を検体とする．
3. 病理細胞検査（細胞診）は，剥離細胞や穿刺吸引細胞を検体とする．
4. 補助的検索法として，電子顕微鏡検査，免疫組織化学検査，遺伝子解析検査が行われる．
5. 病理検査は，臨床医，病理専門医，細胞診専門医，臨床検査技師からなる医療チームが連携して行う．

病理検査とは，人体の組織や細胞を肉眼および顕微鏡で観察し，疾病に特徴的な形態的所見をもとに診断を行う臨床検査の一つである．特に腫瘍性疾患では，病理検査において良性か悪性かを見極め，組織型を確認することが，がんの確定診断となる．病理検査は，治療方針の決定を目的とする**病理組織検査**，**病理細胞検査（細胞診）**と，診断や治療法の検証をする**病理解剖（剖検）**に大別される．

8・12・1 病理解剖

病理解剖（剖検）は，病死した患者の全身や各臓器を対象として，遺族の承諾のもとに行われる．がんの浸潤や転移など病変の進行状況，生前にくだされた診断や治療効果の検証，死因の究明を行い，遺族に病歴や死因の説明を行うとともに，疾病の成り立ちを解明し，今後の医療の発展に寄与することを目的とする．

解剖には病理解剖のほか，医学教育のため解剖学実習で行われる**系統解剖**，自殺や孤独死など不審死の死因を特定するために監察医が行う**行政解剖**，事件性のある事例で強制的に実施して死因などを法医学的に検証する**司法解剖**がある．

8・12・2 検体の種類

病理検査の検体は，採取の方法によって生検（バイオプシー），手術切除検体，病理解剖検体に大別される．

生検は，針生検，鉗子生検，内視鏡的生検，手術的生検（病変部の試験的切除）に分けられる．採取される病変組織は数 mm 程度であるが，観血的（出血を伴う）検査法であることから，安全に配慮した施行と経過観察が必要である．

手術切除検体は，手術で摘出した病変臓器のほか，手術中に試験的に切除した手術的生検も含んでおり，病理組織検査と術中迅速診断に用いられる．手術切除検体の病理組織検査では，肉眼観察で病変の広がりを判断したのち，必要な病変部位を切り出して顕微鏡標本を作製し，肉眼所見と顕微鏡所見を合わせて最終的な診断を行う．

病理解剖検体は，病死した患者の遺体から摘出した病変臓器，組織である．

8・12・3 検査の種類

a. 病理組織検査　病理組織検査（組織診）は，内視鏡などで採取した

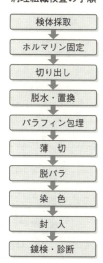

病理組織検査の手順

検体採取
↓
ホルマリン固定
↓
切り出し
↓
脱水・置換
↓
パラフィン包埋
↓
薄切
↓
脱パラ
↓
染色
↓
封入
↓
鏡検・診断

診断まで数日を要する

生検組織や手術で摘出した臓器を対象とする病理検査である．組織内の腫瘍の広がり，細胞や核の異型性などの形態変化，がんマーカーなど疾病関連分子の発現部位などを顕微鏡で観察することにより診断を行う．採取された検体は，自己融解を防ぐため速やかに10％ホルマリン固定液に浸漬する（前ページ欄外図参照）．検体から病変部を切り出して，アルコールで脱水し，置換剤を介してパラフィンに包埋する．ついでミクロトームで数μm厚に薄切，スライドガラスに貼付し，パラフィンを除去（脱パラ）した後，染色を施し，カバーガラスを載せて封入する．組織標本の染色は，**ヘマトキシリン-エオシン染色（HE染色）** が最も一般的である．HE染色では，核はヘマトキシリンにより濃青色に，細胞質や膠原線維はエオシンにより赤く染め分けられる．検体組織の形態的所見から，疾病の種類や進行度を診断する（図8・5）．

in situ ハイブリダイゼーション：がん遺伝子や疾患関連遺伝子と特異的に相補的結合（ハイブリダイズ）する核酸プローブを用いて，病理組織標本上（*in situ*）の遺伝子発現とその局在を可視化する手法．

術中迅速診断の手順

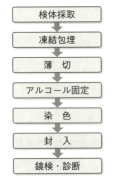

10分程度で診断がくだされる

細胞診の手順

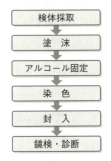

数十分〜1日で診断可能である

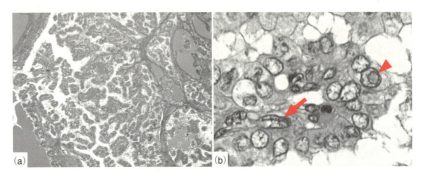

図8・5 甲状腺乳頭がんの病理組織標本 HE染色．(a) 弱拡大．正常の甲状腺沪胞に代わって，多数の乳頭状構造が認められる．(b) 強拡大．乳頭状構造を呈する細胞集塊には，核内細胞質封入体（矢頭）や核溝（矢印）などの細胞異型が認められる．［写真は，日本医科大学 軸薗智雄氏のご厚意による］

このほかにも補助的検索法として，酵素活性を調べる組織化学検査，抗原・抗体反応を応用して疾病に特異的なマーカー分子を検出する免疫組織化学検査，*in situ* ハイブリダイゼーションにより遺伝子発現を調べる遺伝子解析検査，病変組織の超微形態を高解像度で解析する電子顕微鏡検査があり，おのおのに適した固定法，標本作製法が用いられる．ホルマリン固定標本，パラフィン包埋ブロック，染色された標本（プレパラート）は安定性が高く，長期的保存が可能である．

術中迅速診断は，手術中に摘出した臓器や試験的に採取した検体を直ちに凍結し，クリオスタットによる凍結切片の薄切，固定，染色を短時間で行い，迅速に診断する検査である（欄外上図参照）．術前検査で確定できなかった腫瘍の組織内浸潤や転移の有無など病状の進行度，病巣を完全に切除できたかなどを病理学的に検証し，最終的な手術方針の決定に重要な情報を執刀医に提供する．検体が提出されてから診断がくだされるまで，10分程度で行われる．固定前の検体を取扱う際には，病原体の有無にかかわらず感染防止への配慮が必要である．

b. 病理細胞検査　病理細胞検査（細胞診断・細胞診）は，自然剝離した細胞や，粘膜擦過や穿刺吸引により採取された細胞を検体とする病理検査である（欄外下図参照）．患者の負担が比較的少ないことから，病理組織検査前に良性病変か悪性病変かを見極めるなど，スクリーニング検査としても行われる．**剝離細**

胞診は尿・喀痰・胸水など液状検体に含まれる自然剥離細胞のほかに，子宮頸部や気管支などの粘膜表面を綿棒やブラシで擦って剥離した細胞を調べる**擦過細胞診**がある．**穿刺吸引細胞診**は，乳腺や甲状腺など表在性臓器の病変部に注射針を刺し，注射器で吸引採取した細胞を検査する方法である．超音波やCTスキャンで針先を確認しながら効率的に病変部を採取することができる．このほかに，消化管粘膜やリンパ節などの生の病理組織検体の切断面をスライドガラスに押し付けて採取した細胞を用いる**捺印細胞診**や，組織検体の一部をスライドガラスで押しつぶして検査する**圧挫細胞診**がある．採取した細胞を，圧挫，すり合わせ，吹き出しなどの方法でスライドガラスに塗り付けたものを，塗抹標本という．作製した塗抹標本をエタノールで湿固定し，**パパニコロウ（Pap）染色**を施して，鏡検，診断を行う．また，上皮性，非上皮性細胞の鑑別や血液疾患には，ギムザ染色やライト染色が適している．この場合は，十分に乾燥させた塗抹標本をメタノールで固定し，染色を施す．

　細胞診では，細胞集塊の規則性のほか個々の細胞の異型性（正常細胞とは異なる形態）から良性，悪性を診断する（図8・6）．判定には，クラスⅠ～Ⅴの5段階で分類するパパニコロウ分類，陰性（良性病変），疑陽性，陽性（悪性病変）で分類する3段階法，子宮頸部細胞診で用いられるベセスダシステムなどがある．

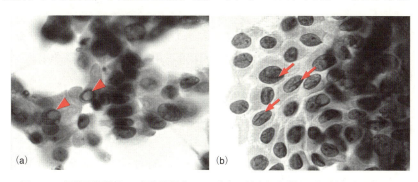

図8・6　甲状腺乳頭がんの細胞診標本　Pap染色．核内細胞質封入体（(a)矢頭）や核溝（(b)矢印）などの細胞異型が認められる．［写真は，日本医科大学　軸薗智雄氏のご厚意による］

8・12・4　病理診断

　病理検査は，医療チームの連携のうえに成り立っている．外科医，内科医，産婦人科医などの臨床医が患者から検体を採取し，病理医（病理専門医）と病理検査技師が顕微鏡標本を作製する．細胞診では細胞検査士による悪性腫瘍細胞のスクリーニングが行われる．病理医や細胞診専門医が最終的な**病理診断**をくだし，診断結果を臨床医に報告する．

　近年はバーチャルスライドなどの最新技術を駆使した遠隔病理診断（テレパソロジー）により，病理医が常勤していない遠隔地の医療施設における迅速な診断や，複数の医療施設が連携することで，より専門性の高い病理診断を行うことが可能となってきた．しかし機器の導入経費やデータの安全管理，診断結果に対する責任の所在など解決すべき課題も多い．

重要な用語

一般検査
遺伝子・染色体検査
EBM（evidence-based medicine）
画像検査
カットオフ値
基準範囲
偽性反応
機能検査
形態検査
血液検査
生化学検査
生理機能検査
定性検査
定量検査
同定検査
微生物検査
病理検査
免疫血清検査

9 治療の方法

1. 治療法には栄養療法・食事療法・運動療法・薬物療法・手術療法・心理療法などさまざまな種類がある.
2. 治療を行う際には，対象となる疾患に合わせて適切な治療法を選択し，その効果や副作用の有無を常に確認する必要がある.

9・1 治療の種類と特徴：原因療法と対症療法

治療は，"病気やけがを治すこと．また，そのために施す種々の手立て"と定義される．治療法には栄養療法・食事療法・運動療法・薬物療法・手術療法などさまざまな種類があり，患者の病態に合わせて，これらを組合わせて治療が行われる．

治療は大きく原因療法と対症療法に分類される．**原因療法**は症状や疾患の原因となっているものを取除くことをいう．たとえば，肺炎患者に対して抗菌薬を投与して細菌を殺すことや，大腸がん患者に対してがん組織を摘出することは原因療法に含まれる．

一方，**対症療法**とは，何らかの病気による病苦がある場合，病苦の原因となる症状の消失や緩和を目的とする治療法である．たとえば，発熱・喀痰・咳嗽で苦しんでいる肺炎患者に対して，解熱鎮痛薬や去痰薬・鎮咳薬を処方し，症状を緩和することは対症療法にあたる．一般的には，対症療法よりも原因療法が重視され，できるだけ原因療法を行うことが望ましいと考えられる．しかし，病気の状態によっては，原因が明らかであっても原因療法を行うことが困難な場合や，原因療法を行うことが可能でも効果が出るまで時間がかかる場合がある．そのような場合に，患者の苦痛をできるだけ抑え，QOL（生活の質または生命の質）を向上させるために対症療法を行う．たとえばウイルス性のかぜの患者がいるとする．通常，ウイルス性のかぜには原因療法はなく，自然治癒を待つことになるが，治癒までには時間を要することがある．そのような状況で咳嗽や咽頭痛などの苦痛が強い場合には，しばしば解熱鎮痛薬や鎮咳薬による対症療法が行われる．あるいは，末期の膵臓がんで原因療法である手術や抗がん剤治療が難しい状況である場合，痛みなどの症状を緩和するための対症療法を行うことはQOLを高めるために非常に重要である．

QOL: quality of life

9・2 治療計画・実施・評価

9・2・1 治療計画

　治療計画を策定するうえで最初に行うことは，**的確な診断を下す**ことである．受診した患者に対し，医療面接で患者の訴える症状や経過を詳細に聴取するのに加え，既往歴や現在治療中の疾患，家族歴，アレルギー歴，さらに喫煙や飲酒などの生活歴，生活状況など，病気に関係する可能性のあるさまざまな情報を収集する．つづいて丁寧に身体診察を行い，必要があれば採血や尿，画像検査などの臨床検査を追加する．これら医療面接・身体診察・臨床検査によって収集した情報をもとに的確な診断を下すとともに，病気の程度や病期も評価する．

　つぎに問題になるのは，その病気に治療の適応があるか，適応があれば**どのような治療法を選択**するか，という点である．たとえば，健康診断で高血糖を指摘されて来院した患者がいるとする．最初に高血糖を指摘された経緯や自覚症状の有無，家族歴などを聴取し，さらに身体診察や臨床検査を通じて，糖尿病の診断を満たすか，糖尿病だとしたらどの型か，合併症はどの程度か，といった情報を収集する．それらをもとに，食事療法のみを開始するか，経口血糖降下薬の投与を開始するか，インスリン療法を開始するか，緊急入院とするか，といった判断を下す．

　あるいは胸部X線で肺がんが疑われた患者が来院したとする．医療面接や身体診察を行った後，CTや気管支内視鏡で病変を詳細に評価し，細胞診・生検などで得られた組織や細胞を調べて，がん組織やがん細胞が確認されれば肺がんと診断できる．さらにCT，MRI，PETなどを用いて他臓器やリンパ節への転移の有無を評価し，病気を確定したうえで，手術療法，化学療法，放射線療法のどれを行うかを判断する．

　治療計画を立てるうえで忘れてはならないのは，治療の対象となる病気そのものをみるだけでなく，その患者の年齢や健康状態，合併する病気，患者本人の死生観や希望といった点を考慮することである．同じ肺がん患者でも，積極的な治療を望む人もいれば，手術療法も化学療法も放射線療法も拒む人もいる．病気の程度や病期といった情報だけでなく，これらの要素も考えて治療目標を設定する必要がある．

　なお，治療計画を立てる際には，**診療ガイドライン**を用いることが有用である．現在では多くの疾患について，診断・治療に関するガイドラインが関係学会から公表されている．比較的まれな疾患ではガイドラインがない場合もあるが，論文などの文献を検索することが診療計画を立てるうえで役立つこともある．

9・2・2 治療の実施・評価

　実際に治療を実施する際には，ただ漫然と行うのではなく，**効果や副作用の有無**を常に評価する必要がある．具体的な評価法としては自覚症状や他覚所見，臨床検査所見などがある．治療を実施する際には**自覚症状の変化**を医療面接で注意深く聴取するとともに，身体診察で**他覚所見の変化**を評価する．さらに臨床検査

などの**客観的な指標**を活用する．どのような指標が有用か，という点については病気によって異なる．たとえば肺炎患者の場合，抗菌薬の効果を評価するには，発熱・喀痰・咳嗽などの自覚症状，聴診所見，胸部X線所見や採血所見などの変化をもとに総合的に判断する．一方，糖尿病のように自覚症状がなく，他覚所見にも異常が現れない病気の場合は，血糖値，HbA1c（血糖コントロールの指標）などの指標が有用である．したがって，病気ごとにどのような指標が治療の効果や副作用の評価に有用か，という点について確認しておく必要がある．

9・3 治療の方法

9・3・1 栄養療法

栄養療法とは食事によって必要な栄養量をまかなうことができない患者に対して，治療目的に栄養素を投与することをいい，**経腸栄養法**と**経静脈栄養法**がある．

栄養療法を行う際には，はじめに患者状態を適切に評価する必要がある．最初に栄養アセスメントを適切に行い，低栄養と判断されれば栄養療法の適応となる．つづいて，栄養投与経路のアセスメントを行う．この際に重要なのは消化管吸収機能が十分にあるかどうか，という点である．消化管が機能していれば経腸栄養，消化管が機能していなければ経静脈栄養が選択される．

a．経 腸 栄 養　　**経腸栄養**は栄養補給の手段として生理的であり，腸管機能を保ち，トランスロケーション*を予防できるというメリットがある．さらに，生体への侵襲が少なく合併症が少ないこと，安価で経済効率が高いこともメリットである．

* 腸管からの細菌や物質の生体内への透過性亢進．

ⅰ）経腸栄養の適応

経腸栄養の適応となるのは，栄養状態が不良で経口摂取も困難であるが，消化管が機能している場合である．腸閉塞や難治性下痢・嘔吐症，広汎性腹膜炎，消化管虚血，ショックなどでは消化管機能が障害されており，経静脈栄養を考慮する必要がある．

ⅱ）経腸栄養の投与法

経腸栄養の投与法としては，経鼻チューブ，胃瘻，空腸瘻がある．**経鼻チューブ**は挿入手技が容易で，チューブを抜去すれば通常，後遺症を残さないというメリットがあるが，チューブ留置に伴う鼻腔・咽頭の不快感，鼻部皮膚の壊死・潰瘍などの合併症が生じる可能性がある．

胃瘻は近年**経皮内視鏡的胃瘻造設術**（**PEG**）が普及し，長期的に経腸栄養を行う際にはしばしば選択される．しかし，内視鏡手術や胃瘻留置に伴う合併症もある．近年は生命予後の期待できない患者への安易な胃瘻造設に対する批判も少なくない．

空腸瘻は空腸内にチューブの先端を留置する方法で，手術により留置する方法と，PEGを介した**経皮内視鏡的空腸瘻造設術**（**PEJ**）がある．空腸瘻は胃がん・食道がん・膵臓がんなどの術後に行われることが多い．

iii) 経腸栄養剤の種類

経腸栄養剤には**天然濃厚流動食**，**消化態栄養剤**，**成分栄養剤**などの種類がある．詳細は他巻に譲るが，病態に合わせて適切な経腸栄養剤を選択することが重要である．

iv) 経腸栄養剤投与と消化器症状

経腸栄養剤を投与すると，嘔吐・下痢などの消化器症状がしばしば生じる．消化器症状を予防するためには，経腸栄養剤の注入速度を遅くする，投与間隔をあける，溶解濃度を低くして栄養剤の浸透圧を下げる，栄養剤の温度を下げすぎないといった対策が有効である．

b. 経静脈栄養 さまざまな理由から腸管からの栄養補給が十分に行えない場合には**経静脈栄養**が行われる．経静脈栄養を行う場合でも，原則としては短期間に限定されるべきであり，可能なかぎり腸管を介した栄養への切換えを図ることが重要である．

ⅰ) 経静脈栄養の適応

経静脈栄養の適応としては，以下の場合があげられる．

1) 経口・経腸栄養が不可能または必要栄養素の補充が不可能である場合
2) 経静脈的な栄養補充・水分電解質補充による治療効果が期待できる場合
3) 腸管の安静を必要とする状態
4) 短腸症候群

具体的には嚥下機能が著しく低下し誤嚥性肺炎を発症した場合，外科手術，重症感染症時，多臓器不全，イレウス，消化管の進行がんによる通過障害，手術後の縫合不全などがあげられる．

ⅱ) 経静脈栄養の投与経路

経静脈栄養には末梢静脈栄養法と中心静脈栄養法の2種類があり，状況に応じて使い分ける．投与経路を選択する際に重要となるのは，栄養療法の施行期間である．2週間以内に経口や経腸栄養に移行可能な短期間の栄養療法については末梢静脈栄養法を行う．一方，2週間以上の長期の静脈栄養が必要である場合は，中心静脈栄養法が選択される．

ⅲ) 末梢静脈栄養法

末梢静脈栄養は経口摂取が十分でない場合に，補助的な水分・栄養補給の手段として広く普及している．末梢静脈栄養の長所としては，投与ルートを確保するための血管確保が比較的容易であり，中心静脈栄養に比べれば出血や感染のリスクが非常に小さいことがあげられる．一方で，末梢静脈に浸透圧の高い輸液を投与すると静脈炎を起こしやすいため，糖質の濃度を十分に上げることは困難であり，脂肪乳剤を併用しても最大1200 kcal/日程度が限界で，末梢静脈栄養のみで十分なエネルギー投与を行うことは不可能である．また末梢静脈栄養では低濃度の輸液を用いるため，投与カロリーに比べ水分が多くなりがちであり，心肺機能の低下している患者ではうっ血性心不全を招くことがあり，注意が必要である．

末梢静脈栄養では糖質・タンパク質の投与が優先される．糖質は原則としてブドウ糖（グルコース）を投与し，タンパク質はアミノ酸で投与する．脂質は生体

内で合成されるため脂質の投与は必須ではないが，脂肪製剤は 1 g で 9 kcal と，1 g で 4 kcal の糖質に比べてエネルギー効率がよいという長所があり，投与エネルギーを増やすためには有効である．しかし，脂肪製剤の投与は肝障害を起こしやすく，また細菌が繁殖しやすいため菌血症のリスクが高いという短所がある．

iv）中心静脈栄養法

高カロリー輸液ともよばれる．**中心静脈栄養**を行う際には，鎖骨下静脈・内頸静脈・大腿静脈など深部静脈に経皮的穿刺によりカテーテルを挿入する．末梢静脈栄養法と比べると，静脈炎のリスクがないことから高濃度・高浸透圧の輸液の投与が可能であり，十分な栄養補給が可能である点があげられる．一方で，中心静脈カテーテルの挿入・留置には合併症が多く，カテーテル挿入部位にもよるが，動脈誤穿刺による出血・血腫・血胸，胸腔誤穿刺による気胸などが発生するリスクがある．また，カテーテルや穿刺部位の感染のリスクも高く，しばしば敗血症もきたす．

1）中心静脈栄養の適応と禁忌：中心静脈栄養施行のガイドラインを表 9・1 に示す．

2）中心静脈栄養のメニュー：中心静脈栄養の投与メニューは経口摂取時のエネルギー摂取を参考にする．成人であれば，エネルギー量は 25～30 kcal/(kg・日) とし，糖質：アミノ酸：脂質をおおむね 50～60 %：20 %：10～30 % 程度とする．ビタミン補給も重要である．特にビタミン B_1 不足は乳酸アシドーシスやウェルニッケ脳症の原因になるため注意が必要である．中心静脈栄養が長期に及ぶ場合は亜鉛・銅など微量元素も不足することがあるので，補充を考慮する．最近は，あらかじめさまざまな栄養素を含むように調整された

表 9・1 米国静脈経腸栄養学会による中心静脈栄養適応のガイドライン（1986 年）

(a) 日常治療の一部として行う場合 　1）消化管の栄養素吸収能がない場合 　　小腸広範囲切除患者，小腸疾患，強皮症，全身性エリテマトーデス，スプルー（熱帯性下痢の一つ），慢性特発性偽性腸閉塞，クローン病，多発性小腸瘻，小腸潰瘍，放射線腸炎，重症下痢，重症嘔吐 　2）化学療法，放射線療法，骨髄移植 　3）中等度〜重症急性膵炎 　4）消化管機能の障害を目前に控えている高度栄養障害患者 　5）消化管が 5〜7 日間以上機能しないと思われる高度異化期患者 　　（敗血症，拡大手術，50 % 以上の熱傷，多臓器外傷，重症炎症性腸疾患）	(c) 十分な価値が認められない場合 　1）消化管を 10 日以内に使用可能で軽度の侵襲や外傷を受けた栄養状態良好な患者 　2）7〜10 日以内に消化管が使用できるかもしれない手術・侵襲直後の患者 　3）治療不能な状態にある患者
(b) 通常役に立つことが期待できる場合 　1）大手術：大腸全摘，食道がん手術，膵頭十二指腸切除術，骨盤内全摘，腹部大動脈瘤など） 　2）中等度侵襲：中等度の外傷，30〜50 % 熱傷，中等度膵炎 　3）消化管瘻 　4）炎症性腸疾患 　5）妊娠悪阻 　6）集中的治療を必要とする中等度栄養障害患者 　7）5〜7 日間に十分な経腸栄養を行うことが不可能な患者 　8）炎症による小腸閉塞 　9）集中的化学療法を受けている患者	(d) 施行すべきでない場合 　1）十分な消化吸収能をもった患者 　2）高カロリー輸液が 5 日以内にとどまる場合 　3）緊急手術が迫っている患者 　4）患者あるいは法的保護者が強力な栄養療法を希望していない場合 　5）強力な化学療法を行っても予後が保証されない場合 　6）高カロリー輸液の危険性が効果を上回る場合

キット製剤が多数販売されており，医療現場で広く用いられるようになっている．

9・3・2 食事療法

安定した食物確保が可能になった現代において，グルメ志向などのライフスタイルの変化もあり，過剰な食事摂取は地球規模の問題となっている．食事の過剰摂取は身体活動量の減少と相まって，肥満やインスリン抵抗性を介して糖尿病や脂質異常症，高血圧などの生活習慣病をまねき，心筋梗塞や脳梗塞などの動脈硬化性疾患のリスクになると考えられている．わが国でも戦後に比べると特に男性では肥満者が増加しており，食習慣を是正し健康管理を図ることは非常に重要である．

a. 食事療法の適応 食事療法が適応される疾患としては，糖尿病・脂質異常症・高血圧症・高尿酸血症・肥満症などの生活習慣病，腎臓病，肝疾患など多岐にわたる．食事療法の内容は疾患ごとにさまざまであり，病気の状態を評価しながら調整する必要がある．

b. 摂取エネルギーの適正化 糖尿病・脂質異常症・肥満症などでは摂取エネルギーの適正化が重視されている．目標摂取エネルギーは標準体重と生活強度から算出する方法が一般的である．高度肥満症では1日1000 kcalを切るような，超低エネルギー食が行われることもある．

c. 栄養素配分の適正化 適正エネルギーを求めた後，病態に合わせて炭水化物・タンパク質・脂質・コレステロール・食物繊維・アルコール・ビタミン・ミネラル・塩分などの目標摂取量を設定する．腎臓病や高血圧症では塩分制限も重要である．

d. 患者指導の実際 食事療法を患者に指導する際には，漫然と適正エネルギーや栄養素配分を指導するのではなく，患者の日常的な食事内容をよく聴取し，患者の嗜好や伝統的な食事文化も尊重しながら段階的に指導を積み重ね，食事療法を継続していけるよう支援することが重要である．

9・3・3 運動療法

生活習慣病の予防や治療において，食事療法とならんで重要なのが運動療法である．

a. 運動療法の種類と効果 運動療法としては，散歩・ジョギング・ラジオ体操・自転車エルゴメーター・水泳など全身の筋肉を用いる**有酸素運動**と，筋力トレーニングに相当する**レジスタンス運動**が行われる．運動療法の効果としては，血中のグルコースや脂肪酸の利用が促進され，血糖値などの代謝パラメーターが低下すること，エネルギー利用量が増加することで脂肪燃焼や減量効果が期待できること，加齢や運動不足による筋力低下や骨粗鬆症が予防できること，心肺機能が向上すること，ストレス発散やQOL向上が期待できることなどがあげられる．

b. 運動療法の適応 運動療法は糖尿病・脂質異常症・高血圧・肥満症な

ど生活習慣病全体に幅広い適応がある．ただし，著明な高血糖など著しい代謝異常が存在する場合や，狭心症・糖尿病性網膜症・腎不全など合併症が進行し不安定な状態で存在する場合などは，運動療法によって合併症がさらに悪化する可能性があり，運動療法の適応とはならない．したがって，運動療法を開始する際には，運動療法が可能か確認する必要がある．

9・3・4 薬物療法

薬物療法は現代医療の大きな柱の一つである．薬物療法が適応となるのは，薬物を投与することによって得られる寿命の延長や症状の軽減といった利益が，リスクよりも大きい場合である．しかし，薬物の効果には個人差が大きく，事前に効果の個人差を予測することは容易ではない．したがって，薬物療法を行う際には，その薬物で想定されるリスクに合わせて，効果や副作用の有無を適切にモニタリングする必要がある．

a. 薬物動態　薬物の効果は，薬物が特定の標的分子と相互作用することで生じる．薬物の効果を規定するのは薬物動態と薬力学である．薬物濃度は，薬物が吸収されて標的分子へ到達し除去されるまでの過程で決定され，この薬物濃度と時間との関係を**薬物動態**という．一方，等価の薬物を投与し薬物濃度が同じ場合でも，効果には個人差がある．このような薬物濃度と効果との関係を**薬力学**という．

薬物動態には吸収・分布・代謝・排泄という過程がある．

i) **吸　収**

薬物の投与経路としては，静脈内，経口，皮下，筋肉内，直腸内，舌下などがある．どの投与経路の薬物でも，血液中に吸収されることで全身循環にのって標的分子へ送られる．たとえば，経口で投与された薬物は食道から胃・十二指腸を介して，小腸の粘膜から脈管系へ吸収される．

静脈内投与された場合を除き，薬物は実際に投与された量よりも全身循環に入る量が少なくなる．これは製剤からの不完全な放出や投与部位での分解，さらに投与部位から完全に吸収されないために生じる．静脈以外の経路から投与された薬物が全身循環に入る割合を**生物学的利用能（バイオアベイラビリティー）**という．

ii) **分　布**

吸収された薬物は全身循環に移行して，全身の臓器や組織へ分布する．経口投与された薬物の場合は腸管上皮を通過して脈管系へ入り，門脈を経て肝臓を通過した後に全身循環へ移行するが，腸管上皮や肝臓を通過する際に代謝や排泄を受け，全身循環に到達する薬物量が減少することがある．これを**初回通過効果**という．

血中に移行した薬物は一部がアルブミンなどの血漿タンパク質と結合して血液中を循環し，血漿タンパク質に結合していない遊離型の薬物のみが薬理作用部位に分布し，その作用を発揮する．そのため，血漿タンパク質の結合率が薬物反応に影響を与える場合がある．たとえば，低栄養状態の高齢者や肝疾患の患者で血

漿アルブミン濃度が低下している場合，遊離型薬物濃度が上昇し，薬物の効果や毒性が高まる可能性がある．

iii）代謝と排泄

門脈経由で肝臓に入った薬物の多くは，肝臓に存在する酵素によって代謝され，さらに胆汁中あるいは尿中に排泄されて体外へ排出される．肝臓や腎臓の機能に異常があると，この代謝・排泄の過程が障害され，薬物の血中濃度が上昇することがある．そのため肝不全や腎不全をもつ患者では，しばしば薬物の減量や中止が必要となる．また，服用している複数の薬物の代謝酵素が共通である場合，薬物間相互作用が生じることがある．

iv）血中濃度-時間曲線下面積（AUC）

血液に取込まれ体循環に入った薬物の量を直接測定することはできないため，薬物動態に関する代わりの指標として**血中濃度-時間曲線下面積（AUC）**が用いられている（図9・1）．これは血中薬物濃度の時間経過による変化を表したグラフ（血中薬物濃度-時間曲線）から，血中濃度曲線と横軸（時間軸）によって囲まれた部分の面積を計算したものである．

AUC：area under the blood concentration-time curve

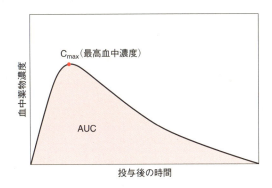

図 9・1　血中濃度-時間曲線下面積（AUC）の概念　AUC は血中薬物濃度の時間経過に伴う変化を表したグラフ（血中薬物濃度-時間曲線）から，血中濃度曲線と横軸（時間軸）によって囲まれた部分（図中ピンク色で示す）の面積を計算したもので，薬物の体内動態の指標となる．

b．薬物の効果や副作用に対する疾患の影響　薬物の効果や副作用はさまざまな疾患の影響を受けるため，薬物療法を行う際には患者の全身状態を把握しておく必要がある．

i）腎疾患

薬物やその代謝物の排泄は通常腎臓で行われるため，一般的に腎不全が存在すると血中薬物濃度は上昇しやすい．薬物濃度の上昇が有害反応を発生させる薬物の場合は，腎機能不全がある患者への投与量を減らさなければならない．

ii）肝疾患

肝硬変や肝炎などの肝疾患では，薬物のクリアランスは薬剤によって異なり，上昇する場合も低下する場合もある．

iii）ショック

　ショックや心不全などで体循環灌流が減少している状態では，心臓や脳への血流が優先され，その他の組織への血流が減少する．このため，心臓や脳に到達する薬物量が多くなり，その薬物が心臓や脳で何らかの作用をもつ場合，薬物反応が大きくなる可能性がある．一方で，肝臓や腎臓への灌流の減少は薬物の代謝・排泄を低下させる．このため薬物濃度が上昇する可能性がある．

iv）加　齢

　肝疾患・腎疾患のない患者でも，加齢とともに肝機能・腎機能は徐々に低下する．さらに高齢者ではさまざまな疾患を合併し，多数の薬剤を服用していることも少なくないことから，薬物同士の相互作用が生じやすい．これらの理由から，高齢者では薬物の有害反応が生じる可能性が高く，薬物療法を行う際には初期投与量は通常の成人よりも少なくして，徐々に増量するといった工夫が必要である．

c. 薬物に対する食事の影響　　前述したように経口投与された薬物の多くは小腸で吸収され，生体内で分布・代謝された後，排泄されるが，その過程は年齢や遺伝，疾患，食事などさまざまな環境因子に影響される．食事は特に薬物の吸収速度や吸収量に大きく影響する．多くの経口薬において，食前・食後・食間といった食事を基準とした服用指示がなされていることを考慮すると，食事が薬物に及ぼす影響には十分に注意を払う必要がある．

　一方で食事には個人差が大きく，食事の薬物に対する影響を予測することは非常に難しい．近年は食事の嗜好が多様化しており，さらに健康維持を目的としてサプリメントや健康食品が使用されるようになってきている．患者から健康食品やサプリメントを含めた食事摂取状況を聴取することは容易ではなく，食事の薬物に対する影響を予測することはますます困難になってきている．

　食事と薬物の相互作用を考える場合に重要なのは，薬物服用後の血中濃度-時間曲線下面積（AUC）である．一般的に食事は胃内容排出速度を遅くする．胃内容排出速度が遅くなると，その分薬物が小腸に到達する時間が遅くなり，薬物の吸収が遅れて最高血中薬物濃度が低下するが，時間とともに薬物は吸収されていくため，AUCはあまり影響を受けないことが多い．しかし，薬物のなかには食事によって血中濃度が著しく影響されるものがある．つぎにその例をあげる．

i）食事による薬物吸収の低下

　一部の抗菌薬（ペニシリン，テトラサイクリン，キノロンなど）はカルシウムなどの多価イオンとキレートを形成し，消化管から吸収されにくくなる．特に乳製品は注意が必要である．

ii）食事による薬物吸収の増大

　食事による消化液の分泌促進が薬の吸収効果を高めることがある．たとえば，高脂肪食（卵，バターなど）では胆汁分泌が促進され，脂質異常症治療薬（プロブコール）の吸収率が増加する．

iii）グレープフルーツジュース

　グレープフルーツにはフラノクマリン類とよばれる化合物が含まれており，こ

れが小腸上皮にある薬物代謝酵素の一つであるCYP3A4の機能を阻害する．そのため，同じCYP3A4によって代謝を受けるカルシウム拮抗薬，免疫抑制薬シクロスポリン，ベンゾジアゼピン系催眠薬トリアゾラムなどは血中への移行量が増大し，作用が増強されたり副作用が生じやすくなる可能性がある．

ⅳ）ワルファリンと納豆

血液凝固因子のうち，第Ⅱ因子，第Ⅶ因子，第Ⅸ因子，第Ⅹ因子は肝臓で生合成され，その過程にはビタミンKが関与する．ワルファリンはビタミンKの作用に拮抗することで，血液の凝固を妨げる作用をもつ．納豆，クロレラなどビタミンK含有量の多い食品を摂取するとワルファリンの作用が減弱される．

ⅴ）健康食品と薬物の相互作用

近年はさまざまな特定保健食品やサプリメントが多用されているが，その一部は生理機能に影響を与える可能性が指摘されている．

d. がんの化学療法　悪性腫瘍の治療を目的に抗がん剤を投与することをがんの**化学療法**という．化学療法は白血病などの造血器悪性腫瘍においては中心的な治療法であり，さらに肺がん・消化器がんなどさまざまな固形腫瘍に対しても外科手術や放射線治療と組合わされて施行されている．外科手術が困難で治癒が期待できない症例でも，化学療法によって延命やQOL向上を目的とした化学療法が行われる．近年は，がん細胞に特有あるいは過剰に発現している特定の標的分子を狙い撃ちにしてその機能を抑える**分子標的薬**をはじめ，さまざまな新規薬剤が開発され，さらに異なる薬剤を組合わせる**多剤併用療法**も行われるようになり，治療効果の向上が図られている．

ⅰ）抗がん剤の副作用

多くの抗がん剤は細胞傷害性が強く，骨髄抑制による造血障害・顆粒球減少，悪心・嘔吐・下痢，腎障害，肝障害，感染症などの重篤な副作用をもたらす．このような副作用はしばしば患者のQOLを損ねるだけでなく，生存期間をむしろ短縮させてしまうこともあった．

骨髄抑制：骨髄の機能が低下し，白血球，赤血球，血小板が減少すること．

ⅱ）支持療法

近年，がんそのものの症状に加え，抗がん剤などさまざまながん治療に伴う副作用を軽減させる治療も重視されるようになっている．このような治療は**支持療法**とよばれる．支持療法としては，たとえば化学療法を行う際に副作用の発現を抑えるため制吐薬の投与や補液が行われる．さらに造血障害に対する輸血，顆粒球減少に対する顆粒球・コロニー刺激因子の投与，感染症に対する抗菌薬の投与なども支持療法の例である．支持療法は近年大きく進歩しており，以前に比べて患者のQOLを大きく損なうことなく効果的な化学療法を行うことが可能になっている．

e. 薬物療法における栄養士の役割　これまで示したとおり，食事の摂取量や食事内容は薬物療法の効果や副作用の発生に大きく影響する．たとえば，食事摂取量の低下が薬物の副作用を起こしやすくさせることがある一方で，薬物療法の影響で食事摂取量が変化することも珍しくない．栄養士は患者の食事摂取状況を把握するとともに，食事と薬物との相互作用の可能性を常に考慮し，献立の工

夫を行うだけでなく，食事と薬物療法との相互作用が疑われる場合には積極的に医師などと相談することが必要である．

9・3・5 輸液療法

輸液療法は水分・電解質・糖・アミノ酸・脂質を血管（静脈）内に投与する治療法であり，水分・電解質の補充，栄養補給などを目的として行われる．輸液療法を行う際には，その目的によって水分や熱量，組成などを調整する必要がある．経静脈栄養（§9・3・1b参照）は輸液療法の一種である．

a. 体内の水分分布　年齢によって差があるが健常成人の場合，体重の60％は水分であり，その2/3が細胞内液，1/3が細胞外液である．細胞外液はさらに間質液と血漿に分けられ，間質液が細胞外液の3/4を占める．細胞外液の主要な溶質はナトリウムイオン（Na^+），細胞内液の主要な溶質はカリウムイオン（K^+）である（図9・2）．

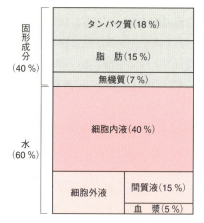

図9・2 生体内の水分分布　体重の60％は水分であり，その2/3が細胞内液，1/3が細胞外液である．細胞外液はさらに間質液と血漿に分けられ，間質液が細胞外液の3/4を占める．

b. 張　度　半透膜（イオンは通さないが水は通す）を隔てて，両側に濃度の異なる溶液を入れると，溶液の濃度が等しくなるように水が半透膜を通過して移動する．この移動の力を**浸透圧**という．

生体内では水は細胞内液，間質液，血漿に分かれて存在しており，この三つのコンパートメントを隔てるのが細胞膜と血管壁である．細胞膜は水をよく通す一方，Na^+やK^+などのイオンを通しにくいことから，細胞膜により隔てられた細胞内液と間質液の間に浸透圧が生じる．これによって，電解質イオンの濃度差により，細胞内液と間質液の間で水の移動が起こる．

尿素やアルコールも本来は浸透圧物質であるが，これらは細胞膜を容易に透過するため，生体内では水の移動には関与しない．Na^+やK^+のように，生体内で実際に水の移動に関与する溶質のみによって形成される浸透圧を**張度**という．輸液の内容を決定する際には，この張度を考えることが重要である．

c. 水分・電解質の補充　輸液を行う際には，水分と電解質がどのような割合で不足しているのかを考える必要がある．細胞外液ではおもにNa^+が張度を決定する．細胞外液と張度が等しい輸液を**等張液**，細胞外液よりも張度の低い輸

液を**低張液**，細胞外液よりも張度の高い輸液を**高張液**という．また，5％ブドウ糖液のように，生体内で浸透圧を形成しない（張度のない）輸液もある．ブドウ糖も浸透圧を形成する物質であるが，生体内に入るとすぐに代謝されてしまい，水分だけが残るためである．いずれの輸液もまず細胞外液に入り，そこでの張度の変化に応じて細胞内液への水の移動が起こる．

輸液投与後の水の分布を図9・3に示す．等張液は基本的に細胞外液に留まる．一方，低張液では水の一部は細胞内液に移動し，張度が低いほど移動する水も多くなる．輸液を行う際には，水と電解質がどの程度不足しているのかを考える必要がある．たとえば，細胞外液が喪失している場合は等張液の投与が望ましい．逆に，おもに細胞内液が失われている場合は低張液や5％ブドウ糖液が有効である．

現在使用されているおもな輸液を表9・2に示す．このうち3号液は細胞内と細胞外にバランスよく水が分布するため，維持液としては1日1.5〜2Lの3号液の投与が適当と考えられている．

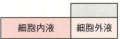
(a) 等張液（生理食塩水など）

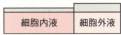
(b) 低張液（3号液など）

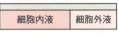
(c) 水分輸液
（5％ブドウ糖など）

□：輸液

図 9・3　輸液投与後の水分布　等張液は基本的に細胞外液に留まる．一方，低張液では水の一部は細胞内液に移動し，張度が低いほど移動する水も多くなる．

表 9・2　おもな電解質輸液の組成

	陽イオン〔mEq/mL〕				陰イオン〔mEq/L〕			糖（％）	
	Na	K	Ca	Mg	Cl	リン酸	乳酸	マルトース	ブドウ糖
開始液 1号液	90	0	0	0	70	0	20	0	2.6
細胞内液補充液 2号液	84	20	0	0	66	18	20	0	3.2
維持液 3号液	35	20	0	0	35	0	20	0	4.3
術後回復液 4号液	30	0	0	0	20	0	10	0	4.3
細胞外液補充液	130	4	3	0	109	0	28	0〜5.0	0〜5.0
生理食塩水	154	0	0	0	154	0	0	0	0

9・3・6　輸血療法

a. 血液の機能と組成　血液は血液ガスや栄養物質などさまざまな物質を運搬することで恒常性を維持させる媒体であり，生命の維持には不可欠である．血液の役割として，まず血液ガス（酸素・二酸化炭素），糖質・脂質・アミノ酸・タンパク質などのエネルギー基質，各種ホルモン，感染に対する防御（免疫細胞の輸送，抗体の産生など），外傷に対する防御（血小板凝集や凝固因子による止血），全身の組織で産生された代謝老廃物の輸送と排出，酸塩基平衡の維持，水分量や膠質浸透圧の調整，体温の調整，血圧の調整といったさまざまな機能をもつ．

ヒトでは血液量は体重のおよそ1/13（男性で約8％，女性で約7％）とされている．血液は細胞成分である血球成分と，液体成分である血漿成分からなり，両者の比率はおおむね45：55である．血漿成分は水分が90％を占め，ついで血

漿タンパク質 7％で，残りは糖質や脂質，無機物質からなる．一方，血球成分は赤血球・白血球・血小板からなる．赤血球はヘモグロビンを含む．肺で血液中に取込まれた酸素はヘモグロビンに結合し，全身の組織へと運ばれる．白血球は感染などの際に生体防御を担う免疫担当細胞である．また，血小板は血液凝固作用をもち，外傷などの際に止血を担う．寿命は赤血球が約120日，血小板は約10日である．

b．血液製剤の種類　**輸血**とは，血液成分の不足を他人もしくは本人の血液から補う治療法をいう．輸血にはすべての血球成分と血漿成分を含む**全血輸血**と，血液を遠心分離して各血液成分に分けた**成分輸血**があり，成分輸血は**赤血球濃厚液，血小板濃厚液，新鮮凍結血漿，アルブミン製剤**に分けられる．わが国では血液製剤は日本赤十字血液センターより供給される．適正な輸血療法を行うためには，それぞれの血液製剤の特徴，輸血に関連する検査，有効期限，リスクマネジメントなどに関する幅広い知識が必要である．

ⅰ）赤血球濃厚液

献血された血液を白血球除去フィルターに通し，遠心分離で血漿成分を除いたうえで，保存日数を延ばすため MAP 保存液を添加した製剤である．現在，国内で使用されている赤血球濃厚液＊は放射線を照射することでわずかに残った白血球を不活性化し，副作用の発現を抑えている．

赤血球濃厚液は最も一般的な血液製剤であり，外傷・手術・消化管出血・腹腔内出血に伴う急性の出血，造血器疾患に伴う慢性の貧血などで使用されている．

ⅱ）血小板濃厚液（**PC**）

10単位，15単位，20単位製剤があり，それぞれ2.0，3.0，4.0×10^{11}個以上の血小板を含む．現在は全製剤が白血球除去製剤となっている．20〜24℃で振とうして保存し，保存期間は採血後4日間である．

血小板濃厚液は大量出血や再生不良性貧血，白血病，化学療法や骨髄療法後に使用されるが，血小板数が通常5万/μL 以上あれば重篤な出血はないとされており，正常値を下回っているからといって，安易な血小板輸血は避けるべきである．

ⅲ）新鮮凍結血漿（**FFP**）

血漿中にはアルブミンなどの血漿タンパク質や種々の凝固因子などが含まれるが，新鮮凍結血漿の投与目的はあくまで複合的な凝固因子の補充であり，凝固因子の補充が必要な播種性血管内凝固症候群（DIC）などが適応となる．一方で，血漿タンパク質の補充や創傷治癒には用いるべきではない．なお，新鮮凍結血漿の保存期間は，−20℃で1年間である．

ⅳ）アルブミン製剤

著しい低タンパク血症が存在する場合に，膠質浸透圧を維持することで体腔内液や組織間液を血管内に移行させ，循環血漿量を確保するために用いられる．アルブミン製剤を用いる際には血中アルブミン濃度だけでなく，尿量や腹水・胸水といった臨床症状も併せて必要性を判断するべきであり，タンパク資源や血中アルブミンの維持を目的として安易な投与は避けるべきである．

MAP：mannitol adenine phosphate

＊赤血球濃厚液の保存期間は2〜6℃で21日間であり，全血200 mL を遠心分離したものを1単位とし，遠心分離後に保存液を添加され140 mL となる．

PC：platelet concentrate

新鮮凍結血漿（FFP, fresh-frozen plasma）：採血後に採取された血漿を6時間以内に−20℃以下で凍結した製剤で，使用直前に30〜37℃で融解し，3時間以内に使用する．

v) 全　血

以前は採取された血液がそのまま輸血されていた．血液に保存液を加えた全血製剤も用意されているが，現在は成分輸血が主流であり，大量輸血などに使用されることがあるのみである．

c. 血液型と交差適合試験　輸血を行う際には**血液型**を調べるとともに，**交差適合試験**を行う必要がある．血液型とは血液内になる赤血球の表面に存在する抗原の違いをもとに決めた血液の分類を指し，**ABO 式血液型**，**Rh 式血液型**，Duffy 式血液型，Lewis 式血液型など約 300 種類以上の分類法が発見されているが，一般臨床で重要なのは ABO 式と Rh 式である．

ⅰ) **ABO 式血液型**

A 型・B 型抗原は赤血球の表面抗原のなかでも代表的なものであり，A 抗原をもつと A 型，B 抗原をもつと B 型，A・B 型双方の抗原をもつと AB 型，A・B 型双方の抗原がないと O 型に分類される．血漿中には各抗原に反応する抗体が存在し，O 型の人は抗 A 型抗体と抗 B 型抗体をもつ．A 型の人では A 型抗原に免疫寛容を示す一方で抗 B 型抗原をもち，B 型では抗 A 型抗体をもつ．AB 型の人では A 型抗原・B 型抗原の双方に免疫寛容を示すため，抗 A 型抗体・抗 B 型抗体とも存在しない．

ABO 式血液型の判定には試験管による凝集法が行われる．採取した赤血球を希釈したうえで抗 A 血清と抗 B 血清の試薬とそれぞれ混ぜ，2～3 分後に凝集反応の有無を確認する．これをオモテ試験という．抗 A 血清と凝集反応を起こす場合は A 型，抗 B 血清と凝集反応を起こすのは B 型，抗 A 血清・抗 B 血清の双方と凝集反応を起こすのは AB 型，いずれの血清とも凝集反応を示さないのは O 型である．次に，採取した血液の血清を用いて同様の検査を行う．これをウラ試験という．オモテ試験とウラ試験の結果が一致してはじめて血液型を確定できる．

ⅱ) **Rh 式血液型**

わが国では抗 A 型抗体・抗 B 型抗体が規則抗体とよばれるのに対し，それ以外の赤血球表面抗原に対する抗体は不規則抗体*とよばれる．規則抗体は先天的な抗体であるのに対し，不規則抗体は後天的に生じるものである．そのなかでも代表的なものが抗 Rh 抗体である．

一般臨床の現場で輸血を行う際，しばしば血液型は"A 型＋""O 型－"といった形で称される．この（＋）（－）が Rh 式血液型を指す．Rh 式血液型は D，C，c，E，e の 5 種類の抗原で構成されるが，一般には D 抗原の検出だけが行われる．これは D 抗原が Rh 抗原系のなかで免疫原性が強く，臨床的に重要であるためである．Rh 陽性とは通常 D 抗原をもつことを意味し，Rh 陰性とは D 抗原をもたないことをさす．わが国では 99.5 ％が Rh 陽性である．

ⅲ) 輸血の実際

1) 献血の検査：輸血用の血液は基本的には献血で賄われている．献血された血液には血液型検査，感染症の検査が行われる．

① 血液型検査
② 抗原・抗体検査

*　不規則抗体は臨床的意義がないとしばしば誤解されるが，規則抗体も不規則抗体も赤血球抗原に対する抗体であり，溶血などの副作用の原因になりうることを忘れてはならない．

血液型検査：ABO 式血液型検査，Rh 式血液型検査，不規則抗体検査，HLA 検査

抗原・抗体検査：梅毒血清学的検査，B 型肝炎ウイルス検査（HBs 抗原，HBs 抗体，HBc 抗体），C 型肝炎ウイルス検査（HCV 抗体），ヒト免疫不全ウイルス（HIV）検査（HIV-1, 2 抗体），HTLV-1 抗体検査，ヒトパルボウイルス B19 検査

③ 核酸増幅検査：B型肝炎ウイルス検査，C型肝炎ウイルス検査，HIV検査
④ 生化学検査
⑤ 血球計数検査

2）輸血前の検査：患者の血液型検査と不規則抗体スクリーニングを行った後，輸血に伴う副作用を防止するため，**交差適合試験（クロスマッチテスト）**を行う．これは供血者と受血者（患者）の血液を混合して反応をみる試験である．交差適合試験は主試験と副試験*からなり，主試験は受血者血清と赤血球濃厚液を混ぜ，副試験は供血者血清に受血者の赤血球を混ぜて凝集反応の有無を確認する．凝集反応がみられなければ，輸血は可能である．

* 副試験は供血者・受血者の血液型が確認され，不規則抗体がないことを確認できていれば省略することができる．血液センターから提供される血液は不規則抗体陰性が確認されている．

d. 輸血の副作用

ⅰ）溶血性輸血副作用

溶血性溶血は血管内溶血と血管外溶血に分類される．

1）**血管内溶血**：おもにABO不適合輸血時に，抗A抗体・抗B抗体によりひき起こされる．臨床現場では，患者血清や血液製剤の取違えが原因となることが多い．輸血開始10分程度で発熱・悪寒戦慄・呼吸困難・悪心嘔吐・胸痛・腹痛・背部痛・血圧低下などが生じ，ショックや重篤な腎不全，播種性血管内凝固症候群（DIC）を伴う多臓器不全から死に至ることがある．ABO不適合輸血の死亡率は10～20％程度と報告されていることから，特に輸血を開始する際には患者を慎重に観察し，溶血性副作用が疑われた際には直ちに輸血を中止することが重要である．

2）**血管外溶血**：抗E・抗D抗体などのRh式血液型抗体などの不規則抗体による不適合輸血で起こる．不規則抗体に感作された赤血球が脾臓や肝臓に取込まれて溶血を起こし，悪寒・戦慄を生じることがある．

ⅱ）非溶血性副作用

非溶血性副作用の頻度は血小板濃厚液輸血，赤血球濃厚液輸血の順に多いとされる．

1）**アレルギー反応**：最も一般的な副作用であり，輸血製剤中の白血球・血漿タンパク質などが抗原となり，患者血清中の抗体と反応して抗原抗体反応が生じ，じんま疹・発熱などが生じる．一過性の場合が多いが，アナフィラキシー反応を生じることもあり注意が必要である．

2）**輸血後移植片対宿主病（PT-GVHD）**：赤血球濃厚液や血小板濃厚液は白血球除去フィルターによって白血球除去処理がなされているが，それでもリンパ球を除去することは困難である．輸血後，これらのリンパ球が患者体内から排除されず，患者の体細胞や組織を異物として急速に増殖し，これを攻撃することで起こる病態である．輸血後1～2週間後に発熱，手掌・顔面・足底などの紅斑，下痢や下血，肝機能障害が出現し，最終的には骨髄無形成から汎血球減少をきたし，出血傾向や感染症を併発して多臓器不全で死亡する．発症すると有効な治療法は確立されていないため，確実な予防を行うことが重要である．わが国では新鮮凍結血漿・アルブミン製剤を除くすべての血液製剤について，リンパ球の増殖能を抑えるため放射線照射が義務づけられており，それ以降は発症がほとんど報

PT-GVHD: post-transfusion graft versus host disease

3) **輸血関連急性肺障害（TRALI）**：輸血後6時間以内に呼吸困難と低酸素血症を主徴として発症する非心原性急性肺浮腫で，発症頻度は低いが，致死率はABO不適合輸血についで高い．原因は血液製剤中の抗HLA抗体などが患者血清中の白血球と反応することで，急性呼吸促迫症候群（ARDS）に近い病態をひき起こすものと想定されている．

TRALI: transfusion-related acute lung injury

4) **感　染　症**：輸血の際に血液製剤を介して病原体が感染する可能性があるため，献血された血液にはさまざまな感染症検査が行われるが，B型肝炎・C型肝炎・HIVウイルスなどに供血者が感染して間もない場合，ウイルス量や抗体量が微量で病原体を検出できない **window period** とよばれる時期がある．近年，献血された血液については核酸増幅検査（NAT）が行われ，ウイルスの核酸の一部を約1億倍に増幅することでウイルスの検出率を向上させる試みがなされているが，window periodを完全になくすことは難しい．このほか，検査対象以外の病原体や未知の病原体についても，完全に予防することは困難である．

5) **そ　の　他**：輸血量や輸血速度が限界を超えた場合は低体温や血清電解質の異常，不整脈，希釈性の凝固障害，保存時の抗凝固薬として用いられるクエン酸ナトリウムによる低カルシウム血症などが生じることがある．また輸血速度や輸血量が患者の耐用限度を超えるとうっ血性心不全が生じることがあるので，注意が必要である．

e. 自 己 血 輸 血　前もって患者本人から採取した血液を保存し，必要に応じてその患者に輸血することをいう．自己血輸血は同種抗原や血漿タンパク質などによる副作用や，ウイルスなどへの感染のリスクがないことが大きなメリットである．あらかじめ予定された手術で，一定量以上の出血が予想される場合にはしばしば選択される治療法であるが，採取した血液を保存する際には細菌が繁殖するリスクがあることに注意する必要がある．

9・3・7　血液浄化療法

血液浄化療法とは拡散・限外濾過・吸着などの原理を利用し，体外循環技術を利用して，さまざまな疾患により体内に過剰蓄積した代謝産物や原因物質を除去する治療法である．代表的な血液浄化療法としては，慢性腎不全患者に対して行われる**血液透析療法**がある．

a. 原　　理

ⅰ）拡　　散

溶液内での溶質物質が濃度の高い方から低い方へ移動し，溶液濃度が均一となることをいう．

ⅱ）限外濾過

濃度の等しい溶液が膜で仕切られて存在する場合に，一方に圧力をかけると水とともに溶質分子の一部も膜を通過し，もう一方の溶液へ移動する現象をいう．

b. 血液透析（HD）　血液透析は慢性腎不全，急性腎不全，薬物中毒の治療で用いられており，特に末期腎不全における維持透析療法は最も一般的な血液

HD: hemodialysis

浄化療法である．透析療法の目的は，体内に蓄積した老廃物の除去，水・電解質，酸塩基平衡異常の是正である．血液透析は特に尿素，クレアチニンなどの小分子物質の除去に有用である．

ⅰ）血液透析のシステム

血液透析では，脱血された血液がダイアライザー（血液浄化装置）に送られ，ダイアライザー内で人工膜を介して透析液の間で拡散・濾過が行われ，再び体内に戻される．水の除去は透析液流出側を陰圧にすることで限外濾過を利用して行う．

ⅱ）ブラッドアクセス

急性腎不全などで一時的な血液透析を行う際には，一時的ブラッドアクセスとして留置カテーテルが用いられる．留置部位としては通常右内頸静脈が選択される．一方，維持透析を行う場合には恒久的ブラッドアクセスが必要である．通常は利き腕でない方の前腕の皮下で，橈骨動脈と橈側皮静脈を吻合して作成する内シャントが用いられる．

c. 腹膜透析（CAPD） 腹膜透析は半透過性の腹膜を用いて透析する治療法である．緩徐に連続した透析を行う治療法で，血液透析と異なり生体へのストレスが小さく，在宅医療としても行われている．

CAPD: continuous ambulatory peritoneal dialysis（持続的携行式腹膜透析）

ⅰ）原　理

腹膜の毛細血管を流れる血液と，腹腔に貯留した透析液との間の溶質の移動を利用する．溶質の移動は腹膜毛細血と透析液の間の濃度勾配によって生じる拡散と，ブドウ糖を利用した腹膜透析液の浸透圧による限外濾過によって起こる．

ⅱ）方　法

腹膜透析用のカテーテルを介して腹腔内に透析液を注入する．3～6時間貯留している間に，体内の老廃物が透析溶液中に除去される．

ⅲ）合併症

腹膜透析を長期間行うと腹膜機能が低下することがある（腹膜劣化）．このような場合には血液透析への移行を考慮する必要がある．また，カテーテル感染により刺入部の感染や腹膜炎が生じることがある．治療の基本は抗菌薬の投与であるが，カテーテル抜去を要する症例も存在する．

最も重篤な合併症は被嚢性腹膜硬化症で，腹膜の広範な癒着によりイレウスが生じる．被嚢性腹膜硬化症を予防するため，腹膜劣化が疑われる所見や，腹膜透析歴が8年以上になる場合は，腹膜透析を中止することが提唱されている．

d. 特殊な血液浄化療法 特殊な血液浄化療法としては，循環動態の不安定な患者に対して緩徐で効率的な血液浄化を行う目的で行われる**持続的血液透析濾過**（CHDF）がある．CHDFでは多臓器不全の原因の一つと考えられるサイトカインなどの液性因子の除去にも可能である．このほか，血漿交換，血球除去療法などもある．

CHDF: continuous hemodiafiltration

e. 血液浄化療法の合併症 血液浄化療法には表9・3に示したようにさまざまな合併症があり，適応を考えるうえではその危険性も十分に考慮する必要がある．

表 9・3 血液浄化療法の危険性と合併症

(a) ブラッドアクセス挿入に伴う危険性 　1）血管損傷 　2）出血・血腫 　3）感　染 　4）静脈血栓症 　5）局所麻酔薬によるアレルギー	(c) 使用する置換液に伴う危険性 　1）未知のウイルス感染症 　2）浸透圧・電解質などの体液バランスの変化 (d) 長期血液透析に伴う合併症 　1）透析アミロイド症 　2）閉塞性動脈硬化症
(b) 体外循環に伴う危険性 　1）出血傾向の増長 　2）失　血 　3）循環器系への負担	(e) 腹膜透析に伴う合併症 　1）カテーテル感染・腹膜炎 　2）腹膜劣化 　3）被嚢性腹膜硬化症（EPS）

9・3・8 手術療法と周術期管理

手術とは，外科的手技により観血的治療を行うことをいう．手術の目的としては，病変の切除（悪性腫瘍の摘出など），組織や器官の形成による機能の回復（冠動脈形成術など），検査（腫瘍性病変の生検など）などがあげられる．近年は侵襲の大きい手術を比較的安全に行うことができるようになった一方で，内視鏡手術や血管内手術など低侵襲な手術も広く行われるようになっており，またコンピューター支援技術も飛躍的な発展を遂げている．

a. 外科的侵襲　**侵襲**とは生体の内部環境を乱す可能性のある外部からの刺激と定義される．観血的な治療法である手術は侵襲を伴う．生体に侵襲が加わると，局所で情報伝達系であるサイトカインが産生され，サイトカインが全身に送られることでさまざまな生体反応が生じる．たとえば体温や心拍数増加はその一例である．

手術を行うためには，手術による侵襲以上に手術から得られる利益が大きい必要がある．また手術侵襲をできるだけ最小限に抑え，手術侵襲からできるだけ早く，合併症もなく回復するよう努める必要がある．そのため，手術を行う際には，術前・術中・術後管理が非常に重要である．

b. 術前管理　手術を行う際には，患者が手術に耐えられるか検討するため，患者の全身状態を十分に評価する必要がある．具体的には患者の栄養状態，貧血や脱水の有無，血液凝固能異常の有無，糖尿病の有無やコントロール状態，心機能・呼吸機能・肝機能・腎機能などの重要臓器の程度と予備能，各種アレルギーなどである．これらに異常があれば，できるだけ補正するよう努める．食事が摂れず低栄養状態に陥っている大腸がん患者であれば術前に中心静脈栄養を改善すること，血糖コントロールの悪い患者に対してインスリン治療を行って血糖コントロールを改善させることなどはその例である．

c. 術中管理　手術の際には**麻酔**が行われる．麻酔の目的は，疼痛の除去・筋弛緩などがある．麻酔には全身麻酔と局所麻酔の2種類があり，全身麻酔では意識を消失させる点が特徴である．局所麻酔は目的の部位に直接麻酔薬を注射す

る浸潤麻酔と，目的の部位を支配する神経に麻酔薬を効かせる伝達麻酔に分けられる．麻酔法の選択は手術部位や手術侵襲の大きさから決定される．

手術中はバイタルサイン，循環・呼吸動態，出血量を注意深く観察する．特に全身麻酔の場合は患者が症状を訴えることができないため注意が必要である．必要に応じて薬物の投与，輸液の調整，輸血，体温の調整などを行う．

d. 術後管理 術後は急性期，回復期，安定期に分けられる．術後のおもな合併症を表9・4に示す．これらの合併症を予防または早期発見するため，術後も呼吸・循環動態を注意深くモニタリングするとともに，必要に応じて血液検査や画像検査を行う．侵襲の大きい手術の場合は，集中治療室（ICU）管理も考慮する必要がある．

表 9・4 術後の期間と合併症

期間	合併症
急性期（手術直後〜2日）	急性循環不全 術後出血
回復期（3〜6日）	術後感染症 肺合併症（無気肺，急性呼吸促迫症候群（ARDS），肺水腫，肺塞栓） 縫合不全 多臓器障害
安定期（7日〜1カ月）	イレウス 肝障害

術後疼痛は精神的なストレスに加え，呼吸循環動態，消化管運動，栄養状態にも悪影響を及ぼすため，鎮痛薬や硬膜外麻酔薬投与で疼痛の除去を図る．さらに早期離床を図ることは，さまざまな術後合併症の予防に役立つ．術後の創傷治癒を進めるうえでは栄養療法も重要である．

9・3・9 救急救命治療（クリティカルケア）

救急救命治療とは，重篤な疾患・外傷や侵襲の大きい手術などによって呼吸・循環などの生体機能に重大な障害が生じ，生命の危機に陥っている患者に対し

表 9・5 Moore の分類

	第1相	第2相	第3相	第4相
	急性障害期 （異化期）	転換期 （異化〜同化期）	筋力回復期 （同化期）	脂肪蓄積期
時期	侵襲後2〜4日	侵襲後4〜7日	侵襲後1〜数週間	侵襲後数週間〜数カ月
窒素平衡	負	負	正	正
生体反応	交感神経亢進 内分泌反応亢進 タンパク質・脂肪分解亢進 尿中窒素排泄亢進	交感神経正常化 内分泌反応正常化 尿中窒素排泄正常化 食欲回復	筋力回復 体重増加	脂肪蓄積 体重増加 体力回復 月経・排卵再開

て，集中的な観察と治療を行うことをいう．通常は救急救命センターや集中治療室（ICU）で行われる．

　救急疾患の病態は多様であるが，内科的疾患でも外科手術でも外傷でも，大きな侵襲を受けた場合の生体反応はある程度共通した特徴をもつ．侵襲を受けた際の生体の回復過程を示した Moore の分類を表 9・5 に示す．

　a. 全身性炎症反応症候群（SIRS）と代償性抗炎症反応症候群（CARS）
体外・体内からの侵襲に対して，局所で炎症性サイトカイン（TNF-α，IL-1，IL-6，IL-8 など）が産生される．高サイトカイン血症によって，侵襲に対する生体反応が過剰になり，全身的な炎症反応がひき起こされた状態は**全身性炎症反応症候群（SIRS）**とよばれ，多臓器不全に発展する前段階と考えられている．SIRS の定義を表 9・6 に示す．

SIRS: systemic inflammatory response syndrome

表 9・6　成人における SIRS の定義　下記 4 項目のうち 2 項目以上を満たす場合を SIRS と定義する．

① 体温の変動	体温＞38℃ または 体温＜36℃	
② 頻脈	脈拍＞90	
③ 頻呼吸	呼吸数＞20 または Pa_{CO_2}＜32 Torr	
④ 末梢白血球数	白血球＞12000/μL または 白血球＜4000/μL または幼若顆粒球数 10 ％以上	

　炎症性サイトカインが局所で誘導された状態では，抗炎症性サイトカイン（TNF-β，IL-4，IL-10 など）が全身で誘導される．この状態は**代償性抗炎症反応症候群（CARS）**とよばれる．CARS は局所での炎症性サイトカインのブレーキとして生じるものと考えられており，CARS では免疫抑制状態となり，易感染性が生じる．

CARS: compensatory anti-inflammatory response syndrome

　SIRS に対する治療の基本は，原疾患に対する治療である．これに加えて，組織障害を防ぐため播種性血管内凝固症候群（DIC）に対する治療や，高サイトカイン血症に対して副腎皮質ステロイド薬投与・持続的血液透析沪過療法（CHDF）などが行われることがある．

　b. 多臓器不全（MOF）　SIRS が重症化すると，各臓器における細胞障害から臓器不全を生じる．複数の臓器が機能不全に陥った状態を**多臓器不全（MOF）**とよぶ．原疾患の治療を行うとともに，機能不全に陥った臓器についても個別に治療を行う．

MOF: multiple organ failure

9・3・10　臓器移植・組織移植

　臓器移植・組織移植とは，臓器や組織の機能が低下し移植でしか治らない患者に，正常に機能している臓器や組織を移植する治療法である．臓器や組織を提供する側を**ドナー（提供者）**，提供を受ける側を**レシピエント（受容者）**という．また，移植された臓器が機能を果たすようになることを**生着**という．

　わが国では 1985 年に脳死の判定基準が制定され，1997 年に臓器移植法が成立

して以降，徐々に脳死ドナーからの臓器移植が広まってきている．2009 年には臓器移植法が改正され，家族の同意のみでの脳死臓器提供や，15 歳未満の脳死臓器提供が可能となったことで，脳死臓器提供が増加している．

a. 拒絶反応　移植された臓器や組織がレシピエントから異物と認識されることで起こる生体反応である．移植抗原のうち，最も強い反応系が**主要組織適合抗原（HLA）**である．おもな拒絶反応を下記に示す．

HLA：human leukocyte antigen（ヒト白血球抗原）

1）**超急性拒絶反応**：移植後 24 時間以内に生じる．レシピエントの既存の液性免疫によると考えられ臓器虚血に至るため，超急性拒絶反応が生じた場合は移植臓器を摘出する必要がある．事前に血液型を適合させることで，ある程度予防できる．

2）**促進性拒絶反応**：術後 1 週間以内に起こる．術前から感作されたリンパ球が原因と考えられる．血漿交換などが有効である．

3）**急性拒絶反応**：移植後 1 週間から 3 カ月以内で起こる．おもに細胞性免疫が原因である．急性拒絶反応を予防するため，免疫抑制薬の投与が行われる．

4）**慢性拒絶反応**：移植後 3 カ月以降に起こる．おもに液性免疫が原因である．根本的な治療はなく，再移植を検討する必要がある．

GVHD：graft versus host disease

5）**移植片対宿主病（GVHD）**：造血幹細胞移植で生じる拒絶反応で，ドナー由来の免疫細胞が宿主を異物とみなして起こる生体反応である．急性 GVHD は移植後 100 日以内に起こり，皮膚・肝臓・消化管などが障害される．HLA が一致するドナーの選択や，免疫抑制薬の投与は予防効果がある．急性 GVHD が生じた場合は副腎皮質ステロイド薬投与などが行われる．

一方，移植後 100 日以降に生じる GVHD を慢性 GVHD という．多数の臓器が障害され，免疫不全も伴う．限局型と全身型があり，全身型は予後が不良である．限局型は副腎皮質ステロイド外用薬などの局所療法で対応できるが，全身型では副腎皮質ステロイド薬や免疫抑制薬の全身投与が必要となる．

b. 移植の分類　移植は**自家移植，同系移植，同種移植，異種移植**の四つに分類される（表 9・7）．

表 9・7 移植の分類	
分類	特徴
自家移植	自己の組織を移植すること．熱傷の際の皮膚移植など．拒絶反応がないため生着しやすい．
同系移植	HLA がすべて同一の 2 個体間（一卵性双生児など）での移植．拒絶反応がほとんど起こらない．
同種移植	同一種での移植（通常の臓器移植）．生着率を高めるため，HLA が近い個体間での移植が望ましい．
異種移植	種の異なる個体間で行われる移植．最も生着率が低い．

c. おもな臓器移植

1）**心臓移植**：わが国ではおもに拡張型心筋症や肥大型心筋症などの心筋症に行われている．また，海外では虚血性心疾患に対しても行われている．

2) 肺移植：脳死肺移植のほか，生体肺移植も行われている．適応疾患は原発性肺血圧症，特発性肺線維症，肺リンパ脈管筋腫症などである．
3) 肝移植：脳死肝移植と生体肝移植が行われている．適応疾患は胆道閉鎖症，原発性胆汁性肝硬変，劇症肝炎，肝硬変，肝細胞がんなどである．
4) 腎移植：脳死腎移植と生体腎移植が行われている．慢性腎不全で透析療法が行われている症例が適応である．
5) 膵移植：生体移植が行われた例もあるが，大半は脳死移植である．腎不全で透析療法を行っている1型糖尿病患者に対して，膵腎同時移植が行われている．このほかに，インスリンを分泌する膵島のみを移植する膵島移植も試みられている．
6) 造血幹細胞移植（骨髄移植）：ドナーの正常な骨髄細胞を静脈内に注入して移植する治療法である．白血病や再生不良性貧血など，多くの血液疾患に適応があり，わが国でも広く普及している．GVHDを予防するため，ドナーとレシピエントはHLAが一致している必要がある．血縁者間の移植や，骨髄バンクを介した非血縁者間の移植が行われている．

9・3・11 人工臓器

人工臓器は機能不全に陥った臓器の機能を代行する目的で開発され，さまざまな治療に用いられている．広義の人工臓器では再生医学を含めることもあるが，ここでは工学技術に基づいた人工臓器について，おもなものをまとめる．

1) **心臓ペースメーカー**：心筋に電気刺激を与えることで必要な心収縮を発生させる．洞不全症候群・房室ブロック・心房細動などの徐脈性不整脈に用いられる．
2) **人工心臓**：心臓を切除して置き換える全置換型人工心臓と自己心は温存し血液ポンプを設置する補助人工心臓がある．補助人工心臓には体内埋込み型と体外設置型がある．これらは重症心不全の治療や，心臓移植までの待機の目的で使用される．
3) **人工膵臓**：血糖値を測定し，ブドウ糖とインスリンの投与量を自動的に変えて血糖値を調整する装置である．現在は周術期の血糖管理やインスリン抵抗性の評価に用いられている．
4) **人工腎臓**：血液透析（§9・3・7参照）に用いられている．

9・3・12 放射線療法

放射線療法は放射線を体外または体内から患部に照射する治療法で，手術療法・化学療法とならぶ，がんに対する主要な治療法である．放射線照射によって，正常細胞・がん細胞とも，核のDNAが損傷を受ける．正常細胞は損傷されたDNAの修復機構をもつが，がん細胞のように細胞分裂の盛んな細胞ではこの修復機能が乏しく，正常細胞に比べて放射線の影響が大きいと考えられている．

放射線療法は患部を切除しないため機能や形態の温存に優れ，侵襲が少ないため全身状態の悪い患者でも施行しやすいという長所がある．一方で，手術療法と比較すると局所での腫瘍制御力に劣り，また正常組織も放射線の影響を受けるため放射線障害が出現する可能性がある．

a. 放射線療法の適応　放射線療法は脳腫瘍・頭頸部がん・肺がん・乳がん・膵臓がん・前立腺がん・子宮頸がん・悪性リンパ腫などさまざまな悪性腫瘍，白血病の骨髄移植の際の前処置，ケロイド，甲状腺眼症などの治療に行われる．放射線療法はがんの根治や生存期間の延長を目指す場合と，生存期間の延長は期待できなくとも症状を緩和する目的で行われる場合がある．後者の例としては，骨転移によるがん性疼痛，脳転移による神経症状，食道がんによる通過障害などがある．また放射線療法は手術療法や化学療法と組合わせた集学的治療の一環として行われることも多い．

b. 放射線療法の副作用　放射線療法は正常組織に対しても影響を与えるため，**放射線障害**が起こることがある．放射線障害は放射線の照射中から3カ月以内に出現する早期反応と，照射後数カ月を経て生じる遅発性反応に分類される．

1) 早期反応：皮膚炎，粘膜炎，放射性肺炎，骨髄障害などがあるが通常は一過性である．
2) 遅発性反応：皮膚潰瘍，肺線維症，脊髄炎，消化管潰瘍・穿孔などがあり，発症すると回復が難しいため，特に根治的な放射線療法を行う際には予防を図る必要がある．

c. 放射線の種類　現在最も用いられるのはX線，ついで電子線である．両者は人体内の到達距離に差があり，X線は人体の深部まで到達できるのに対し，電子線は皮下までしか到達できない．したがって，深部の病変にはX線，皮膚や皮下の病変には電子線が用いられる．このほか，γ線や陽子線，重粒子線も放射線治療に用いられている．

d. 外照射と小線源療法　周囲の正常組織への影響を最小限に抑えながら，効果的にがん組織へ放射線を照射するため，がんの部位や大きさに応じて，外照射または小線源療法が選択される．**外照射**は体外から病変に向けて放射線照射を行う治療法であるのに対し，小線源療法は放射性物質を腫瘍近傍の体腔内に挿入する治療法である．**小線源療法**はがんに対して高線量の投与が可能で，周囲の正常組織への影響も少ないが，侵襲が大きく，大きな腫瘍には適応できない．小線源療法は舌がん・口腔がん・前立腺がん・食道がん・胆管がん・子宮頸がんなどで用いられている．

e. 放射線療法の効果を高める工夫　正常組織の被曝を最小限にする一方で，がん組織に照射する放射線をできるだけ増やすため，さまざまな新しい技術が開発されている．たとえば**強度変調放射線治療（IMRT）**は多方向から強度の違う放射線を照射することで，均一ではなく病巣により線量を集中させる治療法である．また頭蓋内病変に対する治療では，患者の頭蓋骨を固定して，γ線を一点に集中させる**ガンマナイフ**も普及している．

9・3・13 再生医療

再生医療とは，さまざまな臓器や組織が欠損または機能障害をきたした場合に，その臓器や組織の機能を再建する医療技術をいう．特に**幹細胞**を用いる再生医療は近年飛躍的に研究が進んでいる．

●**幹細胞** 人体はさまざまな機能をもつ細胞からなる．幹細胞は特定の機能をもつ細胞に分化できる能力をもつ細胞を指し，発生や組織・器官の維持の際に細胞を供給する役割を担う．生体内の幹細胞の例としては，各血球のもととなる骨髄中の造血幹細胞，皮膚組織のもとになる皮膚幹細胞などがある．現在，再生医療において注目されている幹細胞の例として，**ES細胞**と**iPS細胞**がある．

1) **胚性幹細胞（ES細胞）**：受精卵の一段階である胚盤胞期に内部細胞塊を取出し培養することで作成され，さまざまな異なる細胞に分化できる能力をもつ万能細胞で，将来的な臨床応用が期待されている．しかし，ES細胞は受精卵を利用する点で倫理的な問題があり，生命の芽を摘む行為であるという批判がある．また，患者由来のES細胞をつくることは技術的に困難で，他人のES細胞からつくった組織や臓器の細胞を移植すると拒絶反応が起こるという問題がある．

2) **人工多能性幹細胞（iPS細胞）**：すでに分化した体細胞に数種類の遺伝子を導入し培養することで，さまざまな組織や臓器の細胞に分化する能力をもたせた万能細胞である．ES細胞のもつ倫理的な問題や拒絶反応の可能性を克服した点に大きな意義がある．iPS細胞はがん化しやすいという問題が残されているが，2014年以降，加齢黄斑変性症やパーキンソン病で臨床研究が実施される予定である．

9・3・14 リハビリテーション

a. リハビリテーションの目的と適応 病気や外傷により能力が低下し，社会生活を送るうえで支障が生じることがある．たとえば，脳卒中の患者では治療が終わった後も歩行困難や嚥下困難，言語障害，認知機能低下などの障害が残存することは珍しくない．**リハビリテーション**はそのような障害を改善させ，社会的に適した生活水準を達成することを目的としている．

リハビリテーションの適応となるのは脳神経疾患，骨・関節・筋肉などの運動器疾患，呼吸器疾患，循環器疾患・視覚・聴覚・平衡覚などの感覚器疾患，精神疾患，精神発達遅滞など幅広い分野で行われており，その内容も多岐にわたる．

b. リハビリテーションに関する職種 リハビリテーションを担う専門職は理学療法士（PT），作業療法士（OT），言語療法士（ST），視能訓練士（ORT）に分けられている．これらの職種が専門技能を活かしながら，協力してリハビリテーションを行う．社会的に適した生活水準を達成するうえでは，これらの専門職とともに，その他の医療スタッフ，患者本人，家族，地域社会が連携してリハビリテーションに取組むことが重要である．

1) **理学療法士（PT）**：基本動作能力の回復を図るため，運動療法や動作訓練を行う．電気療法・マッサージ・物理療法を加えることもある．

2) **作業療法士（OT）**：仕事，遊び，日課，休息などさまざまな作業活動を通じて心身機能の回復を図る．
3) **言語聴覚士（ST）**：失語症，言語発達遅滞，構音障害，吃音，難聴などの言語障害，摂食・嚥下障害に対する訓練を担う．
4) **視能訓練士（ORT）**：両眼視機能に障害のある者に対し，眼視機能の回復のための矯正訓練を行う．

9・3・15 心 理 療 法

心身症は心理社会的要因が発症や経過に密接に関与する慢性の身体疾患の総称である．心身症ではさまざまなストレスを抱え込むことで，食事・運動・喫煙・休養・服薬といった生活習慣が乱れ，それが病気を悪化させて心理的にさらなるストレスを招くことがしばしばある．このような心身症や精神疾患においては，薬物療法だけでなく，心理的な側面からの治療アプローチが有効である．

心理療法は，薬物療法などの化学的手段・手術療法などの物理的手段を用いずに，おもに対話を通して，認知や情緒，行動の変容を促す治療法であり，**精神療法**ともよばれる．心理療法には，"受容・支持・保証"という三つの段階がある．**受容**とは，患者の話を遮ったり評価を下したりするのではなく，よく聞くという態度を示すことである．**支持**とは，受容に基づいて患者の現状や考えに共感し，治療に取組むための努力をサポートすることである．そして，**保証**とは，患者の抱える問題について，考えられる病気や治療計画，今後の見通しなどをわかりやすく説明し，患者の過剰な不安を取除くことである．このようなステップを通じて良好な治療者・患者関係を築くことは，両者が協力して必要な治療に取組むうえでも非常に重要である．

心理療法には多くの種類があるが，そのなかでも代表的な治療法として**認知行動療法**がある．心身症などではしばしば偏った認識や行動パターンからストレスの影響を被りやすくなっている．認知行動療法の目的は，このような認知に焦点を当てて，認知やその結果生じる行動の歪みを客観的に修正することで，患者が自身で感情や考え方を安定した状態にコントロールできるようにすることである．現在，認知行動療法は心身症やうつ病，不安障害などのほか，肥満症や糖尿病などの生活習慣病においてもしばしば用いられている．

重要な用語

運動療法	血液型	再生医療	対症療法
栄養療法	血液浄化療法	手術療法	治　　療
がん化学療法	血液製剤	周術期管理	腹膜透析
救急救命治療	血液透析	食事療法	薬物療法
経静脈栄養	原因療法	心理療法	輸液療法
経腸栄養	交差適合試験	臓器・組織移植	リハビリテーション

10 末期患者の治療

1. ターミナルケア（終末期医療）では疾患の根本的な治療ではなく，根治が望めなくとも可能なかぎり充実した余命を過ごすための緩和医療が中心となる．
2. 末期がんの終末期医療では疼痛治療が重視されている．
3. 悪液質は，がんや種々の慢性消耗性疾患などで発生する治療抵抗性の複雑な栄養不良症候群であり，脂肪量の減少の有無にかかわらず筋肉量の減少を特徴とする．
4. 終末期の栄養療法は経腸栄養が中心となり，疾患に応じた適切な栄養療法が選択されるべきである．
5. 末期患者における胃瘻を介した人工的水分・栄養補給の適応とその差控えについての議論が進行中である．

10・1 高齢社会と終末期医療

　わが国では総人口が減少するなかで高齢者は増加の一途をたどり，2035 年には 3 人に 1 人，2060 年には 2.5 人に 1 人が 65 歳以上からなる超高齢社会が到来すると推測されている．このような社会の変化は医療現場にも大きく影響し，近年，何らかの疾病により末期（終末期）状態となった際にどのように死を迎えるかという議論が活発になってきており，**ターミナルケア（終末期医療）** への取組みがますます重要となってくることが予想される．

　終末期の定義は国や学会などによりさまざまで一定したものはないが，日本老年医学会では"病状が不可逆的かつ進行性で，その時代に可能なかぎりの治療によっても病状の好転や進行の阻止が期待できなくなり，近い将来の死が不可避となった状態"としている．終末期医療は，疾患の治療，痛み（疼痛）の管理，栄養の管理，介護などさまざまな問題を含んでおり，生命の終焉を取扱うことからすべての決定には慎重さが求められる．介護保険制度がスタートし，在宅介護サービスや介護保険施設が増えるにしたがい，医療施設から在宅や介護施設へ医療の現場は拡大している．本章では，実際に医療現場で行われている終末期医療および尊厳死について概説するとともに，わが国が直面している終末期医療の問題点についてふれる．

10・2 ターミナルケア（終末期医療）

　ターミナルケア（終末期医療）における終末期の定義は明らかなものがなく，

どこからが終末期であるかはっきりしない．また，終末期とみなす状態は各疾患が悪化して最終的に行き着く死の直前の状態であり，疾患により必要な医療の内容が異なることを認識しなければならない．

10・2・1 緩和医療

終末期医療は，各疾患の根本的な医療，すなわち原因を除去することで完治を目指す医療が主ではなく，疾患の根治が望めなくとも可能なかぎり充実した余命を過ごし，穏やかな死を迎えるための**緩和医療**が中心となる．緩和医療とは，痛みやだるさなどの身体的苦痛，落ち込みや悲しみなどの精神的苦痛を和らげる医療やさまざまな栄養障害に対しての栄養療法などの総称である．

がんによる痛みの軽減に関しては診療ガイドライン*が作成されており，緩和医療のなかでもとりわけ早期から重視されてきた．このガイドラインでは，世界保健機関（WHO）方式のがん疼痛治療法に準拠した方法を推奨している．第一の目標を"痛みに妨げられない夜間の睡眠"，第二の目標を"安静にしているときの痛みの消失"，第三の目標を"体動したときの痛みの消失"とし，具体的な鎮痛薬の使用方法が示されている．鎮痛薬は，オピオイド（麻薬性鎮痛薬やその関連合成鎮痛薬などの総称），非オピオイド性鎮痛薬，鎮痛補助薬などがあり，経口投与，直腸内投与，経皮投与，持続的皮下・静注，筋肉内投与などさまざまな投与方法を組合わせ，状況に合わせて使用する．痛みに対する治療は，がんではない（非がん性の）痛みの場合へも徐々に広がっている．非がん性の痛みに対する治療では，痛みの原因に基づいて鎮痛薬を使い分けている．

鎮静とは，"苦痛緩和を目的として意識を低下させる薬物を投与すること，あるいは苦痛緩和のために投与した薬物によって生じた意識の低下を意図的に維持すること"とされている．終末期以外における鎮静薬の投与については，呼吸抑制や認知機能低下などの副作用があるため，慎重に検討されなければならない．しかし治癒の見込めない悪性腫瘍などがあり，緩和ケア病棟（チーム）に診療されているなかで，耐え難い苦痛に対し有効と考えられる緩和医療がなく，2～3週間以下の余命となった場合には，患者の意思，家族の意思や医学的判断のもとに鎮静薬の投与を検討する．

10・2・2 悪液質と栄養療法

がん患者においては，さまざまな原因により経口摂取が低下もしくは不能となり，**栄養障害**をきたすことが多い．**悪液質**は基礎疾患に関連して生ずる複合的代謝異常の症候群で，脂肪量の減少の有無にかかわらず筋肉量が減少することが特徴である．また，がん悪液質とは，"栄養療法で改善することは困難な著しい筋肉量の減少がみられ，進行性に機能障害をもたらす複合的な栄養不良の症候群で，栄養摂取量の減少と代謝異常によってもたらされるタンパク質およびエネルギーの喪失状態"であると定義されている．骨格筋の減少が悪液質のおもな状態であり，脂肪組織の減少による'やせ'とは大きく異なる．がん悪液質は進行段階により，前悪液質，悪液質，不可逆的悪液質の三つの病期に分けられている．

*"がん疼痛の薬物療法に関するガイドライン（2010年版）"，日本緩和医療学会．

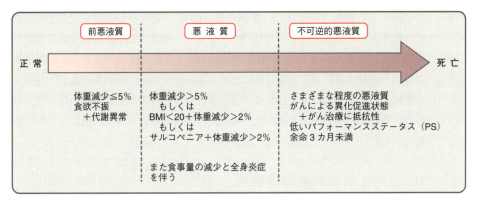

図 10・1 がん悪液質の病期（ステージ）　パフォーマンスステータス（PS）: 日常生活動作のレベルを表したもの〔K. Fearon *et al.*, *Lancet Oncol.*, **12**, 489（2011）より改変〕

（図10・1）. 高度な代謝異常を呈し，栄養状態の改善の余地のない最終末期の状態を，**不可逆的悪液質**とよんでいる. がん悪液質では，栄養不良だけでなく，代謝異常，免疫学的異常などが密接に関連しているため，進行し不可逆的な悪液質になると通常の栄養管理ではこれを改善するのは難しい. そのため，代謝異常が軽い**前悪液質**の状態からの予防が重要といわれている.

終末期がん患者において，食事が摂れなくなった場合や必要な栄養量が十分に摂取できない場合には**栄養療法**が必要となる. 原則として腸が機能している場合には可能なかぎり腸を使うことを目指し，終末期医療において中心的な役割を果たすのは**経腸栄養法**である. **静脈栄養法**は，食事摂取による栄養補給や経腸栄養が不可能または不十分な場合に用いられる. 静脈栄養をしていても，状況をみつつ経腸栄養の併用，移行を考慮する. 経腸栄養法の適応は，がん（頭頸部がん，食道がんなど）に対して手術後・化学療法・放射線療法後に生じた通過障害，意識障害患者などの経口摂取が不可能または不十分な場合，認知症，脳卒中後の嚥下障害など，疾患や病態などが多岐にわたる. 経腸栄養における栄養内容については，経口摂取の栄養管理同様，各病態により異なる. たとえば肝疾患では分枝アミノ酸量を多く含むもの，腎不全では低リン・低カリウム・低ナトリウムのもの，といったように，病態に応じて製品を選択することができる. 現在の状態を把握し，適切な栄養療法を進めていくためには，計測が可能なかぎり身長，体重，体重変化などを指標として，（できない場合には上腕周囲長，下肢周囲長，腹囲測定などを参考にして，）栄養状態，疾患の評価を定期的に行う必要がある.

悪液質はがんだけでなく，心臓疾患，呼吸器系疾患，中枢神経系疾患，腎臓疾患，消化器系疾患などの非がん性慢性疾患などでも生じる. がん以外の疾患における悪液質の定義や診断基準については，現時点で十分な検討がなされていないが，**慢性閉塞性肺疾患（COPD）**においては以前よりある程度の検討が行われている. COPDは突然の増悪により致命的な状態に陥る場合もあるため余命を推定するのは困難で，どこからが終末期なのかはっきりしないが，病状の進行により**日常生活動作（ADL）**に低下をきたしたとき，ととらえることが多い. 慢性閉塞性肺疾患の終末期においては，呼吸困難をはじめとした症状を和らげる治療

COPD: chronic obstructive pulmonary disease

ADL: activity of daily living

を中心とした緩和ケアにより，**生活の質（QOL）** を改善し維持することを目指す．また，薬物療法，呼吸リハビリテーション，栄養療法などの治療が最大限に行われているにもかかわらず ADL や QOL が保てない場合，**在宅人工呼吸療法** の導入を検討することとなる．そのため，あらかじめ終末期医療のあり方を患者の意思として示しておくとともに，急激な症状増悪時の救急処置，人工呼吸器管理などの適応について，患者および家族，医療従事者間で事前に検討しておく必要がある．

10・2・3　延命治療の問題点

高齢化が進行するとともに，認知症を患う高齢者も増加の一途をたどっている．認知症が進行すると，身の回りのことを自分でできなくなる，自分のことを自分で決められなくなる，などにより社会生活に支障をきたし，末期には食事摂取が困難となり，嚥下機能低下による誤嚥の問題も相まって低栄養となる．その

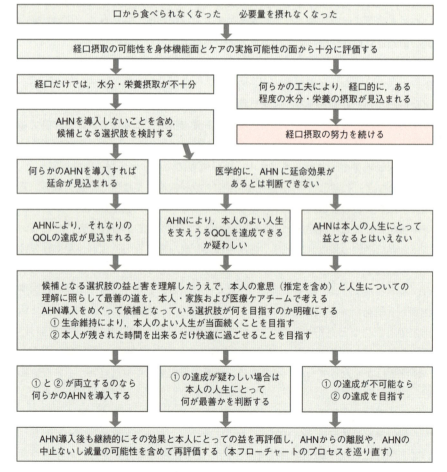

図 10・2　人工的水分・栄養補給（AHN）の導入に関する意思決定プロセスのフローチャート　注意点が各項目に詳細にあるので使用時にはガイドラインを参照のこと．["高齢者ケアの意思決定プロセスに関するガイドライン：人工的水分・栄養補給の導入を中心として", 日本老年医学会雑誌, **49**, 633 (2012) より]

場合には，**人工的水分・栄養補給（AHN）**の適応について倫理的な観点を含んで検討しなければならない．

胃瘻や腸瘻などを介した長期の経腸栄養法の適応と胃瘻の差換えについての議論が進行中である．終末期において延命を図るための治療・処置が痛みや苦しみを和らげることができないならば，その延命治療を差し控えることは倫理的に許容されると考えられる*．近年，わが国でも終末期に延命のみを目的とした治療を行わないという考え方が市民に広く浸透してきている．社会の胃瘻に関する議論の高まりにより，その適応・差し控え・中止がいかなるプロセスで決定されるかが注目されているが，栄養療法の中止は患者の死を意味する．日本老年医学会では，フローチャートでその意思決定プロセスの一つの考え方を示している（図10・2）．

医学の伝統である延命最重視の考え方から多様な価値判断を許容する考え方へ発想を転換し，延命重視から自然な看取りまで，臨床現場において多様な選択肢を可能とするため，日本老年学会により人工的水分・栄養補給導入・差控え・中止に関するガイドライン作成へ向けた検討が進行中である．医療人だけでなく患者の家族もこの重大な決定に責任をもつこととなり，尊厳死の問題と同様に，社会全体としてこの問題に向き合っていく必要がある．

AHN：artificial hydration and nutrition

*特に認知症の終末期においては，人工的水分・栄養補給による生存期間の延長効果もQOL改善効果も非常に限定的で，総合的には患者の不利益と帰することが多いとする報告もある．

10・3 尊 厳 死

尊厳死とは，一個の人格として尊厳を保って死を迎える，あるいは迎えさせることとされている．将来，根治不可能な予後不良の疾患に罹患した場合，延命処置を施さないでほしいという，生前における意思を示した**リビングウィル**の準備が広く知られるようになっている．こうした場合，苦痛を取除く緩和医療に重点を置いた治療を検討することとなる．海外では人生の終末期に関心が集まるなか，good death（良い死，望ましい死；欄外参照）について研究され，わが国において同様な研究結果も出ている．わが国の終末期医療の現場では，まだ尊厳死について治療の方針は不確定な要素も多く，倫理的課題が残されている．

Good death
（良い死，望ましい死）
① 疼痛や症状が和らげられている．
② 治療に対して明確な意思決定がなされている．
③ 死に対する準備ができている．
④ 人生を全うしたと感じている．
⑤ 他の人々への貢献ができる．
⑥ 一人の人間として肯定される．
[K. E. Steinhauser, et al., Ann. Intern. Med., **132**, 825 (2000) より]

10・4 これからの終末期医療

終末期の具体的な定義はいまだ明確でない．また，がんによる終末期では残される時間の推定が可能なことが多く，それを受け入れやすいが，非がん性慢性疾患ではその始まりがいつなのか明確でない．さらには，医療者と患者本人・家族との間でも，その認識は異なることが多い．患者の終末期の判断に際し，複数職種の医療スタッフと本人，あるいは本人の意志を推定できる家族とで十分に話し合って方針を決定すべきである．今後，終末期医療をどのように考え，行っていくのか，継続的な議論を続け，社会全体として向き合うことが求められている．

重要な用語

悪液質
栄養療法
緩和医療
終末期医療
（ターミナルケア）
尊厳死

11 EBM（根拠に基づく医療）

1. EBM は根拠に基づく医療と訳されている．
2. EBM は，① 利用可能な最善の科学的根拠，② 患者（対象者）の価値観および期待，③ 臨床的な専門技能の三つの要素を統合するものと考えられている．
3. EBM は医学文献データベースの開発と利用によって支えられており，その代表例として，MEDLINE（PubMed）がある．
4. EBM の実践には系統的総説とメタ分析（メタアナリシス）の活用が有用である．
5. 診断・治療・予防ガイドラインは EBM の実践例である．

11・1　EBM とは

EBM（evidence-based medicine）は，**根拠に基づく医療**と訳されている．1991 年にカナダのマックマスター大学の G.H. Guyatt（ガイアット）が初めて使用した．その後，同じ大学の D.L. Sackett（サケット）らが EBM の概念を整理し，展開した．

EBM は，つぎの三つの要素を統合するものと考えられる．

1) 利用可能な最善の科学的根拠
2) 患者（対象者）の価値観および期待
3) 臨床的な専門技能

すなわち，"診ている患者の臨床上の疑問点に関して，医師が関連文献などを検索し，それらを批判的に吟味したうえで患者への適用の妥当性を評価し，さらに患者の価値観や意向を考慮したうえで臨床判断を下し，専門技能を活用して医療を行うこと"と定義できる実践的な手法である．

EBM の実際の手順は表 11・1 のように 5 段階に分かれる．

表 11・1　EBM の実際の手順の 5 段階

① 目の前の患者に関して臨床上の疑問点を抽出する．†
② 疑問点に関する文献を検索する．
③ 得られた文献の妥当性を自分自身で評価する．
④ 文献の結果を目の前の患者に適用する．
⑤ 自らの医療を評価する．

† 公衆衛生の場合は，目の前の集団に関する予防対策上の疑問点を抽出する，となる．

11・2　EBM と医学文献データベース

EBM の推進が急速に医療に取入れられた最大の理由は，"利用可能な最善の科

学的な根拠の活用の増大"にある．その筆頭は，**MEDLINE**であろう．MEDLINEは，米国国立医学図書館が作成する医学文献検索システムであり，この分野で最大級の文献データベースである．PubMedとしてインターネット上（http://www.ncbi.nlm.nih.gov/pubmed）で公開されている．これに対応する日本の医学文献データベースとしては**医中誌Web**[*1]がある（http://login.jamas.or.jp/）．これは国内で発行された医学・歯学・薬学および看護学分野の定期刊行物から収録した論文情報を日本語でインターネット検索をすることができる．

[*1] 1903年に創設された医学中央雑誌刊行会によって構築されているデータベースで，英文の論文も日本語で検索することができる．検索結果からオンラインジャーナルなどへシームレスに連携しているので，EBMのための文献検索における入り口として利用価値が高い．

11・2・1 文献検索の基本

文献検索は，目の前の臨床上の疑問から出発する．文献検索を行うには，検索語（キーワード）から構成される検索式をつくらなくてはならない．たとえば，"高血圧患者に減塩指導をするかべきか否か"という疑問に回答を与えてくれる文献を文献データベースから探し出すために，"高血圧患者に減塩指導をするべきか否か"という文章を検索用ボックスに入力しても適切な文献を探し出すことはできない．この場合は，"高血圧"，"食品"，"指導"などがキーワードになるであろう．これらの語が論題（title）や抄録（abstract）に含まれる論文を検索したいということになる．これに相当する検索式は，(hypertension OR "high blood pressure") AND (salt OR sodium) AND (counseling OR counselling OR education OR intervention) であろう．PubMedを使って検索すると，1492の論文が抽出される[*2]．これら1492の論文を読んで中身を詳細に検討し，疑問への回答を得ることになる．1492は多すぎると思われる場合は，検索式をさらに限定的なものに改変して検索し直す．

[*2] 2014年12月29日現在．

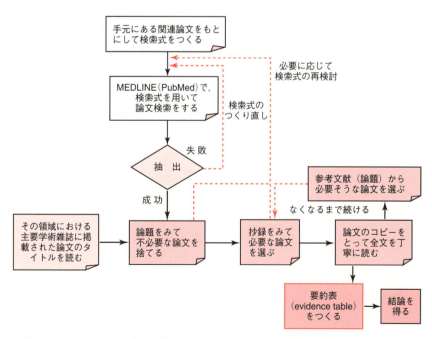

図11・1 MEDLINEを中心に据えた系統的レビューの基本手順 ［佐々木敏，水嶋春朔，臨床栄養，**102**，456-459（2003）より］

文献検索にはもう一つの方法がある．あらかじめ検索する学術雑誌を限定し，その目次を利用して，論題を目でチェックする方法（**目視法**）である．これは，PubMed のような電子データベースを用いる方法に比べると，検索できる範囲は限られるが，検索式から漏れそうな論題をもつ論文の取りこぼしを予防できるという長所をもっている．また，PubMed に掲載されていない学術雑誌も少なからず存在するため，目的のテーマを扱った論文がそれらの雑誌に掲載されている可能性が高い場合は，目視法は欠かせない．一般には，電子データベースを用いる方法と目視法を併用し，漏れの予防を図る．

図 11・1 に一般的な検索のフローチャート（MEDLINE を中心に据えた系統的レビューの基本手順）を示した．図の最後にある要約表が，疑問に回答を与えてくれるこの一連の検索作業の最後に得られる産物（プロダクト）である．

11・2・2　系統的総説とメタ分析

しかし，上記で説明した文献検索を思いついた疑問すべてについて行うことは実際にはかなり困難である．そこで役に立つのが，あらかじめ，疑問を明確にして上記のような作業を行い，結果をまとめた論文である．上記のような検索プロセスを用いて，ある科学的疑問に関して今までの知見をまとめた論文を**系統的総説**（系統的レビュー）とよぶ．それに対して，系統的な文献検索を行わないでまとめられた（従来の）総説を**叙述的総説**とよぶ．また，系統的総説で得られた結果を数量的に統合することが可能な場合には，結果の数量的統合を行い，全体の結果を一つの数字として表現することがある．このような総説と，そのための作業プロセスのことを**メタ分析**（メタアナリシス）とよぶ．

たとえば，(hypertension OR "high blood pressure") AND (salt OR sodium) AND (counseling OR counselling OR education OR intervention) AND ("systematic review" AND meta-analysis) と検索式を改変して，PubMed で検索すると，40 の論文が検索される．それらのタイトルをざっと見ることによって，この分野の総説として信頼度の高い論文である "Taylor RS, Ashton KE, Moxham T, Hooper L, Ebrahim S. Reduced dietary salt for the prevention of cardiovascular disease: a meta-analysis of randomized controlled trials (cochrane review). Am J Hypertens 2011; 24: 843-53" を見つけ出すことができる．この論文を読むことによって，最初に設定した疑問 "高血圧患者に減塩指導をするべきか否か" に対して，質の高い科学的根拠に基づく回答を短時間のうちに得ることが可能となる．

11・3　科学的根拠（エビデンス）のレベル

前述の文献検索の場合もそうであるが，EBM は，"目の前の患者に関して臨床上の疑問点を抽出する"わけであるから，"なぜそうなるのか"といったメカニズムに関する基礎医学的な疑問は回答されるべき疑問としては扱わない．したがって，検索すべき，そして，参考にすべき論文はすべて（例外はあるかもしれないが）ヒトを扱った論文である．さらに，それは多人数のヒトを扱った論文，

* 公衆衛生の場合は，目の前の集団に関する予防対策上の疑問点を抽出する，となる．

すなわち，疫学の手法を用いた論文であることが多い．疫学は，公衆衛生分野で行われる研究で用いられることが多かったが，その定義から考えて，臨床現場で行われるヒトを扱った研究も疫学研究の範ちゅうに入る．疫学については他の専門書を参照していただきたい．

数多く存在する種々の異なる質をもつ論文をどのように評価すればよいかという疑問と要求に対して，表11・2 (a) のような考え方が提唱されている．ただし，これはあくまでも概念的なもので，実際には個々の研究の質を丁寧に吟味して評価すべきであることはいうまでもない．

また，EBM は研究成果の整合性を重視する．つまり，研究結果が一つの場合の信頼度は低く，同様の報告が蓄積するにしたがって信頼度は上昇する．これを**根拠の累積**とよぶ．この考えに基づくと，個々の研究結果に与えられたエビデンスの質を表11・2 (a) で評価したうえで，表11・2 (b) に従って，複数の研究論文をまとめた評価が行われる．

さらに，実際に適用するうえでのさまざまな問題，たとえば，利得がリスクを上回る度合い，治療（指導）群と対照群とのアウトカム（結果因子）の差の大きさ，コストなどを考慮して，最終的なエビデンスの活用に関する判断が下される．たとえば，表11・3のような表現が用いられる．

表11・2　エビデンスの質の分類[a), b)]

	(a) 個々の研究の質の評価		(b) 複数の研究の質の総合評価
I	ランダム化比較試験	Ia	複数のランダム化比較試験のメタ分析による．
II-1	非ランダム化比較試験	Ib	少なくとも一つのランダム化比較試験による．
II-2	コホート研究または症例対照研究	IIa	少なくとも一つのよくデザインされた非ランダム化比較試験による．
II-3	時系列研究または非対照実験研究	IIb	少なくとも一つの他のタイプのよくデザインされた準実験的研究による．
III	権威者の意見，記述疫学	III	比較研究や相関研究，症例対照研究など，よくデザインされた非実験的記述研究による．
		IV	専門家委員会の報告や意見，あるいは権威者の臨床経験による．

a) 米国予防医療サービス特別研究班, S.H. Woolf, H.C. Sox, Jr., "The Expert Panel on Preventive Services: Continuing the Work of the USPSTF", *Am. J. Prev. Med.*, **7**, 326 (1991).
b) US Department of Health and Human Services: Agency for Health Care and Policy and Research, Clinical Practice Guideline No.1, "Acute Pain Management: Operation or Medical Procedures and Trauma.", AHCPR Publication No. 92-0032, p.107, Rockville (1993).

表11・3　勧告の強さの分類[a)]

A	行うことを強く勧めるだけの根拠がある．
B	行うことを中等度に支持する根拠がある．
C	あまり根拠はないが，その他の理由に基づく．
D	行わないことを中等度に支持する根拠がある．
E	行わないことを強く勧めるだけの根拠がある．

a) 米国予防医療サービス特別研究班, S.H. Woolf, H.C. Sox, Jr., "The Expert Panel on Preventive Services: Continuing the Work of the USPSTF", *Am. J. Prev. Med.*, **7**, 326 (1991).

11・4　診断・治療・予防ガイドライン

最近，学会や研究者，厚生労働省などが中心となり，さまざまな**診断・治療・予防ガイドライン**が発表されている．ガイドラインの作成自体は新しい動きではないが，それが系統的総説の手続きによって作成され，EBMの実践を目指して作成されている点が注目される．

表 11・4　科学的根拠に基づく乳がん診療ガイドライン（抜粋）[a]

臨床上の疑問（クリニカル・クエスチョン）	エビデンス	グレード[†]
アルコール飲料の摂取は乳がん発症リスクを増加させるか	アルコール飲料の摂取により乳がん発症リスクが増加することはほぼ確実である．	probable（ほぼ確実）
喫煙（受動喫煙含む）は乳がん発症リスクを増加させるか	喫煙により乳がん発症リスクが増加することはほぼ確実である．	probable（ほぼ確実）
	受動喫煙により乳がん発症リスクが増加する可能性がある．	limited-suggestive（可能性あり）
脂肪の食餌摂取は乳がん発症リスクを増加させるか	総脂肪摂取の増加が閉経前後ともに乳がん発症リスクを増加させるかどうかは結論づけられていない．	limited-no conclusion（証拠不十分）

[†] このガイドラインではエビデンスに基づいて次の四つのグレードを設定している．convincing（確実），probable（ほぼ確実），limited-suggestive（可能性あり），limited-no conclusion（証拠不十分）．
a) "科学的根拠に基づく乳癌診療ガイドライン 2. 疫学・診断編 2013年版（第2版）"，日本乳癌学会 編，金原出版（2013）．

重要な用語

EBM
系統的総説
根拠に基づく医療
根拠の累積
叙述的総説
診断・治療・予防ガイドライン
文献検索
文献データベース
メタ分析
MEDLINE
目視法

たとえば，"科学的根拠に基づく乳癌診療ガイドライン 2. 疫学・診断編（2013年版）"の作成でもこの方法が用いられている．ガイドラインの一部は表 11・4 のようになっている．何となく一般に流布している情報と，ここに示されたエビデンスとの間には少なからぬ乖離が存在することが理解できるであろう．この例からもわかるように，このような方法によって作成されたガイドラインを正しくかつ積極的に活用することは，高い質の医療を提供するために不可欠である．そのためには，EBMの概念を十分に理解することが大前提となる．

第Ⅱ部
臓器別の病気と治療

12 栄養障害

1. 栄養は身体の発育や成長，組織や器官・臓器の機能維持に不可欠なものであり，身体活動の源泉となっている．
2. われわれが健康を維持し自立した生活を過ごすには，乳児・小児期，壮年期，高齢期といった各ライフステージにおいて必要とするエネルギーと栄養素を過不足なく摂取することが重要である．
3. タンパク質・エネルギー欠乏症は，発展途上国や難民キャンプの乳幼児の問題ととらえがちであるが，わが国の高齢者においても多くみられる栄養障害である．
4. ビタミンは水溶性ビタミンと脂溶性ビタミンに分類される．水溶性ビタミンは過剰に摂取しても過剰症になることはまれであるが，脂溶性ビタミンでは過剰症をきたすことがある．
5. ミネラルは生体内において，組織の構成成分としてあるいは生理機能の調節因子として重要な役割を果たしている．

12・1 栄養とは

ヒトは体外から**栄養物**（**栄養素**）を取入れて身体組織や器官・臓器を構築し，さらにこの栄養素が消化・吸収される過程で生じるエネルギーによって生体機能を維持している．たとえば，胎児は胎盤を通じて母親の血液から供給された栄養素を生体成分に同化して細胞分裂を繰返しながら身体組織ならびに器官・臓器を形成する．成人においても，意識活動や運動，呼吸・循環，消化・吸収，排泄，免疫，生殖などのあらゆる生体機能は，栄養素から得たエネルギーによって賄われている．このように，栄養は身体の発育や成長，組織や器官・臓器の機能維持に不可欠なものであり，身体活動の源泉となっている．ヒトの身体は栄養そのものといえる．

12・2 栄養障害とは

栄養障害は，大きく二つの局面からみる必要がある．すなわち働き盛りの壮年者に多くみられる"過剰の栄養"と乳児や小児，そして高齢者に多くみられる"不足の栄養"である（図12・1）．

壮年者では高血圧や糖尿病，脂質異常症などのいわゆる**生活習慣病**が急増し，虚血性心疾患や脳梗塞など動脈硬化性疾患の大きな発症基盤となっている．この背後には，長年の食生活の歪み，すなわちエネルギーや動物性脂肪の過剰摂取に

よる内臓脂肪の蓄積（**内臓肥満**）が深く関与している．エネルギー摂取量を適正化し，動物性脂肪の摂取量を制限することは，動脈硬化性疾患の発症や再発予防に重要である．

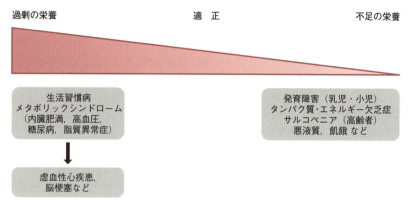

図 12・1　栄養障害の病態

一方，乳児や成長期の小児では，栄養について特別な配慮が必要になる．この時期の栄養の偏りや不足は，正常な知能の発達や身体の成長を妨げる大きな原因になる．また高齢者にみられる低栄養は，生体の防御機構である免疫能の低下や創傷治癒の遅延をひき起こし，生命予後を大きく左右する．さらに，筋肉の萎縮や消耗，骨の粗鬆化を加速させ，転倒や骨折，寝たきりや要介護状態などの自立障害をひき起こす大きな原因となる．

このように，われわれが健康を維持し自立した生活を過ごすには，乳児・小児期，壮年期，高齢期といった各ライフステージにおいて必要とするエネルギーと栄養素を過不足なく摂取することが重要である．

がん（悪性新生物）の末期には，脂肪組織と筋肉の激しい消耗が起こり高度のやせがみられる．病状の進行によっては，浮腫や胸水，腹水の貯留をみることもある．こうした病態は**悪液質**（**カヘキシア**）とよばれ，生体内における異化亢進と食欲低下によるエネルギーや栄養素の不足が原因であると考えられる．高齢者では，がんに限らず，うっ血性心不全や閉塞性肺疾患，糖尿病，関節リウマチ，敗血症などの消耗性疾患の末期にもみられる．

栄養は生命維持に必要不可欠なものであり，長期にわたって不足すると飢餓となり死に至る．

12・3　タンパク質・エネルギー欠乏症

PEM: protein energy malnutrition

タンパク質・エネルギー欠乏症（**PEM**）は，発展途上国や紛争地域における難民キャンプの乳幼児の問題ととらえがちであるが，わが国の高齢者においても多くみられる栄養障害である．

タンパク質・エネルギー欠乏症は，マラスムスとクワシオコールの二つのタイプに分けることができる．

12・3 タンパク質・エネルギー欠乏症　95

マラスムス*1 は，エネルギーとタンパク質の不足によりひき起こされる．皮下脂肪と筋肉の両方が高度に消耗した状態で，しばしば骨と皮（skin and bone）と表現される（図12・2および欄外図）．ビタミンやミネラルなどの栄養素も欠乏している場合があり注意が必要である．

*1 マラスムス（marasmus）はギリシャ語に由来し，"消耗"を意味する．

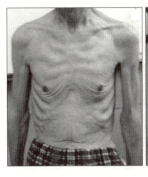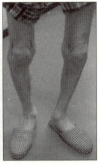

図12・2　81歳男性にみられたマラスムス

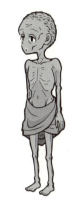

マラスムスの子供

一方，クワシオコール*2 は，おもにタンパク質の不足により生じる．高度の浮腫を伴うのが特徴で，下腿に始まり重症化すれば臀部から眼瞼部にまで及ぶ（図12・3および欄外図）．外科手術や外傷，重篤な合併症（うっ血性心不全，肺炎，敗血症など）があれば，比較的短期の栄養障害であっても高度の浮腫を伴うクワシオコールがみられる．生体内における異化亢進や炎症性サイトカインの上

*2 クワシオコール（kwashiorkor）はガーナ語で"難民の子供の病気"あるいは"赤毛の子供の病気"という意味であるといわれている．

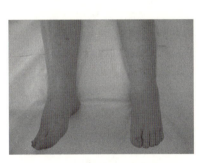

図12・3　82歳女性にみられたクワシオコール（下腿浮腫）

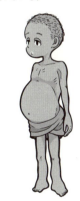

クワシオコールの子供

リフィーディング症候群に注意

リフィーディング症候群とは長期間高度の低栄養状態におかれた患者に対して，多量のグルコース（ブドウ糖）を急速に補給した際に生じる重篤な合併症である．ヒトは栄養が枯渇した状態におかれると，何とか生命を維持するために全身の脂肪組織を燃焼し，遊離脂肪酸やケトン体をエネルギー源として利用する．この状態に糖質が多量に供給されるとインスリン分泌が刺激され，リンやカリウム，マグネシウムが細胞内に取込まれる．この結果，高度の低リン血症や低カリウム血症，低マグネシウム血症をきたし，心不全や横紋筋融解症，不整脈，呼吸不全などがひき起こされる．したがって高度の栄養障害をもつ患者に対して栄養補給を行う際は，初期投与エネルギーを少なめに設定し，全身状態を十分に観察しながら血中のリンやカリウム，グルコースの濃度をモニタリングすることが重要である．

昇が関与している可能性が示唆されている．

　高齢期においてエネルギーやタンパク質の摂取が不足すると，骨の粗鬆化や筋肉の萎縮が進行する．この結果，ロコモティブシンドロームに代表されるように運動器が障害され要介護状態に陥るリスクが高まる．タンパク質・エネルギー欠乏症の早期発見，早期治療は介護予防の観点からみても重要である．

12・4　ビタミン欠乏症・過剰症

*1 "生命（ラテン語でvita）に必要なアミン"という意味で命名された．

*2 本シリーズ，"第9巻 基礎栄養学"第7章参照．

　ビタミン[*1]は，生体の機能維持に不可欠な栄養素である[*2]．生体内でほとんど合成できない有機栄養成分であり，食物から摂取する必要がある．

　ビタミン欠乏症（表12・1）は，多くが発展途上国や飢餓発生地域にみられるが，わが国においても食事摂取量の不足している高齢者や長期に中心静脈栄養を受けている患者に思いがけないビタミン欠乏症をみることがある．若い世代においても偏った食事やダイエット目的の食事制限，インスタント食品の多用，アルコール依存などによりビタミン欠乏症をみることがある．

　ビタミンは**水溶性ビタミン**と**脂溶性ビタミン**に分類される．水溶性ビタミンは過剰に摂取しても腎臓より排泄されるため，過剰症になることはまれである．一方，脂溶性ビタミンは過剰に摂取すると肝臓や脂肪組織に蓄積し過剰症をみることがある．

表12・1　おもなビタミン欠乏症

	名　称	化合物名	欠乏症
水溶性ビタミン	ビタミンB_1	チアミン	脚気，ウェルニッケ脳症，多発性神経炎
	ビタミンB_2	リボフラビン	舌炎，皮膚炎，口角炎
	ナイアシン	ニコチン酸	ペラグラ（三徴：認知症，皮膚炎，下痢）
	ビタミンB_6	ピリドキシン	口角炎，舌炎，貧血，脂漏性皮膚炎
	葉　酸	プテロイルグルタミン酸	巨赤芽球性貧血
	ビタミンB_{12}	シアノコバラミン	悪性貧血，末梢神経障害
	ビオチン		脂漏性皮膚炎，脱毛
	パントテン酸		皮膚炎，発育障害
	ビタミンC	アスコルビン酸	壊血病，出血傾向（歯肉出血，皮下出血）
脂溶性ビタミン	ビタミンA	レチノール	夜盲症
	ビタミンD	エルゴカルシフェロール	くる病，骨軟化症
	ビタミンK	フィロキノン，メナキノン	血液凝固障害，出血傾向

12・4・1　水溶性ビタミンの欠乏症

　a．ビタミンB_1（チアミン）　　脚気（多発性神経炎，浮腫，心不全）とウェ

ルニッケ脳症（意識障害，眼球運動障害，小脳失調）が知られている．わが国をはじめ米を主食とする地域では，古くから脚気がみられた．戦後，食生活が多様化し国民の栄養状態が改善するにしたがい脚気をみることは少なくなった．しかし，カップ麺などで食事をすませてしまう偏食の若者に脚気がみられることが報告され，最近のカップ麺にはビタミンB_1が添加されている．ウェルニッケ脳症は，アルコール依存症でみられることが多く，しばしばコルサコフ症候群（記銘力低下，見当識障害，作話症）を伴う．

b. ビタミンB_2（リボフラビン） ビタミンB_2が欠乏すると舌炎や口角炎が起こる．角膜炎や脂漏性皮膚炎をみることもある．

c. ナイアシン（ニコチン酸） 認知症，皮膚炎，下痢を三徴とする**ペラグラ**[*1]がみられる．中枢神経症状として，頭痛やめまい，幻覚をみることもある．

d. ビタミンB_6（ピリドキシン） 口角炎，舌炎，貧血，脂漏性皮膚炎などが知られている．

e. 葉酸 葉酸が欠乏すると巨赤芽球性貧血を呈する．舌炎や口角炎，食欲低下をみることもある．葉酸は胎児の神経管閉鎖障害のリスク軽減に関連するとの報告があり，妊婦では付加的に摂取することが推奨されている．

f. ビタミンB_{12}（コバラミン） ビタミンB_{12}が欠乏すると骨髄に巨赤芽球が出現し，悪性貧血を呈する．末梢神経障害としてしびれなどの知覚障害もみられる．

g. ビオチン ビオチンが欠乏すると脂漏性皮膚炎や脱毛などの皮膚症状や神経炎が起こる．

h. パントテン酸 パントテン酸の欠乏では発育障害や皮膚炎，生殖機能障害がみられる．

i. ビタミンC **壊血病**[*2]として知られ，歯肉出血や皮下出血，消化管出血などを呈する．

[*1] ペラグラはナイアシンの含有量の少ないトウモロコシを主食とする地域でよくみられた．イタリア語の"荒れた肌（pelle agra）"に由来する．

[*2] 壊血病は古くは船乗りに多くみられた．長い航海ではビタミンCを豊富に含む野菜や果物の入手が困難であったためといわれている．

12・4・2 脂溶性ビタミンの欠乏症と過剰症

a. ビタミンA（レチノール） 欠乏症には，夜や暗い場所で視力が衰え，物が見えにくくなる**夜盲症**がある．暗順応が低下し暗闇での視力が低下する．角膜の乾燥や皮膚の角化がみられることもある．過剰症としては，小児で頭蓋内圧の上昇による嘔吐や頭痛，意識障害をみることがある．成人ではビタミンAの豊富なアザラシの肝臓などを食した際に，激しい頭痛やめまい，悪心・嘔吐などの症状がみられることが報告されている．

b. ビタミンD ビタミンDが欠乏すると乳幼児や小児では**くる病**，それ以降では**骨軟化症**になる．骨の石灰化が遅延し，低身長やO脚など骨の変形をきたす．過剰症としては腎臓や血管の石灰化が知られている．

c. ビタミンK ビタミンKが欠乏すると血液凝固が障害され出血症状をみる．出生直後からビタミンKが欠乏すると，新生児では消化管出血（新生児メレナ），乳児では頭蓋内出血をみる．

12・5 ミネラル欠乏症・過剰症

ヒトの生体はおよそ60種の元素により構成されている．おもな元素は酸素（O：61％），炭素（C：23％），水素（H：10％），窒素（N：1.6％）で全体の96％を占めている．残りの4％が**ミネラル（無機質）***で，カルシウム，リン，マグネシウム，カリウム，ナトリウムを**多量ミネラル**，鉄，銅，亜鉛，セレン，マンガン，クロムを**微量ミネラル（微量元素）**とよぶ．また，体液中や血液内でイオン化されるミネラルを電解質という．表12・2におもなミネラルの生理機能を示す．

* 本シリーズ，"第9巻基礎栄養学"第8章参照．

> **表12・2　生体内におけるミネラルの役割**
>
> ●生体組織の構成成分
> 　・骨や歯の構成成分：カルシウム，リン，マグネシウムなど
> 　・有機化合物の構成成分：リン脂質のリン，ヘモグロビンの鉄など
> ●生理機能の調節因子
> 　・浸透圧やpHの調節：カリウム，ナトリウム，カルシウム，マンガン，リンなど
> 　・血管，心筋，筋肉，神経の興奮調節：カリウム，カルシウム，マグネシウムなど
> 　・酵素の賦活：マンガン，鉄，銅，亜鉛など

a. カルシウム（Ca）　生体内のカルシウムの99％は骨と歯に貯蔵されており，残りの1％が軟部組織と体液中に含まれている．血中のカルシウム濃度の調節には，副甲状腺ホルモン，ビタミンD，カルシトニンの三つのホルモンが関与し，腸管からの吸収，腎臓からの排泄，骨からの出入りによって厳密に調整されている．カルシウムの摂取量が不足すると，骨からのカルシウムの動員が高まり**骨の粗鬆化**が進む．さらに血中のカルシウム濃度が低下すればテタニー（筋痙攣）や痙攣を起こすことがある．一方，カルシウムの過剰摂取では，**腎結石や尿管結石**をみることがある．

b. リン（P）　ハムやソーセージ，魚肉練り物などの加工食品には，食品添加物としてリン酸塩が用いられている．これらの加工食品を過剰に摂取すると高リン血症をきたす可能性がある．リンを過剰に摂取すると，副甲状腺ホルモンの分泌が亢進し，骨からのカルシウムの溶出が増加する．また，腸管からのカルシウムの吸収も抑制されるため，**骨の粗鬆化**が進行する．

c. マグネシウム（Mg）　マグネシウムは生体内のおよそ300種以上にも及ぶ酵素の活性に関与し，タンパク質合成にも重要な役割を果たしている．マグネシウムの60〜65％は骨に貯蔵されている．不足すると骨に蓄えられたマグネシウムが遊離し濃度が維持されるが，同時にカルシウムも遊離するため骨量の減少がひき起こされる．筋肉の収縮にも関与しているため不足するとテタニーや痙攣（こむら返り），筋肉痛が起こる．不整脈や虚血性心疾患の発症もみられる．

一方，腎機能障害がみられる場合にはマグネシウム濃度が上昇し，運動失調や徐脈，低血圧を呈することがある．

d. カリウム（K）　体液は血漿，組織間液からなる細胞外液と細胞内液から構成される（図12・4）．細胞外液にはナトリウム，塩素，カルシウムが，細

胞内液にはカリウムやマグネシウムが多く含まれている．カリウムは細胞内の浸透圧の維持や酸塩基平衡の調節，筋肉の収縮や弛緩，糖質代謝などに重要な役割を果たしている．通常の食生活を営んでいる限りカリウムが欠乏することは少ないが，食事摂取量が長期に不足した場合や下痢や嘔吐によって消化管への喪失が続いた場合，あるいは利尿薬が投与されている場合などに低カリウム血症がみられる．低カリウム血症では脱力感，無関心，筋力低下などの症状がみられ，高度の場合は不整脈や心停止をきたす．

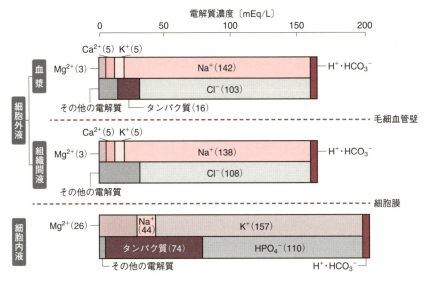

図 12・4 体液の電解質組成

一方，カリウム保持性降圧利尿薬やアンギオテンシン変換酵素阻害薬，アンギオテンシンⅡ受容体拮抗薬などの内服や腎不全ではしばしば高カリウム血症がみられる．不整脈や血圧低下，心停止を誘発する場合があり注意が必要である．

e. ナトリウム（Na） ナトリウムはおもに食塩として食事から摂取される．食塩の過剰摂取は高血圧の原因になる．ナトリウムには水分を保持する作用があるため，浮腫をみることもある．

低ナトリウム血症は細胞外液中のナトリウム量が細胞外液量に比較して少ない場合にみられる．すなわち，細胞外液量が不足している場合（**脱水症**など），正常の場合（SIADH など），過剰の場合（心不全など）のいずれでも細胞外液中のナトリウム量が相対的に少なければ低ナトリウム血症を呈する．

高温・多湿の状況下の作業では多量の発汗により水分とナトリウムを喪失した低ナトリウム血症がみられる．症状としては，食欲不振，易疲労感，悪心・嘔吐，頭痛，痙攣などがみられる．

SIADH: syndrome of inappropriate secretion of antidiuretic hormone（ADH 不適合分泌症候群）

f. 鉄（Fe） 鉄が欠乏すると小球性低色素性貧血をみる．長期に欠乏すると爪の変形（スプーンネイル）や皮膚炎，口角炎がみられる．

g. 銅（Cu） 通常の食生活を営んでいるかぎり銅が欠乏することはないが，銅が添加されていない高カロリー輸液や銅含有量の少ないミルクでの栄養管理が

行われた未熟児などでみられる．欠乏症状としては，鉄剤に反応しない貧血や白血球数の減少，乳児では骨の発達障害などがみられる．

h. 亜 鉛（Zn）　亜鉛は皮膚や毛髪，骨や歯，男性の生殖器に多く含まれている．亜鉛が欠乏すると，顔面や陰部から漸次憎悪する発疹がみられ，口内炎や舌炎，脱毛などの随伴症状をみる．味覚障害も特徴的な症状で，創傷治癒の遅延や免疫能の低下もみられる．

i. セレン（Se）：セレン欠乏症としては，おもに小児や妊婦が心筋症で突然死する**克山病**が知られている．克山病は中国東北部の黒龍江省克山県で多発したためケシャン病とよばれている．この地域では，土壌のセレン含有量が少なく，この土壌を利用して食糧を自給自足しているためセレン欠乏症をきたしたと考えられている．その他，セレン欠乏症としては爪の変化や下肢の筋肉痛などが知られている．

j. マンガン（Mn）：通常の食生活を営んでいるかぎり，マンガン欠乏症をみることはない．中心静脈栄養施行中の小児におけるマンガン欠乏によって，成長障害がみられることが報告されているが，まれである．

k. クロム（Cr）：クロムはインスリンの活性化に関与しており，欠乏症では血糖値を上昇させる可能性がある．

重要な用語

悪液質
栄　養
栄養障害
飢　餓
クワシオコール
体液の電解質組成
タンパク質・エネルギー欠乏症
ビタミン過剰症
ビタミン欠乏症
マラスムス
ミネラル過剰症
ミネラル欠乏症

13 代謝疾患

1. 肥満とは体内に脂肪が過剰に蓄積した状態をさし，さまざまな疾患をひき起こす原因となる．
2. 糖尿病とはインスリン作用の低下により持続的な高血糖をきたした状態をさし，インスリン分泌能低下とインスリン抵抗性が関与する．
3. 糖尿病は1型，2型，他疾患などに伴うもの，妊娠糖尿病に分類され，2型が圧倒的に多い．
4. 糖尿病は初期には自覚症状なく発症，進行し，適切な治療が行われないと，細小血管合併症（網膜症，腎症，神経障害）や大血管合併症（動脈硬化症）など多様な合併症が出現する．
5. 低血糖とは血糖値が低下した状態をさし，適切な治療が行われないと死に至ることもある．
6. 高コレステロール血症における過剰のLDL，高トリグリセリド血症におけるIDL，カイロミクロンレムナント，小粒子LDLの増加は，動脈硬化を進展させる．
7. 脂質異常症はほとんど自覚症状を伴わないことが多い．しかし，脂質異常症により循環障害が起こると，胸痛，間欠性跛行，眩暈などの症状が生じる．
8. 原発性高脂血症では，食事・運動を含めた生活習慣が血清脂質濃度に関与する．ライフスタイルの改善を行っても目標値に達しないときは薬物療法を考慮する．
9. 痛風は，高尿酸血症が持続した結果として関節内に析出した尿酸塩が起こす結晶誘発性の関節炎である．
10. 尿酸塩の蓄積は関節炎以外にも，痛風結節，痛風腎などいくつかの障害をひき起こす．
11. 先天性代謝異常症は，酵素やホルモンなどの機能タンパク質遺伝子や，受容体などの構造タンパク質遺伝子に変異や欠失を生じることにより，生体内の代謝に異常をきたす疾患である．早期診断により食事療法のほか酵素やホルモンの補充療法で軽症化を図ることが可能な疾患も多い．

13・1 肥 満

13・1・1 肥満とは

　肥満とは，"体内に脂肪が過剰に蓄積した状態"と定義される．すなわち単純に体重が多いだけでは肥満とは限らず，たとえばスポーツ選手のように筋や骨重量が多いために体重が増加している場合や，妊娠による体重増加などは肥満とはいえない．しかしながら実際には体脂肪量を正確に測定するのは困難であり，肥満の判定には，身長および体重より計測される体格指数の一つであるBMIが国

BMI: body mass index

際的に用いられる．BMI は以下の式で算出される．

$$BMI = 体重(kg) \div [身長(m)]^2$$

WHO（世界保健機関）における肥満の判定では，BMI 30 以上を肥満とする．しかしながらわが国では，BMI 30 以上の肥満を認める人の頻度は欧米に比べて少なく，また日本人は欧米人に比べ軽度の肥満でも糖尿病，高血圧，高脂血症などのさまざまな疾病にかかりやすいことが知られている．このため，日本の診断基準では BMI 25 以上を肥満と判定し，BMI が 5 増えるごとに肥満 1 度～4 度と区分する（表 13・1）．なかでも BMI 35 以上（肥満 3 度，4 度）は**高度肥満**と定義される．

表 13・1 肥満度の分類[a]

BMI	判定	WHO 基準
＜18.5	低体重	低体重
18.5≦～＜25	普通体重	普通体重
25≦～＜30	肥満（1度）	前肥満
30≦～＜35	肥満（2度）	肥満クラス I
35≦～＜40	肥満（3度）	肥満クラス II
40≦	肥満（4度）	肥満クラス III

a) '新しい肥満の判定と肥満症の診断基準'，肥満研究，Vol. 6, No. 1（2000）．日本肥満学会肥満症診断基準検討委員会報告書より．

なお近年の肥満者の増加に伴い，国民が 1 日にとるべき食事量を定める食事摂取基準についても 2015 年からは BMI を重視し，従来の年齢と性別に応じた一律の摂取基準から，"年齢に応じた望ましい BMI[*1] の範囲を維持できる食事量"を基準とするように，大きく変更された．

*1 "望ましい BMI"は，18～49 歳で "18.5～24.9", 50～69 歳では "20.0～24.9", 70 歳以上は "21.5～24.9" と設定されている．

13・1・2 肥満の分類と成因

a. 単純性肥満と症候性肥満　肥満は大きく分類すると，**単純性肥満**（原発性肥満）と**症候性肥満**（二次性肥満）に分けられる．単純性肥満は一般に，過食や運動不足などにより摂取エネルギーが消費エネルギーを上回り，余ったエネルギーが中性脂肪となって脂肪細胞に蓄えられることにより起こる．いわゆる "肥満" の多くは，この単純性肥満である．一方，肥満の原因となる他疾患が存在する肥満は，**症候性肥満**（二次性肥満）とよばれる[*2]．高度な肥満がある場合には，常に症候性肥満を考慮する必要があり，症候性肥満である場合には，肥満そのものよりも，その治療は主として原因疾患に対して行われる．

*2 症候性肥満の原因としては内分泌疾患（クッシング症候群，甲状腺機能低下症，インスリノーマ，多嚢胞性卵巣症候群など）や遺伝性（先天性）疾患，薬物の副作用，などがあげられる．

b. 内臓脂肪型肥満と皮下脂肪型肥満　近年，肥満にはさまざまな合併症が発生し（§13・1・4 参照），これらの合併症の発症には肥満の程度よりも，脂肪の蓄積する部位の違いがより影響を与えることが明らかとなってきた．CT 検査などで脂肪の分布を調べると，脂質代謝異常や糖代謝異常，高血圧などの合併症のある肥満者では，皮下よりも腹腔内の内臓周囲を中心に脂肪が蓄積していることがわかってきた．そこでこのような肥満は "**内臓脂肪型肥満**" と名付けられ，健康障害を伴いやすいハイリスク肥満として扱われる．これに対して，皮下脂肪

CT(computed tomography): コンピューター断層撮影．放射線などを利用して，物体の内部画像を構成する検査法．体の（輪切りなどの）断面画像を得ることができる．

の蓄積を主とするものは，"**皮下脂肪型肥満**"とよばれる．内臓脂肪型肥満，皮下脂肪型肥満はそれぞれ，その体型の特徴から上半身肥満（または**リンゴ型肥満**），下半身肥満（または**洋ナシ型肥満**）などともよばれる（図13・1）．

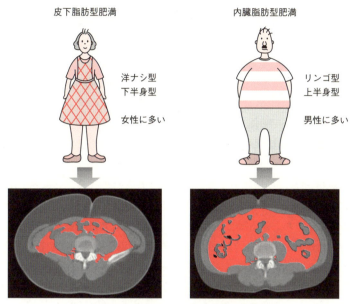

CTによる腹部断面画像（赤い部分が内臓脂肪組織を表す）

図13・1　皮下脂肪型肥満と内臓脂肪型肥満

　一般に，皮下脂肪の蓄積しやすさには人種や性差，遺伝などが関与し，内臓脂肪の蓄積には食事や運動などの環境因子がより強く関連するといわれている．また，内臓脂肪型肥満に疾患が合併しやすい理由としては，内臓脂肪では脂肪細胞がエネルギーを蓄えるだけでなく，**アディポサイトカイン**とよばれる生理活性物質を産生・分泌しているためと考えられている．内臓脂肪の脂肪細胞が肥大化するとこれらの生理活性物質の分泌が盛んになり，さまざまな病的状態をひき起こす（§13・1・5参照）．

13・1・3　肥満の治療

　軽度の肥満で合併症などがない場合は，必ずしも治療が必要というわけではない．しかしながら，肥満になるとさまざまな健康障害（疾病）が起こりやすくなり，死亡率も高くなることが知られている．死亡率は，BMI 22付近で最も低く，それ以上でもそれ以下でも上昇することが知られているため，BMI 22となるような体重を**理想体重**あるいは**標準体重**とよぶ．標準体重（kg）は以下の式で算出される．

$$標準体重（kg）＝〔身長(m)〕^2 × 22$$

　しかしながら肥満症の治療目的は，必ずしも標準体重まで減量することではなく，体重を減らすことによって合併症を予防・改善することにある．そこで治療の際には，まず，ある程度達成可能と思われる当面の目標（現体重の−3〜

−5 kg）を設定し，これを達成したら新たに次の目標体重を設定して，継続的に治療を進めるようにする．治療当初から，標準体重などの極端な目標体重を設定することは治療意欲をそぐだけでなく，極端な減量による健康障害などの危険性を伴うこともある．

a. 食事療法　肥満の治療のなかで食事療法は最も重要である．肥満是正のための適切な摂取カロリーは，対象者の性別や年齢，生活強度などから推定される1日エネルギー必要量から500 kcal程度減じたものか，もしくは，**標準体重×(20〜25) kcal**で設定する．標準体重1 kg当たり1〜1.5 gのタンパク質を摂取させ，糖質，脂質を極端に減少させずバランスをとり，ビタミンやミネラルが欠乏しない配慮が必要である．高度肥満で早急に体重減少が必要な場合は**超低エネルギー食療法（VLCD）**を行うこともある．食事療法と併せて，食行動修正療法も有用である．

b. 運動療法　消費エネルギーを増大させるため，適度な運動療法を行うことが望ましい．運動としては**軽〜中等程度の有酸素運動**が推奨され，ウォーキングやストレッチなどが有効である．また過体重による膝痛や腰痛などがある場合は水中運動が勧められる．ただし肥満が高度な場合や合併症が重症な場合は，運動療法は禁止されることもある．

c. 薬物療法　わが国で認められている肥満症治療薬は，**マジンドール**（商品名サノレックス）1剤のみである*．本剤は中枢神経に働きかけ食欲を抑える働きがある．BMI 35以上で，食事・運動療法で効果が出ない場合に使用するが，依存性などの副作用があるため，最大3カ月間の使用を限度とする．

d. 外科療法　食事，運動療法などを行っても体重減少がみられない場合には胃を縮小する手術や，小腸での吸収を減らすため小腸を短縮する手術などが行われるが，わが国ではほとんど行われていない．

13・1・4　肥満の合併症（肥満症）

肥満者は非肥満者と比べて，さまざまな健康障害をもっていることが多い．このような，肥満に起因して起こると考えられる健康障害や疾病を，**肥満の合併症（肥満関連疾患）**という．合併症のある肥満者では肥満を治療することが必須となり，このように治療の必要な肥満を**肥満症**という．

超低エネルギー食療法（VLCD）：1日の摂取エネルギーを基礎代謝以下の600 kcal以下に抑える食事療法．良質のタンパク質やビタミン，ミネラル，食物繊維を含み，脂質や糖質は少量のみで構成される．一般には医療機関で医師の観察下で行われる．

食行動修正療法：食行動や生活様式などについての具体的な質問項目に答えさせることで問題点を抽出し，過食に至らないよう行動を修正する行動療法．

＊ 他の抗肥満薬として，脂肪の吸収を助けるリパーゼを阻害するリパーゼ阻害薬などがあるが，2015年2月現在，わが国ではいまだ保険適用薬となっていない．

表13・2　肥満症診断のための11の肥満関連疾患	
1）耐糖能障害	7）脂肪肝
2）脂質異常症	8）月経異常，妊娠合併症
3）高血圧	9）睡眠時無呼吸症候群
4）高尿酸血症・痛風	10）整形外科的疾患
5）冠動脈疾患	11）肥満関連腎症
6）脳梗塞	

肥満症は単なる肥満とは異なり一つの疾患単位として取扱われ，"肥満関連疾患を合併するか，またはその合併が予測され，医学的見地から肥満の是正が必要とされる病態"と定義される．具体的には，①BMIの分類による肥満の基準を

満たし,かつ表13・2の11の肥満関連疾患のいずれかを合併する場合,または,② 肥満関連疾患がなくとも,健康障害を伴いやすいとされる"内臓脂肪型肥満"がある場合(CTで測定した内臓脂肪面積が $100\,cm^2$ 以上),を肥満症とする.

治療は,肥満の治療に準じて減量を行うとともに,各合併症に対しても併せて治療を行っていく.

13・1・5 メタボリックシンドローム(メタボリック症候群)

以前より欧米では,上腹部に脂肪がついた上半身肥満(§13・1・2参照)では心血管障害が起こりやすいことが知られていた.1989年に Kaplan が,上半身肥満,耐糖能異常(糖尿病),高トリグリセリド血症,高血圧の四つの病態がそろうと冠動脈疾患を起こしやすく死亡率も高いことを見いだし,このような病態を"死の四重奏"とよんだ.これをきっかけに,内臓脂肪型肥満には高率に**耐糖能異常**(糖尿病),**高トリグリセリド症**,**高血圧**などが合併し,心血管疾患を誘発することが明らかとなってきた.1998年に WHO がこのような病態を"メタボリックシンドローム"とよび,その診断基準を発表したことにより,世間に広く知られるようになった.

メタボリックシンドロームの診断基準は国によって異なる.わが国では近年,メタボリックシンドロームと考えられる人が激増していることを受け,独自の診断基準(表13・3)を設け,健診などにおいて積極的にメタボリックシンドロームを抽出し,指導を行っている.

表13・3 日本のメタボリックシンドロームの診断基準[†]

● 腹部肥満: ウエスト周囲径 男性85 cm 以上,女性90 cm 以上(必須項目)
+
下記の3項目のうち2項目以上が当てはまる場合

① TG≧150 mg/dL かつ/または HDL-C<40 mg/dL
② 空腹時血糖≧110 mg/dL
③ 収縮期血圧≧130 mg/dL かつ/または 拡張期血圧≧85 mg/dL

TG: トリグリセリド,HDL: 高比重リポ蛋白.
[†] 日本内科学会など(2005年4月).

メタボリックシンドロームの成因としては,アディポサイトカイン(アディポカイン)の存在が知られている.アディポサイトカインとは脂肪細胞から分泌される生理活性タンパク質の総称であり,下記のようなものが含まれる(図13・2).

1) **TNF-α(腫瘍壊死因子α)**: 炎症性サイトカインの一種.インスリンの作用と拮抗し,インスリン抵抗性をひき起こす.
2) **PAI-1**: 血栓形成に働く.
3) **アンギオテンシノーゲン**: 血管収縮物質であるアンギオテンシンに変換され,血圧を上昇させる.
4) **アディポネクチン**: インスリン感受性を促進し,動脈硬化を抑える作用がある.脂肪細胞が肥大化するとその分泌は減少する.

TNF-α: tumor necrosis factor-α

PAI-1: plasminogen activator inhibitor-1

5) **レプチン**: 満腹感を感じさせ摂食を抑え，エネルギー消費を増加させる．

内臓脂肪が蓄積した状態（内臓肥満）では，これらアディポサイトカインの分泌異常が生じるため，耐糖能異常や高血圧が生じると考えられている．アディポネクチンやレプチンはその作用より善玉のアディポサイトカインともよばれる．

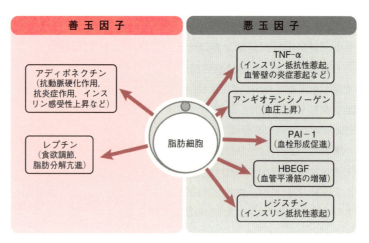

図 13・2 脂肪細胞から分泌されるアディポサイトカイン

13・2 糖 尿 病

13・2・1 糖尿病とは

血液中のブドウ糖（グルコース）濃度は**血糖値**とよばれ，食事摂取の前後などで変化するものの，100 mg/dL（5.5 mM）を中心とした比較的狭い範囲に制御されている．**糖尿病**とは，血糖値を調節するホルモンである**インスリン**の作用が低下することによって，持続的な高血糖状態をきたす疾患である．インスリンは膵ランゲルハンス島の β 細胞から分泌され，血糖低下作用をもつ体内唯一のホルモンである．そのため，その作用低下は直接高血糖に結びつく．

わが国の糖尿病患者数は，食生活の欧米化や身体活動量の低下などの生活習慣の変化を背景に，戦後一貫して増加してきた．現在では糖尿病またはその疑いがある人は成人国民の 4～5 人に 1 人を占め*，これに伴い糖尿病合併症も増加しており，たとえば年間 1 万人以上の人工透析導入，約 3 千人の成人失明の原因となっている．このように糖尿病は，患者の生命予後や生活の質を障害するだけでなく，図り知れない社会的損失を生み出している．

* 厚生労働省，"2012 年国民健康・栄養調査"より．

13・2・2 糖尿病の成因と病態

糖尿病の根本的な病態はインスリンの作用低下であり，それにより持続的な高血糖をきたした状態をさす．インスリンの作用低下には，① インスリン分泌の絶対量が不足している場合と，② インスリンの効き方，すなわちインスリン感受性が低下している場合（これを**インスリン抵抗性**とよぶ）がある．

糖尿病はその成因によって，1 型，2 型，他の特定の機序や疾患によるもの，

および妊娠糖尿病の四つに分類される（表 13・4）*1. 前述 ① の"インスリン分泌量の不足"が顕著であり，インスリン製剤の補充が生命維持に不可欠な糖尿病を **1 型糖尿病** とよぶ. 一方，**2 型糖尿病** の成因には ① と ② の両方が関与する（図 13・3）.

*1 以前は，1 型糖尿病はインスリン依存型，2 型糖尿病はインスリン非依存型とよばれていた.

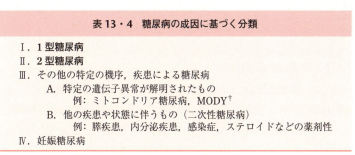

表 13・4　糖尿病の成因に基づく分類

Ⅰ．1 型糖尿病
Ⅱ．2 型糖尿病
Ⅲ．その他の特定の機序，疾患による糖尿病
　　A．特定の遺伝子異常が解明されたもの
　　　　例：ミトコンドリア糖尿病，MODY†
　　B．他の疾患や状態に伴うもの（二次性糖尿病）
　　　　例：膵疾患，内分泌疾患，感染症，ステロイドなどの薬剤性
Ⅳ．妊娠糖尿病

† MODY: maturity-onset diabetes of the young

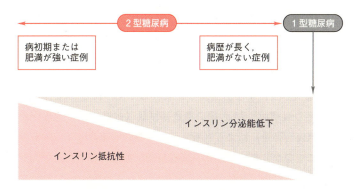

図 13・3　糖尿病におけるインスリン分泌能とインスリン抵抗性（インスリン感受性低下）との関係　1 型糖尿病ではインスリン分泌能の低下が病態の中心であるのに対して，2 型糖尿病ではインスリン抵抗性とインスリン分泌能の低下の寄与度が病期や患者によって大きく異なる.

a．1 型糖尿病　体内唯一のインスリン生産の場である膵 β 細胞が，おもに自己免疫作用により広汎に破壊され*2，急激なインスリン分泌量の不足をきたすために発症する．小児から思春期にかけて発症することが多い．ケトアシドーシス（§13・2・4a 参照）による昏睡を防ぎ，生命を維持するために，発症直後から生涯にわたって，**インスリン治療** が必要である．東アジアでは比較的頻度が低く，2 型糖尿病の数％程度である.

*2 患者血中には抗ランゲルハンス島抗体や抗 GAD（glutamic acid decarboxylase）抗体などが検出され，診断に役立つ.

b．2 型糖尿病　日本人の糖尿病の大部分を占める．過食や身体活動低下などを背景に，肥満を伴って中年期以降に徐々に発症してくることが多い．同一家系内の発症が多く，遺伝も関与している．特に初期では，インスリン分泌量の不足よりも**インスリン抵抗性** が中心的な病態であることが多い．ただし発症後，長期の罹病期間を経てインスリン分泌量が徐々に低下し，インスリン注射が必要になることもある．1 型に比べると，2 型は初期には自覚症状に乏しいことが多く，検診などによる早期発見が重要である.

c．その他の糖尿病　他の疾患や機序によって発症した糖尿病が含まれる.

代表例としては，慢性膵炎などの膵疾患，クッシング症候群などの内分泌疾患に伴うものなどがあげられる．また頻度は少ないが，ミトコンドリア遺伝子異常など，インスリンの産生や作用発揮にかかわる特定の遺伝子異常を直接原因とする糖尿病も存在する[*1].

*1 2型糖尿病も家族内発症が多く，遺伝が関与する．しかしこれは単一の原因遺伝子の異常に基づくものではなく，多くの関連遺伝子の個人差の組合わせが発症のしやすさとなって現れたものである．このような遺伝形式を多因子遺伝という．

d. 妊娠糖尿病 妊娠中は糖代謝状態が悪化しやすく，糖尿病の診断基準や食事療法を含む治療の進め方が非妊娠時とは異なる（§21・1・1参照）．

13・2・3 糖尿病の診断

糖尿病になると血糖値の上昇により，**口渇，多飲，多尿，体重減少，易疲労感**などの自覚症状が出現する．高血糖が高度になると意識障害（**糖尿病性昏睡**）に至る場合もある．ただし血糖上昇が軽度であったり慢性的であったりすると，これらの症状はみられないことも多い．自覚症状がみられない程度の高血糖であっても長期間放置していると，さまざまな**糖尿病合併症**（後述）が出現してくる．上記の症状がみられる際は，すでにかなり進行した糖尿病が存在する可能性が考えられ，症状が出る前に糖尿病を早期に診断することは，合併症の発症，進行を予防するために重要である．

a. 糖尿病の診断基準 糖尿病の診断には慢性的な高血糖状態の確認が必要で，日本糖尿病学会による診断基準に基づいて行われる（表13・5）．空腹時の血糖値，随時の血糖値，**75 g 経口糖負荷試験**（後述）における負荷2時間後の血糖値，HbA1c（後述）により判断する．空腹時血糖値のみに頼る診断は，糖尿病の見逃しにつながりやすい．なお尿糖検査は糖尿病のスクリーニングには用いられるが，診断には用いない．

表13・5 糖尿病の診断（日本糖尿病学会による．2010年）[a]

1) 下記4項目の1項目以上を満たし（＝糖尿病型），別の日に行った検査で糖尿病型が再確認される場合[†1, †2]
   - 空腹時血糖値≧126 mg/dL
   - 糖負荷試験2時間値≧200 mg/dL
   - 随時血糖値≧200 mg/dL
   - HbA1c（NGSP値）≧6.5%

2) 血糖値が上記の糖尿病型を示し，下記の2項目のいずれか一つを満たす場合
   ① 口渇，多飲，多尿，体重減少などの糖尿病の典型的症状がある場合
   ② 確実な糖尿病性網膜症がある場合．

1），2）のいずれかの場合は糖尿病と診断する．なお，診断基準を満たさなくとも，糖尿病型を示す患者では，糖尿病の疑いをもって対応すべきである．

†1 初回検査と再検査の少なくとも一方で血糖値の基準を満たしていることが必要である（HbA1cのみの反復検査は不可）．
†2 初回検査で血糖値とHbA1cを同時測定し，ともに糖尿病型の基準を満たせば，初回検査のみで糖尿病と診断する．

b. 75 g 経口糖負荷試験（75 g OGTT） 朝空腹時にブドウ糖（グルコース）75 g を含む水溶液を服用し，その前後の血糖値を，時間を追って測定する[*2]．服用前と2時間後の血糖値に基づき，図13・4によって型の判定が行われる．75 g OGTT は隠れた糖尿病を発見するのに有用な検査であり，さらに血糖値と

*2 一般に，服用前と，服用後30，60，120分後の計4回採血を行う．

同時に血中インスリン値を測定すると，インスリン抵抗性の程度など病態を判定するのにも有効である．**糖尿病型**，**正常型**のいずれにも属さない群を**境界型**とよび，耐糖能異常（IGT）と空腹時血糖異常（IFG）の二つがある（図13・4）．境界型は糖尿病に準ずる状態で，その後，糖尿病への移行が高頻度にみられる．正常から境界領域（前糖尿病状態）を経て2型糖尿病へ進行していく過程は，慢性的かつ連続的に起こるものであり，境界型であるからといって放置してよいわけではない．

IGT: impaired glucose tolerance

IFG: impaired fasting glycemia

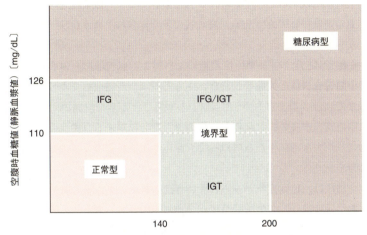

図13・4 空腹時血糖値および75 g OGTT負荷後2時間血糖値による"型"の判定区分 正常型であっても，75 g OGTTの負荷後1時間血糖値が180 mg/dL以上の場合は，180 mg/dL未満のものに比べて糖尿病を発症する危険が高いので，境界型に準じた取扱い（経過観察など）が必要である．"糖尿病型"イコール"糖尿病"ではないことに注意．

c. グリコヘモグロビン（ヘモグロビンA1c；HbA1c） 赤血球に含まれるヘモグロビンの一部が血糖値に応じて糖と不可逆的に結合したもので，検査ではその割合（％）を測定する．<u>HbA1cは，採血時から過去1〜2カ月間の平均血糖値を反映し，糖尿病診療における最も重要な指標</u>の一つである．わが国はこれまで独自基準の検査値（JDS値）を使っていたが，近年では国際標準のNGSP値で表記することが推奨されている．HbA1c（NGSP値）の正常上限は6.2％である．

13・2・4 糖尿病合併症

糖尿病合併症は，**急性合併症**と**慢性合併症**に分けられる．さらに易感染性や傷の治癒の遅延などもみられる．

a. 急性合併症 インスリン作用低下が急激かつ高度に生じるために起こる．高度になると**昏睡**や**意識障害**をひき起こして死に至ることもあり，緊急治療を要する．1型糖尿病の発症時や，治療中の糖尿病患者において感染症などほかの全身疾患をきっかけに起こる．またそれまで糖尿病といわれていない人であっても，清涼飲料水多飲時やステロイド薬内服治療中などにみられることがある．

ケトン体: おもに肝臓で産生される脂肪の分解産物であるアセト酢酸，3-ヒドロキシ酪酸（β-ヒドロキシ酪酸），アセトンの総称．比較的強い酸であり，蓄積するとアシドーシスをひき起こす．

　ⅰ）糖尿病ケトアシドーシス

　インスリン不足が高度になると糖の利用が著しく障害される．やむなく脂肪の分解によりエネルギーを供給するために**ケトン体産生**が亢進し，**アシドーシス**によって意識障害をきたす．1型糖尿病の発症時やインスリン治療中の患者がインスリン投与を中断した場合などにみられる．

　ⅱ）高血糖高浸透圧昏睡

　著しい高血糖（600～1500 mg/dL）と**脱水**を合併して意識障害に至る．ケトアシドーシスと比較すると，アシドーシスは顕著でない．血漿浸透圧と血清ナトリウム濃度の高値が特徴的である．高齢者に多くみられ，高カロリー輸液中に発症することもある．

　b. 慢性合併症　　長年の高血糖により起こる血管障害を中心とした合併症で，**細小血管合併症**と**大血管合併症**がある．糖尿病が発症してから慢性合併症が起こるまでには少なくとも7～8年以上かかることが多い．血糖が高いほど，また高血糖の期間が長いほど発症しやすい．ただし出現する合併症の種類や進行速度は個人差が大きく，また血糖以外にも血圧や血清脂質のコントロール，遺伝などの影響を受ける．

　慢性合併症は，自覚症状がみられない程度の軽度の高血糖の持続によっても発症しうる．一度進行した糖尿病合併症は治癒が困難であるため，糖尿病になっても合併症が起こらないように予防することが重要である．

　ⅰ）細小血管合併症

　おもに**細小血管（毛細血管）の障害**による合併症．特に**網膜症**，**腎症**，**神経障害**は特徴的な病理像を呈するため，糖尿病の"三大合併症"とよばれる．

　1）**網膜症**：網膜の血管が障害されることによって生じる．初期には眼底に点状の出血や白斑が生じる（単純性～増殖前網膜症）．進行すると新生血管が生じ（増殖網膜症），これが破綻することによって**眼底出血**や網膜剥離を起こし，最終的には失明に至る（図 13・5）．

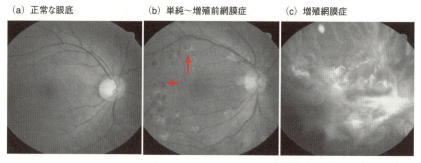

図 13・5　糖尿病性網膜症の眼底所見

　2）**腎症**（§16・4参照）：高血糖などにより腎糸球体の毛細血管が破壊されることにより，腎機能不全に陥る．進行すると透析療法が必要となる．糸球体の毛細血管障害による尿中へのタンパク尿を特徴とし，腎症の早期診断には尿中**微量アルブミン**排泄量の測定が有用である．また高血圧は腎症を悪化

させるので血圧コントロールが重要である．

3) **神経障害**：末梢の感覚神経や自律神経に起こりやすい．感覚神経の障害により，下肢を中心に**知覚低下**や**異常感覚**（しびれや痛み）などが生じる．また**自律神経障害**による起立性低血圧（立ちくらみ）や消化管運動障害（下痢や便秘），勃起障害（ED）などが起こる．

4) **壊疽**：知覚低下による熱傷や創処置の遅れ，易感染性，自律神経障害による末梢循環障害など複数の要因が関与し，腐敗を伴った**重傷の潰瘍**が下肢に生じる．ときに下肢の切断を余儀なくされることもある．予防として，素足を清潔に保ち，靴ずれを防ぎ，爪やウオノメの手入れを丹念にするなどのフットケアを行う必要がある．

ii) 大血管合併症

糖尿病患者は**動脈硬化**が進行しやすく，非糖尿病者と比較して冠動脈疾患や脳卒中などの心血管疾患のリスクが2〜4倍も高い．糖尿病患者にみられる心血管疾患を，前記の細小血管合併症に対して**大血管合併症**ともよぶ．心血管疾患は糖尿病に特有の合併症ではないが，糖尿病患者の生命予後に直結する重大な合併症である．

13・2・5 糖尿病の治療

糖尿病治療の最大の目的は慢性合併症の予防にあるといっても過言ではない．インスリン分泌能やインスリン感受性の悪化には，加齢や遺伝的な要素もかかわるため，糖尿病自体は完全治癒が期待できる疾患ではない．しかし発症早期から生涯にわたって適切な医療援助のもとで生活習慣を管理し，血糖，体重，血圧，血清脂質などを良好な状態に維持できれば，合併症は予防可能である．その結果，糖尿病であっても健康人と変わらない寿命と生活の質を全うすることができる．これを**糖尿病のコントロール**という．**食事療法**，**運動療法**，**薬物療法**は，糖尿病コントロールの三本柱といわれる．

a. 糖尿病コントロールの指標　糖尿病コントロールの指標には**血糖値**や**グリコヘモグロビン（HbA1c）**が用いられる．血糖の指標については空腹時血糖値が基本になるが，食後血糖値も重要である*1．血糖値は常に変動しているため，少数の測定結果から普段の血糖コントロールの良否を知ることは難しい．そこでグリコヘモグロビン（§13・2・3c参照）が糖尿病診療における最も重要な検査となる．合併症予防の観点から，血糖コントロールのための目標値（成人の場合．ただし妊娠例は除く）は**HbA1c（NGSP値）7.0%未満***2とする．ただし低血糖やその他の理由で治療の強化が難しい患者や高齢の患者では，血糖コントロールの目標値を多少緩めることもある．その場合でもHbA1c 8.0%未満を目標とする（図13・6）．インスリン抵抗性の程度については測定が難しいが，簡便な指標としてはHOMA-IRが用いられる．

また合併症を予防するためには血糖コントロールのみでなく，<u>体重，血圧，血清脂質</u>などをすべて良好な状態に維持しておくことが必要である（表13・6）．特に肥満している患者は，まず適正な体重まで減量することが重要である．

*1 大血管疾患発症に関しては，空腹時血糖値の上昇よりも，食後血糖値や75g OGTTの2時間値の上昇と強い関連が認められることが知られている．

*2 空腹時血糖値130 mg/dL未満，食後2時間血糖値180 mg/dL未満が目安となる．

HOMA-IR（homeostasis model assessment-insulin resistance；インスリン抵抗性指数）：インスリン抵抗性の有無を簡便に調べるために考え出された指標の一つで〔空腹時インスリン値（μU/mL）×空腹時血糖値（mg/dL）÷405〕という計算式で求めることができる．1.6以下を正常，2.5以上をインスリン抵抗性ありとする．

目標	コントロール目標値*4		
	血糖正常化を目指す際の目標*1	合併症予防のための目標*2	治療強化が困難な際の目標*3
HbA1c(%)	6.0未満	7.0未満	8.0未満

*1 適切な食事療法や運動療法だけで達成可能な場合,または薬物療法中でも低血糖などの副作用なく達成可能な場合の目標とする.
*2 合併症予防の観点からHbA1cの目標値を7%未満とする.対応する血糖値としては,空腹時血糖値130mg/dL未満,食後2時間血糖値180mg/dL未満をおおよその目安とする.
*3 低血糖などの副作用,その他の理由で治療の強化が難しい場合の目標とする.
*4 いずれも成人に対しての目標値であり,また妊娠例は除くものとする.

図 13・6 糖尿病患者における各種コントロールの目標と評価 治療目標は年齢,罹病期間,臓器障害,低血糖の危険性,サポート体制などを考慮して個別に設定する.["糖尿病治療ガイド 2014-2015", p.25, 日本糖尿病学会 編・著, 文光堂 (2014) より]

表 13・6 血糖以外のコントロールの目標値[a]

BMI	22 前後
血圧	130/80 mmHg 未満
LDL コレステロール	120 mg/dL 未満　　(冠動脈疾患があるときは 100 mg/dL 未満)
中性脂肪 (早朝空腹時)	150 mg/dL 未満
HDL コレステロール	40 mg/dL 以上

a) "糖尿病治療ガイド 2014-2015", p.26, 日本糖尿病学会 編・著, 文光堂 (2014) より改変.

b. 食事療法 糖尿病患者は,病型や血糖コントロール状態,薬物治療の有無にかかわらず,食事療法を一生継続する必要がある.エネルギー摂取量は表 13・7 の算出方法で求めた値を目安とし,年齢,性別,肥満度,日常生活における身体活動度,血糖コントロール状態,合併症の有無などを考慮して決定され

表 13・7 わが国の糖尿病食事療法におけるエネルギー摂取量の決め方の目安(日本糖尿病学会による)[a]

1日エネルギー摂取量＝標準体重×身体活動量

・標準体重 (kg) = [身長(m)]^2 × 22
・身体活動量の目安 (標準体重 1 kg 当たり)
　軽　労　作: デスクワークがおもな職業・主婦など　25～30 kcal
　普通の労作: 立ち仕事が多い職業　30～35 kcal
　重 い 労 作: 力仕事の多い職業　35 kcal～

　例) 身長 160 cm, 軽労作の人の場合は, 標準体重 56 kg で,
　　1.6×1.6×22×(25～30) = 1408～1690 kcal となる.

a) "糖尿病治療ガイド 2014-2015", p.39, 日本糖尿病学会 編・著, 文光堂 (2014) より改変.

る.三大栄養素のバランスとしては,指示されたエネルギー量の 55～60 % を炭水化物とし,タンパク質は標準体重 1 kg 当たり 1.0～1.2 g(腎症の場合は減量す

る）摂取し，残りを脂質とする．単純糖質や飲酒はできるだけ控えめにし，食品の種類や食物繊維の量を増やし，ゆっくりとよく噛んで食べるように心がける．

c. 運動療法 運動療法はエネルギー消費を増すだけでなく，**インスリン感受性を改善**させる効果が大きい．これらの効果を得るには，軽～中等度の持続的な**有酸素運動**が最も適している．たとえば息がはずんで少しきついと感じられる程度の運動強度で，速歩，自転車，水泳などを1回当たり30～60分，1日おき以上の頻度で実施する．ただし，血糖コントロールが極端に悪い状態や，合併症が著しく進行した状態では，運動療法は制限または禁止される場合がある．また糖尿病患者は心血管疾患の合併頻度が高いので，運動療法開始前には，運動負荷心電図などを含むメディカルチェックを行うことが重要である．

d. 薬物療法 食事療法と運動療法だけで十分な血糖コントロールが得られないときには，**経口薬**または**インスリン**が必要である．2型糖尿病では経口薬から開始されることが多い．1型糖尿病の場合や著しい高血糖時，妊娠時，静脈栄養時などでは最初からインスリンが用いられる．経口薬やインスリンを使用する際には低血糖にも注意する（§13・3参照）．

i）経口血糖降下薬

現在用いられている経口血糖降下薬の種類を表13・8に示した．病期や病態によって使用順序や組合わせ方が異なる．**スルホニル尿素（SU）薬**ならびに**速効型インスリン分泌促進薬**は，膵β細胞を直接刺激してインスリンの分泌を促す．**ビグアナイド薬**や**チアゾリジン薬**はインスリン抵抗性の改善が作用の主体となる．**α-グルコシダーゼ阻害薬**は二糖類分解酵素を阻害することで糖の吸収を阻害する．また**DPP-4阻害薬**は，インスリン分泌を促すインクレチンであるGLP-1の分解を阻害することで，結果的にインスリン分泌を増加させる．SGLT-2阻害薬は最も新しい糖尿病治療薬であり（2015年3月現在），尿糖の排泄を促すことで高血糖を改善する．

DPP-4（dipeptidyl peptidase-4）: 消化管ホルモンであるglucagon-like peptide-1（グルカゴン様ペプチド-1; GLP-1）を分解する酵素である．GLP-1は消化管に入った糖質を認識して消化管粘膜上皮から分泌されるホルモンであり，膵臓からのインスリン分泌を促進する作用がある．

SGLT-2（sodium glucose transporter-2; ナトリウム・グルコース共役輸送体2）: 腎臓の近位尿細管に存在し，近位尿細管でのグルコースの再吸収を担う．

表13・8 おもな経口血糖降下薬の種類と作用の特徴

1) 膵臓からのインスリン分泌を刺激・促進する薬剤
   - スルホニル尿素（SU）薬: インスリン分泌を促進する．
   - 速効型インスリン分泌促進薬（グリニド系薬）: インスリン分泌を促進する．SU薬より効果の出現，消失が早い．
   - DPP-4阻害薬: インクレチン作用増強を介して，インスリン分泌を促進する．
2) 膵臓からのインスリン分泌を刺激しない薬剤
   - ビグアナイド薬: 肝臓の糖新生を抑え，インスリン感受性を増強する．
   - チアゾリジン薬: インスリン感受性を増強する．
   - α-グルコシダーゼ阻害薬: 小腸からの糖の吸収を遅らせ，食後血糖上昇を緩やかにする．
   - SGLT-2阻害薬: 近位尿細管でのグルコースの再吸収を阻害する．

ii）インスリン療法

1型糖尿病（インスリン依存状態）の患者では必須の治療である．2型糖尿病でもインスリン分泌能が低下し，経口薬のみでは良好な血糖コントロールを維持することができなくなった患者には用いられる．通常は1日1～4回，おもに腹部への皮下注射を患者自らで行う（**自己注射**）．

SMBG: self-monitoring of blood glucose

インスリン製剤およびその自己注射用器材は近年急速に進歩しており，自己注射にはペン型の注射器が汎用されている．さらに携帯型血糖測定器の普及により，日常の血糖値も簡単に測定できるようになった（**自己血糖測定；SMBG**）．

インスリン製剤は，効果発揮時間がきわめて短いものから，終日効き続けるものまで多種類開発されている．健常人におけるインスリン分泌は"持続的な基礎分泌"と"食事摂取時の追加分泌"という日内変動を示すが，インスリン自己分泌が枯渇している患者においても，適切なインスリン製剤を使用することで，こ

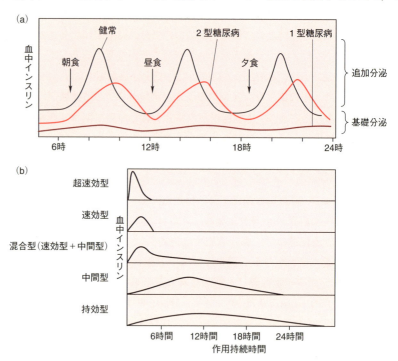

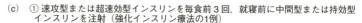

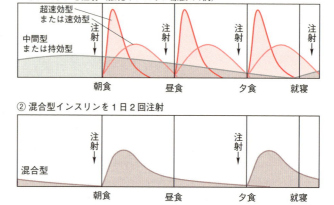

図 13・7 (a) 健常人ならびに糖尿病患者のインスリン分泌パターン，(b) 各種インスリン製剤の作用時間，(c) インスリン注射処方の実際例　現在では，作用持続時間が大きく異なる多種類のインスリン製剤が使用可能である．HbA1c や SMBG の結果などを参考にしながら，これらの製剤の種類，量，注射回数を，患者ごとに細かく調整して最適な処方を決めていく．(c) ①のように1日3～4回注射する場合を強化インスリン療法といい，1型糖尿病患者は強化インスリン療法が必要である．

の日内変動に近いパターンを再現することができる（図13・7）．

e. 合併症の治療 血糖コントロールと同時に，合併症そのものに対する対症治療も行われる．たとえば網膜症に対しては**レーザー光凝固治療**や硝子体手術などが行われる．また，腎症の進展を抑えるためにタンパク質摂取制限などの食事療法と各種の薬物療法が行われる．腎不全が進行した腎症では**人工透析**が行われる．ただしこれらの治療を実施しても，同時に血糖コントロールが十分に行われなければ，糖尿病合併症の進行を抑制することは困難である．

f. シックデイ 治療中（特にインスリン治療中）の糖尿病患者が発熱，下痢，嘔吐などをきたしたり，食欲不振で食事がとれなくなったりした状態を**シックデイ**という．このようなときに，食事がとれないからといってインスリン注射を中断すると，著しい高血糖やケトアシドーシスなどにより昏睡をきたすことがある．十分な水分補給によって脱水を防ぎつつ，消化のよい食事を摂取しながら少量のインスリン投与を継続しなければならない．嘔吐や下痢が激しく，水分の摂取が難しい場合は点滴治療が必要となる．

13・2・6 妊娠と糖尿病

妊娠中は，糖尿病が発症または悪化しやすい状態にある（§21・1・1参照）．このため，普段は糖尿病がない人でも，妊娠中に糖尿病を発症することがある．妊娠中の糖代謝異常には，糖尿病が妊娠前から存在している**糖尿病合併妊娠**と，妊娠中に発見される**糖代謝異常**がある．後者には，**妊娠糖尿病（GDM）**と妊娠時にはじめて診断された糖尿病の二つがある．これらの患者においては，巨大児などの周産期異常や妊娠高血圧症候群（妊娠中毒症）のリスクが高まるので十分な管理を要する．GDM診断の意義は，糖尿病に至らない軽い糖代謝異常でも周産期のリスクが高くなることと，母体が将来，糖尿病を発症するリスクが高いことにある．したがって妊娠中の糖尿病コントロールは，特に厳格に行う必要がある．

妊娠初期の血糖コントロールが不良であると胎児の先天異常が高率になり，また妊娠中は網膜症や腎症も進行しやすいため，糖尿病患者が妊娠を希望する場合は，血糖や合併症をあらかじめ良好な状態にしてから妊娠・出産を計画する必要がある（計画妊娠）．

GDM: gestational diabetes mellitus

13・2・7 糖尿病の予防

糖尿病患者とその合併症の急増による健康被害や医療費は甚大で世界的課題となっている．さらにその原因が現代の生活文化に深く根ざしたものであるだけに，解決は容易ではない．糖尿病は，できるかぎり発症を未然に防ぐこと（一次予防）が最も望ましい対策である．わが国では検診が広く普及しているものの，検診を受けない人や異常な結果が出ても医療機関を受診しない人も多く，自覚症状のないままに合併症が進行する糖尿病の危険性が，一般には十分に理解されていない．大規模臨床研究などでは，生活習慣を改善させることにより糖尿病の発症を抑制できることが示されており，管理栄養士を含む専門家による国民への教育啓蒙活動の充実が求められている．

13・3 低血糖

13・3・1 低血糖とは

血中のグルコース濃度（血糖値）が正常より大きく低下している状態を**低血糖**といい，各種の疾患や病態に伴ってみられる．血中グルコースは各組織のエネルギー源として最も基本的なものであり，特に脳はエネルギー源のほとんどをグルコースに依存しているため，血糖値が低下すると意識障害を含むさまざまな**神経症状**が出現し，回復が遅れると植物状態などの不可逆性の**中枢神経障害**をきたすこともある．成人では血糖値 60 mg/dL 以下を低血糖としているが，低血糖の症状には血糖低下速度や個人差も大きく影響するため，血糖値と症状の程度は必ずしも並行しない．

13・3・2 低血糖を防ぐ生理的防御機構

生体において血糖値は，ホルモンなどの作用により比較的狭い範囲に調整されている．**血糖上昇作用**をもつものは，**グルカゴン，カテコールアミン（アドレナリン，ノルアドレナリンなど），コルチゾール，成長ホルモン，甲状腺ホルモン**など数多く存在する．これは飢餓状態が続いても，生体にとって非常に危険な状態である低血糖が容易に起こらないようにするための一種の防御機構である．これに対し，**血糖低下作用**をもつのはインスリンのみである．なお低血糖を繰返しているとこれらの防御機構の働きが鈍くなり，低血糖の重篤化や遷延化が起こるようになる．

13・3・3 低血糖の成因

低血糖は，インスリン作用が過大になった場合，もしくは上記の血糖低下防御機能に何らかの障害が生じた際に出現する．表 13・9 にそのおもな原因や疾患を示した．

a. 反応性（食後性）低血糖　食事後に消化管から血中への糖の吸収が亢進し，血糖値が急上昇すると，それに対する反応として大量のインスリンが分泌され，そのために今度は逆に血糖が急速に低下して低血糖をきたすものである．やせ型でインスリン感受性が良好な人に起こりやすい．また胃切除後にみられる"ダンピング症候群"の低血糖症状も同じ機序に基づいて起こる．

b. 薬物によるもの（薬剤性低血糖）　糖尿病治療のために経口薬やインスリンを使用している患者では，副作用として低血糖がみられることがある．**インスリン製剤やスルホニル尿素（SU）薬**（§13・2・5d 参照）による頻度が高い．血糖低下が軽度なうちに後述の処置を素早く行えば，昏睡などの重篤な症状はほとんどの例で予防しうる．このほか，一部の抗不整脈薬や抗菌薬，降圧薬などにも低血糖を偶発的に起こさせるものがある．

c. アルコール（飲酒）によるもの　アルコールは高カロリーであり，糖尿病患者などにおいて飲酒が制限されることはよく知られている．一方で，アルコールは低血糖発作をひき起こすこともある．大量飲酒やアルコール依存症者で

表 13・9　低血糖をきたすおもな病態と疾患

- 反応性（食後性）低血糖
- 薬剤性低血糖
- アルコールによるもの
- インスリノーマ
- 他の疾患に伴うもの
  ・肝硬変，重症の肝障害
  ・内分泌疾患（副腎不全，下垂体機能低下症など）
  ・巨大腫瘍
  ・インスリン自己免疫症候群
  ・先天代謝異常

ダンピング症候群：胃切除手術を受けた人にみられる症候群で，食物が急速に小腸に流入するためにさまざまな症状が生じる病態．

よくみられ，食事を十分に摂らずに飲酒するために肝臓のグリコーゲンが減少していることや，アルコールの代謝に伴い糖新生が抑制されることなどが原因と考えられる．また，アルコール多飲者や依存症者はアルコール性肝炎や慢性膵炎を合併していることが多く，防御機構が働かずに低血糖が重篤化しやすい．インスリン注射や経口血糖降下薬などで治療中の糖尿病患者も，飲酒による低血糖をきたしやすい．

d. インスリノーマ* インスリン分泌細胞である膵のβ細胞から生じる腫瘍．インスリンを過剰分泌するために低血糖をきたす．9割は良性腫瘍である．手術で切除するのが基本的な治療方針である．

* §17・7参照．

e. その他の疾患に伴うもの 肝臓はグリコーゲンを貯蔵し糖新生を行う臓器である．このため肝硬変などで肝機能が著しく低下した場合には，低血糖がみられる．副腎不全や下垂体機能低下症などの内分泌疾患では，血糖上昇作用をもつホルモンが不足するために低血糖がみられる．特殊なものとしては，インスリンに対する自己抗体が原因となるインスリン自己免疫症候群や，糖新生にかかわる酵素の先天的欠損症（糖原病の一部など）などがある．

13・3・4 低血糖の症状

低血糖が起こると，強い空腹感とともに**発汗，頻脈，動悸，振戦**などの**交感神経刺激症状**が出現する．さらに低血糖が進行すると，**注意力低下，頭痛，視力低下・視覚異常，性格変化，傾眠傾向，痙攣，昏睡**などの中枢神経機能低下による**精神神経症状**が出現する．通常は交感神経症状が中枢神経症状に先行してみられ，これはすぐに糖分を補給するように求める生体の警告症状でもある．これらの症状のうち，どれがどのような組合わせでみられるかについては個人差が大きいが，同じ個人では同じ症状が繰返してみられることが多い．

13・3・5 低血糖への対処

低血糖が起こったら速やかに糖質を摂取することが重要である．糖尿病でインスリンを含む治療薬を使用中の患者に対しては，必ず砂糖，あめ，ジュースなどを携帯させるようにし，低血糖症状に気づいたら（砂糖なら10g程度を）速やかに摂取するように指導する．通常，摂取後5～10分以内に低血糖症状は速やかに改善する．さらに回復後に1単位（80 kcal）程度の食事をとるようにし，再発を予防する．糖尿病経口薬のうち，α-グルコシダーゼ阻害薬（表13・8参照）を使用している患者では，砂糖でなくブドウ糖を摂取させる．低血糖が重症化して意識障害をきたした際には経口摂取が困難となるため，速やかに医療機関でブドウ糖の静脈注射を行う必要がある．

なお低血糖を繰返すと，低血糖時の交感神経症状がしだいに出現しにくくなり，警告症状なしにいきなり意識障害などの中枢神経症状がみられるようになる（**無自覚性低血糖**）．これを防ぐためにも，低血糖には即座に対応し，糖分摂取を遅らせることのないように指導する．

13・4 脂質異常症（高脂血症）

13・4・1 血清脂質と機能性

血清脂質には，コレステロール（C），中性脂肪とよばれるトリグリセリド（TG），リン脂質（PL），遊離脂肪酸（FFA）の四つがある．これらの脂質が高い状態が高脂血症であるが，臨床的には，コレステロールと中性脂肪の血中濃度が高いことを**脂質異常症（高脂血症）**とよぶ．

コレステロールの増加は動脈硬化と関連しているため，コレステロールを悪玉と考えがちであるが，一方で，われわれの身体になくてはならないものである．コレステロールは，細胞の構成成分としてリン脂質とともに重要な役割を担っており，そのほかにも，コレステロールはステロイドホルモン，胆汁酸の重要な材料である．すなわち，コレステロールはわれわれの身体にとって必要不可欠のものであるが，必要以上存在すると逆に悪影響を及ぼす．一方，トリグリセリドは，脂肪酸を貯蔵・運搬し，身体のエネルギーの倉庫として重要な役割を果たしている．遊離脂肪酸は，アルブミンと結合してエネルギーとして用いられる．

血清脂質は，水性である血液中には単独で存在することができないため，アポ蛋白と結合し，リポ蛋白として血中に存在している．

13・4・2 リポ蛋白

リポ蛋白は，核の部分に疎水性の強いエステル型のコレステロールと中性脂肪が，そのまわりを比較的疎水性の弱い遊離のコレステロール，リン脂質が取囲み，表層を親水性の強いアポ蛋白が縞状に取囲んでいる（図13・8）．

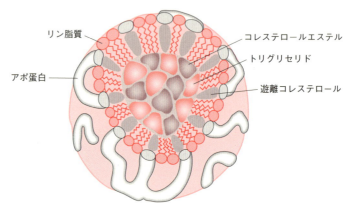

図13・8 リポ蛋白の構造

VLDL: very low density lipoprotein（超低比重リポ蛋白）

IDL: intermediate density lipoprotein（中間型リポ蛋白）

LDL: low density lipoprotein（低比重リポ蛋白）

HDL: high density lipoprotein（高比重リポ蛋白）

リポ蛋白は，比重により，大きくて軽い粒子から，小さくて重い粒子まで，主としてカイロミクロン（キロミクロンともいう），VLDL，IDL，LDL，HDLの五つに分けられる（表13・10）．

① **カイロミクロン**は小腸でつくられ，TGを多く含む．小腸で吸収された脂質はアポB48と結合し，カイロミクロンとなってリンパ管に分泌される．食

表 13・10　リポ蛋白の種類

	カイロミクロン	VLDL	(IDL)	LDL	HDL
	(食事性)	(内因性)	(内因性)	(内因性)	(内因性)
比重	$d<0.96$	$0.96<d<1.006$	$1.006<d<1.019$	$1.019<d<1.063$	$1.063<d<1.21$
粒子径〔Å〕	10,000〜800	750〜300	300〜220	220〜190	100〜70
脂質	トリグリセリド	トリグリセリド	(トリグリセリド/コレステロール)	コレステロール	コレステロール
アポ蛋白	AI B48 CII CIII E	B100 CII CIII E	(B100 E)	B100	AI AII

大きい ← → 小さい
軽い　　　　重い

事による外因性のリポ蛋白なので，空腹時の採血では一般には存在しない．

② **VLDL**（超低比重リポ蛋白）は肝臓で合成され，TG が多く含まれるため，カイロミクロンとともに TG rich リポ蛋白ともよばれる．肝臓の内因性脂質はアポ B100 と結合し，血中に分泌される．

③ **IDL**（中間型リポ蛋白）は VLDL が LDL に転換されるときの中間体として形成される．VLDL レムナントとよばれることもある．コレステロールと TG の組成比がほぼ等しく，アポ B100 とアポ E をもつ．正常では IDL は LDL の 1/10 程度の濃度であるが，アポ E を介した処理に障害が生じると IDL が血中で増加する．

④ **LDL**（低比重リポ蛋白）はコレステロールを多く含む．LDL は LDL 受容体を介して細胞内に取込まれ，末梢組織細胞にコレステロールを供給する役割を果たしている．

⑤ **HDL**（高比重リポ蛋白）はコレステロールとリン脂質を多く含み，おもな構成アポ蛋白としてアポ AI をもっている．HDL のアポ AI は，細胞から遊離コレステロールを引き抜き，コレステロールの逆転送系を担っている．HDL は，さらに比重により HDL_2（$1.063<d<1.125$）と HDL_3（$1.125<d<1.21$）に分けられる＊．

a. リポ蛋白分析法　おもな血清リポ蛋白の分析法としては，超遠心法と電気泳動法がある．

① 超遠心法：異なる比重液を重層することにより，リポ蛋白を分画する方法である．比重の軽い順からカイロミクロン，VLDL，IDL，LDL，HDL に分画される．

② 電気泳動法：一般的な方法として，アガロース電気泳動法とポリアクリルアミドゲル電気泳動法（PAGE）がある．アガロース電気泳動法ではリポ蛋白の荷電状態によって移動度が規定され，ポリアクリルアミドゲル電気泳動法では粒子サイズに規定される．

b. リポ蛋白の代謝　リポ蛋白の代謝は，食事由来の外因性と，肝で合成

アポ B100 とアポ B48：ヒトではアポ B100 は肝臓で合成され，VLDL 粒子として分泌される．内因性のリポ蛋白 VLDL, IDL, LDL に存在する．ヒトのアポ B48 は小腸で形成され，カイロミクロンを形成しリンパ中に分泌される．アポ B48 は，カイロミクロン，カイロミクロンレムナントに存在する．アポ B100 の分子量は 512,000，アポ B48 の分子量は 241,000 で，B100 と B48 はともに同一の DNA からつくられるが，小腸では B48 の mRNA 形成過程で 6666 番目の塩基が C から U に置換され，CAA から UAA の終止コドンになり，B48 ができる．B100 は LDL 受容体のリガンドとなるが，B48 はリガンドとならない．

＊ HDL の抗動脈硬化作用は HDL_2 によるといわれてきたが，最近になり，HDL をアポ AI だけをもつリポ蛋白 AI（Lp AI）とアポ AI とアポ AII をもつリポ蛋白 AI/AII（Lp AI/AII）に分け，Lp AI に強い抗動脈硬化作用があるといわれている．

される内因性に分けて考えることができる．

食事由来の外因性のリポ蛋白は，C12からC20の長鎖脂肪酸と，アポB48をミクロソームTG輸送タンパク（MTP）が介して，腸でカイロミクロンが合成され，リンパ管を経由して血中に出現する．カイロミクロンは，血管床に存在するリポ蛋白リパーゼ（LPL）によってアポCIIを介して分解され，カイロミクロンレムナントとなって，肝臓で処理される．

一方，内因性のリポ蛋白は，アポB100をもとにMTPを介してVLDLとして肝臓で合成される．VLDLは，LPLによってTGが分解され，中間型のリポ蛋白（IDL）になる．さらに，IDLは肝性リパーゼ（HL）によって分解されLDLとなり，おもに肝臓に存在するLDL受容体に取込まれ，処理される．

HDLは直接，肝臓と腸から合成される経路と，カイロミクロンとVLDLがLPLによって分解される過程で円板状のHDLが生じる経路が知られている．末梢細胞の過剰なコレステロールはATP binding cassette A1（ABCA1），ABCG1，SRB1を介してHDLによって引き抜かれ，引き抜かれた遊離コレステロールは，レシチン-コレステロールアシルトランスフェラーゼ（LCAT）の作用で，コレステロールエステル（CE）にエステル化される．コレステロールエステルは，HDL粒子の表層から中心部に移動し，HDLは球状となる．このコレステロールエステルは，コレステロールエステル転送タンパク（CETP）によって，VLDL，LDLに転送され，LDL受容体を介して肝臓へ取込まれる．HDL中のコレステロールエステルもスカベンジャー受容体B-1を介して肝臓に取込まれる（図13・9）．

CM: カイロミクロン
VLDL: 超低比重リポ蛋白
IDL: 中間型リポ蛋白
LDL: 低比重リポ蛋白
HDL: 高比重リポ蛋白
TG: 中性脂肪（トリグリセリド）
LPL: リポ蛋白リパーゼ
HL: 肝性リパーゼ
CETP: コレステロールエステル転送タンパク
LCAT: レシチン-コレステロールアシルトランスフェラーゼ

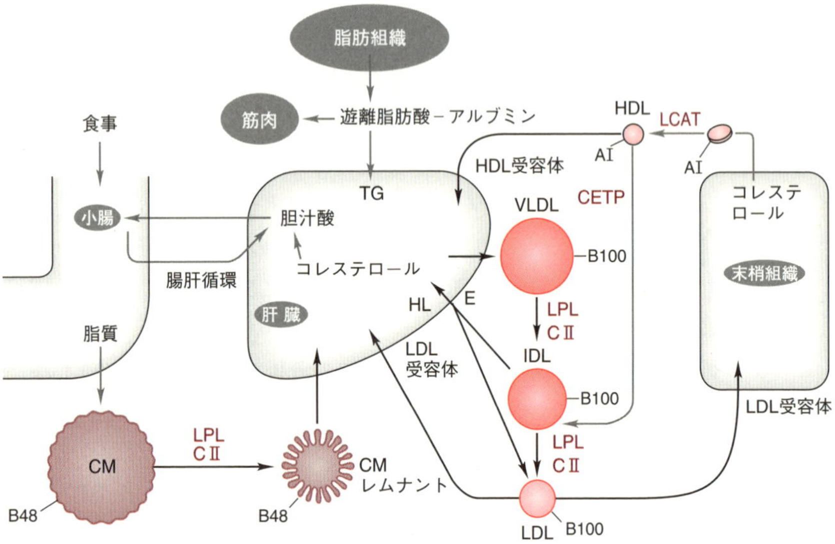

図13・9　リポ蛋白の代謝

13・4・3　脂質異常症の診断基準

日本動脈硬化学会から発表された診断基準によれば，10〜12時間絶食後の空

腹時*1 の LDL コレステロール濃度が 140 mg/dL 以上，トリグリセリド濃度が 150 mg/dL 以上のいずれかまたは両方を示す状態が脂質異常症である．また，HDL コレステロール濃度が 40 mg/dL 未満を低 HDL コレステロール血症としている（表 13・11）．

*1 ただし，水やお茶などカロリーのない水分は摂取してもよい．

表 13・11 脂質異常症: スクリーニングのための診断基準[a]

	診断基準（空腹時採血）[†1, †2]
高 LDL コレステロール血症	LDL コレステロール 140 mg/dL 以上
境界域高 LDL コレステロール血症[†3]	LDL コレステロール 120〜139 mg/dL
低 HDL コレステロール血症	HDL コレステロール 40 mg/dL 未満
高トリグリセリド血症	トリグリセリド 150 mg/dL 以上

†1 LDL コレステロールは，Friedewald の式（TC－HDL-C－0.2×TG）で計算する（TG が 400 mg/dL 未満の場合）．
†2 TG が 400 mg/dL 以上や食後採血の場合には non-HDL-C（TC－HDL-C）を使用し，その基準は LDL-C＋30 mg/dL とする．
†3 スクリーニングで境界域高 LDL コレステロール血症を示した場合は，高リスク病態がないか検討し，治療の必要性を考慮する．
a) 日本動脈硬化学会，"動脈硬化性疾患予防ガイドライン 2012 年版"より．

mg/dL と mmol/dL の変換
- コレステロール
  mg/dL×0.02586＝mmol/L
  mmol/L×38.67＝mg/dL
- トリグリセリド
  mg/dL×0.01129＝mmol/L
  mmol/L×88.54〔88.57〕
  ＝mg/dL

欧米では単位に mmol/L を用いることが多い．

食後に血清脂質，特にトリグリセリドが異常に増加した状態を食後高脂血症とよぶが，明確な診断基準は定められていない．

また，肥満，特に内臓脂肪型肥満を基盤にした脂質異常症は，インスリン抵抗性，耐糖能異常，高血圧などを併せもつ**メタボリックシンドローム***2 を呈することが多いため，動脈硬化性疾患のハイリスク群としてさらなる注意が必要となる．

*2 §13・1・5 参照．

13・4・4 脂質異常症の分類

a. 血清脂質による分類　脂質異常症は，コレステロールの増加した**高コレステロール血症**，トリグリセリドの増加した**高トリグリセリド血症**，コレステロールとトリグリセリドの増加した**複合型高脂血症**に分類することができる．

b. 病因別分類　原発性高脂血症と続発性（二次性）高脂血症に分けられる（表 13・12）．

表 13・12 脂質異常症の表現型分類（WHO 分類）

原発性高脂血症	続発性高脂血症
1. 原発性高カイロミクロン血症 　家族性リポ蛋白リパーゼ欠損症 　アポ蛋白 CII 欠損症 2. 原発性高コレステロール血症 　家族性高コレステロール血症 　（LDL 受容体欠損症） 　家族性複合型高脂血症 3. 内因性高トリグリセリド血症 4. 家族性 III 型高脂血症 5. 原発性高 HDL コレステロール血症 　CETP 欠損症 　肝性リパーゼ欠損症	1. 甲状腺機能低下症 2. ネフローゼ症候群 3. 閉塞性黄疸 4. 原発性胆汁性肝硬変 5. 糖尿病 6. アルコール性高脂血症 7. 薬剤性高脂血症

i）原発性高脂血症

① **原発性高カイロミクロン血症**：遺伝素因により高カイロミクロン血症を呈する疾患として，**家族性リポ蛋白リパーゼ（LPL）欠損症**がある．常染色体性劣性遺伝で，高カイロミクロン血症はホモ接合体のみ発症し*，頻度は50万〜100万人に1例とされる．

もう一つの要因として，アポCⅡ遺伝子の変異によって起こる高カイロミクロン血症がある．LPL活性に必須であるアポCⅡの遺伝的欠損により発症するが，その頻度はきわめて低く，わが国でも数例の報告があるのみである．

② **原発性高コレステロール血症**：LDL受容体の遺伝的欠損に起因する**家族性高コレステロール血症（FH）**は，著明な高コレステロール血症，高LDLコレステロール血症，腱黄色腫，早発性冠動脈疾患などを発症する．ヘテロ接合体は約500人に1例，ホモ接合体は約100万人に1例の頻度で，ヘテロ接合体では血清総コレステロール濃度は260〜600 mg/dL，ホモ接合体では500〜1000 mg/dLにもなり，重篤な冠動脈疾患を合併することがある．特徴的な所見として，アキレス腱黄色腫があり，そのほかにも眼瞼や皮膚にも黄色腫がみられることが多い．

> * ヘテロ接合体においても，脂肪摂取や飲酒などの影響により，後天的にⅣ型高脂血症を呈しやすいと考えられている．

家族性高コレステロール血症（FH）の診断基準（成人）

① 高LDL-C血症（未治療時のLDL-C 180 mg/dL以上）
② 腱黄色腫（手背，肘，膝などの腱黄色腫あるいはアキレス腱肥厚）あるいは皮膚結節性黄色腫
③ FHあるいは早発性冠動脈疾患の家族歴（2親等以内の血族）

上記のうち，2項目以上が当てはまる場合，FHと診断する．

家族性複合型高脂血症（FCHL）はLDLとVLDLの両方が増加していることが多いが，LDLあるいはVLDLのみが増加している場合もある．アポB/LDLコレステロール比が1.0以上，あるいは**LDLの小粒子化**が認められる．以前は単一遺伝子異常と考えられていたが，最近では，過栄養などの後天的因子に対して，高脂血症が誘発されやすい多遺伝子性の基盤が存在する

> **小粒子LDL**（small dense LDL）：LDLのなかでも特に粒子サイズが小さく，密度が高いLDLで，動脈硬化性疾患との関連が注目されている．
>
> 小粒子LDLでは，コレステロール含量の減少と相対的なアポBの増加が特徴で，LDLの粒子サイズの減少とともに酸化変性されやすくなることが知られている．

家族性Ⅲ型高脂血症の診断（厚生省特定疾患原発性高脂血症調査研究班 昭和61, 62年度報告より）

大項目	① 血清コレステロール値，血清トリグリセリド値がともに高値を示す． ② 血漿リポ蛋白の電気泳動でVLDLからLDLへの連続性のbroad βパターンを示す． ③ アポリポ蛋白の電気泳動で，アポリポ蛋白Eの異常（E2/E2, E2欠損など）を証明する．
小項目	① 黄色腫（ことに手掌線状黄色腫）． ② 血清中のアポリポ蛋白E濃度の増加（アポリポ蛋白E/総コレステロール比が0.05以上）． ③ VLDL-コレステロール/血清トリグリセリド比が0.25以上． ④ LDL-コレステロールの減少． ⑤ 閉塞性動脈硬化症，虚血性心疾患などの動脈硬化性疾患を伴う．
診断	大項目の三つがすべてそろえば確診． 大項目のうち二つおよび小項目のうち一つ以上あれば疑診．

と考えられている．頻度は 100〜200 人に 1 例ときわめて高い．Ⅱb 型を基準とするが，Ⅱa，Ⅳ型の表現型もとりうる（表 13・2 参照）．

③ **家族性Ⅲ型高脂血症**: broad β 病ともよばれ，IDL やカイロミクロンレムナント，β-VLDL[*1] が蓄積する高脂血症である．基盤にアポ E の異常[*2]（アポ E2 ホモ接合体もしくはアポ E 欠損）が存在する．血清コレステロール濃度，トリグリセリド濃度ともに高値を示すが，その程度はさまざまである．頻度はわが国では 1000 人に 1 例である．

④ **原発性高 HDL コレステロール血症**: 原発性高 HDL コレステロール血症は，さまざまな要因により HDL コレステロールが 100 mg/dL 以上と高値を示す病態である．成因としては，CETP 欠損症，肝性リパーゼ欠損症，アポ C Ⅲ異常症などが知られている．CETP 欠損症においては，HDL 中のコレステロールエステルが VLDL，IDL，LDL などへ転送される経路が障害されるため，著しい高 HDL コレステロール血症が生じる．

ⅱ）続発性高脂血症

続発性高脂血症でよくみられる疾患は，高コレステロール血症では，甲状腺機能低下症，ネフローゼ症候群，原発性胆汁性肝硬変，閉塞性黄疸など，高トリグリセリド血症では，飲酒，肥満，糖尿病などで，この場合，基礎疾患の治療が優先される．

c. リポ蛋白表現型による分類（WHO 分類）　リポ蛋白の増加状態による分類として，当初 Friderickson が提唱し，WHO が整理した，Ⅰ型からⅤ型までの分類がある（表 13・13）．それぞれの特徴として，Ⅰ型はカイロミクロンの出現，Ⅱa 型は LDL の増加，Ⅱb 型は LDL，VLDL の増加，Ⅲ型は IDL，レムナントの増加，Ⅳ型は VLDL の増加，Ⅴ型はカイロミクロンと VLDL の増加があげられる．

13・4・5　脂質異常症と動脈硬化

高コレステロール血症における過剰の LDL，高トリグリセリド血症における IDL，カイロミクロンレムナント，小粒子 LDL の増加は，動脈硬化を進展させる．これらのリポ蛋白は血管壁内でマクロファージに貪食され，泡沫細胞の形成から動脈硬化の初期病変である脂肪線条を形成する．長期にわたるとコレステロールの蓄積，血管平滑筋細胞の増殖，細胞外線維組織の増生，石灰化などにより粥状の動脈硬化病変になる．この病変を**プラーク**とよび，プラークが破綻すると血栓を生じ，血管が閉塞し，急性冠症候群が発症する[*3]．

HDL は血管壁に蓄積した余分のコレステロールを取出し，動脈硬化の進展を抑制する．

Steinberg の仮説では，LDL は酸化変性した後，マクロファージに貪食されることから，酸化 LDL が，動脈硬化発症の強い誘引になると考えられている（p.125 図 13・10）．

13・4・6　脂質異常症の症状

脂質異常症はほとんど自覚症状を伴わないことが多い．しかし，脂質異常症に

*1 β-VLDL は，VLDL の比重でありながら，電気泳動上では，LDL の移動である β 位にあるリポ蛋白をいう．カイロミクロンレムナントと VLDL レムナントをさすが，IDL と同意語として用いられることも多い．リポ蛋白電気泳動上で，β 位に幅広く染色されるので，"broad β" ともよばれる．

*2 アポ E は野生型である E3 のほかに，E2，E4 のアイソフォームが存在する．アポ E2 は LDL 受容体への親和性が低下していることが知られている．また，アルツハイマー型認知症患者においてアポ E4 の頻度が高いことが報告されている．

*3 §15・3 参照

表13・13 高脂血症の表現型分類（WHO分類）

型	電気泳動像	リポ蛋白†	血清脂質	血清外観	成因	臨床所見
I	原点→ CM, β, プレβ, α	CM↑	TC: 正～↑ TG: ↑↑↑	上層乳濁 下層透明	LPL欠損，CⅡ欠損，外因性高脂血症	小児期: 腹痛，膵炎，肝脾腫，網膜脂血症 循環器疾患: 低率 黄色腫: 発疹様
Ⅱa	原点→ β, プレβ, α	LDL↑	TC: ↑↑↑ TG: 正常	透明	LDL受容体機能低下	小児期～成人: 角膜輪 循環器疾患: 高率 黄色腫: 腱，眼瞼，結節性
Ⅱb	原点→ β, プレβ, α	LDL↑ VLDL↑	TC: ↑↑↑ TG: ↑↑	わずかに混濁	LDL受容体機能低下，VLDL合成亢進	小児期～成人: 角膜輪 循環器疾患: 高率 黄色腫: 腱，眼瞼，結節性
Ⅲ	原点→ β, broad β, プレβ, α	IDL↑ (β-VLDL)	TC: ↑↑ TG: ↑↑ TC/TG≒1	混濁～ミルク状	アポE欠損症 アポE2	成人: 角膜輪 循環器疾患: 高率 黄色腫: 手掌，結節性
Ⅳ	原点→ β, プレβ, α	VLDL↑	TC: 正～↑ TG: ↑↑	混濁	VLDL合成亢進，内因性高脂血症	成人: 肥満，角膜輪 循環器疾患: 高率 黄色腫: 発疹様
V	原点→ CM, β, プレβ, α	CM↑ VLDL↑	TC: ↑ TG: ↑↑↑	上層乳濁 下層混濁	LPL機能低下，外因性および内因性混合	小児期～成人: 腹痛，膵炎，肝脾腫，肥満，網膜脂血症 循環器疾患: 比較的少ない 黄色腫: 発疹様

† CM: カイロミクロン，VLDL: 超低比重リポ蛋白，IDL: 中間比重リポ蛋白，LDL: 低比重リポ蛋白，HDL: 高比重リポ蛋白，LPL: リポ蛋白リパーゼ，↑: 上昇，↑↑: 中度上昇，↑↑↑: 高度上昇

より循環障害が起こると，胸痛，間欠性跛行，眩暈などの症状が生じる．

また，高度な脂質異常症では**黄色腫**などの特有な症状が出現する（図13・11）．アキレス腱や手背の黄色腫，眼瞼黄色腫，眼球の角膜輪は，Ⅱa型高コレステロール血症に，手掌線状黄色腫はⅢ型高脂血症に，全身の発疹性黄色腫はⅠ，Ⅴ型高脂血症でみられる．さらに1000 mg/dL以上の高トリグリセリド血症では，**急性膵炎**を発症することがあり，この場合，腹痛などの急性腹症の症状を伴うこともある．また，眼底で血管が白濁する網膜脂血症がみられる．

13・4・7 脂質異常症における検査所見

12時間以上の絶食状態を伴った早朝空腹時の静脈血における血清脂質，リポ蛋白を測定する（ただし，採血前の水の摂取は可，高齢者での脱水状態に注意）．血清脂質として総コレステロール，トリグリセリド，HDLコレステロールの3項

13・4 脂質異常症（高脂血症）

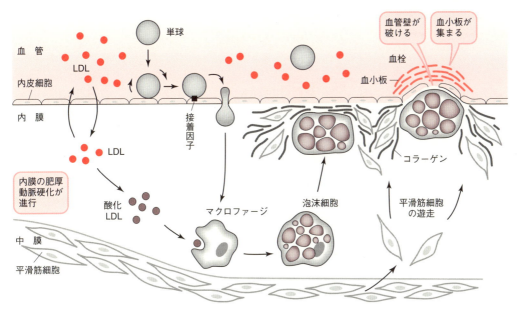

図 13・10　酸化 LDL による動脈硬化の進展

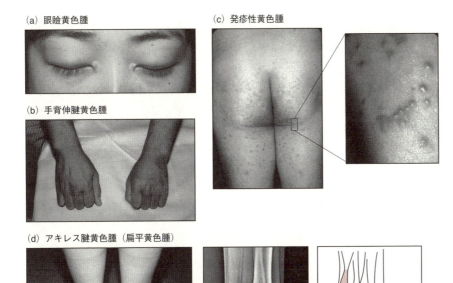

図 13・11　黄色腫のいろいろ

- **Friedewald の式**
  （TG≦400 mg/dL の場合）
  LDL-C＝TC－HDL-C－0.2×TG

- **Wilson の式**
  （TG≧400 mg/dL の場合）
  LDL-C＝TC－HDL-C－0.166×TG
  （TC: 総コレステロール）

目を測定する．LDL コレステロールは Friedewald または Wilson の式より求める．
　高トリグリセリド血症では，カイロミクロンと VLDL のどちらの増加なのかを判定する必要がある．血清を一晩 4℃ に静置してカイロミクロンによるクリーム層の出現の有無（次ページの図）をみてもよいが，リポ蛋白電気泳動法を用い

て定量することも可能である．

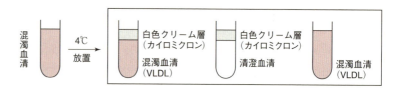

　このほか，高脂血症の病因の探索のため，肝・腎などの臓器，内分泌検査と脂質関連の検査が必要である．脂質関連の検査として，高コレステロール血症では，アポ蛋白 B，E，Lp(a)，高トリグリセリド血症では，アポ蛋白 CⅡ，CⅢ，E，リポ蛋白リパーゼ（LPL），レムナント，HDL コレステロールとの関連で，アポ蛋白 AⅠ，AⅡ，LCAT，CETP などを調べる．

13・4・8　脂質異常症の治療

　血清脂質の測定により脂質異常症の診断を下した場合，つぎに原発性高脂血症か続発性高脂血症（甲状腺機能低下症，ネフローゼ症候群，クッシング症候群，閉塞性黄疸など）かを鑑別する．続発性高脂血症では，まず原因疾患の治療を行う．
　原発性高脂血症では，LDL-C 以外の主要な危険因子〔加齢（男性 45 歳以上，女性 55 歳以上），高血圧，糖尿病，喫煙，冠動脈疾患の家族歴，低 HDL-C 血症（＜40 mg/dL）〕の評価を行い，患者のカテゴリーを決定，脂質管理の目標を設定する．
　原発性高脂血症では，食事，運動を含めた生活習慣が血清脂質の濃度に大きく関与する．このため，まず食事療法，運動療法を含めたライフスタイルの改善を行って目標値に血清脂質の濃度が達しないときは，薬物療法を考慮する．
　ただし，家族性高コレステロール血症では，食事療法では不十分で，薬物療法を必要とすることが多い．

13・4・9　脂質異常症の食事療法

　脂質異常症の食事療法は，まずは，エネルギー摂取量，脂肪エネルギー比率（％E）の適正化を図り，それでも血清脂質が目標値とならない場合は，より詳細な脂肪酸の配分，食物繊維の摂取量などに気を配った指導を行う．食事療法による脂質濃度の低下率は，総コレステロール濃度で 10％前後，LDL-C 濃度で 6％前後，トリグリセリド濃度で 50％以上の改善が期待できるとされている．

a．基本の食事療法

1) エネルギー摂取量

　エネルギー過剰摂取は脂質異常症が生じやすい．摂取エネルギーの増加が肝でのコレステロール合成の増加に結びつく．エネルギー摂取量は，標準体重×25〜30 kcal とし，高齢者，運動量の少ない人，女性，肥満者に対しては少なめに設定する．

2) 脂肪エネルギー比率

　脂肪エネルギー比率を 20〜25％にする．わが国は，1980 年ごろより現在に至

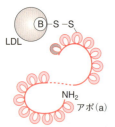

Lp(a)：Lp(a) は，LDL 粒子にアポ(a)が結合した粒子で，近年動脈硬化性疾患との関連で注目されている．**アポ(a)** は線溶系のプラスミノーゲンに似たタンパク構造をもっている．アポ(a)高値は冠動脈疾患の独立した危険因子と考えられている．Lp(a) 濃度 25 mg/dL 以上では，虚血性心疾患の相対危険度が約 3 倍になる．なお，Lp(a) は，ヒト，チンパンジー，ハリネズミには存在するが，マウスには存在しない．

るまで脂肪エネルギー比率25％前後を維持し，最長寿国の一つ，最も心疾患による死亡率が少ない国であり続けている．これまで，脂肪エネルギー比率を高い割合から30％に低下させた報告はあるが，25％から30％に増加させた報告は沖縄のデータ以外存在しない．摂取する他の栄養素のエネルギーの内訳は，エネルギー比で炭水化物60％，タンパク質15〜20％になる．

エネルギー摂取量，脂肪エネルギー比率の適正化を行った後も，LDL-C値が目標値に達しない場合，食事療法をより詳しく，脂肪酸の配分，食物繊維の摂取量，大豆タンパク質の摂取量などについて行い，コレステロール摂取量についての検討は最後でもよい．

b. より詳細な食事療法

i）高LDL-C血症が持続する場合

1）脂肪酸の摂取比率

飽和脂肪酸，一価不飽和脂肪酸，多価不飽和脂肪酸の比率を3：4：3，n-3系多価不飽和脂肪酸とn-6系多価不飽和脂肪酸の比率を1：4にすることが望ましい．これらの比率は日本人が親しんでいる食生活をもとにして日本の食生活を行うことで容易に達成できる．

① 飽和脂肪酸

飽和脂肪酸摂取量と血清総コレステロール濃度との間に正の相関があることは，日本人を対象とした横断的研究でも示されている．飽和脂肪酸摂取によりコレステロール代謝関連遺伝子の転写調節因子であるSREBP-1cが活性化することが知られている．**飽和脂肪酸（ラウリン酸，ミリスチン酸，パルミチン酸）** には血清コレステロール濃度増加作用が認められているため，飽和脂肪酸の摂取を減らす．"日本人の食事摂取基準（2015年版）"では，エネルギー比率7％以下が求められている．

また，血清総コレステロール濃度が飽和脂肪酸摂取量の影響を受けることはKeysの式やHegstedの式においても示されていて参考になる．

● **Keysの式**

$$\Delta 血清総コレステロール濃度(\text{mg/dL})$$
$$= 2.7 \times \Delta 飽和脂肪酸摂取量(\%E) - 1.35 \times \Delta 多価不飽和脂肪酸(\%E)$$
$$+ 1.5 \times \Delta \sqrt{コレステロール摂取量(\text{mg/1000 kcal})}$$

● **Hegstedの式**

$$\Delta 血清総コレステロール濃度(\text{mg/dL})$$
$$= 2.16 \times \Delta 飽和脂肪酸摂取量(\%E) - 1.65 \times \Delta 多価不飽和脂肪酸(\%E)$$
$$+ 0.068 \times \Delta コレステロール摂取量(\text{mg/1000 kcal})$$

② 多価不飽和脂肪酸

多価不飽和脂肪酸 のなかには，n-3系多価不飽和脂肪酸やn-6系多価不飽和**脂肪酸**がある．特にn-6系多価不飽和脂肪酸である**リノール酸**には，血清総コレステロール濃度を低下させる作用のあることが認められている．しかし，総エネルギー摂取に占めるリノール酸の比率で血清総コレステロール濃度低下作用は

変化し，リノール酸摂取量が15％より多くなるとコレステロール低下作用が認められなくなるとともに，HDL-C濃度の低下が大きくなる．一方，**n-3系多価不飽和脂肪酸**には，食用調理油由来の**α-リノレン酸**と魚介類由来の**エイコサペンタエン酸（EPA）**，ドコサヘキサエン酸（**DHA**）などがある．n-3系多価不飽和脂肪酸は，SREBP-1cを減少させ，脂肪酸合成を抑制するため，肝でのVLDL合成を抑制し，血清トリグリセリド濃度を低下させる．α-リノレン酸やEPAはLDL-C濃度を増加させないことが認められている．

③ 一価不飽和脂肪酸

一価不飽和脂肪酸でオリーブ油の主要脂肪酸である**オレイン酸**は，n-6系多価不飽和脂肪酸であるリノール酸を摂取した場合とほぼ同等にLDL-C濃度が低下し，しかもHDL-C濃度を低下させないことが報告されている．

2）植物ステロール

植物ステロールには小腸からのコレステロール吸収を抑制する作用があり，血漿コレステロール濃度低下作用を発揮する．植物ステロールは，コレステロールとほぼ同程度に胆汁酸ミセルへ溶解するため，コレステロールと植物ステロールが共存すると，コレステロールのミセル溶解量は相対的に減少する．植物ステロールの吸収率は低く，小腸内腔に残存するため，コレステロールのミセル溶解量は制限されたままとなり，コレステロールの吸収が抑制される．摂取したコレステロール，植物ステロールは，小腸上部のNPC1L1を介して取込まれるが，植物ステロールの大半はABCG5/8を介して再び小腸内腔に出現する．

3）食物繊維

血清コレステロール濃度を低下させるためには，食物繊維は水溶性，不溶性あわせて25 g/日以上を摂取することが推奨されている．水溶性食物繊維である**ペクチン，マンナン，グアーガム**などはコレステロールの吸収を抑制し，胆汁酸の再吸収を防いで便への胆汁酸の排泄量を増やすことが知られており，血清コレステロール低下作用が期待できる．不溶性食物繊維の**セルロース，ヘミセルロース**には単独ではコレステロール低下作用はみられない．水溶性食物繊維の総コレステロール低下率については，報告者により大きな差があるが，オートでは0〜－18％，サイリウムでは3〜－17％，ペクチンでは－5〜－16％，グアーガムでは4〜－17％などとなっている．

4）大豆タンパク質

大豆タンパク質は，ペプチドとなり腸管内で胆汁酸と結合して胆汁酸の再吸収を抑制することで血清コレステロール濃度低下作用を示す．さらに，肝臓でのLDL受容体の活性を高めることで，コレステロールの取込みを促進する働きがあることも明らかになっている．

5）コレステロール摂取量

1日に必要量とされているコレステロール量（1〜1.5 g）のうち，生体内で合成されるコレステロール量は約80％，食事から摂取されるコレステロール量は約20％である．生体内でコレステロール濃度を恒常性に保つ力が強いため，摂取コレステロールが血清のコレステロールに及ぼす影響は少ない．ただ，コレス

テロールの摂取量に対する血清リポ蛋白の応答は個体差が大きく，コレステロールの摂取で血清コレステロール濃度が増加しやすい人（**レスポンダー**）と増加しにくい人（**ノンレスポンダー**）がいることが知られていて，高コレステロール血症が持続する場合は，日本人の摂取量が 350 mg/日 前後であることもあり，コレステロールの摂取量を 300 mg 以下/日 にすることで十分と考えられている．コレステロールは卵類，バター，レバーやモツなどの内臓類に多く含まれており，鶏卵 1 個 50 g にコレステロールは 210 mg 含まれているので，卵黄のコレステロール以外のルテインなどの抗酸化成分，卵白のアルブミンなどの栄養成分を考えると，鶏卵 1 個の摂取は十分可能である．

6) ビタミン，ポリフェノール

ビタミン E，ビタミン C，カロテノイド（β-カロテン，アスタキサンチンなど），ポリフェノールは LDL の酸化を抑制し，動脈硬化の発症・進展を予防するため，積極的に摂取する．

ⅱ) 高トリグリセリド血症が持続する場合

1) アルコール

アルコール摂取は肝臓での VLDL 合成を促進するため，高トリグリセリド血症が持続する場合は飲酒を控える．

2) 果糖（フルクトース）

果糖は，アルコールと同様に肝臓での VLDL の合成を促進するため，果糖の摂取制限は，血中のトリグリセリド濃度を低下させることにきわめて効果が高い．果物はビタミンなどの抗酸化物質や食物繊維の摂取源として重要だが，果糖が多いため，1 日 80〜100 kcal 以内で摂取することも必要である．

3) 脂質の種類

EPA や DHA を含む魚油の吸収は一般の植物油に比べると低く，摂取後のトリグリセリドの反応が小さい．また EPA は肝臓におけるトリグリセリドの合成を抑制し，VLDL を低下させる作用が知られている．

近年，脂肪の吸収を抑える食用油として，**中鎖脂肪酸**を含む油が注目されている．中鎖脂肪酸は，長鎖脂肪酸と消化吸収の経路がまったく異なり，胃ですべての脂肪酸がグリセロールから外れ，腸管内で胆汁酸ミセルを形成せずに吸収され，直接門脈に入るため，カイロミクロンの形成が行われない．これまでも血中のカイロミクロンが増加する高脂血症Ⅰ・Ⅴ型の食事療法に用いられてきた．

4) ポリフェノール

緑茶やウーロン茶に含まれる**ポリフェノール**は，食後のトリグリセリド濃度，体脂肪の低減効果をもつことが近年報告された．作用機構としては，膵リパーゼ活性の阻害，小腸からの脂肪吸収を抑制することが示されている．

13・4・10 脂質異常症の薬物療法

食事療法，運動療法で効果が小さい場合には，薬物療法に移行する必要がある．10 年ほど前までは，コレステロールを的確に低下させる薬剤がなかったために，現在でもコレステロール高値に無関心な人々がいることは残念なことであ

る．しかしプロブコール（probucol）が発売されてから，陰イオン交換樹脂（コレスチラミン），HMG-CoA レダクターゼ（ヒドロキシメチルグルタリル CoA レダクターゼ）阻害薬（欄外表参照）と，強力なコレステロール低下薬が出現してきた．

コレステロールが高い場合は，副作用の少ない HMG-CoA レダクターゼ阻害薬のプラバスタチン（商品名：メバロチン）が第一選択薬になる．古くから欧米で使用されている陰イオン交換樹脂コレスチラミン（商品名：クエストラン）も，安全性の高い薬剤ではあるものの服用量がグラム単位と多く，また，便秘が生じるため，なかなか服用を続けることは困難である．プロブコール（商品名：ロレルコ，シンレスタール）も，抗酸化作用を併せもっているため有用ではあるが，HDL-C の低下という副作用があり，欧米ではあまり使用されていない．また，家族性高コレステロール血症のホモ型や，重症ヘテロ型の場合には，単独でコレステロールを 220 mg/dL 以下にすることは不可能であり，2 剤併用療法あるいは 3 剤服用療法が必要となる．

中性脂肪（トリグリセリド）が高い場合は，VLDL の合成を抑制するクロフィブラート系の薬剤が第一選択薬で，クリノフィブラート（商品名：リポクリン）あるいはベザフィブラート（商品名：ベザトール）が適応とされる．ニコチン酸も VLDL の合成を抑制するが，欧米で使用される投与量では，日本人の場合顔面紅潮をひき起こすため，長期投与は難しい．しかし，Lp(a) の低下を目標とした場合，ニコチン酸は現在のところ唯一の薬剤であるため，今後再び使用される可能性もある．その他，LPL 活性を高める薬剤として，デキストラン硫酸，ポリエンホスファチジルコリン，パントテン酸などがあげられるが，効果としては補助薬として考えるべきである．

また，最近の話題では，2000 年過ぎて初めて，コレステロールの小腸での吸収部位 NPC1L1 が小腸上部で同定されたことおよび NPC1L1 での吸収を特異的に阻害する高コレステロール血症治療薬としてエゼチミブ（Ezetimibe）の開発が注目されている．腸管からのコレステロール吸収阻害により，血中のコレステロールを低下させる作用をもつ．また，エゼチミブと HMG-CoA レダクターゼ阻害薬であるシンバスタチンの配合剤が開発された．この薬剤は，肝臓でのコレステロールの合成阻害と，小腸でのコレステロールの吸収阻害の二つの作用機序により，コレステロールの供給源をブロックし，血中のコレステロール濃度を低下させる．

13・4・11 その他の治療法

a．プラズマフェレーシス　食事療法，薬物療法でもコレステロールの改善がみられない症例においては血漿交換療法（**プラズマフェレーシス**，図 13・12）が適応となる．多くは家族性高コレステロール血症のホモ型，あるいは重症ヘテロ型である．血液を静脈より採取し，血球成分と血漿成分に分離し，血漿成分をデキストランのついているカラムに通すと，アポ B をもつリポ蛋白がカラ

現在使われている HMG-CoA レダクターゼ阻害薬

- プラバスタチン（pravastatin）
- シンバスタチン（simvastatin）
- フルバスタチン（fluvastatin）
- アトルバスタチン（atorvastatin）
- ピタバスタチン（pitavastatin）
- ロスバスタチン（rosuvastatin）

ムに吸着されて，コレステロールが取除かれる．コレステロールが取除かれた血漿を血球成分と再び一緒にし，反対側の静脈に戻すという操作でコレステロールを低下させる．

プラズマフェレーシスが行われる以前には，部分回腸バイパス術や，門脈，下大静脈吻合術が行われていた時代があったが，肝性昏睡などの副作用もあり，現在ではほとんど行われない．

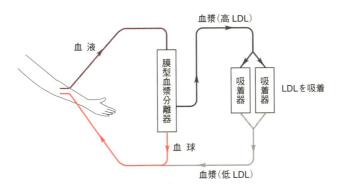

図13・12　プラズマフェレーシス

b. 肝移植　1984年，ホモ型の家族性高コレステロール血症に対する肝移植が報告された．症例は6歳の女児，3歳で心筋梗塞を発症，冠動脈バイパス術を施行，その後，バイパスが閉塞したため，心・肝同時移植を行った．1000 mg/dL以上あった総コレステロール（TC）が200 mg/dL前後まで降下し，肝のLDL受容体の重要性を再認識した症例であった．その後肝移植を行った症例は，全世界でも10例に満たず，その原因としては，術後の免疫抑制薬の管理が難しく，より管理の容易なプラズマフェレーシスに治療が向いたことがあげられる．

c. 遺伝子治療　ホモ型の家族性高コレステロール血症に対して，LDL受容体の遺伝子を導入する治療法で，すでにラット，ウサギで成功しているが，ヒトではいまだに実用化に至っていない．

13・5　高尿酸血症，痛風

尿酸は，ヌクレオチドや核酸の構成成分であるプリン塩基（アデニン，グアニン）が代謝された（後の）最終産物である*．プリン環を化学構造にもつ物質をまとめて**プリン体**とよび，体内で合成されるものと食事由来の両者が，血中での尿酸の増減に関与している．

血中での尿酸の増加は，高尿酸血症，痛風発作をひき起こすが，尿酸は抗酸化物質であり，体内におけるSOD（スーパーオキシドジスムターゼ），カタラーゼ，グルタチオンペルオキシダーゼ，ビリルビン，アルブミンなどの他の抗酸化物質とともに，重要な役割を担っている．

*　霊長類以外の哺乳類はウリカーゼ（尿酸分解酵素）をもつが，ヒトはこの酵素を欠損しているため，尿酸が最終産物となる．プリンヌクレオチドの代謝については本シリーズ"第2巻　生化学"§14・3を参照．なお，シトシン，チミン，ウラシルのピリミジン塩基は尿素まで分解される．

13・5・1 高尿酸血症

＊ 尿酸値は，現在ほとんどの施設で自動分析装置を用いた酵素法（ウリカーゼ・ペルオキシダーゼ法）で測定している．

血清中の尿酸溶解濃度は，年齢，男女を問わず，7.0 mg/dL が上限である＊．7.0 mg/dL 以上を**高尿酸血症**と定義する．高尿酸血症は，① 尿酸産生過剰型（尿酸産生量の過剰），② 尿酸排泄低下型（尿酸排泄能の低下），③ 両者の混在した混合型に大別される（表 13・14）．

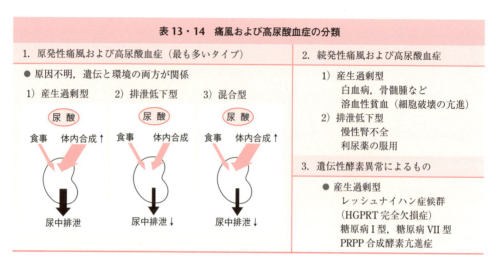

表 13・14 痛風および高尿酸血症の分類

健常男性の体内の尿酸プールは約 1200 mg，1日の産生量は約 700 mg，1日の排泄量は腎臓からは約 500 mg，腸などからは約 200 mg である．1日の食事からのプリン体摂取量は尿酸換算で 300〜400 mg で，食事からのプリン体摂取が血中の尿酸濃度に影響する．

13・5・2 痛 風

痛風は，高尿酸血症が持続した結果として関節内に析出した尿酸塩が起こす結晶誘発性の関節炎である．

成人男性に多く，以前は発症のピークが 50 歳代にあったが，最近は 30 歳代に移行している．かつては，痛風はわが国においてまれな疾患であったが，1960〜70 年代から急増し始め，1998 年度の患者数は 1989 年度の 2 倍になっている．

高尿酸血症についても，成人男性における頻度が 1960 年代の約 5% から，70〜80 年代の 15%，80〜90 年代の約 20% と，経年的な増加がみられる．女性では，閉経前で 1% 程度．閉経後も 3〜5% の頻度である．

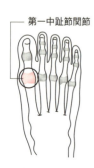

【診断】 痛風関節炎の発症は痛風発作とよばれ，以前より高尿酸血症を指摘されている患者の第一中趾節関節，足関節周囲に発赤，腫脹，疼痛を伴う急性関節炎が出現した場合に診断できる．診断基準として米国リウマチ学会のものが用いられる（表 13・15）．

痛風の初期には通常単関節のみの炎症が多い．また，初期では 3〜10 日以内に軽快する傾向がある．高脂肪食，高エネルギー食，過度のアルコール摂取，外傷などにより痛風発作が誘発されることが知られている．

体内の尿酸の蓄積は関節炎以外にもいくつかの障害をひき起こす．皮下に尿酸

塩結晶が沈着すると結節を形成し，**痛風結節**といわれる．高尿酸血症が長期間持続すると，腎髄質に間質性腎炎の所見が出現し，**痛風腎**を併発する．

表 13・15 痛風関節炎の診断基準

1. 尿酸塩結晶が関節液中に存在すること
2. 痛風結節の証明
3. 以下の項目のうち 6 項目以上を満たすこと
   - a) 2 回以上の急性関節炎の既往がある
   - b) 24 時間以内に炎症がピークに達する
   - c) 単関節炎である
   - d) 関節の発赤がある
   - e) 第一中趾節関節の疼痛または腫脹がある
   - f) 片側の第一中趾節関節の病変である
   - g) 片側の足関節の病変である
   - h) 痛風結節（確診または疑診）がある
   - i) 血清尿酸値の上昇がある
   - j) X 線上の非対称性腫脹がある
   - k) 発作の完全な寛解がある

検査所見 痛風発作の最も確実な証明は，関節液中に針状の尿酸塩結晶を貪食した多核白血球を見つけることである．この結晶は通常の顕微鏡でも見えるが，偏光顕微鏡下で負の複屈折を示す針状物を証明すれば確実である．発作時には，赤沈値，CRP などが異常値を示すことが多く，血液中の白血球が増加することも多い．

治療 高尿酸血症の治療の目的は痛風発作（痛風関節炎）の発症を防止することである．また尿酸沈着による痛風腎や尿路結石の発症・進展を防止することも重要である．高尿酸血症の治療方針を図 13・13 に示す．

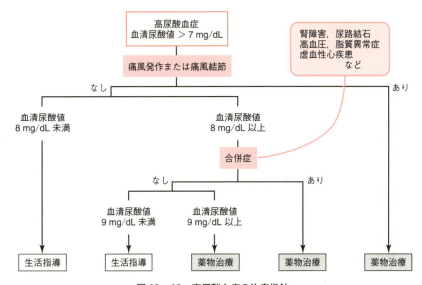

図 13・13 高尿酸血症の治療指針

一般に血清の尿酸値を 4.6〜6.6 mg/dL にコントロールすると痛風発作の発症率が低いといわれている．また同時に，尿酸値には，耐糖能異常，肥満などの指標としての役割もあって，高尿酸血症にはこれらの生活習慣病が合併していることが多い．こうした点から，血清尿酸値は 6 mg/dL 以下にすることが望ましいとされている．

このためには，まずプリン体摂取の制限，水分摂取，アルコール制限などの食

事療法が必要である．

　プリン体は，欧米の肉食を中心とした食事に多いとされてきたが，動物の内臓，骨髄，魚の干物に特に多く含まれる（図13・14）．これらの食品を控えるとともに，骨髄でダシをとるスープ，ラーメンのスープなどにも注意が必要である．1日に摂取するプリン体量は，300〜400 mg以下が望ましい．

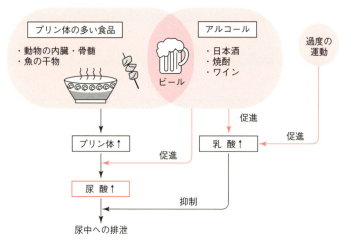

図13・14　食事と高尿酸血症

　水分の摂取は，尿中の尿素の溶解度を高め，尿管結石を防止するうえからも重要である．1日2000 mL以上の尿量を保つことが求められ，このためには，1日に1000 mLの水分補給が必要である．

　高尿酸血症における尿管結石の防止には，尿のアルカリ化を促進する食品の摂取も重要である．カルシウム，カリウム，ナトリウム，鉄，マグネシウムなどのミネラルを含む食品をアルカリ化食品とよぶが，野菜，海藻類などのアルカリ化食品も摂取する．なお，リン，硫酸，塩素などのミネラルを含む食品は酸化食品で，尿を酸性に導き，尿酸による尿管結石を生じやすい．

　アルコールは，体内でプリン体の分解を促進して，尿酸を増加させる．また，アルコールは，アセトアルデヒド，酢酸，アセチルCoAと分解されていくが，このときNADHが増加し，乳酸生成を増加させる．乳酸の増加は尿酸の排泄を抑制する．尿酸の合成促進と尿酸の排泄抑制の両方から，アルコール摂取は血中の尿酸増加に働くので，制限が必要である．なかでもビールにはプリン体が多く含まれていて，尿酸を増加させる．

　食事療法により目的値に達成しないときには，薬物療法を併用する．無症状性高尿酸血症においては，血清尿酸値9 mg/dL以上が薬物療法の適応と考えられている．尿酸降下薬には，尿酸排泄促進薬と尿酸生成抑制薬がある．

　痛風の発作時には薬物療法を行う．コルヒチン，非ステロイド性抗炎症剤，ステロイド薬の3剤で，コルヒチンは，発作の前兆期に投与すると有効である．また非ステロイド性抗炎症薬も症状が軽快すれば投与を中止することが原則である．

13・6 先天性代謝異常症

13・6・1 先天性代謝異常症とは

先天性代謝異常症とは，単一遺伝子病のうち，**酵素**や**ホルモン**などの**機能タンパク質遺伝子**や，**受容体**などの**構造タンパク質遺伝子**に変異や欠失を生じることにより，生体内の代謝に異常をきたす疾患である．代謝異常の結果，生体にとって必要な物質が欠乏する，あるいは生体にとって有害な物質が蓄積されることにより，そのほとんどが出生後に進行性に発症する．一方で，早期診断により治療や軽症化を図ることが可能な疾患も多く，新生児マススクリーニングの対象となっている．

頻度は約1400出生に1人と推定されており，単一遺伝子病の15%以上が先天性代謝異常症であると考えられる．

単一遺伝子病: メンデル遺伝病ともよばれる．単一の遺伝子の異常により発症する疾患の総称．

13・6・2 先天性代謝異常症の発症機序

ヒトでは，1～22番の常染色体が2本1組ずつ44本に，女性では性染色体としてX染色体が2本1組，男性ではX染色体とY染色体が各1本ずつ組になっている．遺伝子はそれぞれの染色体に座位をもつため，大部分の遺伝子は二つずつ存在する．

二つの遺伝子のうち一方に変異や欠失が生じても，遺伝子によりコードされるタンパク質が酵素などの機能タンパク質の場合，もう一方の正常な遺伝子により

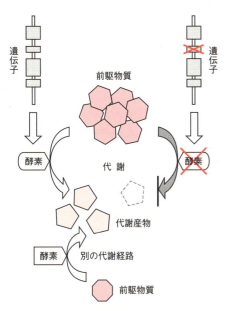

図13・15 遺伝子と代謝　機能タンパク質をコードする遺伝子双方に変異や欠失が生じた場合には，酵素などのタンパク質がうまく機能せず，代謝前駆物質が蓄積する，あるいは代謝産物が不足するため，発症する．

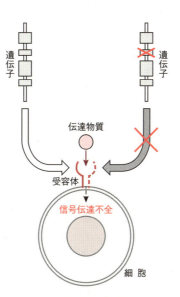

図13・16 遺伝子と信号伝達　二つの遺伝子により受容体などの構造タンパク質を生成する場合，一方の遺伝子に変異や欠失があるだけで正常な構造を形成できず，信号伝達などがうまく行えなくなり発症する．

つくられるタンパク質が機能を補うため，通常は発症しない．しかし，二つの遺伝子双方に変異や欠失が生じた場合にはタンパク質がうまく機能せず，代謝前駆物質が蓄積する，あるいは代謝産物が不足するため，症状を発症する（図13・15）．これは劣性遺伝形式に従い，先天性代謝異常症の大部分はこの機序により発症する．

遺伝子に新生突然変異のないかぎり，**常染色体劣性遺伝**形式では両親のいずれもが，**X連鎖劣性遺伝**形式では母親が保因者であり，1対2本の染色体の片方の遺伝子に変異・欠失を認める．保因者では，もう一方の染色体上の遺伝子は正常であるため，変異・欠失のある遺伝子の機能を補うため，症状はないか，あっても軽度となる．

一方，二つの遺伝子のそれぞれが，受容体などの構造タンパク質を生成する場合，一方の遺伝子に変異や欠失があるだけで正常な構造を形成できないため，生体内での情報伝達などがうまく行えなくなり，症状を発症する（図13・16）．これは**常染色体優性遺伝**形式に従う．

13・6・3 先天性代謝異常症の検査

体液（血液や尿）や臓器における**酵素活性**の測定，異常代謝産物の同定（メタボローム解析）などの**生化学的遺伝子検査**による診断が可能である．わが国では，1997年から全国で**新生児マススクリーニング**として，① フェニルケトン尿症，② メープルシロップ尿症，③ ホモシスチン尿症，④ ガラクトース血症，⑤ 先天性甲状腺機能低下症，⑥ 先天性副腎過形成などの疾患に関して，生後数日の新生児のかかとから極少量の血液を採取して，検査が行われてきた．

2014年現在，19種類の疾患の拡大スクリーニングが行われている*（表13・16）．なお，マススクリーニングの検査対象疾患の選定は各自治体に任されているため，より多くの疾患を対象としている自治体もある．

* 従来，新生児マススクリーニングは，ガスリー法やボイトラー法，ELISA法などにより検査が行われてきたが，2011年3月の厚生労働省からの勧告通達により，タンデムマス法による検査の導入が進められてきている．タンデムマス法は，タンデム型質量分析計を利用して体液中の物質を分析する検査で，微量の検体から代謝異常症の診断を行うことができる．

表13・16 拡大スクリーニング対象疾患 括弧内は検査法

(a) アミノ酸代謝異常（タンデムマス法）
 1) フェニルケトン尿症
 2) ホモシスチン尿症
 3) メープルシロップ尿症
 4) シトルリン血症1型
 5) アルギニノコハク酸尿症

(b) 有機酸代謝異常（タンデムマス法）
 1) メチルマロン酸血症
 2) プロピオン酸血症
 3) イソ吉草酸血症
 4) メチルクロトニルグリシン尿症
 5) ヒドロキシメチルグルタル酸血症
 6) 複合カルボキシラーゼ欠損症
 7) グルタル酸血症1型

(c) 脂肪酸代謝異常（タンデムマス法）
 1) MCAD 欠損症
 2) VLCAD 欠損症
 3) 三頭酵素欠損症
 4) CPT-1 欠損症

(d) 糖質代謝異常（ボイトラー法など）
 1) ガラクトース血症

(e) 内分泌疾患（ELISA法）
 1) 先天性甲状腺機能低下症
 2) 先天性副腎過形成

† MCAD: 中鎖アシル CoA デヒドロゲナーゼ，VLCAD: 極長鎖アシル CoA デヒドロゲナーゼ，CPT: カルニチンパルミトイルトランスフェラーゼ

なお，一部では**遺伝カウンセリング**実施後に保因者診断も含めた遺伝子診断が行われているが，一般的ではない．

13・6・4　先天性代謝異常症の症状と治療

先天性代謝異常症は，必ずしも新生児期・乳幼児期から発症するわけではなく，学童期・思春期・成人期に発症する場合もある．また，新生児期には哺乳障害や筋緊張低下などの非特異的な症状しか示さない場合も多い．乳児期以降は，精神発達遅滞や痙攣発作，肝・脾腫，骨格異常，眼症状，消化器症状，皮膚症状など多彩な症状を示す．

治療法としては，
1) 代謝の前駆物質の摂取制限（食事・栄養療法など）
2) 異常代謝物質の体外への除去（血液透析など）
3) 欠失している酵素の酵素製剤などによる補充（**酵素補充療法**）
4) 骨髄移植や肝移植などによる正常な代謝を行える細胞の導入
5) 他の代謝経路にかかわる酵素の活性化
6) 代謝異常により欠乏している物質の補充
7) 正常遺伝子を導入する遺伝子治療

などがあるが，遺伝子治療はまだ臨床的には確立した治療法とはなっていない．

生後初期に非特異的な症状から先天性代謝異常症を疑って検査・診断することにより，症状の発症予防や軽症化が図れる疾患である．

13・6・5　おもな先天性代謝異常症

おもな先天性代謝異常症の原因，発症頻度，症状と治療法の概略を以下に列記する．

a. アミノ酸代謝異常症

- **フェニルケトン尿症**：原因はフェニルアラニンヒドロキシラーゼ異常（またはその補酵素であるテトラヒドロビオプテリンの合成・再生系異常）．発症頻度 6 万分の 1．生後数カ月ごろから始まる精神発達遅滞，毛髪・皮膚低色素，特有の尿臭（ネズミ尿臭），痙攣発作などの症状がみられる．治療はフェニルアラニン制限食が基本となるが，一部にテトラヒドロビオプテリン補充が有効な症例もある．

- **ホモシスチン尿症**：原因はシスタチオニン β 合成酵素異常で発症頻度は 80 万分の 1 である．1 歳ごろから始まる精神発達遅滞，幼児期より目立つ長い四肢・指趾などのマルファン症候群に類似した体形や水晶体脱臼に起因する視力低下，痙攣発作，血栓・塞栓症などの症状がみられる．治療はピリドキシン（ビタミン B_6）ならびに葉酸投与などのビタミン療法やメチオニン制限（シスチン添加）食．

- **メープルシロップ尿症**　原因は分枝 2-オキソ酸デヒドロゲナーゼ複合体異常．発症頻度 50 万分の 1．病名は尿臭がメープルシロップ様であることに由来する．新生児期に発症して進行性の脳症を呈する重症の古典型と，新

遺伝カウンセリング：疾患の遺伝学的関与について，その医学的・心理学的影響，および家族への影響を人々が理解し適応していくことを助けるプロセス．情報提供と心理支援の両者から構成される．

生児期に異常はないもののその後，精神・運動発達遅滞や進行性あるいは変動性の神経症状，ケトアシドーシスを呈するいくつかの型に分かれる．治療はケトアシドーシスなどの急性期症状の対症療法と分枝アミノ酸（バリン，ロイシン，イソロイシン）制限食．一部にチアミン投与が有効な症例もある．

b. 有機酸代謝異常症

- **メチルマロン酸血症**：原因はメチルマロニル CoA ムターゼ異常（またはその補酵素であるコバラミン代謝異常）．発症頻度は 8 万分の 1．症状は新生児期・乳児期からみられる哺乳障害，嘔吐，筋緊張低下，呼吸障害，嗜眠などで，ケトアシドーシスや高アンモニア血症を認め予後不良．治療としては，ヒドロキシコバラミン（ビタミン B_{12}）の投与を行い，効果が乏しい場合には食事療法（イソロイシン，バリン，メチオニン，トレオニン制限食），カルニチン投与などを行う．

- **プロピオン酸血症**：原因はプロピオニル CoA カルボキシラーゼ異常．発症頻度は重症型は 40 万分の 1，軽症型は 3 万分の 1．重症型は哺乳開始後からメチルマロン酸血症と同様の症状を認め，予後不良．一方でケトアシドーシスなどを認めない軽症型もタンデムマス法の普及により多く発見されてきている．ケトアシドーシス反復例では精神発達遅滞も伴う．治療法はヒドロキシコバラミン非反応性メチルマロン酸血症に準ずる．

- **グルタル酸血症 1 型**：原因はグルタリル CoA デヒドロゲナーゼ異常．発症頻度は 10 万分の 1．生後 6 カ月ごろより目立つ頭囲拡大，線条体の破壊を伴う中枢神経症状としてのジストニア，ジスキネジア，アテトーゼなどの運動失調，筋緊張低下，脳萎縮などの症状を認める．治療はリシンとトリプトファンの制限食，カルニチン投与などで，発作時には対症療法を行う．早期から適切な治療が行われれば，半数以上の症例で線条体の障害や中枢神経症状の予防が可能である．

c. 脂肪酸代謝異常症

- **MCAD 欠損症**：原因は中鎖アシル CoA デヒドロゲナーゼ（MCAD）異常．発症頻度は 12 万分の 1．新生児期・乳児期の空腹時・感染症罹患時に低ケトン性，低血糖症や高アンモニア血症をきたし，嘔吐，意識障害，痙攣発作などを起こす．治療としては，飢餓による低血糖状態を避けることが基本となる．カルニチン補充や，コーンスターチ療法が行われることもある．

d. 糖質代謝異常症

- **ガラクトース血症 I 型**：原因酵素はガラクトース-1-リン酸ウリジルトランスフェラーゼ．発症頻度は 90 万分の 1．哺乳開始後，下痢や嘔吐などの消化器症状のほか，低血糖，肝機能障害，白内障，感染症の合併などがみられ，乳糖（ラクトース）除去を行わなければ致死的．治療は乳糖除去ミルク，乳糖除去食，ガラクトース制限食．

- **糖 原 病**：原因はグリコーゲンの分解に必要な種々の酵素の欠損．グリコーゲンがおもに肝臓に蓄積する肝型糖原病と，筋肉に蓄積する筋型糖原病が

ある.

肝型糖原病には，グルコース-6-ホスファターゼ欠損によるIa型，グルコース-6-ホスファターゼトランスポーター異常によるIb型，グリコーゲン脱分枝酵素欠損によるIII型，グリコーゲン分枝酵素欠損によるIV型，肝ホスホリラーゼ欠損によるVI型，ホスホリラーゼキナーゼ欠損によるIX型があり，肝腫大のほかさまざまな症状を伴う．III型やIV型は筋症状も伴う．

筋型糖原病には，細胞内小器官のリソソーム酵素のうちα-グルコシダーゼの欠損または活性低下により細胞内にグルコースが蓄積し細胞障害をひき起こすリソソーム病の一つであるII型（ポンペ病）や，筋ホスホリラーゼ欠損によるV型，ホスホフルクトキナーゼ欠損によるVII型などがあり，筋力低下や筋痛などの症状を呈する．ポンペ病には酵素補充療法が有効である．

重要な用語

アディポサイトカイン	高尿酸血症	動脈硬化
遺伝カウンセリング	コレステロール	トリグリセリド
インスリン	脂質異常症（高脂血症）	尿　酸
LDLコレステロール	受容体	肥満/肥満症
カイロミクロン	新生児スクリーニング	フェニルケトン尿症
グリコヘモグロビンA1c	先天性代謝異常症	ホルモン
血　糖	痛　風	メタボリックシンドローム
酵　素	低血糖	メープルシロップ尿症
酵素補充療法	糖尿病/糖尿病合併症	リポ蛋白

14 消化器系の疾患

1. 消化器系は大きく分けて，消化管（口腔内，食道，胃，小腸，大腸など）と肝臓，胆嚢，膵臓からなる．
2. 消化器系の働きは，食物を体内に摂取し，消化・吸収・排泄を行うことである．
3. 消化器系に不調をきたすと腹痛や吐き気，食欲不振，下痢，便秘など，生活の質を落とすさまざまな症状が出現する．
4. 消化管の疾患としては，良性疾患（逆流性食道炎，胃・十二指腸潰瘍，急性・慢性胃炎，潰瘍性大腸炎，クローン病など）と悪性疾患（食道がん，胃がん，大腸がんなど）がある．潰瘍性大腸炎やクローン病は良性疾患であるが，難治性である．
5. 肝臓・胆嚢・膵臓の病気には，良性疾患（ウイルス性肝炎，胆石症，胆嚢炎，膵炎など）と悪性疾患（各臓器のがんなど）がある．わが国の肝臓疾患の 90 % がウイルス感染によるものとされ，そのほか，アルコール性肝障害，肥満や糖尿病に伴う脂肪肝などがある．

14・1 消化器系の構造

消化器系は，口腔，咽頭，食道，胃，小腸，大腸，直腸，肛門までの**消化管臓器**と，唾液腺，肝臓，膵臓，胆嚢などの消化酵素を産生・分泌する**付属器**からなる（図 14・1）．消化器系のおもな機能は，食物の摂取，消化，吸収，残渣の排泄である．

口腔から食道までと肛門管は，**重層扁平上皮細胞**であり，胃から直腸までは，吸収と分泌を行う**単層円柱上皮細胞**である．消化管は粘膜，粘膜下層，筋層，漿膜からなる．しかし，食道だけは漿膜がなく，疎性結合組織からなる外膜で覆われている．

a. 食 道 食物を**蠕動運動**により胃に運ぶ働きがある．食道の筋層は**内輪走筋**と**外輪走筋**であり，上部 1/3 が**横紋筋**，下部 1/3 が**平滑筋**からなり，中部 1/3 は両者の移行部となっている．食道下部には，**下部食道括約筋（LES）**が存在し胃内物の逆流を防ぐ機能がある．

LES: lower esophageal sphincter

b. 胃 胃液により食物の消化を助け，また**胃酸**による殺菌作用がある．胃には，**噴門腺，胃底腺，幽門腺**の三つがある（図 14・2）．噴門腺は粘液細胞，胃底腺は主細胞，壁細胞，副細胞，内分泌細胞，幽門腺は粘液細胞，内分泌細胞からなる．

食物を摂取したときの胃酸の分泌調節は，脳相・胃相・腸相に分けられる．**脳

相では，嗅覚や視覚により迷走神経が刺激され，迷走神経から指令が壁細胞とG細胞に伝達され，壁細胞からは胃酸，G細胞からはガストリンが分泌される．**胃相**では，胃内での食物の物理的刺激や化学的刺激が胃液の分泌を促進する．**腸相**では，食物が十二指腸に入ることにより，十二指腸のS細胞からセクレチンが分泌され，ガストリンと胃酸の分泌を抑制する．

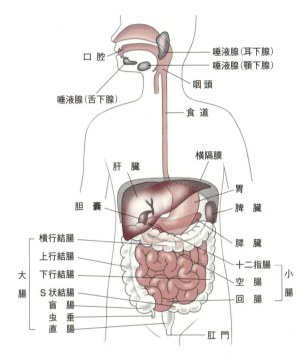

図 14・1　消化器系（食道～肛門）

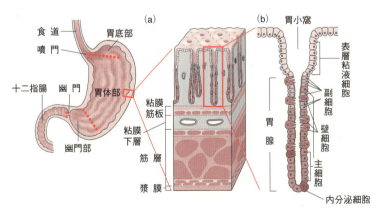

図 14・2　胃腺（a）と粘膜上皮細胞（b）

　胃の筋層は，**内斜筋**，**中輪筋**，**外縦筋**の三層構造であり，消化された食物が十二指腸へ送り込まれるように働く．
　c. 十二指腸　幽門からトライツ靭帯までの小腸の一部で長さ 20～25 cm の消化管である．胆汁，膵液などの消化液が十二指腸に分泌され，食物の消化に

働く.

d. 小 腸 幽門から回盲弁までの消化管であり,十二指腸,空腸,回腸と分けられる.空腸,回腸は長さ6〜7mで,**輪状ひだ**があり,**絨毛**,**微絨毛**が発達している.このことにより,効率よく栄養素や水分を吸収する(図14・3).

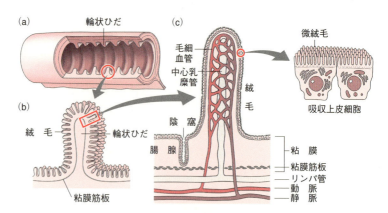

図14・3 小腸の構造 (a) 小腸内壁の輪状ひだ. (b) 輪状ひだの拡大断面図. (c) 絨毛の拡大断面図.

e. 大 腸 盲腸,上行結腸,横行結腸,下行結腸,S状結腸,直腸からなる.おもに水分吸収が行われ,残りの食物の残渣を糞便として体外へ排泄する働きがある.

f. 肝 臓 重さ1.2〜1.5 kgで,成人の体重の約2%に値する体内の最大の臓器である.横隔膜直下に位置し,左葉,右葉,方形葉,尾状葉に分けられる.消化にかかわる胆汁生成のほか糖質などの貯蔵,異物代謝などさまざまな作用がある.

g. 胆 嚢 肝臓の下に位置し,肝臓でつくられた胆汁が十二指腸に移送される胆管の途中にある袋状の臓器である.胆汁を一時的に貯めて濃縮する作用がある.

h. 膵 臓 胃の裏側に位置し,成人では長さ約15 cmのくさび型の臓器である.膵臓の働きには,トリプシン,アミラーゼ,リパーゼなどの消化酵素を含んだ膵液を産生し,膵管を通して十二指腸へ分泌する外分泌作用と,インスリンやグルカゴンなどのホルモンを分泌して血糖値を調節する内分泌作用がある.

14・2 口〜食道の疾患

14・2・1 口内炎

病態 口腔粘膜(硬・軟口蓋,頬粘膜,歯肉,舌)の広い範囲に起こる粘膜の炎症の総称である.

成因 免疫力の低下,ストレスや栄養障害(ビタミン不足),ベーチェット病などの全身疾患に伴う**アフタ性口内炎**がある.また,虫歯,入れ歯の不具合,薬品の刺激などにより生じる**カタル性口内炎**,ウイルス感染による**ウイルス性口**

内炎, 食物, 金属などのアレルギーによる**アレルギー性口内炎**などがある. さらにカビや細菌が原因となる口内炎や喫煙の習慣のある人に認める**ニコチン性口内炎**がある.

症状 アフタ性口内炎, アレルギー性口内炎, ニコチン性口内炎では, 口腔内に円形, 楕円形の潰瘍ができる. カタル性口内炎では, 口腔粘膜が発赤し, 痛みが強く, 食物がしみたり, 口臭がひどくなることもある. ウイルス性口内炎では, 粘膜に水疱ができ, 破れるとびらんや潰瘍になる.

診断 症状, 経過より原因となる疾患を疑い, それぞれに応じた検査を行う. 細菌感染を疑う場合は培養検査, ウイルス感染を疑う場合は抗体価の検査を行う. 全身疾患に伴う場合は, 原疾患の検査を行う.

治療 感染が原因の場合は抗菌薬を投与し, 刺激となる原因物質がある場合は, それらを避ける. 口腔内の清潔を保つためのうがいと, 口腔内副腎皮質ホルモン薬（ステロイド）の軟膏などを使用する. また, 全身疾患に伴うものは原疾患の治療を行う. 疼痛がある場合は, 食事の形態や温度などにも注意する. 食事量が低下し, 栄養状態が悪化しないように気をつける.

14・2・2 舌　炎

病態 口腔内炎症が舌に起こったものである.

成因 感染, 化学物質による刺激や物理的刺激, 全身疾患に伴うものなどさまざまである.

診断 口内炎と同様に原因検索を行う.

治療 口腔内の清潔を保つためにうがいを行う. ときに口腔内ステロイド軟膏を使用する. 全身疾患に伴うものは原疾患の治療を行う. 口内炎に対する治療に準ずる.

14・2・3 胃食道逆流症（GERD）

病態 逆流防止機能の低下のため, 胃液や胆汁・膵液および食物からなる胃・小腸内容物が食道に逆流し, 食道粘膜に障害が起こった状態である（図 14・4）.

成因 食道裂孔ヘルニアや加齢により, 胃食道逆流を防止する**下部食道括約筋（LES）**が十分に働かないことによる. また, **胃酸分泌を増加させる食物**やベルト, コルセットなどによる腹部の締めすぎによる**腹圧の上昇**, ストレスによる**食道知覚過敏**が原因となる.

症状 胸やけ, 心窩部痛, げっぷ, 喉の違和感, 持続する咳嗽(がいそう), 胸痛など.

診断 自覚症状および問診より本疾患を疑い, 内視鏡検査にて診断する. また, pH モニタリングなどの検査を行う.

治療 日常生活の注意点としては, 食べ過ぎ, 飲み過ぎなどの食生活に注意し, 特にタンパク質や脂肪分の多い食事やチョコレート, コーヒー, 炭酸飲料, アルコール, タバコなどを控える. 肥満や便秘も腹圧を上げ, 胃食道逆流症の原因となる. 就寝前 2 時間は食べることを控え, 就寝時には逆流を予防するため上体を少し起こした姿勢で寝るように心がける.

GERD：gastro-esophageal reflux disease

pH モニタリング：微小電極を経鼻的に食道内へ挿入し, 食道内の pH 変化を 24 時間測定する.

ヒスタミン H_2 受容体遮断薬やプロトンポンプ阻害薬などの制酸薬や上部消化管運動機能亢進薬にて治療を行う.

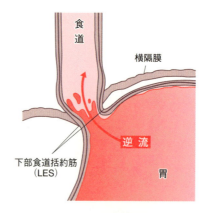

図 14・4 胃食道逆流症

14・2・4 嚥下障害

病態 正常の嚥下経路に狭窄をきたす疾患や運動が障害される疾患により嚥下障害が生じる.

成因 口腔,咽頭,喉頭,食道の腫瘍や炎症による**狭窄**と,脳血管障害,脳腫瘍,頭部外傷,脳炎などに伴う**中枢神経障害**やパーキンソン病,筋萎縮性側索硬化症などの変性疾患による**運動障害**が原因となる.また**加齢**に伴う変化(唾液量の減少,感覚障害,喉頭の機能低下)なども嚥下障害の原因となる.

診断 原因となる口腔,咽頭,喉頭,食道の良性・悪性疾患や周囲臓器の疾患,全身疾患の有無を含めて,内視鏡検査,頸・胸部 CT 検査を行う.

治療 原因となる疾患の治療を行う.

14・3 胃〜小腸の疾患

14・3・1 胃炎

病態 急性胃炎と慢性胃炎に分けられる.**急性胃炎**は,何らかの刺激により胃粘膜に発赤,浮腫などがひき起こされた急性胃粘膜障害である.一方,**慢性胃炎**は,長期にわたり胃粘膜が障害され,慢性炎症と胃粘膜の萎縮性変化をきたしたものである.

NSAID: non-steroidal anti-inflammatory drug

成因 急性胃炎は,**非ステロイド性抗炎症薬(NSAID)**などの薬剤,暴飲暴食,ストレスや**ヘリコバクター・ピロリ**(*H. pylori*)の感染によって起こる.慢性胃炎の原因は大部分がピロリ菌感染であり,そのほかに自己免疫を原因とする自己免疫性胃炎がある.

ピロリ菌はグラム陰性桿菌で鞭毛をもったらせん状の形態をしており,ピロリ菌の持続感染は,慢性胃炎,胃・十二指腸潰瘍,胃がんの原因となる.多くは幼少時の口から口,便から口への感染であり,成人後はほとんど感染しないとされている(感染は数%).日本人の約 60 %が感染しているといわれているが,近年

の環境衛生の改善により，若年者では感染率が低い．高齢者で感染率が高いのは，幼少時にすでに感染していたためである（図14・5）．

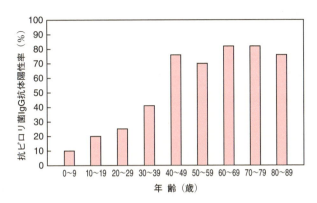

図14・5　年代別ピロリ菌感染率　[M. Asaka *et al*., *Gastroenterology*, **102**, 760 (1992) より一部改変]

症状　上腹部痛，悪心・嘔吐，食欲不振などの症状から急性胃炎を疑う．慢性胃炎は，上腹部痛や胃のもたれ感などの不定愁訴から疑うが，無症状の場合もある．

診断　症状および問診から胃炎を疑う．症状が持続する場合は，上部消化管内視鏡検査，上部消化管造影検査にて診断する．ピロリ菌の検査法としては，内視鏡を用いる方法と血液検査，呼気検査，尿検査，便検査で行う方法がある．

治療　急性胃炎は，薬剤や食生活，ストレスなど原因となるものを避けることにより改善する場合が多い．症状が強い場合は，酸分泌抑制薬や粘膜保護薬による内服治療を行う．慢性胃炎でピロリ菌が原因の場合は，除菌治療を行う．

14・3・2　胃・十二指腸潰瘍

病態　胃・十二指腸粘膜に粘膜筋板を超えた組織欠損が生じたものを**潰瘍**という．潰瘍よりも浅く粘膜層に欠損が限局するものを**びらん**という．

成因　正常な状態では，**攻撃因子**（胃酸や消化酵素）と**防御因子**（粘膜保護）のバランスが成り立っている．しかし，ピロリ菌感染やNSAIDの内服，ストレスなどでバランスが崩れることにより胃・十二指腸潰瘍が発生する（図14・6）．

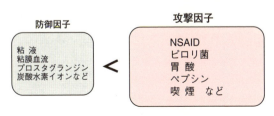

図14・6　消化性潰瘍の病態

症状　心窩部痛や悪心，嘔吐を繰返す．また，潰瘍から出血している場合は，吐血（コーヒー残渣様）や下血（タール便）を認める場合もある．胃潰瘍は

食後，十二指腸潰瘍は空腹時に症状が強くなる特徴がある（表14・1）．

診断 自覚症状と問診から原疾患を疑い，上部消化管内視鏡検査を施行し診断する．

表14・1 胃潰瘍と十二指腸潰瘍

	胃潰瘍	十二指腸潰瘍
年齢	40〜60歳代	20〜40歳代
症状	食後に多い	空腹時に多い
胃酸分泌	少ない	多い
好発部位	胃角部小彎側 胃体部後壁（高齢者）	球部前壁

治療

1) **薬物治療**: ヒスタミン H_2 受容体遮断薬やプロトンポンプ阻害薬，粘膜保護薬，プロスタグランジン製剤の投与を行う．NSAID が原因と考えられれば，可能なかぎり中止とする．ピロリ菌感染が原因であれば除菌治療を行う．
2) **内視鏡治療**: 吐血，下血がみられ，内視鏡にて出血点が明らかであれば，内視鏡的止血術を行う．大量出血ではショックを呈することがあるので，その場合は，輸液，輸血などを優先にし，全身状態を安定させてから内視鏡治療を検討する．
3) **食事療法**: 急性期には，絶食として点滴にて加療を行う．食事摂取が可能な場合は，胃酸の分泌を促進しないような内容とする．アルコールや香辛料などの刺激物や熱いもの冷たいものは控える．また，胃内に残りやすい脂肪分の多いものや硬いものは避ける．

14・3・3 タンパク質漏出性胃腸症

病態 消化管粘膜からタンパク質，特にアルブミンが管腔に漏れ出ることにより，低タンパク質血症をきたす症候群である．

表14・2 タンパク質漏出性胃腸症の原因

(a) 小腸疾患・大腸疾患	(b) 胃疾患
・リンパ管拡張症	・メネトリエ病
・クローン病	・好酸球性胃腸症
・潰瘍性大腸炎	(c) 消化管以外の疾患
・セリアック病	・うっ血性心不全
・腸結核	・収縮性心外膜炎
・悪性リンパ腫	・フォンタン手術後
・アレルギー性胃腸症	・肝硬変
・非特異的小腸潰瘍	・全身性エリテマトーデス（SLE）
・ウィップル病	・強皮症
・クロンカイト・カナダ症候群	・ヘノッホ・シェーンライン紫斑病
・アミロイドーシス	・後腹膜線維症
	・低 γ グロブリン血漿

成因 原因が不明な点も多いが，腸管リンパ系の異常，毛細血管透過性の亢進，消化管粘膜上皮の異常が考えられている（表 14・2）．

症状 下痢，悪心，嘔吐，腹痛などの消化器症状，浮腫，腹水・胸水貯留などの低タンパク血症に伴う症状を認める．

診断 便中 α_1 アンチトリプシンの定量と腸管クリアランスの測定，および ^{99m}Tc-標識ヒト血清アルブミン（^{99m}Tc-HSA）を用いた消化管シンチグラフィーにてタンパク質漏出を証明する．また，消化管内視鏡検査を行う．

シンチグラフィー: 放射線同位元素を用いた放射線画像検査．

治療 原因となる疾患に対する治療を十分に行う．リンパ管拡張症では，低脂肪・高タンパク食の摂取，中鎖脂肪酸を含む半消化態栄養剤の投与を行う．薬物療法として，浮腫に対して利尿薬やアルブミン製剤を投与するが，副腎皮質ホルモン薬の投与が有効な場合もある．

14・4 小腸〜大腸の疾患

14・4・1 クローン病

病態 主として 10 歳代後半〜20 歳代の若年者にみられ，口腔〜肛門に至るまでのすべての消化管に炎症や潰瘍が起こりうる疾患である．病変の好発部位は**回盲部**で，**非連続性**に病変を認める．病変部位により**小腸型**，**大腸型**，**小腸大腸型**に分けられる．

非連続性: ここでは，病変がとびとびにあること．

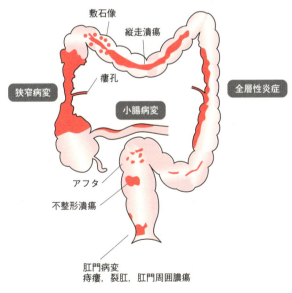

図 14・7 クローン病

特徴とする腸管病変は，**縦走潰瘍**，**敷石像**，**狭窄**，**瘻孔**などである（図 14・7）．腸管外合併症として，アフタ性口内炎（口），虹彩炎（眼），胆石症（胆嚢），原発性硬化性胆管炎（肝臓），高アミラーゼ血症，膵炎（膵臓），尿路結石，腎炎（腎臓），肛門周囲膿瘍，痔瘻（肛門），関節炎，結節性紅斑，壊疽性膿皮症（皮

敷石像: 潰瘍と潰瘍の間に残った粘膜が，盛り上がって見える像．小さな石を敷きつめた歩道にたとえられる．

瘻孔: 炎症によって腸管と腸管，腸管と皮膚に生じた管状の穴．

膚）などを認める場合がある．

成因 原因はいまだ不明であるが，**遺伝的要因**，**感染**（結核菌類似の細菌や麻疹ウイルス），**外来抗原**（食事など），**血流障害**などが考えられている．

症状 腹痛，下痢，発熱，体重減少がおもな症状である．その他，関節痛や全身倦怠感，血便などを認める．痔瘻や肛門周囲膿瘍などの肛門病変から診断されることもある．

診断 自覚症状と問診より原疾患を疑う．血液検査，糞便検査（便培養を含む），内視鏡検査，消化管 X 線造影検査，腹部 CT，MRI によって診断する．内視鏡施行時の生検組織にて**非乾酪性類上皮細胞肉芽腫**を特徴とする．

治療

1) **栄養療法***：食事刺激を取除くことで，腸管安静が保たれ腹痛や下痢などの症状の改善と消化管病変の改善が得られる．低脂肪・低残渣の食事が推奨される．**経腸栄養法**は，抗原性を示さないアミノ酸を主体として，腸管の蠕動運動を刺激する脂肪をほとんど含まない**成分栄養剤**が使用される．また，少量のタンパク質と脂肪含量がやや多い**消化態栄養剤**が用いられる．**完全中心静脈栄養**は，高度の炎症や狭窄病変を認める場合に行う．

2) **薬物療法**：栄養療法に加え，5-アミノサリチル酸製剤（5-ASA）の内服加療を行う．重症度にしたがい副腎皮質ホルモン薬（ステロイド），免疫調節薬，抗 TNF-α 受容体拮抗薬などの生物学的製剤を用いる．

3) **手術療法**：通過障害を伴う狭窄病変や穿孔，膿瘍などを併発した場合は，手術が必要となる．また，薬物療法に抵抗する場合やがんを併発した場合は，手術適応である．

14・4・2 潰瘍性大腸炎

病態 大腸の粘膜にびらんや潰瘍ができる炎症性疾患である．**再燃・寛解**を繰返す慢性の疾患である．病変は**直腸**から**連続的**に認め，病変の範囲により**直腸炎型**，**左側大腸炎型**，**全大腸炎型**に分類される（図 14・8）．

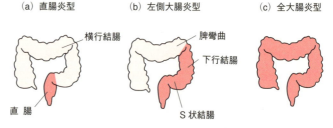

図 14・8 潰瘍性大腸炎　病変部を赤色で示す．

腸管合併症として，大量出血，中毒性巨大結腸症，がん化などを認める．**腸管外合併症**としては，アフタ性口内炎，虹彩炎，原発性硬化性胆管炎，高アミラーゼ血症，膵炎，強直性脊椎炎，関節炎，結節性紅斑，壊疽性膿皮症などを認める．

成因 腸内細菌の関与や自己免疫反応の異常，あるいは食生活の変化の関与などが考えられているが，いまだ原因は不明である．

症状 下痢，粘血便，腹痛などがおもな症状である．その他，全身倦怠感，体重減少，関節痛などを認める．

診断 自覚症状と問診より原疾患を疑う．血液検査，糞便検査（便培養を含む），下部消化管内視鏡検査，消化管 X 線造影検査，腹部 CT によって診断する．内視鏡検査時の生検組織に，て単核細胞浸潤，杯細胞の減少，腸陰窩の萎縮，陰窩膿瘍の形成が特徴的である．

治療
1) **薬物療法**: 病変範囲，活動性に応じて治療を行う．5-アミノサリチル酸（5-ASA）製剤から開始し，無効な場合は，副腎皮質ホルモン薬（ステロイド）を使用する．血球成分除去療法の併用も有効である．中等症から重症に対しては，免疫調節薬，タクロリムス，抗TNF-α 受容体拮抗薬などを使用する．
2) **手術療法**: 内科的治療が無効な場合，**穿孔**，**大量出血**，**中毒性巨大結腸症**，**大腸がん**を合併した場合は外科的手術適応である．
3) **栄養療法**: 中等症・重症例では，絶食，中心静脈栄養法による腸管安静と腸管自身への栄養補給が必要である．食事摂取可能な場合は，脂肪制限が必要である．

血球成分除去療法: 血球を体の外に取出し，白血球除去フィルターを通し，炎症にかかわる白血球を除去する．その後体内へ戻す治療法．

14・4・3 下　痢

病態 **下痢**とは，便回数の増加，便の液状化，1 日の便重量が 250 g を超える場合とされる．水分吸収障害，小腸の分泌異常亢進，腸粘膜構造の破壊，沪過増加，腸管運動の異常により下痢がひき起こされる．急性下痢，慢性下痢に分けられる．

成因 **急性下痢**はおもに感染性と薬剤性であり，**慢性下痢**は吸収不良症候群や炎症性腸疾患，内分泌腫瘍などが原因である．

診断 便の性状，血便の有無，海外渡航歴を聴取する．感染性腸炎が疑われれば，便の細菌培養検査，寄生虫卵検査を行う．また，抗生物質投与後の下痢症の場合は，*Clostridium difficile* 毒素（CD トキシン）の検査も行う．消化吸収不良が疑われる場合は，脂肪便の有無を検査する．内分泌腫瘍が疑われる場合は，血中のセロトニンおよび尿中 5-ヒドロキシインドール酢酸（5-HIAA）を測定する．その他，甲状腺ホルモンや副甲状腺ホルモンの精査を行う．膵臓疾患や悪性腫瘍，炎症性腸疾患を疑う場合は，画像検査や内視鏡検査を行い，下痢症の原因となる疾患を診断する．

治療 原因となる疾患に準じた治療を行う．

14・4・4 便　秘

病態 **便秘**とは，3〜4 日以上排便がなく，便量の減少，硬い糞便の排出のいずれかにより，排便に困難を感じる状態である．

成因 原因により，急性と慢性，機能性と器質性に分けられる（図 14・9）．**機能性便秘**は，大腸の動きの異常が原因で起こるものである．急性のものは，

食事や生活習慣の変化によるもので，食物繊維の少ない偏った食事をすることが原因となり一過性である．慢性のものは，弛緩性便秘，痙攣性便秘，直腸性便秘に分けられる．**弛緩性便秘**は，高齢者や経産婦に多く，大腸蠕動運動が弱くなり，筋力低下に伴い便を押し出すことができなくなった状態である．**痙攣性便秘**は，ストレスにより自律神経が乱れて腸が過緊張となり便の通りが悪くなった状態で，下痢と便秘を交互に繰返すことがある（**過敏性腸症候群**）．**直腸性便秘**は，便が直腸まで運ばれているにもかかわらず便意が脳に伝わらない状態で，便意を我慢しすぎること，下剤，浣腸を乱用することなどが原因である．

器質性便秘は，大腸の腫瘍や炎症，癒着，腸の形成異常により，通過障害をきたした状態である．その他，代謝・内分泌疾患，神経・筋疾患，膠原病に伴う**症候性便秘**や，カルシウム拮抗薬，麻薬，抗コリン薬，抗うつ薬，利尿薬使用時の**薬剤性便秘**がある．

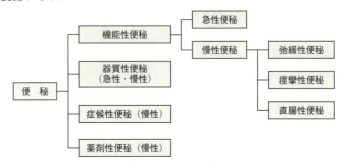

図 14・9 便秘の分類

診断 血液検査，便検査（便潜血検査），画像・内視鏡検査にて便秘の原因となる疾患を診断する．中高年で急激に発症した便秘や体重減少を伴うものは，大腸がんの可能性を考え検査を行う．

治療 水分および食物繊維を十分に摂るようにする．食後，特に朝食後に腸の運動が活発になるため，食後に排便を試みるという排便の習慣をつけるようにする．無効な場合は下剤を使用するが，原疾患の診断が重要である．

IBS: irritable bowel syndrome

14・4・5 過敏性腸症候群（IBS）

病態 発生機序は不明であるが，中枢神経系と大腸を中心とした消化管運動の異常，消化管の知覚過敏が関連していると考えられている．便秘型，下痢型，混合型に分けられる．**便秘型**では，S状結腸の運動が亢進しており，便塊の移動が妨げられる．また，**下痢型**では大腸全体が細かく痙攣し，急速に腸内容物が移動し下痢となる．

症状 腹痛，便秘または下痢，あるいは両方が交互に起こる．また，腹部膨満感，悪心，腹鳴，腹部不快感などを伴うことがある．これらの症状は排便により改善することが多い．

成因 ストレスなどの心理的要因や生活習慣の歪みなどが原因と考えられている．

診断 RomaⅢ分類が広く用いられている（図 14・10）．血液検査や便検査

では異常がなく，内視鏡検査にても器質的疾患を認めないのが特徴である．

治療　ストレスの少ない規則正しい生活を指導する．器質的な異常ではないので食事制限の必要はないが，便秘型では食物繊維や水分を多く摂取するようにする．また，下痢型では，腸粘膜を刺激するような脂肪分の多い食事や冷たいもの，刺激物は控えるようにする．薬物療法は，下剤，止痢薬，消化管機能調節薬を用いる．抗不安薬も有効な場合がある．

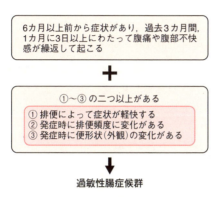

図 14・10　過敏性腸症候群の診断基準(Roma Ⅲ)

14・4・6　大腸憩室

病態　憩室とは大腸壁の一部が外側に向かって袋状に飛び出したものである．憩室の部位は，大腸の栄養血管が腸管壁を貫くところであり，過剰な腸管内圧の上昇や大腸壁の異常が関与している（図 14・11）．合併症として，憩室出血，憩室炎，憩室穿孔，狭窄などを認める．

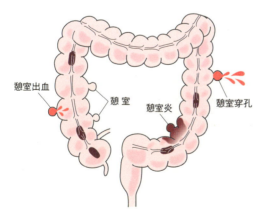

図 14・11　大腸憩室

成因　日本人では右側大腸（盲腸や上行結腸）に多くでき，欧米人では左側大腸（S状結腸，下行結腸）に多いという傾向がある．食事の欧米化や高齢化に伴い，わが国でも左側大腸の憩室が増えている．

症状　憩室炎や憩室出血の合併症を起こさなければ，無症状である．憩室炎

を併発した場合は腹痛を認め，憩室出血を併発した場合は血便を認める．

診断 腹部CT，下部消化管内視鏡検査，下部消化管造影検査（注腸検査）にて診断する．

治療 憩室炎や憩室出血の合併症を認めなければ，治療の必要はない．憩室炎を併発した場合は，絶食・輸液とし抗菌薬の投与を行う．憩室出血の場合は，内視鏡にて出血点を特定できれば内視鏡的止血術を行う．

14・4・7 虫垂炎

病態 何らかの原因で，虫垂の内部で細菌が増殖し，炎症が生じた病態である．虫垂に異物などが貯留し，細菌が繁殖することで管腔内圧が上昇し，腸管粘膜に炎症が起こると，右下腹部痛が生じる．さらに進行すると炎症が腹膜に波及し右下腹部の鋭い痛みとなる．このころには，反跳痛といった腹膜刺激症状が出現する．

成因 糞石や食物残渣，腫瘍などにより虫垂管腔が閉鎖する．閉塞に伴い内腔圧が上昇し，細菌の増殖をひき起こす．

症状 食欲不振，悪心，嘔吐，心窩部痛が生じ，右下腹部痛へ移行する．右下腹部に圧痛（マクバーニー点，ランツ点），反跳痛（ブルンベルグ徴候）を認める（図14・12）．

> ブルンベルグ徴候：腹壁を手で押したときよりも離したときに痛みが強くなる現象で腹膜炎の所見．

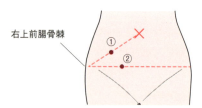

図14・12 虫垂炎における圧痛点
① マクバーニー点：へそと右上前腸骨棘を結ぶ線の外側1/3．② ランツ点：左右上前腸骨棘を結ぶ線の右外側1/3．

> CRP：C-reactive protein

診断 血液検査にて白血球数の増加，C反応性タンパク質（CRP）の上昇を認める．また，腹部CTや超音波検査にて腫大した虫垂を認める．また，虫垂周囲に膿瘍や糞石の嵌頓を認める場合がある．

治療 外科的虫垂切除，または内科的に絶食・輸液，抗生物質による保存的治療を行う．

14・4・8 セリアック病

病態 小腸上皮組織内に取込まれた**グルテン分子**の一部に対する免疫反応がきっかけとなって，自己の免疫系が小腸上皮を攻撃して炎症を起こす．これにより，小腸の絨毛上皮などが損傷し，小腸における栄養の吸収障害が起こる．欧米では増加傾向にあるが，わが国ではまれな疾患である．

成因 小麦・大麦・ライ麦などに含まれるタンパク質の一種であるグルテンに対する免疫反応が引き金になって，小腸の粘膜に慢性的炎症がひき起こされる

自己免疫疾患である．遺伝的要因が大きいとされている．

症状 特異的な症状ではないが，食欲不振，慢性の下痢，頻回の嘔吐，体重減少を認める．

診断 問診と吸収不良を示唆する検査所見などから本疾患を疑う．抗グリアジン抗体（AGA）と抗筋内膜抗体（EMA）が有用である．また，内視鏡施行時に小腸の粘膜生検を行い診断する．

抗筋内膜抗体: 腸の結合組織タンパク質に対する抗体．

治療 グルテンを含まない食品を摂ることで症状の悪化を防ぐ．

14・4・9 痔　核

病態 肛門に負担がかかると，内肛門括約筋と肛門粘膜の間にある組織に血行障害が起こり**痔核**となる．また，硬便により肛門を傷つける**裂肛**（切れ痔）が生じる．肛門管の歯状線より口側にできるものを**内痔核**，肛門側にできるのを**外痔核**という（図14・13）．

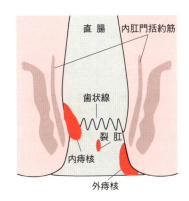

図14・13　痔　核

成因 長時間の立仕事や座り仕事などにより，肛門付近で体液がうっ滞し，肛門に負担がかかることが原因となる．また，便秘や排便時のいきみなどが原因となる．

症状 内痔核は，上直腸静脈叢の静脈瘤で排便時に出血，脱肛を伴う．疼痛は少ない（歯状線より口側は知覚神経が少ない）．外痔核は，下直腸静脈叢の静脈瘤で，血栓形成により激しい痛みを伴う．出血は少ない．裂肛は，硬便などで肛門が裂ける．痛みと出血を伴う．

診断 直腸診察，肛門鏡や下部消化管内視鏡にて診断する．直腸がんによる出血を痔からと誤解し，病気を放置している場合もあり注意が必要である．

治療 便秘・下痢をしないような食生活を行い，長時間の座りっぱなしや立ちっぱなしなどを行わないよう気をつける．粘膜保護作用，抗炎症作用のある局所薬を用いて治療を行う．保存的治療が無効な場合，外科的治療を行う．

14・4・10 イレウス（腸閉塞）

病態 何らかの原因により，腸管内容物の通過障害が起こり，腸液，ガス，糞便などが腸に停滞した状態をいう．

成因 器質的病変により**腸閉塞**が起こる**機械的イレウス**と腸管の神経障害，運動障害により閉塞の起こる**機能的イレウス**とに分けられる（図14・14）．機械的イレウスは，腸管の血行障害の有無により**単純性イレウス**と**複雑性イレウス**に分けられる．単純性イレウスは，血行障害を伴わないもので，術後の癒着や腫瘍による閉塞である．複雑性イレウスは，血行障害を伴うもので，腸重積，腸捻転，術後の癒着や索状物による腸管絞扼などであり，腸管壊死や穿孔の危険がある．

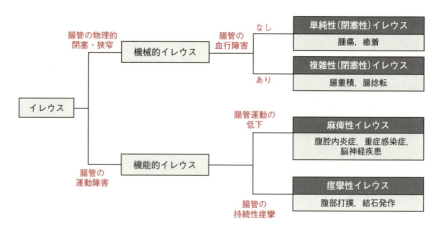

図14・14　イレウスの分類

症状 腹痛，悪心，嘔吐などがおもな症状である．
診断 腹部単純X線検査，腹部超音波検査，CT検査により診断する．
治療 絶食，輸液による脱水の改善と，イレウス管の挿入による腸管減圧，抗生物質の投与を行う．保存的治療で改善がない場合や，複雑性イレウスは外科的手術の適応となる．

イレウス管：鼻から小腸まで挿入する減圧チューブ（長さは2～3 m）．

14・5　肝臓，膵臓，胆嚢の疾患

14・5・1　急性肝炎

急性肝炎はおもにウイルスの感染によってひき起こされる肝疾患である．原因ウイルスとして**A型肝炎ウイルス**，**B型肝炎ウイルス**，**C型肝炎ウイルス**のほかに**D型肝炎ウイルス**，**E型肝炎ウイルス**があり，さらにEBウイルス，サイトメガロウイルスなどがある（表14・3）．わが国では通常，急性ウイルス性肝炎は，A型，B型，C型の感染によるもので，年間の発症数は約30万人と推定されている．

a. A型急性肝炎

病態 典型的な症状は，全身倦怠感，黄疸，発熱などである．潜伏期は2～6週間で，発症初期に38℃以上の発熱を認めることが多く，食欲不振，全身倦怠感などの全身症状が強い（図14・15 a）．予後は良好で慢性化しない．しかし，劇症肝炎に移行することがあり，急性期の経過観察が重要である．

ALT: alanine aminotransferase

診断 黄疸，肝機能異常（ALTの上昇など）から肝炎と診断され，IgM型

表14・3 急性ウイルス性肝炎の特徴

	A型肝炎	B型肝炎	C型肝炎	D型肝炎	E型肝炎
ウイルスの分類	ピコルナウイルス科	ヘパドナウイルス科	フラビウイルス科	ウイロイド	カリシウイルス科
ウイルスの遺伝子型	RNA	DNA	RNA	RNA	RNA
潜伏期	2〜6週	4〜24週	2〜16週	2〜8週	2〜8週
好発季節	冬〜春	1年中	1年中	1年中	熱帯・亜熱帯地域
感染経路	経口感染	血液感染	血液感染	血液感染	経口感染
母児間感染	なし	あり	なし	なし	なし
劇症化	まれ	約1%	まれ	2〜20%	1〜2%（妊婦では20〜30%）
慢性化	なし	まれ	高率にあり	まれ	なし

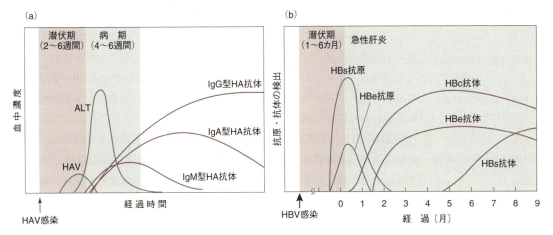

図14・15 (a) A型肝炎ウイルス（HAV）と (b) B型肝炎ウイルス（HBV）の臨床経過

HA抗体が陽性であれば確定となる．

治療 安静と栄養管理が中心となる．

b. B型急性肝炎

病態 潜伏期は1〜6カ月であり，B型肝炎ウイルス（HBV）の初感染を受けると90％は不顕性感染で，残りは急性肝炎の病型をとり治癒する（図14・15b）．予後は良好で慢性化しないとされてきたが，遺伝子型（ゲノタイプ）Aは慢性化する例が10％程度あるとされる．また，劇症肝炎を認めることがあり，急性期の経過観察が重要である．

診断 HBs抗原とIgM型HBc抗体の検出で確定できる．

治療 90％以上の症例が無治療のままHBs抗原陰性，ひき続いてHBs抗体陽性となる．このような症例に対する治療は基本的に不要である．肝病変は肝炎ウイルスそのものではなく宿主の免疫応答能に関連して起こるので，基本的には原因療法ではなく，肝細胞の庇護を目的とした対症療法を行う．

c. C型急性肝炎

病態 C型肝炎ウイルス（HCV）の感染によって起こる．症状は軽く，黄疸

がみられない例が多い．成人であっても 70 % の症例で慢性化する．

診断　HCV 抗体の陽性化には感染後通常 1〜3 カ月を要するため，早期の確定診断には HCV RNA 定性検査が行われる．

治療　慢性化予防として，インターフェロン単独治療が推奨される．

d．急性肝炎の栄養管理　病初期では，消化器症状（食欲不振，吐き気など）を認めるので食事はおもに炭水化物食（1 日 1800 kcal）とし，新鮮な果実や野菜を与える．タンパク質は消化のよいものを 1 日 50 g は与える．回復期は普通食でよい．黄疸が強いときは安静臥床が原則であり，消化のよい炭水化物を中心とした食事とする．病初期の食欲不振，悪心・嘔吐を伴うものでは輸液，ビタミン補給を行う．

14・5・2　劇症肝炎

病態　劇症肝炎とは，肝細胞破壊が過度に進行し，高度な肝機能不全と昏睡などの肝性脳症を呈する状態となった急性肝炎である．原因としてウイルスによるものが 85.5 % を占め，薬剤によるものが 13.2 % である．ウイルス性のなかでは B 型肝炎ウイルスによるものが最も多く，つぎに多いのが A，B，C 型以外のウイルスによるものである．肝重量が病状の進行とともに減少し，組織学的には肝細胞の壊死脱落と出血がみられる．

診断　肝炎のうち初発症状発現後 8 週間以内に高度の肝機能障害に基づいて昏睡 II 度以上の肝性脳症をきたし，プロトロンビン時間 40 % 以下を示すものとする．そのうちには発病後 10 日以内に脳症が発現する急性型とそれ以降に発現する亜急性型がある．

治療　劇症肝炎に移行する危険性があると判断される場合には，人工肝補助を早期に開始し，肝性脳症の改善を図り，合併症〔腎不全，DIC（播種性血管内凝固症候群），感染症，脳浮腫〕の発生を防ぐことが重要である．欧米では肝移植が第一選択となっているが，わが国でも脳死肝移植あるいは生体部分肝移植が行われるようになっている．急性 B 型肝炎重症型（プロトロンビン時間 40 % 以下）および劇症肝炎（プロトロンビン時間 40 % 以下かつ II 度以上の肝性脳症を伴う）の症例に対しては核酸アナログ製剤（ラミブジンなど）の投与が有効である．脳浮腫対策として早期からグリセロール投与を行う．

栄養管理　肝性脳症 II 度以下で経口摂取が可能な例では，食事タンパク質量の制限（40〜50 g），合成二糖類製剤であるラクツロースの経口投与を行う．経口摂取が困難な例では，中心静脈栄養管理を行う．

14・5・3　慢性肝炎

慢性肝炎（図 14・16 a）は 6 カ月以上の肝機能異常と肝炎ウイルスの持続感染によるもので，原因ウイルスの約 30 % が B 型，約 70 % が C 型である．A 型は慢性化しない．

a．B 型慢性肝炎

病態　HBV 持続感染者は大部分が自然経過で HBe 抗原セロコンバージョン

肝性脳症：肝細胞機能の著明な低下により意識障害をきたした病態．急性型は劇症肝炎でみられ，慢性型は肝硬変の非代償期にみられる．程度に応じて 5 段階に分類されている．

プロトロンビン時間：血液凝固素因の検査で，被検血漿にカルシウムイオンと組織トロンボプラスチンを加え，フィブリンが析出するまでの時間を測定し，結果を秒，活性，国際標準化比（PT-INR）などで表示する．多くの血液凝固因子は肝臓でつくられるので，肝炎や肝硬変など肝細胞障害の評価に用いられる．

DIC: disseminated intravascular coagulation
（§22・2・5 参照）

セロコンバージョン：HBe 抗原が陰性化し，HBe 抗体が陽性となることをさす．HBe 抗体が持続的に検出される場合は，存在する HBV は主としてプレコア変異株である．この変異株は通常は増殖力に乏しいが，増殖力を得た場合には重症肝炎，劇症肝炎を惹起しうる．

が起こった後に HBV DNA 量が減少し，HBe 抗原陰性の非活動性キャリア（保因者）となり ALT（GPT）値が持続的に正常化する．その場合，病期の進行や発がんのリスクは低く，長期予後は良好である．しかし，約 10 % で HBe 抗原陽性あるいは陰性の慢性肝炎を経て，肝硬変へと進展しうる．肝硬変まで病期が進行すれば年率 5〜8 % で肝細胞がんが発生する．

診断 肝機能検査で血清 AST（GOT），ALT（GPT）の上昇，硫酸亜鉛混濁試験（ZTT），チモール混濁試験（TTT），γグロブリンの上昇などにより慢性肝炎と推定されるが，確定診断は肝生検により組織学的に診断する．HBe 抗原は HBV 増殖を反映するマーカーとなり，HBe 抗原から HBe 抗体へセロコンバージョンすると約 80 % の例で肝炎は鎮静化に向かう．

治療 インターフェロンや核酸アナログ製剤が使用される．若年者では PEG-IFN が第一選択となる．治療により，ALT の正常化，HBe 抗原セロコンバージョンや HBV DNA 陰性化を図る．SNMC 療法，グリチルリチン製剤，ウルソデオキシコール酸は，ALT の改善を目的として使用される．

b. C 型慢性肝炎 あらゆる年齢の初感染者で高率に持続感染化し慢性肝炎に進展する．初感染から約 20〜30 年の経過で肝硬変に進展し，その後肝細胞がんを併発するリスクが高くなる．

診断 肝機能検査で血清 AST，ALT の上昇，ZTT，TTT，γグロブリンの上昇などにより慢性肝炎と推定される．確定診断は，肝生検により組織学的に診断する．C 型肝炎ウイルス（HCV）マーカーとして下記のものがある．

1) HCV 抗体：スクリーニングとして有用である．
2) HCV RNA：血液中の HCV ウイルス量を表し，インターフェロン治療のモニターや効果判定などに有用である．
3) HCV 遺伝子型（セログループ）：わが国では 1 型（1a，1b），2 型（2a，2b）がおもな遺伝子型であり，予後の予測に有用である．

治療 通常，インターフェロン療法が行われる．C 型肝炎ウイルスの性状，すなわちセログループ，ウイルス量によって奏効率が異なる．日本人に最も頻度が高い 1 型，高ウイルス量（5.0 IU/mL 以上）では，インターフェロン，リバビリン，抗ウイルス薬（プロテアーゼ阻害薬）の 3 剤併用療法が行われる．最近では，経口ウイルス薬の 2 剤併用療法が行われ，高い有効率を示している．SNMC 療法，グリチルリチン製剤，ウルソデオキシコール酸は ALT の改善を目的として使用される．

c. 慢性肝炎の栄養管理 普通食を基本として，栄養素のバランスがとれた食事にする．特別な脂肪制限は必要ない．脂肪の種類としては，植物性脂肪（オリーブ油など）と魚介類の脂質が望ましい．原則として禁酒が必要である．

14・5・4 肝硬変

肝硬変は肝炎の終末像ともいわれる．肝線維化の結果，肝機能の低下，門脈圧亢進症を生じ，最終的には肝がんの母地となりうることが問題である（図 14・16 b）．

HBV DNA：血液中の HBV ウイルス量を表し，病態の把握や治療効果の判定，再活性化の診断に有用である．また，HBV DNA 量が高値な場合は発がん率が高いため，予後にも関連する因子である．

HBV 遺伝子型：8 型に分類されているが，日本人では B，C 型が多い．

ALT: alanine aminotransferase（アラニンアミノトランスフェラーゼ）

GPT: glutamic-pyruvic transaminase

AST: aspartate aminotransferase（アスパラギン酸アミノトランスフェラーゼ）

GOT: glutamic-oxaloacetic transaminase

PEG-IFN：ポリエチレングリコール（PEG）により長時間作用型にした組換え型インターフェロンの総称．1 週間 1 回の注射で効果が持続する．

SNMC 療法：強力ネオミノファーゲン C®（グリチルリチン酸）の投与により，AST，ALT の値を低下させる治療法．

成因 肝炎ウイルス（C型65％，B型15％など），アルコール（10％），先天性代謝異常（ウィルソン病，ヘモクロマトーシス），自己免疫性肝炎，原発性胆汁性肝硬変などがあげられる．

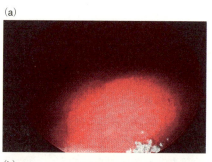
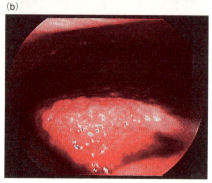

図14・16 慢性肝炎（a）と肝硬変（b）の肉眼像 （a）ステージの軽い慢性肝炎では肝表面はほぼ平滑で白色紋理を認め，肝辺縁にやや鈍化がみられる．組織学的には門脈域の円形細胞浸潤による拡大・線維化がみられる．（b）肝表面は結節形成により凹凸不整がみられ，右葉の萎縮・左葉の腫大が観察される．組織学的には線維化が進展し，肝実質が線維性結合組織により不規則に囲まれ偽小葉が形成されるようになる．

病態 初期（代償期）には，病理学的に肝硬変像を認めるのみであるが，進展して非代償期になると食道静脈瘤の発達，腹水の出現，肝性脳症の出現が認められるようになる．食道静脈瘤は，肝臓に生じた線維化（硬変化）に伴う門脈庄の亢進により，側副血行路が発達し腹壁静脈怒張，食道静脈瘤が発達する．腹水は，肝臓でのアルブミン合成能の減少などにより血漿膠質浸透圧が減少することにより生じる．肝性脳症は，血中アンモニア濃度の増加によるもののほかに，肝硬変に伴うアミノ酸代謝異常により，フィッシャー比，すなわち分枝アミノ酸/芳香族アミノ酸比が減少することと関連があるとする説もある．さらに肝硬変に肝がんを合併することがあるので注意を要する．

分枝アミノ酸: ロイシン，イソロイシン，バリンなど．

芳香族アミノ酸: チロシン，フェニルアラニンなど．

診断

1) 自他覚的所見：触診で弾性硬の肝臓および脾腫の存在，非代償期では腹水の存在など
2) 腹部超音波検査：腹水の有無，肝萎縮，脾腫の有無
3) 内視鏡検査：食道静脈瘤の有無
4) 血液検査：AST，ALTの異常，AST/ALT＞1，血小板減少，血清総ビリルビン高値，血清乳酸デヒドロゲナーゼ（LDまたはLDH）高値，血清γグロブリン高値
5) プロトロンビン時間の延長

などにより行う．線維化の指標として，ヒアルロン酸，IV型コラーゲンが有用

である．肝硬変の重症度判定には Child-Pugh 分類が一般に用いられる．

治療　代償期と非代償期の病期に応じて適切な治療法を選択することが必要である．

[代償期肝硬変]
1) 薬物療法：B 型の場合，核酸アナログ製剤（エンテカビルなど）が第一選択薬となる．C 型の場合，インターフェロン＋リバビリンないしはインターフェロン単独療法を行う．これらの治療により，奏効例では肝硬変においても肝線維化が改善し，肝発がんが抑制される．
2) 食事療法
・慢性肝炎に準ずる．
・低血糖予防のために，夜間食を加える．
・低アルブミン血症の改善のため，アミノ酸製剤を補給する場合がある．
・タンパク質は大豆製品，卵・乳製品からおもに摂取する．
・便秘しないよう野菜，海草，果物を摂り，食物繊維の多い食事を心がける．

[非代償期肝硬変]
抗ウイルス療法は行わずに下記のような食事療法，対症療法を行う．
1) 腹水がある場合：塩分制限（1 日 3～7 g），水分制限（1 日に食事以外で 1 L まで）
2) 肝性脳症の場合
・血中アンモニア値が高値となると意識障害を起こすことがあるので，アンモニアのもととなるタンパク質を制限（1 日 40 g）する．
・フィッシャー比が低下するため分枝アミノ酸製剤（BCAA 製剤）で補正する．
・便秘は肝性脳症を起こしやすくするので，食物繊維を摂るようにする．
・タンパク質は，大豆製品，卵・乳製品からおもに摂取する．
3) 食道静脈瘤がある場合
・食べ過ぎて食道を刺激しない．
・食道の炎症を悪化させる香辛料などの刺激物，固いもの，コーヒーなどは避ける．

> **Child-Pugh 分類**：腹水の有無，肝性脳症の程度，血清ビリルビン，血清アルブミン，プロトロンビン時間をそれぞれスコア化し，肝硬変の重症度を A，B，C の 3 段階に分類している．この分類は肝硬変の予後判定，肝予備能の評価を行ううえで有用である．

14・5・5　脂 肪 肝

脂肪肝では，肝小葉の 20～30％（一般的には 1/3 以上）に脂肪化を認める．病因としては，大きくアルコール性と非アルコール性に分類される．非アルコール性のなかで，肥満，2 型糖尿病，脂質異常症などの生活習慣を基礎に発症するものについて，非アルコール性脂肪性肝疾患（NAFLD）とよぶ．脂肪肝は，一般的には肝硬変に進展しないとされているが，最近，NAFLD の一部に肝硬変・肝がんに進展する病態（NASH）が存在することが知られるようになった．

a. アルコール性脂肪肝

成因　アルコール性肝障害はアルコールの過剰摂取により起こる肝病変であり，組織学的所見に基づき，脂肪肝，肝線維症，アルコール性肝炎，肝硬変に分類されている*．

> ＊ アルコール医学生物学研究会，"JASBRA アルコール性肝障害診断基準（2011 年度版）"より．

病態 発生機序として，① 肝臓への脂肪の過剰供給（食事など），② 肝臓での脂質の合成亢進，③ 肝臓での脂肪酸の酸化障害，④ 肝臓からのリポ蛋白の分泌障害などがあげられる．

診断 脂肪肝，アルコール性肝線維症では特異的な症状を認めず，検査所見でも AST, ALT の軽度上昇，γ-GPT, ALP の上昇がみられる程度である．病型診断は原則として肝生検を施行して決めるが，脂肪肝は超音波検査*1で診断が可能である．生化学的検査では，コリンエステラーゼ高値，ALT 優位のアミノトランスフェラーゼの上昇と脂質異常症が手がかりとなる．

治療 まず禁酒を指導する．3食規則的な食事をとり食事内容をバランスのとれたものとする．栄養状態がよくない場合，栄養バランスは慢性肝炎に準じる．

b. 非アルコール性肝障害

i) 非アルコール性脂肪性肝疾患（NAFLD）

成因 アルコールの関与が否定されるもので，肥満，糖尿病，脂質異常症などに伴って起こる．

病態 NAFLD では，肝臓や筋・脂肪組織におけるインスリン感受性が低下（インスリン抵抗性*2）し，その結果，高インスリン血症を呈する．

診断 ① 非飲酒者（アルコール 20 g/日以下），② 脂肪肝の存在，③ ウイルス性肝炎，薬物など他の原因による肝疾患の除外により診断される．NAFLD では，糖尿病，脂質異常症，高血圧などの重複合併が多い．また，インスリン抵抗性の指標である HOMA-IR の高値例が多い．

治療 肥満や糖尿病が原因の場合には，食事療法と運動療法が必要である*3．
1) 標準体重当たりのエネルギー摂取量は 25〜35 kcal/(kg・日)，タンパク質摂取量は 1.0〜1.5 g/(kg・日) とする．脂質は飽和脂肪酸を抑え，エネルギー摂取量の 20 % 以下に制限する．
2) 食べ方の見直し：3 食をきちんと食べて，食事時間が不規則にならないようにする．
3) 嗜好品（アルコール，菓子類，ジュース，果実など）を制限・禁止する．
4) さらに，運動により消費エネルギーを増加させるように心がけることが必要である．

ii) 非アルコール性脂肪性肝炎（NASH）

NAFLD のなかで高度の脂肪肝を背景とした肝実質での慢性の炎症性変化と線維化を特徴とし，肝硬変から肝細胞がんに進展しうる重症型があり，それを非アルコール性脂肪性肝炎（NASH）とよぶ．

成因 何らかの病的刺激（second hit）が加わり，脂肪肝に炎症や線維化を伴う NASH が惹起されると考えられている．病的刺激としては，脂肪酸，酸化ストレス，サイトカインなどの関与が想定されている．

病態 肝病理学的には，脂肪肝の所見に加えてアルコール性肝炎と類似の病理組織所見を呈する．NASH におけるメタボリックシンドロームの合併頻度は高く，そのため NASH は肝臓に現れたメタボリックシンドロームの症状と考えられている．NASH の予後は，5〜20 % が肝硬変に進行し，さらに肝細胞がんに進

---

*1 脂肪肝は，超音波検査にてエコーレベルの上昇（bright liver），肝腎コントラスト，肝内血管不明瞭化，深部エコー減衰などの特徴的所見が認められる．腹部の CT の所見では L/S 比（肝臓の CT 値を脾臓の CT 値で除した値）が 0.9 以下になることで判断できる．

*2 インスリンの標的臓器（骨格筋，脂肪組織，肝臓）においてその作用効率が低下している状態であり，高インスリン血症・食後高血糖を呈する．インスリン抵抗性がひき起こされることにより，糖尿病，脂質異常症，高血圧の発症につながる．

HOMA-IR（homeostasis model assessment as an index of insulin resistance）：インスリン抵抗性の指標で，［空腹時インスリン濃度（IU/mL）×空腹時血糖値（mg/dL）］÷405 で求められる．この値が 2.5 以上であれば，インスリン抵抗性があると判断される．

*3 脂肪肝は肝臓に脂肪がたまる病気なので，食事で脂肪を制限すればよい，と単純に考えがちであるが，中性脂肪は脂肪酸からのみでなく，糖質からも合成される．したがって，脂肪肝の予防・改善には，食事からの摂取エネルギーが過剰にならないようにすることが必要である．

NASH の肝臓病理：肝細胞の風船様腫大（バルーニング），炎症性細胞浸潤・肝線維化・マロリー体などが認められる．肝組織内の鉄量は増加している．

展しうるので，注意が必要である．

診断 確定診断は肝生検を行い，肝臓の脂肪化に加え，炎症，線維化の所見を証明することによる．しかし，侵襲的な検査であるため，肝生検を行わないで炎症・線維化を診断する方法が試みられている．

治療 食事と運動療法を中心に肥満や生活習慣病の治療に主眼をおくことに変わりはない．さらに，インスリン抵抗性や酸化ストレスなど NASH 発症に密接に関与する病態の改善を目指した治療も行われている．インスリン抵抗性改善薬（チアゾリジン誘導体，ビグアナイド薬），抗酸化ストレス作用をもつビタミン E，ビタミン C などが試みられている．肝硬変に移行した症例では，黄疸，腹水，肝性脳症などの合併症の治療と肝細胞がんの早期発見に努める必要がある．

14・5・6 膵 炎

膵炎は急性膵炎，慢性膵炎および膵臓の慢性炎症に分類される．急性膵炎は突発する腹痛で発生する急性腹症の代表的疾患の一つで，膵臓の急激な炎症による．近年の食生活の変化，アルコール摂取量の増加などにより膵疾患の罹患率は上昇傾向といわれている．特に慢性膵炎は増加傾向にあり，男女比約 3.5：1 で男性が多い．

a. 急性膵炎

成因 アルコール，胆石を成因とするものが多い．

病態 膵臓の自己消化に始まる全身疾患で約 10 % が慢性化するといわれている．

診断 急性膵炎の診断基準（日本膵臓学会，2008）は，
1) 上腹部に急性腹痛発作と圧痛がある．
2) 血中または尿中に膵酵素の上昇がある（アミラーゼ，リパーゼなど）．
3) 超音波，CT または MRI で膵臓に急性膵炎に伴う異常所見がある（図 14・17 a）．

急性膵炎のなかには，臓器不全や膵壊死を併発し，重症型に移行するものがある．重症型判定基準（日本膵臓学会，2008）では，九つの予後因子からなる判定基準がある．それに加え，造影 CT によるグレードが設定されている．膵炎の診断がついたら，できるだけ早く成因の分析と重症度判定を行うことが重要である．

治療
1) 膵外分泌の抑制：絶飲食が原則．膵臓の負担を減らすことによって病態の進展を防ぐ．
2) 腹痛の治療：当初は非麻薬性の鎮痛薬を投与する．さらに痛みが増強するようであれば麻薬性鎮痛薬の投与や，激痛に対しては硬膜外麻酔を必要とすることもある．
3) 抗膵酵素薬の投与：活性化膵酵素の作用を阻害して膵臓の炎症の進展を抑制する．
4) 抗生物質の投与：感染の治療および膵臓・膵周囲壊死巣への二次感染を防止する．

栄養管理　軽症例では，自他覚的所見の消失，血・尿中膵酵素の正常化，CRPの陰性化などのデータから炎症が改善した時点より経口摂取を開始する．食事は脂質を制限し，糖質を中心とする．一般的には急性期には細胞外補液を中心とした補液，電解質の補正をしながら経過観察していく．

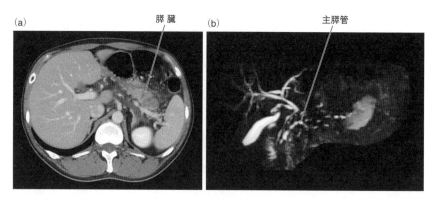

図14・17　急性膵炎のCT画像（a）と慢性膵炎のMRCP画像（b）　(a) 膵臓は全体に腫大し，限局性の実質的内部不均一，膵周辺への炎症の波及を認める．急性膵炎の造影CT分類ではグレードⅢである．(b) 主膵管の不規則な拡張が認められる．

b．慢性膵炎

成因　成因によってアルコール性と非アルコール性に分類する．アルコール性が55.5％と多く，非アルコール性には，特発性，遺伝性，家族性などがある．

病態　膵臓の内部に不規則な線維化，細胞浸潤，実質の脱落，肉芽組織などの慢性変化が生じ，進行すると膵外分泌・内分泌機能の低下を伴う病態である．これらの変化は，持続的な炎症やその遺残により生じ，多くは非可逆性である．膵機能障害の程度から代償期と非代償期，および移行期に分類される．

診断　慢性膵炎の診断は，臨床診断基準（日本膵臓学会，2009）に準じて行う．特徴的な画像診断として，CTや超音波検査による膵腫大，膵臓内結石，ERCP（逆行性膵胆管造影）やMRCP（MRIによる膵胆管造影）による膵管の不規則な拡張などが認められる（図14・17b）．血中膵酵素の測定には，膵アミラーゼ，リパーゼ，エラスターゼ1など膵特異性の高いものを用いる．代償期では膵機能は比較的よく保たれ，腹痛や圧痛などの臨床症状が主体となる．膵の荒廃が著しい非代償期には腹痛はむしろ軽減し，膵外・内分泌機能不全による消化吸収障害・体重減少と膵性糖尿病が現れる．慢性膵炎の終末期では血中アミラーゼ活性はもはや増加しないことが多い．

治療　成因がアルコールの場合は禁酒する．上腹部痛などが増悪するときは，膵外分泌刺激が原因となるので，外分泌刺激を避けるような食事や薬物療法を行う．

1）間欠期：腹痛のコントロールが主である．
2）非代償期：炎症が長期間持続すると膵外分泌不全による消化吸収障害と糖代謝異常が出現する（消化酵素薬，インスリンなどの投与が必要となる）．

栄養管理　基本的に脂質摂取量を制限する（症状に応じて30～40 g/日）．ア

ルコールや香辛料などは制限する．急性再燃時は急性膵炎に準じ，脂質摂取量を制限する．糖尿病を合併する場合には，糖尿病に準じた食事療法を行う．

c. 膵臓の慢性炎症 　**自己免疫性膵炎**と**閉塞性膵炎**が膵臓の慢性炎症として扱われている．自己免疫性膵炎は，その発症に自己免疫機序の関与が疑われる膵炎である．IgG4関連疾患の膵病変である可能性が高い．中高年の男性に多く，膵臓の腫大や腫瘤とともに，しばしば閉塞性黄疸を認めるため，膵がんや胆管がんなどとの鑑別が必要である．ステロイド薬が奏効する．

14・5・7 胆石症

胆石を保有していると推定される人は約800～1000万人ともいわれている．胆石は，① コレステロール結石，② ビリルビン系結石，③ 混合石などに分けられる．**胆石症**は，胆石の発生部位から次のように分類される．

1) **胆嚢結石症**：胆嚢に所在する胆石で，上腹部の疝痛症状を呈する代表的疾患である．ただし，その大多数は無症状胆石であり（集団検診で約40～70％が発見されるのが無症状胆石），症状があるのは約10％とされる．
2) **総胆管結石症**：胆石が肝外胆管に存在する胆石症．胆管結石は胆管炎を併発することが多く，腹痛・発熱・黄疸の三徴候（**シャルコー三徴**）を伴う．
3) **肝内胆石症**：原発性と続発性に分類される．原発性の場合，胆石の生成と深い関連をもつ胆汁うっ積をきたす要因が肝内胆管に存在する．続発性では，肝外胆管の狭窄性病変との関連が強い．

診断　腹部超音波検査が第一選択である．胆嚢内に強い結石エコー（反射波）を認め，その後方に音響陰影を認める．体位変換により可動性の有無を確認することは胆嚢ポリープとの鑑別に有用である．胆石の石灰化の判定にはCT検査が有用である．胆道系のチェックにはERCPや非侵襲的にできるMRCPが有用である．

治療
1) 胆石の疝痛発作時の対策：鎮痙薬（ペンタゾシン，アトロピン，ジクロフェナクナトリウム）の使用．
2) 経口胆石溶解療法：対象はコレステロール結石（純コレステロール石，混合石）で胆石溶解剤（ウルソデオキシコール酸など）を投与する．
3) 腹腔鏡下胆嚢摘出術：胆嚢結石症に適応．
4) 内視鏡的乳頭切開術：総胆管結石症に適応．

栄養管理　急性胆嚢炎では絶食とする．無症状期には発作予防の面から脂質（特に動物性脂肪）の過剰摂取，過食などを避ける．発作を誘発しやすい食事は天ぷら，うなぎ，中華料理などであるが，マヨネーズ，卵黄，牛乳などの過剰摂取も発作の誘引となるので注意する．エネルギー，タンパク質は推定平均必要量，推奨量とし，脂質はエネルギー比20～25％とする．

14・5・8 胆嚢炎・胆管炎

成因　**胆嚢炎**は胆嚢に生じた急性の炎症性疾患である．多くは胆石に起因す

るが，胆嚢の血行障害，化学的な障害，細菌・原虫・寄生虫などの感染に起因する例もみられる．**胆管炎**は，胆管内に急性炎症が発生した病態である．多くは総胆管結石に起因するが，悪性胆管狭窄などに起因する例もみられる．

病態　急性胆嚢炎では，胆嚢からの胆汁排泄の閉塞機転が起こり，それに細菌感染が加わり発症する．急性胆管炎では，胆管閉塞機転により細菌感染および胆管内圧が上昇することにより発症する．

診断　急性胆嚢炎は，① 右季肋部痛，② 発熱，③ 特徴的な画像所見，を確認することにより診断される．マーフィー徴候が急性胆嚢炎の診断に有用である．検査所見では，白血球数または CRP の上昇などがみられる．画像所見では，超音波検査で胆嚢の腫大，低エコー層を伴う胆嚢壁の肥厚，胆嚢内腔の胆泥やデブリといった特徴ある所見*がみられる．

急性胆管炎は**シャルコー三徴**（腹痛，発熱，黄疸）により診断される．悪寒を伴う発熱発作は胆管結石症に伴う急性胆管炎の徴候である．検査所見では，炎症反応（白血球数，CRP），胆道系酵素（ALP，γ-GTP）の上昇がみられる．急性胆管炎のなかに，菌血症，急性腎不全，意識障害，ショックなどを早期から呈するものや，保存的治療に抵抗性を示す症例があり，それらは重症急性胆管炎と判定され，速やかに緊急胆道ドレナージ（排液法）を必要とする．

治療
1) 急性胆嚢炎：初期治療は絶食とし，十分な輸液と電解質の補正，鎮痛薬の使用，抗生物質の投与を行う．軽症胆嚢炎では初期治療で軽快する場合もあるが，重症，中等症では手術や緊急胆嚢ドレナージの適応を考慮する．
2) 急性胆管炎：初期治療は，急性胆嚢炎と同様に絶食とし，十分な輸液と電解質の補正，鎮痛薬の使用，抗生物質の投与を行う．軽症胆管炎では初期治療で軽快する場合もあるが，重症，中等症では胆道ドレナージ術を速やかに行う．胆道ドレナージ法には内視鏡的ドレナージ，経皮経肝的ドレナージ，開腹ドレナージなどがあるが，内視鏡的ドレナージが優先される．

栄養管理
・急性胆嚢炎・急性胆管炎の急性期では，脂質はできるだけ制限する．1 回の食事に 10 g 未満の脂質であれば，コレシストキニン（CCK）分泌の刺激にならず胆嚢収縮は抑制される．
・急性胆嚢炎・急性胆管炎の回復期では，炭水化物を中心とした流動食から始め，粥食へと移行する．脂質も禁止ではなく徐々に増量し，30 g/日程度の制限とする．胃液は胆嚢の収縮を促すので，胃液の分泌を亢進するアルコール飲料，カフェイン飲料，炭酸飲料，香辛料は控えめにする．

14・6　消化器系のがん

14・6・1　食道がん

病態　食道の粘膜上皮から発生する悪性腫瘍である．60 歳以上の男性に多く，日本人の食道がんの 90 % 以上が**扁平上皮がん**である．約半数が食道の中央

マーフィー徴候：深呼吸させながら右季肋部に圧迫を加えると胆嚢に指の圧力が加わったところで吸気運動が停止する．

＊　急性胆嚢炎では，肥厚した胆嚢壁内の浮腫，壊死などが超音波検査で低エコー層（sonolucent area）として観察される．胆泥は，胆汁成分が濃縮して泥状に沈殿したもので，デブリは胆嚢内に浮遊した白血球や線維素が微細な点状エコーとして観察されるものをいう．

付近（胸部中部食道），1/4 が食道の下部（胸部下部食道）に発生する．また，胃内容物の逆流により下部食道が刺激され，時間の経過とともに**バレット食道**となり，**腺がん**が発生する欧米人に多いタイプもある．

（成因）　喫煙と飲酒が関係している．特に日本人に多い扁平上皮がんでは，喫煙と飲酒が相乗的に作用して，リスクが高くなることが指摘されている．また，熱い飲食物がリスクを上昇させるという報告もある．欧米で多い腺がんでは，食物や胃液などの食道への逆流や肥満がリスクを高める原因と考えられている．

（症状）　初期には自覚症状がないことが多い．食物を飲み込んだときの違和感や熱いものを飲み込んだときにしみるような感じがある．進行すると食道の内腔が狭くなるため，食物のつかえ感を感じるようになる．さらに進行すると体重減少や胸部・背部痛を認めるようになる．

（診断）　X 線検査や病理組織検査を含めた上部消化管内視鏡検査にて診断する．がんであった場合には，CT 検査や超音波検査により，リンパ腺腫大や他臓器に転移がないか，気管や大動脈などの周囲臓器への直接浸潤の有無を検査する．食道がんは頭頸部がんを合併しやすいので，これらの検索も行う．

（治療）　食道がんは比較的早期からリンパ節に転移し，食道が漿膜に覆われていないことより周囲臓器に浸潤しやすいため，早期発見，早期治療が望まれる．がんが食道の粘膜に留まっている場合は，内視鏡的切除術が可能である．がんが粘膜を越えて粘膜下層より深くもぐり込んでいる場合には，外科的手術が必要となる．周囲臓器への直接浸潤にて，手術切除が難しい場合には，放射線と化学療法を組合わせた治療を行う．

バレット食道：逆流性食道炎が長期的に続くことにより，食道の扁平上皮が，胃の粘膜に似た円柱上皮に置き換わった状態．

14・6・2 胃がん

（病態）　**胃がん**は，胃粘膜上皮から発生する悪性腫瘍である．がんの浸潤が粘膜または粘膜下層までのものが早期がんであり，胃がんの 30〜50％ を占め予後は良好である．一方，がんの浸潤が粘膜下層を越えるものが進行がんであり，周囲臓器への浸潤や遠隔転移を起こしやすく予後は悪い．

（成因）　**ピロリ菌感染**により持続性の萎縮性胃炎をもたらし，腸上皮化生からがんに至ると考えられている．その他，**喫煙**や**塩分**の多い食事，野菜や果物の摂取不足などが関与していると考えられている．

（症状）　心窩部違和感，心窩部痛，吐き気，食欲不振などがおもな症状であるが，胃がんに特徴的な症状ではない．また，初期には自覚症状が出ることは少なく，無症状の場合が多い．進行すると食べた物がつかえる感覚や，貧血，体重減少を認める．

（診断）　X 線検査や病理組織検査を含めた内視鏡検査にて診断する．がんであった場合には，CT，MRI や超音波検査により，リンパ腺腫大や他臓器への転移の有無を検査する．

（治療）　早期胃がんに対しては，内視鏡的切除術，縮小手術（開腹手術，腹腔鏡手術）など，それぞれの進行度に応じて選択される．進行がんに対しては，外科的切除が行われる．外科的切除が困難な場合は，化学療法が行われる．外科治

スキルス性胃がん：30〜40 歳代の若い世代で，男性より女性に多い胃がんである．胃壁の中を浸潤するタイプのがんであり，粘膜表面の変化を起こしにくい．初期症状が少なく，通常の検査では発見しにくいため，進行した状態で発見されることが多い．

療と化学療法の併用療法も一般的となっている．

14・6・3 大腸がん

病態 **大腸がん**は，大腸粘膜上皮から発生する悪性腫瘍である．大腸腺腫（大腸ポリープ）の一部ががん化したものと正常粘膜から直接発生するものがある．右側大腸（盲腸，上行結腸，横行結腸）は，左側大腸（下行大腸，S状結腸，直腸）に比較して腸内腔が広いこと，便が液状であることより症状が出にくいため発見が遅れることがある．一方，大腸がんの好発部位である直腸，S状結腸は，肛門に近いことから血便や通過障害の症状が比較的早期から出現しやすい．

成因 遺伝的な素因や生活習慣などの環境因子が関係している．生活習慣として，**飲酒**や**肉類**などの動物性脂肪が多く，野菜や果物をあまり食べない人に多いとされている．食生活の欧米化に伴い患者数は増加しており，過体重と肥満が大腸がんのリスクを高くするとされている．

症状 血便，便が細い，残便感，腹痛などがおもな症状であるが，早期の場合は無症状の場合もある．進行すると体重減少や貧血を認め，嘔吐などの腸閉塞症状を認めることもある．

診断 便潜血検査がスクリーニング検査として使用されている．X線検査や病理組織検査を含めた内視鏡検査にて診断する．がんであった場合には，CT検査，MRI検査や超音波検査により，リンパ腺腫大や他臓器への転移の有無を検査する．

治療 粘膜下層に留まる早期がんの場合は内視鏡的治療が行われる．進行がんの場合は外科的切除が選択される．外科的切除が困難な場合は，化学療法が行われる．外科治療と化学療法の併用療法も一般的となっている．

14・6・4 肝 が ん

病態 肝がんは**原発性肝がん**と，他臓器がんが肝臓に転移した**続発性肝がん**に分けられる．原発性肝がんの約90％を**肝細胞がん**が占め，残り約10％が**胆管細胞がん**である．一般的に肝がんというと肝細胞がんを示す（図14・18）．

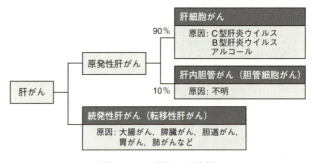

図14・18　肝がんの分類

成因 わが国での肝がんの原因は，ほとんどがウイルス肝炎で約90％を占める．そのうち**C型肝炎ウイルス**が約70％，B型肝炎ウイルスが約20％である．

その他，**アルコール性肝障害**や**非アルコール性脂肪性肝炎**などが原因とされる．

[症状] 初期には自覚症状がなく，人間ドックでの検査や通院中の定期検査で発見されることが多い．また，肝がんの基礎疾患となる肝硬変に伴う症状として，食欲不振，全身倦怠感，腹水貯留による腹満感，黄疸などを認める．進行した場合には，腹部のしこりや圧迫感や痛みを伴うことがある．

[診断] 超音波，CT，MRI などの画像診断と α-フェトプロテイン（AFP），PIVKA-II などの腫瘍マーカーが用いられる．

[治療] 内科治療としては，経皮的エタノール注入療法，ラジオ波焼灼療法，肝動脈化学塞栓療法，放射線療法が行われる．病変が単発で，基礎疾患となる肝硬変が進んでいない場合，外科的肝切除術の適応となる．

14・6・5 膵 臓 が ん

[病態] 膵臓がんは，約 90％が**膵管**から発生し，残りの 10％は**腺房**や**内分泌腺**から発生する．

[成因] 原因はいまだ解明されていないが，生活習慣，特に**動物性脂肪**や**高タンパク質**の食事，**飲酒**，**喫煙**の関与が考えられる．

[症状] 心窩部痛，背部痛，体重減少などがおもな症状であるが，初期には特徴的な症状はない．進行した場合，血糖コントロールが急に悪くなったり，また，膵頭部に発生したがんでは，胆管を閉塞し黄疸が出現したりすることがある．

[診断] 血液検査では膵酵素（アミラーゼ，エラスターゼ 1 など）の上昇，腫瘍マーカー（CEA，CA19-9，DUPAN-2 など）の上昇，胆道酵素（ALP，γ-GTP など）の上昇，耐糖能異常（血糖，HbA1c などの上昇，インスリンの低下）から膵がんを疑う．画像検査では腹部超音波検査や，CT，MRI で膵臓に腫瘍が見つかることが多く，診断上重要である．

CEA: carcinoembryonic antigen（がん胎児性抗原）

[治療] 外科的治療と化学療法，放射線療法がある．しかし，膵臓がんと診断された 70〜80％は診断時にすでに外科的切除が不能な進行がんの場合が多い．その場合は，化学療法，放射線療法，またはその両方が行われる．

14・6・6 胆 管 が ん

[病態] 胆管がんは胆管に発生する悪性腫瘍で，肝臓内の胆管にできる**肝内胆管がん**と，肝臓の外の胆管に発生する**肝外胆管がん**に分けられる．通常，胆管がんというと肝臓外の胆管に発生したものをさすのが一般的である．

[成因] 原因はいまだ解明されていないが，膵・胆管合流異常症や原発性硬化性胆管炎，肝内結石症やウイルス性肝炎（B 型，C 型肝炎），肝吸虫という寄生虫などが危険因子としてある．生活習慣としては，脂肪分の摂りすぎや肥満は危険因子である．

[症状] 初期には症状はない．進行して胆管閉塞することにより胆汁の流れが悪くなり，胆汁中のビリルビンが血液や尿に混ざり，黄疸や皮膚のかゆみ，尿の濃染を認める．また，胆汁が十二指腸へ流れないため，**便の色が白っぽくなる**こ

ともある.

診断 血液検査，腹部超音波検査，CT，MRIなどで行う．

治療 外科的手術，進行がんの場合は化学療法や放射線療法を行う．

重要な用語

胃炎	肝炎	痔核	大腸がん
胃がん	肝がん	脂肪肝	胆管がん
胃・十二指腸潰瘍	肝硬変	食道がん	胆石症
胃食道逆流症	急性肝炎	膵炎	胆嚢炎
イレウス（腸閉塞）	クローン病	膵がん	タンパク質漏出性胃腸症
嚥下障害	劇症肝炎	舌炎	虫垂炎
潰瘍性大腸炎	下痢	セリアック病	便秘
過敏性腸症候群	口内炎	大腸憩室	慢性肝炎

15 循環器系の疾患

1. 虚血は動脈血が組織に流れにくい状態で，うっ血は静脈血が停滞している．充血は局所の血流が増加した状態である．
2. 血栓は，血小板とフィブリンが赤血球を巻き込んで生成した塊で，塞栓は脂肪塊や空気が血流を妨げて組織を壊死させる．
3. 動脈硬化は，血管の内膜と中膜の変成により動脈の内腔が狭くなり，血液を送る弾力性が低下して血液の流れが悪くなる．
4. 急性心筋梗塞では，冠動脈の動脈硬化や血栓により，左心室壁の心筋を栄養する血流が途絶えることで心筋に壊死が生じる．この世のものではないほどの激しい胸痛が 20 分以上続くことが特徴である．
5. 狭心症では，冠動脈の動脈硬化により労作時に，または冠動脈の攣縮により，心筋に一時的に虚血が起こる．胸痛の持続は 5 分程度である．
6. 不整脈とは，通常の規則正しいリズムとは別に心房や心室で勝手に興奮が生じて起こる．死に至る危険な不整脈は心室細動である．
7. 心不全とは，組織が必要とする血液を心臓が送り出せない状態をいう．
8. 心筋症は，心筋の菲薄化や肥厚を起こす原因がないのに，心筋が変成するものをいう．左室壁が薄くなり内腔が拡大したものが拡張型心筋症，左室壁の中隔が肥厚したものが閉塞性肥大型心筋症で，突然死することがある．
9. 血圧は，心拍出量増加と末梢動脈の抵抗により上昇する．至適血圧は収縮期血圧 120 mmHg 未満かつ拡張期血圧 80 mmHg 未満で，Ⅰ度高血圧は収縮期血圧が 140〜159 mmHg/または拡張期血圧が 90〜99 mmHg である．

15・1 虚血，うっ血，充血

血液は体の組織に酸素を運び，組織が酸素を使い終わったあとにできる二酸化炭素を運んで，肺から捨てる役目を果たしている．ヒトは，肺循環と体循環があるので（図 15・1），心臓には右心室と左心室の二つの部屋があり，血液循環を行っている*．**肺循環**では右心室から肺に血液が送り出され，肺胞で赤血球は二酸化炭素と酸素を入れ替えて，左心房に戻る．**体循環**は，左心室から送り出された血液が大動脈から動脈を経て末梢の毛細血管に達して，再び静脈から右心房に戻ってくる．この血流の停滞などにより虚血，うっ血，充血が起こる．

虚血とは血液が流れにくくなり，その先の組織に十分に酸素が到達しなくなった状態を示し，**うっ血**とは，血流が滞留するために，組織の酸素化が十分にできない状態を示す．**充血**とは，血液は流れているが通常よりも過剰になっている状態である．

* ヒラムシは，酸素を体表面からの拡散で取込むので肺と血液循環をもたない．ミミズは，拡散で取込んだ酸素を体表面のわずかに下にある血管を用いて体中に血流で運ぶので，肺をもたない．ミミズよりも大きい生物には肺と血液循環がある．

虚血は，たとえば下肢の動脈が血栓などで閉塞したときに生じる．血液が組織に流入しないので，足は白くなり強い痛みを伴う．

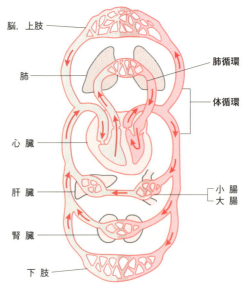

図15・1 体循環と肺循環

うっ血を意図的につくるには，たとえば大腿部をゴムバンドで縛り，しばらく放置する．下肢に動脈血は流れ込むが，酸素の少ない静脈血が組織から流れ出なくなり，皮膚が紫色になる．虚血やうっ血が長く続くと，組織は酸素が欠乏して壊死する．

充血は目が炎症を起こしたときなどにみられる．眼球の強膜（いわゆる白目）とよばれる部分の毛細血管が炎症で拡張して白目が赤く見えるようになる（図15・2）．

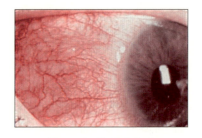

図15・2 眼球の充血

 15・2 血栓，塞栓

血液は，血管から漏れ出ると凝固する．血管の中では血管の内膜が平滑であれば血液は固まらない．少し固まることがあっても，線溶系が働き凝固を阻止しようとする．血管の内膜に異常があり，線溶系が働かないと**血栓**が血管内

にできる．血栓で閉塞された血管の先の組織に酸素が届かず，組織は壊死する（図15・3）．

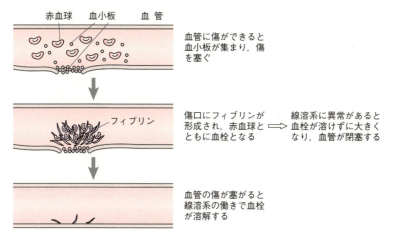

図15・3 血栓形成 血管に傷がつくと出血を止めるために血小板やフィブリンなどが集まり血栓ができる．止血されると，通常は，線溶系の働きで血栓は溶解する．

　脂肪の小さな塊が腹部や下肢の手術の際に血管の中に流れ込み，肺に流れついて肺動脈を閉塞してしまうことがある．このように，局所でできた血栓で血管が閉塞する場合と，他の場所でできた血栓や脂肪塊が流れてきて血管の閉塞を起こす場合がある．後者のうち血栓以外で閉塞をきたすものを**塞栓**という．

15・2・1 血　栓

　血栓は，心臓の左心房が心房細動などの不整脈で拡大した場合，または左心室の一部が心筋梗塞などで動かなくなる場合に形成される．その血栓がはがれて血流に乗り，臓器の主要な動脈を閉塞させる．

1) **脳血栓**: 血栓が内頸動脈や中大脳動脈に詰まって生じる．脳組織が虚血により壊死すると不可逆的な障害になる（図15・4）．
2) **急性心筋梗塞**: 冠動脈の動脈硬化部位に血栓が形成されて起こる．
3) **腸管膜動脈血栓症**: 主として心臓から飛んできた血栓が腸間膜動脈に詰まって生じる．激烈な腹痛が突然に起こり，組織の壊死を起こし，死に至ることがある．
4) **腎動脈血栓症**: 心臓から飛んできた血栓が腎動脈に詰まり，突然の背部痛で発症する．あわせて血圧が上昇する．
5) **下腿動脈血栓症**: 心臓から飛んできた血栓が詰まることで突然発症する場合と，下肢の閉塞性動脈硬化症で狭窄している部分に血栓が付着する場合とがある．下肢動脈が閉塞すると，下肢は蒼白になり，痛みが出現する．
6) **肺動脈血栓・塞栓症**: 下肢の静脈にできた血栓がはがれて，右心室を通り，肺動脈に詰まる．突然の胸痛で発症し，肺から左心室に戻る血液が減ることで著しい呼吸困難となる．血栓が大きい場合には死亡することがある．

脳血栓症では，血栓が生じた後 6 時間以内なら，状況によっては血栓を融解させ，麻痺などの障害を起こさないで回復することがある．線溶系を活性化させて血栓を溶かすために，ウロキナーゼや組織プラスミノーゲン活性化因子（t-PA）などを注射で用いる．

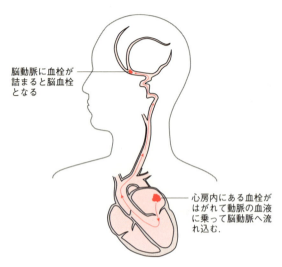

図 15・4 脳血栓 左心房の中の血栓が流れて脳動脈に詰まると脳血栓になる．

15・2・2 塞　栓

塞栓のもとになるものは，脂肪，空気などである．外科手術の際に，切開創部にあった脂肪の塊が血管の中に紛れ込み，静脈に乗って肺動脈に詰まると**肺塞栓症**になる．大動脈壁にできた動脈硬化巣をカテーテルの先で突いて壊し，中のコレステロールを含む塊が腎動脈に詰まると**腎梗塞**を起こす．急速に腎機能が低下し死に至ることがある（次ページのコラム参照）．

空気塞栓が起こるのは，ダイバーが潜水しているときに急に海上に出た場合や，ダイビングした後ですぐに航空機で高空に上がり気圧に変化が生じたときなどで，脳卒中のような症状になる．通常は心臓の右房に対して 10 cm 水柱程度の静脈圧があるので，臥位で治療中の点滴のチューブが外れても血液は漏れ出るが，空気が静脈に入り込むことはない．しかし，脳外科の手術時に術野が心臓より高いと，体位によっては静脈内に空気が入り込み，空気塞栓を起こすことがある．

15・2・3 血栓・塞栓の治療

血栓や脂肪塞栓が肺動脈に詰まった場合や脳動脈に血栓が詰まった場合などは，カテーテルで血栓を取除くことがある．肺動脈に詰まった血栓が血管から剥がされて，鋳型のような樹枝状の血栓が取除かれることがある．空気塞栓の場合は，直ちに酸素を充満させたタンクで**高圧酸素療法**を行う*．

* 高圧酸素タンクは，内部の酸素濃度が高いので火気厳禁であり，治療できる施設は限られる．

> **激痛が生命の危機を知らせる**
>
> 塞栓を起こすと，局所の虚血が起こるので，激しい痛みを感じる．生体にとって動脈に塞栓が起こることは生命の危機であり，至急対応しなくてはならず，激烈な痛みは生命の危機を脳に伝えるためと考えられる．冠動脈の塞栓により死に至るほどの激烈な胸痛が起こることや腎動脈が塞栓で詰まると血圧が上がり，強い腰部痛が出現することなどでわかる．

15・3 動脈硬化症

成因・病態 **動脈硬化**とは動脈が硬くなることである．動脈の内膜に**粥腫（プラーク）**ができる場合と，中膜が変成して動脈壁が拡張しにくくなる場合の二つがあり，これら二つの変化が同時に，または一方が先に生じる．動脈の内膜にできるプラークは，悪玉コレステロールとよばれる **LDL コレステロール**が内膜に染み込んで**酸化 LDL** に変成し，それをマクロファージが貪食し，**泡沫細胞**となることでつくられる（図15・5）．プラークは徐々に大きくなり血管を閉塞する．または一部が破綻して血栓が形成され，動脈の閉塞を起こす．また，動脈硬化が進むと内膜の膠原線維が太くなり，中膜には**石灰化**が生じ，弾力性が低下する．血管の狭窄や弾力性の低下で末梢への血流障害が生じる（次ページのコラム参照）．

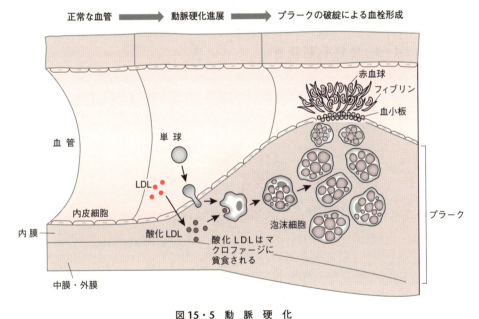

図15・5 動 脈 硬 化

診断 動脈内腔に突出するプラークの形態は，頸動脈，大動脈，冠動脈で超音波検査により診断する．動脈の弾性の変化は，脈波速度を測定して知ることができる．

治療 頸動脈にできた大きなプラークは，内膜とともに外科的に切除する場

> **動脈硬化と血液循環**
>
> 心臓は左心室から1回の収縮ごとに血液を大動脈に送り出すが,心臓の力だけで末梢まで血液が流れるわけではない.血管の弾力性により,数珠玉を一つずつ送るように血液の塊を末梢に運んでいる.動脈硬化が進むと血管の膨らみが悪くなり,1回の拍動で末梢に送られる血液の塊が小さくなり,十分な循環が保てなくなる.

合もある.内服薬で治療する方法では,高コレステロール血症治療薬の**スタチン**を用い,プラークの厚みが減る,または脆弱な表面が硬化して破綻しにくくなるといわれている.動脈の壁弾力性を改善する薬はない.高血圧が壁弾力性を低下させるので,降圧薬で壁弾力性が改善したとする報告がある.

15・4 心筋梗塞,狭心症(急性冠症候群)

急性冠症候群(acute coronary syndrome:ACS):冠動脈プラークの破綻とそれに伴う血栓形成により冠動脈の高度狭窄や閉塞をきたす共通の病態であり,不安定狭心症,急性心筋梗塞および虚血に基づく心臓突然死を示す.

急性心筋梗塞は,冠動脈の閉塞により突然に激しい胸痛が起こり,発症すると病院に着くまでに3人に1人が死亡する疾患である.急性心筋梗塞の痛みの持続は20分以上で,その痛みは荒縄で縛られるような,ゾウの足で踏み潰されるような,この世の終わりのような,などと表現されることがある.しかし,糖尿病では神経障害のために痛みを感じない場合がある.

狭心症は冠動脈狭窄があり,労作で胸痛が出現し,労作を中止すると胸痛は軽快する.

15・4・1 急性心筋梗塞

成因 冠動脈は心臓の筋肉に血液を送るために左右であわせて3本ある(図15・6①②③).心筋壁の外側2/3は冠動脈で栄養され,内側1/3は,心室内腔から栄養される.

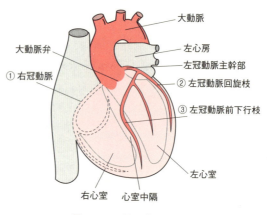

図15・6 冠動脈

心臓から駆出された血液は,大動脈弁が閉じたときに冠動脈に流れ込む.冠動脈に動脈硬化が生じると血管の壁にプラークができる.喫煙やストレスでプラー

クの表面に傷がつき，その傷に血栓が付着すると，血栓が急速に大きくなり，冠動脈を塞ぐ．冠動脈の閉塞により心筋に虚血が起こると，胸痛が出現する．虚血が持続すると，心筋の壊死が生じる．この状態が**急性心筋梗塞**（ST 上昇型急性心筋梗塞）である（図 15・7a）．

心電図: PQRSTで表され，心房の収縮に伴う波はP波，左心室の収縮を示すのはQRS波，心筋の回復過程を示すのはT波である．

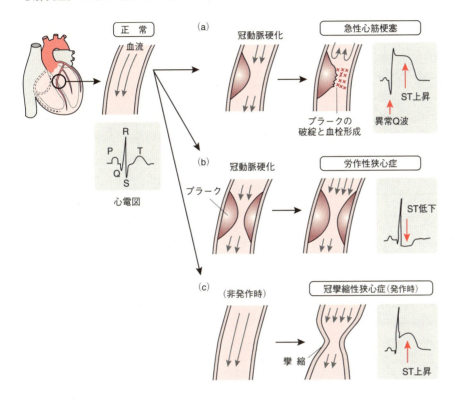

図 15・7 急性心筋梗塞のプラーク破綻（a），労作性狭心症（b），冠攣縮性狭心症（c）

病態 急性心筋梗塞では，心筋の壊死が起こると心筋細胞が壊れ，心筋細胞内に存在する心筋トロポニンTや心筋トロポニンIなどのタンパク質，CK-MB（心筋細胞のクレアチンキナーゼ），AST，LDHなどの酵素が血液中に漏れ出す．心筋細胞が脱落し，壁が収縮しなくなり，左心不全を起こす．急性心筋梗塞発症4時間以内は心室細動が生じやすく，突然死に至る場合がある．さらに発症後12時間以降に心機能が低下して心不全となり心室細動を発症すると，予後は不良で死に至ることが多い．

● **陳旧性心筋梗塞**: 急性期を過ぎて30日以上時間が経ったものを**陳旧性心筋梗塞**という．虚血を起こした部分が瘢痕化して，一部の壊れた心筋が線維組織に置き換わる．なかには心筋の壁が薄くなり膨らんでこぶ状となる場合があり，壁に血栓ができて，剝がれて脳梗塞を起こすことがある．

診断 急性心筋梗塞の発症は，20分以上持続する激しい胸痛で疑う＊．男性では，胸の前側で胸骨の下 1/3 あたりが痛むことが多く，痛みは左腕に広がるように感じる．女性では男性と同じように前胸部痛が生じる場合が多いが，のどの痛み，みぞおちの痛みなどを訴えることもある．

CK: creatine kinase，CPK（creatine phosphokinase）ともいう．

AST: aspartate aminotransferase（アスパラギン酸アミノトランスフェラーゼ）

LDH: lactate dehydrogenase（乳酸デヒドロゲナーゼ）

＊ 胸痛を訴えている場合に，他の疾患の鑑別を行う必要がある．たとえば，労作性狭心症，急性心膜炎，急性大動脈解離，大動脈瘤破裂，肺血栓塞栓症，胸膜炎，気胸，急性膵炎，胆石症，帯状疱疹，肋間神経痛，肋骨骨折，心臓神経症などである．

心電図検査でST部の上昇とともに異常Q波の出現があり（図15・8），血液検査で心筋トロポニンTの上昇を認めれば，診断はほぼ確定できる．さらに心臓超音波検査で心筋の収縮が低下している左心室の壁を確認すると確実である．

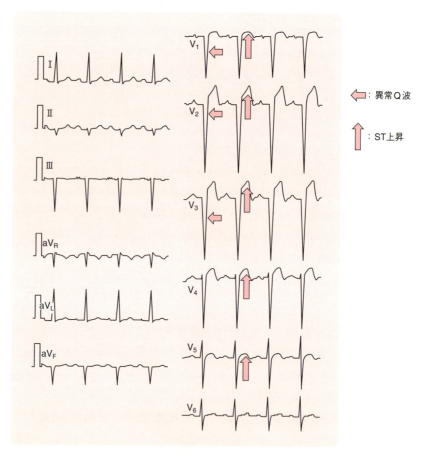

図15・8　急性心筋梗塞の心電図

【治療】　急性心筋梗塞を起こすと，病院に到着する前に**不整脈**のために死亡することがある．原因となる不整脈は**心室細動**で，心臓が十分に収縮しなくなる．心室細動が30秒以上持続すると意識がなくなり，3分経つと脳死に至る．心室細動を治療するには，直流除細動器が必要である．街中に設置してあるAED（自動体外式除細動器）は，貼り付けた電極で心室細動を自動で診断し，除細動を行う機器である（図15・9）．

AED：automated external defibrillator

急性心筋梗塞と診断したら冠動脈のカテーテル治療ができる病院への搬送を考慮して救急車を依頼する．治療法としては，

1) **酸素**投与で動脈血酸素飽和度を上げる，
2) **硝酸薬**投与で冠動脈を広げて胸痛の緩和を図る，
3) **モルヒネ**で胸痛を緩和し，**アスピリン**を投与して血栓の増加を予防する，
4) 注射剤（t-PAなど）を用いて**血栓溶解療法**を行う，

などがある．さらに**経皮的冠動脈インターベンション**（PCI）ができる場合は，ステント留置を含めてカテーテルによる治療と冠動脈形成術を行う．PCIが不成功である場合には，緊急で冠動脈のバイパス術を心臓外科がある施設で行うこともある．

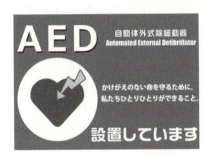

図15・9　AED（自動体外式除細動器）の設置表示

初期の治療が行われた後は，CCU（冠動脈疾患集中治療室）またはそれに準じた施設で経過観察を行う．虚血による胸部症状である不整脈や心不全がなく，臨床的に安定している場合は，入院12時間後にベッド上安静を解除する．血行動態が不安定または虚血が持続する患者でも，発症24時間後にはベッドサイドでの室内便器の使用を許可する．その後は，各施設でのクリニカルパスを用いて経過観察する＊．

＊　国立循環器病センターのクリニカルパスでは，PCI後14日で退院する予定になっている．

15・4・2　狭心症

成因　狭心症では，冠動脈の動脈硬化などによる狭窄部位で血流が妨げられて，心筋に十分な血液が行き渡らないために心筋に虚血が起こり，胸痛が生じる．労作で生じた場合は，労作を止めることで胸痛は軽快する．

病態　狭心症は，労作性狭心症と異型狭心症，または安定狭心症と不安定狭心症に分類される．

労作性狭心症は，階段を昇るなどの労作で狭心症が起こるもの（図15・7 b）で，**異型狭心症**は睡眠中など安静時に冠動脈の攣縮によって血管が一時的に狭窄することで胸痛が出現するものである（図15・7 c）．

安定狭心症は，階段を昇るなどの一定の運動をすると狭心症が出現し，症状の出現する様子が安定している．

不安定狭心症は，症状の出現する様子が不安定であるもので，以前に比べて軽い労作でも狭心症の症状が出現するようになる．症状が以前に比べて頻回に出現するようになるなど悪化がみられると，数日以内に急性心筋梗塞になる可能性がある．不安定狭心症も心筋梗塞と同様に急性冠症候群に含まれる．不安定狭心症と診断することは，生命に危機が迫っていると判断されるから，迅速な治療が必要である．

診断　狭心症の診断には，胸痛などの症状が重要である．胸痛の特徴は，1) 突然に発症する(S), 2) 前胸部痛(A), 3) はっきり表現できない(V), 4) 労

SAVES: sudden onset（突然に発症する），anterior chest pain（前胸部痛），vague sensation（はっきり表現できない），effort precipitation（労作で起こる），short duration（持続は短時間）．

作で起こる(E)，5) 持続は短時間(S)，であり，SAVESと略される．胸の前を押されるように痛い，胸が締めつけられるように痛い，胸の圧迫感があるなどと訴える．狭心症の診断を確定するには，胸痛が出現したときに心電図でST部の低下を確認する必要がある．しかし，多くの狭心症の胸痛は5分程度であるので，来院した際には症状が消失しており，心電図で所見を得ることができない．そのために，24時間心電計（ホルター心電計）で日常生活を送っているときの心電図を記録して，胸痛出現時に心電図のST部分が低下するかどうかを調べる．24時間の心電図記録だけでは必ずしも症状が出現しないことがあり，その場合には，症状を起こすために，労作を加えて心電図検査を行う**運動負荷心電図法**（図15・10）がある（下記コラム参照）．

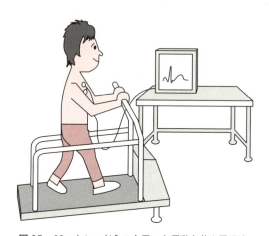

図15・10 トレッドミルを用いた運動負荷心電図法

治療　狭心症の治療には，薬物療法と外科的治療法がある．

● **薬物療法**

1) **硝酸薬**：狭心症の症状が出たら**ニトログリセリン**＊を1錠，舌下に投与する．舌の下で溶けたニトログリセリンは，舌下静脈を通じてすぐに心臓に達する．薬を飲み込んで腸から吸収されるよりも，格段に早く心臓に届くので，発作時にはまずニトログリセリンを使う．

2) **カルシウム拮抗薬**：血管の収縮を妨げる効果があり，狭心症の予防に用いる．異型狭心症では，血管の攣縮が原因であるので，カルシウム拮抗薬が第一選択薬になる．ただし，発作時にはニトログリセリンを舌下投与する．

＊ ニトログリセリンは，ダイナマイト工場で休日になると胸痛が生じる従業員がいることから薬物として開発された．

運動負荷心電図法

マスター2階段法では，2段の階段を年齢・性別・体重で決められた回数昇降し，運動直後に心電図を記録する．**自転車エルゴメーター法**では，患者は胸に電極を付けたまま，車輪に負荷をかけた自転車様の検査装置をこぐ．**トレッドミル運動負荷試験**では，胸に電極を付けたまま，動くベルトの上を歩いてもらう（ベルトを傾けたり，速度を上げて負荷をかける）．

3) **β遮断薬**: 労作性狭心症の予防には，脈拍の増加を抑制する必要があるので，興奮を抑制するβ遮断薬が有効である．

● **外科的治療**

1) **冠動脈形成術**: 冠動脈の動脈硬化部位にバルーン付きのカテーテルを差し込み，バルーンを膨らませて狭窄を軽減する．狭窄を軽減しても，血管の内膜を傷つける場合があり，直後に再狭窄することがある．

2) **ステント留置術**: 冠動脈の動脈硬化部位に金属製のステント*をバルーン付きのカテーテルで送り込む（図15・11）．狭窄部位でバルーンを膨らませて，狭窄を解除しステントを留置することで，再度の狭窄を防ぐ．ただし，ステントは生体にとっては異物であるので，同部位に血栓ができやすい．血栓予防のために抗血小板治療を行う必要がある．

* 薬物溶出ステントは，ステントの金属部分の一部を凹ませて，その部分に徐々に溶出する抗動脈硬化薬を塗り込んだものである．

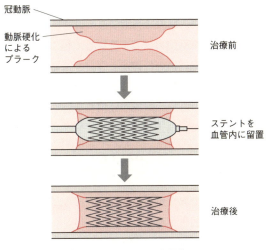

図15・11　ステント留置術

15・5　不整脈

成因　心臓には心房と心室の収縮の連携をとるために，**刺激伝導系**という電気的な信号を伝達する経路がある（図15・12）．

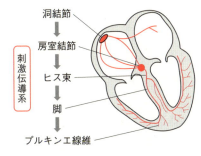

図15・12　刺激伝導系

心筋は骨格筋と異なり，一つの心筋細胞を取出しても自動的に繰返し収縮する特殊な機能（自動能）をもっている．通常は，刺激伝導系の働きで心房と心室の

心筋は連携して収縮を繰返す．右心房の後壁に心拍のリズムをとるための**洞結節**があり，洞結節で発した刺激は心房を通り，**房室結節**から心室に入る．心室に伝わった刺激は**ヒス束**を通り左右の**脚**を通じて心室筋に達する．

通常の脈拍はほぼ規則正しい．しかし，心房や心室で勝手にリズムをとるような興奮が生じることがある．シャックリのようにときどき不整脈が単発で出たり，連続して刺激が出ることにより不整脈が連発することがある．最も危険な不整脈は心室細動である．本来は連携して収縮するはずの心室筋がバラバラに興奮するので，心室から血液を駆出することができなくなり，死に至る．

不整脈を理解するには心電図を読むことができるとよい．

病態・診断 不整脈は徐脈性と頻脈性に分類される．脈拍が1分間に50回未満の場合を**徐脈**，100回以上を**頻脈**という．

● **徐脈性の不整脈**：徐脈になる原因は刺激伝導系の障害である．
　① **Ⅰ度房室ブロック**：房室結節の伝導が低下して起こる．
　② **Ⅱ度房室ブロック**：房室結節の伝導がときどき途切れる．
　③ **Ⅲ度房室ブロック**（**完全房室ブロック**）：心房から心室への伝導が完全に遮断され，心房の収縮と，心室の収縮が連携しない．
　④ **洞房ブロック**：洞結節で規則正しく興奮しても，心房に伝導しない．

● **頻脈性の不整脈**：上室性と心室性に分類される．
　1）上室性不整脈
　① **上室性期外収縮**：心房の興奮が刺激伝導系の興奮と関係なく単発で起こる．
　② **上室性頻拍症**：心房の興奮が連続して繰返し起こる．
　③ **心 房 細 動**：心房の心筋がバラバラに興奮し，心房の規則正しい収縮が起こらずに血液が心房の中で滞留するようになる．心室の拡張期に血液は心房から吸い出される．しかし，心房細動が長く続くと，左心房内に血栓ができることがあり，その血栓が剥がれて脳に飛ぶ脳梗塞*になる．

* §18・1・2参照．

心房細動の心電図では，P波が消失しf波とよばれる基線が細かく揺れているように見える波が出現する．f波は毎分300回以上の心房収縮を繰返すが，心室に伝導するのは3回に1回程度で，心室が収縮するのは1分間に100回程度である．

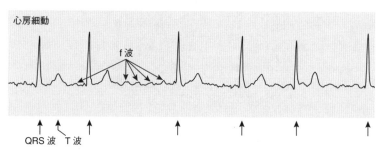

心房細動では，心房が細かく揺れるf波があり，数回に一度の割合で心室に伝導しQRS波が出現する．このときに左心室が収縮し，脈をふれることができる

④ **心房粗動**: 心房細動と同様で心房の収縮は速いが，規則性がある点が異なっている．

2) 心室性不整脈

① **心室性期外収縮**: 心室の興奮が刺激伝導系の興奮とは関係なく単発で起こったものである．心室性期外収縮が3回以上連続し短い時間で回復するものをショートラン（下図参照）とよぶ．心室性期外収縮は，規則正しい心房と心室の収縮とは異なる心室の収縮が加わるもので，幅の広いQRS波が特徴である．

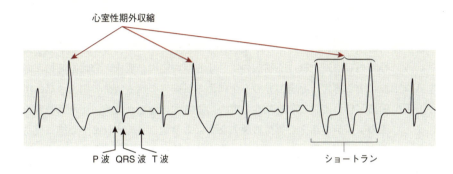

② **心室性頻拍症**: 刺激伝導系とは異なり，心室の興奮がきわめて速い頻度で連続する．心室は心房から血液を受け取る時間がほとんどないために，左心室から送り出される血液は減り，血圧が低下する．

③ **心室細動**: 心室性期外収縮が頻回に出現したときに，R on T*1 などにひき続いて出現する．全部の心室筋がバラバラに興奮し，心室から血液が送り出せない状態になり，死に至る．心室細動では，P波もQRS波もなく，基線が上下に揺れているように見える波形を示す．

*1 心室収縮の電気的興奮がさめようとする（電気的に不安定な）心電図T波の頂点の時期に，心室性期外収縮のR波が起こることを，R on Tとよぶ．

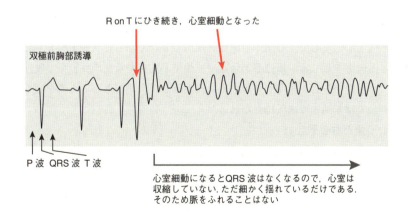

治療 上室性期外収縮，心室性期外収縮は，出現頻度が少ない場合は，治療しなくてよい．上室頻拍や心室頻拍が多い場合は，β遮断薬を用いて興奮を抑制する．

心房細動は，心拍数が多い場合に，ジギタリス*2 やβ遮断薬で心拍数を健常者と同じ70回/分程度になるように調節する．あわせて血栓形成を予防するため

*2 ジギタリスは，オオバコ科の紫色の花をつける薬草で，猛毒であり，栽培などでは取扱いに注意が必要である．

に抗血栓治療薬としてワルファリン，抗トロンビン薬や凝固因子X_a阻害薬などを用いる．心房細動が発症して時間が経っていない場合には，抗血栓治療薬を用いながら，除細動を抗不整脈薬投与にて行うことがある．ほかに，外科的に心房細動を止める治療がある．カテーテルで左心房の肺静脈との接続部分を高周波で熱変性させて電気的な興奮が勝手に広がらないようにするものである．

心室細動が起こったら直ちに直流除細動器（DCカウンターショック，AEDなど）で除細動すべきである．

15・6 心不全

成因 組織が必要とする十分な血液を心臓が送り出せなくなる状態を**心不全**という．心臓の収縮不全は，心筋症のような心室の筋肉の変成，急性心筋梗塞のような虚血による障害，心臓の弁の不全による長期にわたる負荷の増大，高血圧や弁膜に細菌が付いて起こる感染性心膜炎による弁の急激な破綻，または肺塞栓による心臓の予備能を超えた負荷の増大などにより起こり，それまで心筋に異常がなくても心不全になることがある．心不全は病態であるが，病名として使われることもある．

病態 心不全は，収縮不全と拡張不全，急性心不全と慢性心不全，左心不全と右心不全で病態を分類する＊．

* **低拍出性心不全と高拍出性心不全**という分類もある．低拍出は，急性心筋梗塞，高血圧，拡張型心筋症などで生じる．高拍出は，甲状腺機能亢進症，貧血，妊娠，動静脈奇形などが原因となる．

● **収縮不全と拡張不全**

収縮不全は急性心筋梗塞などで心筋の一部が収縮しなくなった状態である．**拡張不全**は高血圧や肥大型心筋症で心拍出に必要な血液を左心室に貯留できない状態である．

● **急性心不全と慢性心不全**

急性心不全は，以前には左心室の収縮障害などがなかったが，急性心筋梗塞による壁運動障害や感染性心内膜炎での弁尖の破裂，重症の不整脈などで，急激に左心室機能が低下して左心室から血液を拍出できなくなった状態であり，肺うっ血や血圧低下を生じる．**慢性心不全**は，拡張型心筋症や重症の弁膜症で慢性的に全身にうっ血が生じて組織が要求する血液が送ることができないものをいう．慢性心不全では末期まで血圧は保たれる．

● **左心不全と右心不全**

左心不全では，心筋梗塞や拡張型心筋症などで左心室の収縮不全が生じ，肺に血液がうっ滞（肺うっ血）して病状が悪化する（図15・13）．症状としては，歩行や労作による呼吸困難，疲労感や倦怠感，夜間に臥位で寝ていると息苦しくなり覚醒する発作性夜間呼吸困難や，臥位になっているよりも座位でいることを好む起坐呼吸などがある．重症になると血液の混ざったピンク色の泡沫状喀痰が咳とともに出るようになる．心拍出量の低下により，血圧低下，頻脈，尿量の減少が起こる．

右心不全は肺動脈血栓塞栓症，僧帽弁狭窄症や三尖弁閉鎖不全症などの弁膜症，心臓の周りに水が貯まる心タンポナーデにより，右心室の収縮低下や拡張障

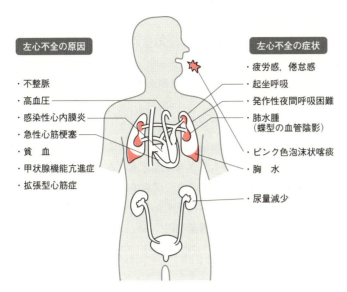

図15・13　左心不全の原因と症状

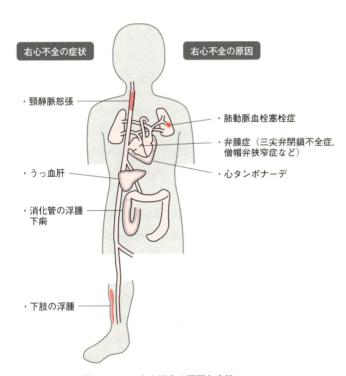

図15・14　右心不全の原因と症状

害で起こる（図15・14）．右心不全の症状には，右心室に流れ込む静脈系に血液がうっ滞するので，頸静脈の怒張，うっ血肝，下肢の浮腫，消化管の浮腫による食欲低下と下痢がある．

● 両心不全

　左心室の機能が低下して肺のうっ血が起こるが，右心室にも負荷がかかった状態を**両心不全**とよぶ．右心不全を合併すると左心不全の症状が軽減することがあ

る．

診断 症状から心不全を疑い，原因となる左心室や右心室の収縮不全を心臓超音波検査で確認する．左心不全で肺うっ血になると，胸部X線写真で肺門部を中心に肺静脈の拡張を示す蝶形の血管陰影の増強がみられ，心陰影は拡大する．

治療 心不全の治療は，原因疾患を治療するとともに，左心不全では，収縮力の低下した左心室から容易に血液が送り出されるようにするため，硝酸薬などで大動脈から末梢の**動脈を拡張**して血管抵抗を下げる．また，左心室に流れ込む血流を減らすために**利尿薬**で循環血液量を減らすことを行う．

右心不全の治療では，カルシウム拮抗薬などで肺動脈の血管抵抗を下げ，右心室に戻る血液量を減らすために**利尿薬**を用いる．

15・7 心 筋 症

心筋症は，心筋に構造的異常または機能的異常がある心筋障害で，この障害を説明できるような冠動脈疾患，高血圧，心臓弁膜症，先天性心疾患がないものである．病型は拡張型心筋症，肥大型心筋症，拘束型心筋症，不整脈源性（催不整脈性）右室心筋症，分類不能の心筋症に分類されている．

15・7・1 拡張型心筋症

成因 拡張型心筋症では，左心室全体の収縮が低下し，内腔が拡張する（図15・15 a）．拡張型心筋症の原因には，遺伝，ウイルス感染または自己免疫異常によるものがある．

病態 心筋細胞が本来正しく並んでいる部分に異常が起こり，一部の細胞が脱落し，心筋の収縮が低下して，左心室内腔が拡張する．心筋の機能が低下しても，内腔が拡張することで心拍出量は一時的には保たれる．しかし左心室の収縮力低下が著しくなると，左心室には血液が充満し，左心室に血液を送り込む肺の血管にも血液がうっ滞し，左心不全になる．また，不整脈が起こりやすく突然死することがある．拡大した左心室に血栓ができて脳梗塞を起こすこともある．

診断 歩行時の息切れなどの左心不全の症状から心機能が低下する疾患を疑う．拡張型心筋症の診断には，心電図，胸部X線と心臓超音波検査が有用である．

治療 心臓の負担を減らすために心臓から送り出された血液が流れ込む大動脈や末梢動脈の抵抗を下げる．β**遮断薬**で過剰な心筋刺激を減らし，血栓予防や不整脈の治療を行う．さらには心臓移植手術が必要になることがある．

15・7・2 肥大型心筋症

成因 肥大型心筋症（図15・15 b）は，発症しやすい家系があり，遺伝的な要素が多い疾患である．左心室壁は，血液を駆出するために大きな力を要するので最も厚い．高血圧症でも心筋は肥大するが，病的に肥大したものが肥大型心筋

(a) 拡張型心筋症

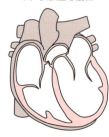

心筋細胞が脱落し，心室内腔が拡張する

(b) 肥大型心筋症

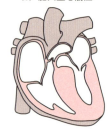

左心室壁が病的に肥大する

図15・15 心筋症

症である．

病態 明らかな心肥大をきたす高血圧や代謝異常などの原因がなく，心臓の筋肉が肥大して心臓の壁が厚くなり，左心室へ流入する血液による拡張が妨げられるようになる．通常は左心室内腔の拡大はなく，左心室の収縮は正常か過大である．

左心室の流出部の心筋が肥大する**閉塞性肥大型心筋症**は，左心室から十分に血液を送り出せなくなるので，急死することがある．左心室の流出路は，大動脈弁のすぐ下で，左心室から血液が大動脈弁に向かう途中に位置する．流出路の心筋が肥大すると流出路が狭くなり*，流れる血液の速度が速くなる．そのため，すぐ近くにある僧帽弁の前尖を引き寄せてしまい，さらに流出路が狭くなる．流出路の心筋は，興奮するとより収縮が増すので流出路の狭窄も強くなり，左心室から血液を送り出せなくなる．そのために失神や急死することもある．閉塞性肥大型心筋症は，若いアスリートの突然死の原因の一つである．

＊　左心室流出路の狭窄で流速が早くなると，その部位の圧力が減少し，僧帽弁を引き寄せる．これはベルヌーイの定理で説明できる．

診断 無症状のことも多い．呼吸困難や失神する場合もあり，心臓の聴診では，収縮期に雑音を聴取する場合がある．確実な診断には，不均等な心肥大を心臓超音波検査で検出する．心電図で著しい心臓肥大を疑わせる所見がある場合に肥大型心筋症を疑う．

治療 肥大型心筋症の発症機序は，心筋の筋収縮制御の異常といわれるようになってきており，治療には心臓の収縮力を調節する**β遮断薬**や**カルシウム拮抗薬**を用いる．カルシウム拮抗薬は，左心室の流出路の圧力格差を増すことがあり，使用には注意が必要である．無症状で，不整脈がなく，心機能が正常であれば，無投薬で経過観察することも多い．しかし失神などの症状や不整脈がある場合は，突然死することもあり，外科的治療や植え込み型除細動器などを要することがある．

15・8　高血圧

成因 血圧は，心臓の拍出量と末梢動脈の抵抗によって決まる（次ページのコラム参照）．塩分を摂りすぎて循環血漿量が多くなったり，太って末梢の血管抵抗が増すと**高血圧**となる．または，血圧を上昇させるホルモンが異常に分泌されて高血圧になることがあり，二次性高血圧とよぶ．

分類 高血圧は本態性と二次性に分類される．**本態性高血圧**は原因が明確でないが，遺伝や環境に影響を受けると考えられ，高血圧症の 80 % を占めている．残りの 20 % は血圧を上げる原因が明確なもので，**二次性高血圧**とよぶ．二次性高血圧で最も多いものは，腎実質疾患で糸球体が傷害される慢性腎不全である．腎血管性高血圧は，腎動脈の狭窄で生じる．原発性アルドステロン症は，副腎皮質にアルドステロン産生腫瘍ができてアルドステロンの分泌が増加して生じる．クッシング症候群は，ACTH が下垂体や異所性の腫瘍から過剰に分泌される，またはコルチゾールが過剰に分泌される腫瘍などにより，過剰な副腎皮質ステロイドのために高血圧になる．褐色細胞腫はカテコールアミン産生腫瘍などにより，

血圧上昇物質であるカテコールアミンが過剰に分泌されて高血圧になる．二次性高血圧では，原因を手術で取除くことができれば，高血圧を治療できる．

病態 血圧は，1日のなかでも活動している午後に高くなる．患者によっては高血圧を示す時刻が異なることがあり，夜間から早朝にかけて最も高い血圧値を示す場合を**早朝高血圧**，病院で診察するときに高血圧となり，他の時間帯はほぼ正常の血圧である場合を**白衣高血圧**，診察室では血圧が正常だが，自宅で血圧を測ると高血圧である場合を**仮面高血圧**という．一般的には，診察室での血圧値よりも家庭で測定した方が低い．

血圧測定は，座位で上腕にマンシェットを巻いて行う．マンシェットの中にゴムの袋があり，チューブで水銀柱に繋げ，その高さを読むので，値は mmHg である*．血圧が高いということは，高い圧力が血管の中から外に押しているのと同じことである．心臓は1日に10万回拍動するので，高血圧になると血管は常に強い圧力に耐えなければならない．血管は硬くなり，心臓の筋肉は厚くなり，左室肥大になる．高血圧患者は，心疾患や脳卒中で亡くなることが多い．

* 近年，海水の水銀汚染が進んできたことから，水銀血圧計は使わないでアネロイド血圧計を使うことが推奨されているが，血圧の単位には水銀の高さが使われている．水銀は重く，水の13倍ほどなので正常高値血圧である 130 mmHg は，水柱で 170 cm に相当する．

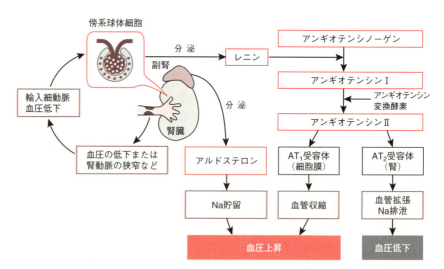

図 15・16　レニン-アンギオテンシン-アルドステロン系による血圧調節

血圧の調節には，**レニン・アンギオテンシン・アルドステロン**の連携が大きく影響している（図15・16）．**アンギオテンシン**は血管を収縮させ，**アルドステロン**はナトリウムを貯留させるので血圧が上昇する．腎臓で血液の沪過を行う糸球体に入る血管に傍糸球体細胞があり，腎動脈が狭窄すると血圧低下を感知して**レニン**を分泌する．レニンは，肝臓でつくられたアンギオテンシノーゲンをアンギオテンシンⅠに変換させる．アンギオテンシンⅠは，アンギオテンシン変換酵素（ACE）の働きで強力な昇圧物質であるアンギオテンシンⅡに変換される．アンギオテンシンⅡは，血管の細胞膜にあるアンギオテンシンⅡの1型受容体（AT_1受容体）に働きかけ血管を収縮させて血圧を上昇させる．また，副腎皮質から強力なミネラルコルチコイドであるアルドステロンの分泌を促す．

> **収縮期血圧と拡張期血圧**
>
> 　心臓が血液を送り出す力（圧波）と末梢からの反射波で収縮期血圧が決まり，拡張期血圧は血管の柔らかさにより決まる．末梢からの反射波は，腹部大動脈と総腸骨動脈の分岐部からのものが大きく占める．上腕で血圧を測定すると，心臓からの圧波に加えて，末梢からの反射波が加わり，血圧の最高値が上昇する．特に高齢者では，末梢血管が硬くなることで反射波が大きくなり，収縮期血圧が上昇しやすい．心臓から送り出された血液が大動脈を膨らませ，心臓が十分に収縮して大動脈弁が閉じた後は大動脈に蓄えた血液が末梢に流れていく．心臓の力で末梢まで血液を押し出しているというより，大動脈などの動脈の拍動によって，血液は末梢に送り出されていく．良好な血液循環のために血管は柔らかく弾力性に富んでいることが重要である．

　一方，アンギオテンシンⅡは，傍糸球体細胞にある AT_1 受容体に働きかけて，レニン分泌を抑制する．また，腎臓に広く分布するアンギオテンシンⅡの 2 型受容体（AT_2 受容体）に働きかけ，血管の拡張や Na の排泄を促進させて血圧を低下させる．

［診断］ **正常血圧**は，診察室で計測した際に収縮期血圧が 120〜129 mmHg かつ/または拡張期血圧が 80〜84 mmHg*である（表 15・1）．

表 15・1　成人における血圧値の分類　（日本高血圧学会，高血圧治療ガイドライン 2014）

分類		収縮期血圧		拡張期血圧
正常域血圧	至適血圧	<120	かつ	<80
	正常血圧	120〜129	かつ/または	80〜84
	正常高値血圧	130〜139	かつ/または	85〜89
高血圧	Ⅰ度高血圧	140〜159	かつ/または	90〜99
	Ⅱ度高血圧	160〜179	かつ/または	100〜109
	Ⅲ度高血圧	≧180	かつ/または	≧110
	（孤立性）収縮期高血圧	≧140	かつ	<90

　Ⅰ度高血圧は収縮期血圧が 140〜159 mmHg かつ/または拡張期血圧が 90〜99 mmHg である．高血圧の合併症には，脳卒中，心筋梗塞や閉塞性動脈硬化症などがある．いずれも高血圧により血管の硬化が進行し，加えて喫煙などで血管の内膜に生じた傷に血栓が付着して血管が閉塞して病気を起こす．

［治療］ 降圧目標は，若年，中年，前期高齢者患者（65〜74 歳）では，診察室血圧で 140/90 mmHg 未満，家庭血圧で 135/85 mmHg 未満，後期高齢者 75 歳以上では診察室血圧で 150/90 mmHg 未満，家庭血圧で 145/85 mmHg 未満である．

　治療は，**食事療法**と**薬物療法**がある．食事療法では**塩分摂取制限***が重要である．薬物療法では，**アンギオテンシン変換酵素阻害薬（ACE 阻害薬）**，**アンギオテンシンⅡ受容体拮抗薬（ARB）**や**カルシウム拮抗薬**など血管拡張薬が第一選

---

*　日本人のなかには，塩分摂取量が 1 日 12 g ほどになる人がいるが，高血圧患者では 1 日 6 g 以下にすべきである．1 日 6 g の塩分でつくった食事はかなり薄味になる．その味の不足分を補うには，醤油をだし醤油にする，レモンや酢を使うなどの工夫が必要である．

ACE 阻害薬（angiotensin converting enzyme inhibitor）：血圧上昇物質であるアンギオテンシンⅡの生成を阻害する薬物．

ARB（angiotensin Ⅱ receptor blocker）：アンギオテンシンⅡが血管壁にあり血管収縮のシグナルを出す AT_1 受容体に作用しないように阻害する薬物．

カルシウム拮抗薬：血管壁の平滑筋を収縮させるためにカルシウムが細胞内に流れ込むのを抑制して血管を拡張させる薬物．

択薬として使われる．**利尿薬**は，塩分の主要成分であるナトリウムを体から排泄することで血圧を下げる目的で使用する．**β遮断薬**は，興奮を抑制し，心臓の収縮力を抑制することで血圧を下げる目的で使用することが多い．

重要な用語

右心不全	虚血	徐脈	動脈硬化症
うっ血	血栓	心筋梗塞	肥大型心筋症
拡張型心筋症	高血圧	心室細動	頻脈
カルシウム拮抗薬	左心不全	心不全	不整脈
冠動脈形成術	刺激伝導系	心房細動	β遮断薬
期外収縮	充血	ステント留置術	レニン-アンギオテンシン-アルドステロン系
狭心症	硝酸薬	塞栓	

16 腎・尿路系の疾患

1. 腎炎は免疫学的異常により発症する病態であり，血尿，タンパク尿，高血圧，浮腫などの症状を認める．慢性腎炎は病理学的形態異常によりステロイドの奏効性が異なる．
2. ネフローゼ症候群はさまざまな疾患から発症し，高度タンパク尿と，低タンパク血症，低アルブミン血症を呈する．
3. 急性腎不全は，腎前性，腎性，腎後性に分類され，それぞれの病態で治療法や予後が異なる．慢性腎不全は何年もかかって徐々に進行し，最終的には透析療法に至る．
4. 糖尿病性腎症は新規透析導入患者の原因疾患の第１位である．
5. 慢性腎臓病（CKD）は透析に移行する確率の高い予備群として定義された疾患であり，心血管疾患の危険因子になることも知られている．
6. 尿路結石は生活習慣病と関係する．結石形成の原因はさまざまである．水分摂取と運動は最良の治療であり予防でもある．
7. 腎腫瘍の手術は極力腎を温存することに努める（部分切除術）．手術以外に免疫療法，分子標的薬，ラジオ波焼灼術，凍結療法，塞栓術など治療法は多彩である．
8. 尿路腫瘍の治療の基本は手術療法である．表在がんと浸潤がんで治療法は大きく異なる．
9. 感染症の起因菌は大腸菌が多い．治療の基本は利尿と抗菌薬投与である．
10. 腎臓には酸塩基平衡を維持する機能が存在し，腎機能が失われる場合，血液のpHが酸性に傾けばアシドーシス，アルカリ性に傾けばアルカローシスになる．

腎・尿路系の臓器には副腎・腎・尿路（腎盂尿管・膀胱および尿道）・前立腺・精嚢精管・精巣および精巣上体・陰茎があり，疾患分類としては，炎症性疾患，腫瘍・結石・感染症・排尿障害・男性機能などが代表的なものである．

16・1 腎　　炎

糸球体腎炎は，臨床経過からみて急性，慢性に分類され，原因からは原発性と二次性に分類される．急性には急性糸球体腎炎と急速進行性腎炎がある．

16・1・1　急性糸球体腎炎

　溶血性レンサ球菌（溶連菌）＊による扁桃腺炎や咽頭炎などの先行感染の後，1〜3週間の潜伏期を経て起こる血尿，タンパク尿や乏尿，浮腫，高血

＊ そのほかの細菌やウイルスの場合もある．

圧などの症状で発症する．

病態 溶連菌などの菌体に対する抗体が体内に産生され，この菌体（抗原）と抗体が反応して免疫複合体が産生され，糸球体に炎症を誘発する．糸球体に炎症が起こると炎症細胞が集積して糸球体の細胞が増殖し，糸球体濾過量が低下，ナトリウム貯留，レニン-アンギオテンシン系が亢進し，本来尿中に出てはいけないタンパク質や血液が尿中に出る．これにより体内の水分排泄機能が破綻し，浮腫や高血圧が発症する．

診断 先行感染の有無を抗 ASO 価や抗 ASK 価で，免疫学的異常を低補体血症（血清補体価の低下）で確認する．

治療 小児に高頻度に起こり，保存的な対症療法が主となるが，重症化すると乏尿となり肺水腫や心不全を起こして一時的に透析を行うこともある．ほとんどの場合は急性期を過ぎると症状が軽快し完治する．基本的には対症的薬物療法（利尿薬や降圧薬）となるが，入院安静に加え，感染症に対する抗生物質の投与，食事療法として塩分制限，低タンパク食，高カロリー食のほか，カリウムや水分制限が必要になる．一方，回復期には利尿が起こるため，水・電解質管理に注意することが必要である．

ASO：抗ストレプトリシン O 抗体．おもに A 群溶血性レンサ球菌産生の外毒素（ストレプトリシン O）に対する抗体．

ASK：抗ストレプトキナーゼ抗体．溶血性レンサ球菌産生のストレプトキナーゼに対する抗体．

16・1・2 急速進行性腎炎（半月体形成性腎炎）

成因 急性腎炎と異なり，放置すると急速に腎不全を起こすか生命にかかわる．原因は不明であるが，自分自身の好中球に対する抗好中球細胞質抗体（MPO-ANCA）が認められることがあり，原因として考えられている．ほかに糸球体基底膜に対する抗体や，免疫複合体が原因になることがある．

病態 糸球体基底膜が破壊されることにより，血漿タンパク質が大量に尿中に排泄され，血尿やタンパク尿，円柱尿を認める．また，糸球体内に半月体が形成されフィブリンが沈着し，糸球体硬化につながる．数週〜数カ月で血尿，高血圧，浮腫が急激に出現する．

診断 急速に進行する腎不全，血尿やタンパク尿，尿沈査で赤血球円柱尿，顆粒円柱尿を認める．ANCA や抗糸球体基底膜抗体などのマーカーを確認することで診断を進めるが，診断困難な場合は腎生検で診断する．

治療 免疫抑制薬やステロイド薬を使用する．また腎不全に至った場合は血液透析を行う．

16・1・3 慢性糸球体腎炎

慢性糸球体腎炎は，1年以上にわたりタンパク尿や血尿が持続的に認められ，緩徐に進行する．組織学的に多くの病気が含まれた総称ととらえられている．分類は病型（腎生検から），原発性か二次性で示される．

分類・病態 腎生検による病像から以下のように分類する．
1) **微小変化型ネフローゼ症候群**：小児に多い．糸球体に明らかな病変を認めないか，またはメサンギウム領域のわずかな拡大を認める．
2) **巣状糸球体硬化症**：糸球体に巣状，分節状硝子化など広範囲に病変を認め，

ネフローゼ症候群を伴う．硬化しているところにはIgMと補体が沈着している．

3) **膜性腎症**：免疫複合体の沈着による基底膜のびまん性肥厚，基底膜上皮側の上皮下沈着物や小突起の形成が特徴である．特発性が多いが，二次性のものとして自己免疫疾患，腫瘍，糖尿病，サルコイドーシス，囊胞腎や感染性，薬剤性がある．

4) **膜性増殖性糸球体腎炎**：基底膜と内皮細胞の間に免疫複合体が沈着しⅢ型アレルギー反応を起こす．基底膜肥厚に加え，メサンギウム細胞と内皮細胞の増殖がみられる．血尿，タンパク尿，高血圧，ネフローゼ症候群を示す．

5) **メサンギウム増殖性糸球体腎炎**：メサンギウム細胞の増殖が主となる．IgA腎症や自己免疫疾患にも認められることがある．IgA腎症は感染症由来の抗原に対するIgAが過剰に産生され，メサンギウム領域に沈着する腎炎で顕微鏡検査で尿中に赤血球を認める．

診断 タンパク尿，血尿，円柱尿を認める．確定診断は腎生検による．

治療 微小変化型はステロイド薬が奏効する．他のケースではステロイド薬が有効でない場合もあり，治療に苦慮することがある．一般的には，食事療法（塩分・タンパク質の制限）や薬物療法（降圧薬，抗血小板薬，抗凝固薬）が行われる．

16・1・4 腎盂腎炎と膀胱炎

成因・病態 尿道から侵入した細菌の感染により膀胱で起こる炎症を**膀胱炎**といい，さらに何らかの原因で尿管を上行して腎盂に達するものを**腎盂腎炎**とよぶ．上行の原因には腎盂・尿管の形態異常による逆流現象，結石や腫瘍，神経因性膀胱や前立腺肥大がある．また上行する以外にも血行性感染やリンパ行性感染がある．

診断 血尿，残尿感，頻尿を認めるのみであれば膀胱炎，高熱や背部痛を認める場合は腎盂腎炎が疑われる．最終的には尿検査による血尿，細菌尿を共通とし，血液検査で白血球増多，C反応性タンパク質（CRP）の上昇を認めれば腎盂腎炎と診断する．

治療 安静と水分摂取を勧める．抗生物質の投与が必要となる．

16・2 ネフローゼ症候群

成因 原発性は慢性腎炎，二次性（続発性）は糖尿病，膠原病，アミロイドーシス，悪性腫瘍，薬物などによる．尿に大量のタンパク質が出ることにより起こる低タンパク血症，低アルブミン血症から発症する．高コレステロール血症や浮腫も認める．

病態 原因疾患により病態は異なるが，糸球体基底膜のチャージバリアとサイズバリアが破綻し，大量の尿タンパクが排泄される．初発症状は浮腫であり，

チャージバリア：負の電荷をもつタンパク質が電気的に反発して糸球体で沪過されないこと．

サイズバリア：分子量が大きくて糸球体の目を通ることができないこと．

体重増加をきたす．浮腫が高度であれば胸水や腹水を認めることがある．

診断 診断基準は，①尿タンパク1日量3.5 g以上，②血清総タンパク質 6.0 g/dL 以下あるいは血清アルブミン 3.0 g/dL 以下で，①と②を必須条件とする．必須ではないが，その他の診断基準に，③脂質異常（血清総コレステロール 250 mg/dL 以上）と④浮腫がある．また，予後診断のため腎生検を施行し，原因疾患を確定する．

治療 慢性腎炎によるものはステロイド治療になるが，二次性の場合は原疾患の治療を優先する．対症療法として，浮腫に対して利尿薬，高血圧に対してアンギオテンシンⅡ受容体拮抗薬や ACE 阻害薬などの降圧薬，脂質異常症治療薬，凝固異常に対し抗血小板薬を使用する．

ACE：angiotensin-converting enzyme

16・3 急性腎不全，慢性腎不全

GFR：glomerular filtration rate

腎不全は腎機能障害（高窒素血症，クレアチニン上昇，糸球体濾過量（GFR）低下）であり，浮腫，水・電解質異常，血圧上昇をきたす疾患である．数日から数週間で急激に障害が進行する場合を急性腎不全，数年以上を経て緩やかに進行するものを慢性腎不全とよぶ．急性腎不全は手術や感染症，薬剤などを誘因として発症するのに対し，慢性腎不全は高血圧や糖尿病，囊胞腎などの背景疾患があることが多い．

16・3・1 急性腎不全

成因 原因から腎前性腎不全，腎性腎不全，腎後性腎不全に分かれる．**腎前性**は下痢，嘔吐，出血などの循環血漿量の減少に起因する場合と，心筋梗塞など心拍出量の減少に起因する場合がある．**腎性**は糸球体腎炎や腎毒性をもつ薬剤による腎実質障害，急性尿細管壊死，間質性障害に起因する．**腎後性**は尿管，膀胱，尿道の閉塞に起因する．

病態 腎機能の急激な低下（数時間から数日の単位で）により乏尿，無尿や体液貯留，高窒素血症，水・電解質異常，代謝性アシドーシスが出現する．腎前性ではナトリウム再吸収能が亢進し，尿中ナトリウム濃度は 20 mEq/L 未満で尿浸透圧は 500 mOsm/kg 以上となる．腎性では尿中ナトリウム濃度が 40 mEq/L 以上である．糸球体濾過能が悪化することにより体液過剰となり血圧上昇，浮腫，肺水腫などを発症し，消化器症状（嘔吐，下痢）や中枢神経症状（意識障害）を伴う．腎後性では突然の乏尿や無尿が特徴であり，画像検査で水腎症を認める．

* もともと腎機能低下がある場合は血清クレアチニンが前値の 50 % 以上上昇した場合.

診断 血清クレアチニンが 2〜2.5 mg/dL 以上へ急激に上昇した場合*，または血清クレアチニンが 0.5 mg/(dL・日) 以上，血液中尿素窒素（BUN）が 10 mg/(dL・日) 以上の速度で上昇するものを急性腎不全とする．

BUN：blood urea nitrogen

治療 急性腎不全の治療にあたっては，1) 腎不全による生命の危険の回避と合併症の治療，および，2) 腎機能の回復を目指す治療の二つを考えることになる．腎前性と腎後性は腎機能の回復が期待できる病態である．腎前性には補液，腎後性には尿路閉塞原因の除去が重要である．浮腫，高カリウム血症，代謝

性アシドーシスに対する治療を行うが，乏尿や無尿が3日間以上続いたり，尿毒症症状の出現や極端なデータ異常がある場合は血液透析を行いながら自然回復を待ち，厳密な水・電解質管理を継続することとなる．

16・3・2 慢性腎不全

慢性腎不全は長期にわたり徐々に腎臓の機能が失われていく状態をさす．後述の慢性腎臓病（CKD）の概念が提唱されてからは，慢性腎臓病の末期をさすことになる．

成因 原因疾患として糖尿病性腎症，慢性糸球体腎炎，腎硬化症，多発性嚢胞腎，急速進行性糸球体腎炎がある．

病態 原疾患による糸球体の障害から残りの糸球体で過剰濾過や尿タンパク増加が起こり，残存糸球体にさらに障害が与えられるという悪循環が生じる．腎臓機能低下の程度が軽い間はほとんど症状がない．**推定糸球体濾過量（eGFR）**の違いによってみられる症状としては，

eGFR: estimated glomerular filtration rate

- eGFR 30〜50 mL/分/(1.73 m^2)：夜間尿や高血圧，腎性貧血が起こる．
- eGFR 10〜30 mL/分/(1.73 m^2)：高カリウム血症，低カルシウム血症，高リン血症，アシドーシスが徐々に進行．
- eGFR 10 mL/分/(1.73 m^2) 未満：全身の浮腫，食欲不振，吐き気，息切れなど．

I．臨床症状
1. 体液貯留（全身性浮腫，高度の低タンパク血症，肺水腫）
2. 体液異常（管理不能な電解質・酸塩基平衡異常）
3. 消化器症状（悪心，嘔吐，食欲不振，下痢など）
4. 循環器症状（重篤な高血圧，心不全，心膜炎）
5. 神経症状（中枢・末梢神経障害，精神障害）
6. 血液異常（高度の貧血症状，出血傾向）
7. 視力障害（尿毒症性網膜症，糖尿病(性)網膜症）

これら1〜7の小項目のうち3個以上のものを高度（30点），2個を中程度（20点），1個を軽度（10点）とする

II．腎機能

血清クレアチニン〔mg/dL〕	（クレアチニンクリアランス〔mL/分〕）	点数
8以上	（10未満）	30
5〜8未満	（10〜20未満）	20
3〜5未満	（20〜30未満）	10

III．日常生活障害度
尿毒症症状のため起床できないものを高度（30点）
日常生活が著しく制限されるものを中程度（20点）
通勤，通学あるいは家庭内労働が困難となった場合を軽度（10点）

↓

I．臨床症状，II．腎機能，III．日常生活障害度の3項目の点数の合計が60点以上を透析導入する．（年少者（10歳未満），高齢者（65歳以上），全身性血管合併症のあるものについては10点加算）

図16・1 **慢性腎不全の透析導入基準** [1991年度 厚生科学研究・腎不全医療研究班より改変]

診 断 タンパク尿，血尿，腎性貧血，高窒素血症を認める．**血清クレアチニン 2 mg/dL 以上，あるいは eGFR 30 mL/分/(1.73 m²) 未満**が 3 カ月以上持続すれば慢性腎不全と診断する．また，超音波検査で腎臓の萎縮を確認することも診断の一助となる．

病期の分類を以下に示す．

- 第 1 期（予備能低下期）：eGFR 50～80 mL/分/(1.73 m²) 以上
- 第 2 期（代償期）：eGFR 30～50 mL/分/(1.73 m²)，血清クレアチニンが 2 mg/dL 以上
- 第 3 期（腎不全期）：eGFR 10～30 mL/分/(1.73 m²)
- 第 4 期（尿毒症期）：eGFR 10 mL/分/(1.73 m²) 以下

治 療 原疾患の治療が重要である．血圧や血糖の管理，塩分制限，タンパク質制限などの食事療法，浮腫に対しては利尿薬が使用される．腎不全が悪化し，クレアチニンが上昇すると尿毒症をひき起こす．尿毒症に対しては蓄積された尿毒症毒素を吸着排泄するために経口活性炭を内服する．電解質異常に関してはビタミン D の産生低下によりカルシウム代謝異常をきたし骨異栄養症を併発することがある．この場合，活性型ビタミン D 製剤を投与する．リンやカリウムは腎機能低下で排泄障害を起こすため，それぞれの吸着薬を用いて便に排泄する治療が行われる．貧血は腎臓で産生されるエリスロポエチンという造血ホルモンの分泌低下により併発するのでエリスロポエチン製剤の注射剤が治療に使われている．また，腎炎や腎不全では糸球体の血管で血栓が形成されやすくなるため，抗血小板薬が腎機能悪化の予防に有効である．慢性腎不全の透析導入基準を図 16・1 に示す．透析療法に関しては後述（§16・6）する（§9・3・7b も参照）．

> **骨異栄養症**：カルシウム，リンの障害．ビタミン D 不活性化による骨の病気．腎不全に伴って起こる．

16・4 糖尿病性腎症

糖尿病に特異的な細小血管症である網膜症，神経障害とならぶ疾患であり，新規透析導入原因疾患の第 1 位である（図 16・2）．糖尿病発症後 10～15 年くらいで発症し，透析に至る他の腎臓疾患と比較して比較的急速に透析導入が必要になる場合が多い．また，病気の進行に伴い心血管疾患で死亡する割合が多くなることが知られており，心血管疾患の危険因子としても重視されている．

成 因 長期間に及ぶ高血糖により全身にひき起こされる細小血管障害である．

病 態 糖尿病では，糸球体輸入細動脈が拡張し，アンギオテンシン II の働きで輸出細動脈が収縮するため糸球体内圧上昇による過剰沪過や，AGE（最終糖化産物），TGF-β，PDGF などの影響によりメサンギウム領域や細胞外基質が拡大し，糸球体硬化が起こる．また，糸球体基底膜のサイズバリア，チャージバリア機能が破綻し，尿にアルブミン，タンパク質が漏出することから病気が進む．

> **AGE**：advanced glycation end product
> **TGF**：transforming growth factor（トランスフォーミング成長因子）
> **PDGF**：platelet-derived growth factor（血小板由来増殖因子）

診 断 正確な診断には腎生検が必要となるが，糖尿病がある患者においては早期診断に尿検査が必須となる．特に定性試験のみでなく定量検査が重要で，定

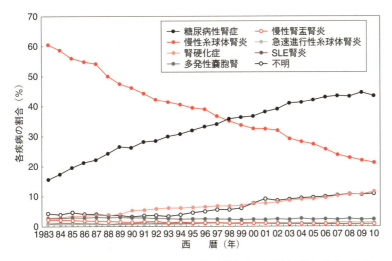

図 16・2 透析導入患者の主要原疾患の年別推移 [日本透析医学会 統計調査委員会，"わが国の慢性透析療法の現況 2010 年 12 月 31 日現在"より]

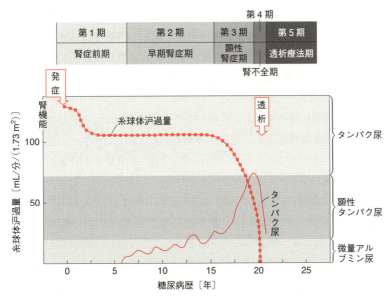

図 16・3 2 型糖尿病性腎症の臨床経過 [槇野博史，"糖尿病性腎症—発症・進展機序と治療"，p. 192，診断と治療社 (1999) より]

期的に尿中アルブミン排泄量，クレアチニン比を調べることが推奨されている．

2013 年 12 月に糖尿病性腎症合同委員会から新たに糖尿病性腎症病期分類が改定された．以下に第 1 期〜5 期の病期分類を示す（図 16・3）．

- 第 1 期（腎症前期）：腎症がまだ明らかになる前の段階であり，正常アルブミン尿（30 mg/gCr 未満），GFR（eGFR）30 mL/分/(1.73 m^2) 以上を示す．
- 第 2 期（早期腎症期）：アルブミン尿が出現する段階を示し，微量アルブミン尿（30〜300 mg/gCr 未満），GFR（eGFR）30 mL/分/(1.73 m^2) 以上を

- 第3期（顕性腎症期）：さらにアルブミン尿が増加し，タンパク尿出現を示す段階．顕性アルブミン尿（300 mg/gCr以上）あるいは持続性タンパク尿（0.5 g/gCr以上），GFR（eGFR）30 mL/分/(1.73 m^2)以上を示す．
- 第4期（腎不全期）：GFRが低下する段階であり，アルブミン尿やタンパク尿の有無は問わない．GFR（eGFR）30 mL/分/(1.73 m^2)未満を示す．
- 第5期（透析療法期）：透析療法を行う．

治療 第1期，第2期では糖尿病の治療が重要であり，食事療法や運動療法も糖尿病のコントロールが中心となる．第2期には血圧管理が加わり，第3期以降には塩分制限，タンパク質制限食が重要となる．第3期以降は運動療法が制限される．第2期までは血糖と血圧コントロールにより第1期に戻すことが可能であるが，第3期以降は"point of no return"と考えられており，病気の進行を遅らせることが治療の主目的となる．

16・5 慢性腎臓病（CKD）

CKD: chronic kidney disease

慢性腎臓病（**CKD**）は，慢性糸球体腎炎や糖尿病性腎症，腎硬化症などのさまざまな腎疾患が，原因は異なるが進行過程で共通のメカニズムを示すことから，末期腎不全の増加を阻止するためにつくられた疾患概念として，2002年に定義された．

病態 初期にはほとんど自覚症状がなく，症状が現れたときには病気がかなり進行している可能性がある．肥満，運動不足などの生活習慣が発症に大きく関与しており，メタボリックシンドロームでもCKDの発症率が高まる可能性がある．これまで透析患者が心血管疾患で死亡するリスクが高いことはわかっていたが，CKDも心血管疾患のリスクとなることが明らかになっている．

診断 以下の①または②の一方または両方が3カ月以上継続する場合にCKDと診断する．

① 腎障害を示唆する所見（検査異常，画像異常，血液異常，病理所見）．特にタンパク尿 150 mg/gCr以上，またはアルブミン尿 30 mg/gCr以上の存在．
② eGFR＜60 mL/分/(1.73 m^2)

さらに病期分類は，

- 第1期：eGFR 90 mL/分/(1.73 m^2)以上
- 第2期：eGFR 60〜89 mL/分/(1.73 m^2)
- 第3期：eGFR 30〜59 mL/分/(1.73 m^2)
- 第4期：eGFR 15〜29 mL/分/(1.73 m^2)
- 第5期：eGFR 15 mL/分/(1.73 m^2)未満

とされていたが，透析に移行する疾患で糖尿病性腎症の重要性が加わるとともに，心血管疾患のリスクとしての見方が変わったことと，アルブミン尿やタンパク尿の重要性が加味されたことにより，2012年の日本腎臓学会：CKD診療ガイ

表 16・1　CKD 重症度分類[†,a]

原疾患	尿タンパク区分	A1	A2	A3
糖尿病	尿アルブミン定量〔mg/日〕	正常	微量アルブミン尿	顕性アルブミン尿
糖尿病	尿アルブミン/Cr 比〔mg/gCr〕	30 未満	30～299	300 以上
高血圧 腎炎 多発性嚢胞腎 移植腎 不明 その他	尿タンパク定量〔g/日〕	正常	軽度タンパク尿	高度タンパク尿
高血圧 腎炎 多発性嚢胞腎 移植腎 不明 その他	尿タンパク/Cr 比〔g/gCr〕	0.15 未満	0.15～0.49	0.50 以上

GFR 区分〔mL/分/(1.73 m²)〕			
G1	正常または高値	≧90	
G2	正常または軽度低下	60～89	
G3a	軽度～中等度低下	45～59	
G3b	中等度～高度低下	30～44	
G4	高度低下	15～29	
G5	末期腎不全 (ESRD)	<15	

† 重症度のステージは GFR 区分と尿タンパク区分をあわせて評価する．重症度は原疾患・GFR 区分・尿タンパク区分をあわせたステージにより評価する．CKD の重症度は死亡，末期腎不全，心血管死亡発症のリスクを □ のステージを基準に，□・□・□ の順にステージが上昇するほどリスクは上昇する．
a) "CKD 診療ガイド 2012"，日本腎臓学会 編 (2012) より．

表 16・2　糖尿病性腎症病期分類（改訂）と CKD 重症度分類との関係[a]

	アルブミン尿区分	A1	A2	A3
	尿アルブミン定量 尿アルブミン/Cr 比〔mg/gCr〕	正常アルブミン尿 30 未満	微量アルブミン尿 30～299	顕性アルブミン尿 300 以上
	（尿タンパク定量） （尿タンパク/Cr 比）〔g/gCr〕			（もしくは高度タンパク尿） （0.50 以上）

GFR 区分〔mL/分/(1.73 m²)〕				
≧90		第 1 期 （腎症前期）	第 2 期 （早期腎症期）	第 3 期 （顕性腎症期）
60～89		第 1 期 （腎症前期）	第 2 期 （早期腎症期）	第 3 期 （顕性腎症期）
45～59		第 1 期 （腎症前期）	第 2 期 （早期腎症期）	第 3 期 （顕性腎症期）
30～44		第 4 期（腎不全期）	第 4 期（腎不全期）	第 4 期（腎不全期）
15～29		第 4 期（腎不全期）	第 4 期（腎不全期）	第 4 期（腎不全期）
<15		第 4 期（腎不全期）	第 4 期（腎不全期）	第 4 期（腎不全期）
（透析療法中）		第 5 期（透析療法期）	第 5 期（透析療法期）	第 5 期（透析療法期）

a) 糖尿病性腎症合同委員会，日腎会誌，**56**，550 (2014) より．

ドで表 16・1 に示す CKD 重症度分類が発表された．さらに 2013 年 12 月には糖尿病性腎症合同委員会から表 16・2 に示す糖尿病性腎症の病期分類と CKD 重症度分類の関係が発表されている．

 CKD 治療の目標は透析の回避と，心血管疾患の予防にある．CKD は表 16・1 にも示したとおり，糖尿病，高血圧，腎炎，多発性囊胞腎など将来透析に移行する可能性の高い疾患群を背景として成り立っている．したがって，これら背景疾患の治療を行い，血圧，血糖，血清脂質，貧血のコントロールを継続することにより，腎機能障害をそれ以上進展させないことが重要である．

16・6 血液透析，腹膜透析

慢性腎不全患者に対し，恒常性を維持するために**維持透析療法**が必要となる．わが国では 2011 年末に維持透析の患者が 30 万人を超えた．原因疾患としては糖尿病性腎症が第 1 位であり，慢性糸球体腎炎，腎硬化症が続く（図 16・2 参照）．

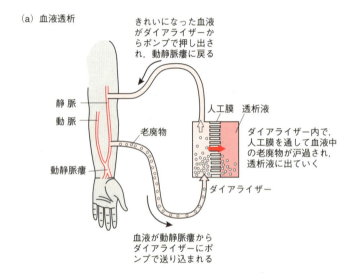

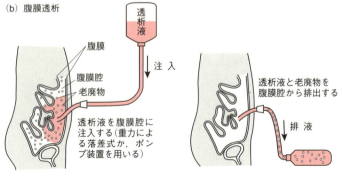

図 16・4 維持透析療法

透析の原理は拡散や圧勾配をつくることにより体から有害な物質を除去することである．

維持透析療法には血液透析（HD）と腹膜透析（CAPD）がある（図 16・4）が，患者数の 90 % 以上が血液透析である．

血液透析とは血液を体外で装置に通し，透析膜を介して拡散の原理で老廃物を直接沪過し，体内に戻す方法である．準備段階でシャント手術が必要となり，維持透析では 1 回 4 時間の通院治療を週 3 回行う．短時間で溢水が改善されるが，アミノ酸，グルコース（ブドウ糖），水溶性ビタミン，小分子タンパク質などの栄養素も同時に生体から失われる．高リン血症，低カルシウム血症による二次性副甲状腺機能亢進症や全身諸臓器へのアミロイド沈着（手根管症候群，骨病変，ミオパチー）が起こることもある．また，頭痛や吐き気などの不均衡症候群が起こる場合がある．

腹膜透析とは腹腔内に透析液を停滞させ，腹膜を介して老廃物を排泄する方法である．カテーテルを腹腔内に留置し透析液を注入し，一定時間後排出する（毎日 4 回繰返す）．循環器系に負担が少なく，食事制限も緩やかで，通院は 1 カ月 1, 2 回ですむ．腹膜透析では分子量の大きい物質を通過させるため，タンパク質，アミノ酸，水溶性ビタミンが失われやすい．また，腹膜透析の透析液は浸透圧を高くするためにグルコースが含まれている．このグルコースが血中より流入するので，糖尿病がある場合この分の摂取エネルギーを減らす必要がある．腹膜透析特有の合併症として腹膜炎，カテーテルトラブルや腹膜機能低下があり，長期に腹膜透析を行うのは困難である．

長期間透析を行うことにより腎性貧血，消化性潰瘍や出血，肺水腫，腎性骨異栄養症，骨粗鬆症，心血管障害（心不全，心筋梗塞，不整脈，高血圧など），脳血管障害（脳梗塞や脳出血），感染症などが問題となる．

シャント手術：手首の動脈と静脈を吻合し，静脈を拡張させて透析で行う穿刺をしやすくする手術．

溢水：尿がつくられず体液過剰となること．

不均衡症候群：電解質のバランスが乱れることによって起こる足の痙攣，頭痛，倦怠感などの症状．

16・7 尿路結石

尿路系は，上部尿路と下部尿路に分けられる．

【疫学】 生涯罹患率は男性 15.1 %，女性 6.8 %* である．男性に多く，上部尿路結石は 40〜50 歳代に多い．これに対し下部尿路結石は 60 歳代以上に多い．生活習慣病（糖尿病，脂質異常症など）との関連が認められている．

【成分】 **シュウ酸結石**が最も多い．ほかに尿酸結石，リン酸結石などがみられる．

【成因】 遺伝性のものとして，シスチンやキサンチン結石がある．水分摂取不足や過度のダイエット，長期臥床も原因となる．また，黄色ブドウ球菌やプロテウス属細菌による慢性感染の状態では感染結石を合併する．過敏性大腸症候群ではシュウ酸結石，痛風では尿酸結石が生じる．このほか，原因となる薬剤として，緑内障治療薬であるアセタゾラミドやステロイド，ループ利尿薬などが知られている．なお，アルコールや脂質・糖質は結石形成を促進し，緑黄色野菜は一般に予防的効果をもつとされている．（表 16・3）

【症状】 基本的に無症状で経過する．発作は結石が尿管や尿道に移動して嵌頓し，尿の流れを急にせき止めることにより起こる．発症は突然で，尿管結石発作

上部尿路：腎および腎盂尿管．

下部尿路：膀胱および尿道．

生涯罹患率：その人が一生のうちに当該疾患にかかる確率．

* 2005 年厚生労働省，"尿路結石に関する全国疫学調査"より．

嵌頓：ここでは，尿管に結石がはまり込んで動かなくなった状態．

では背部から側腹部下腹部にかけて激痛（疝痛発作）がみられる．吐き気や膀胱炎のような症状（頻尿，残尿感）を訴えることもある．感染（急性腎盂炎）を伴えば高熱をみる．膀胱結石が尿道に嵌頓すると，激痛とともに尿が出なくなる（尿線途絶）．

表 16・3　尿路結石の原因

内分泌疾患	クッシング症候群，副甲状腺機能亢進症
代謝性疾患	高尿酸血症（痛風），糖尿病
消化器疾患	クローン病，潰瘍性大腸炎
遺伝性疾患	尿細管性アシドーシス，シスチン・キサンチン尿症
尿路奇形	海面腎，馬蹄腎，腎盂尿管移行部狭窄症
下部尿路疾患	前立腺肥大症
慢性尿路感染	神経因性膀胱，膀胱尿管逆流
薬剤性	尿酸排泄促進薬，緑内障治療薬，副腎皮質ステロイド，ループ利尿薬
悪性腫瘍	二次性副甲状腺機能亢進症による
結石形成を促進する栄養成分	脂肪，動物性タンパク質，糖質，カルシウム
結石形成を抑制する栄養成分	クエン酸（結石成分による），マグネシウム，ビタミン B

診断

1) 非造影 CT: 放射線被曝が欠点だが診断率は高い．また造影剤は情報量は多いがアレルギーや腎機能への負担が問題となる．
2) 超音波検査: 直ちに行え，簡便で身体への負担が少なく，妊婦でも問題なく検査できる．水腎の有無を確認する．
3) 腹部 X 線撮影（KUB）: X 線に写らない結石が 10～15 ％ ある．
4) 尿検査: 血尿，白血球尿をみる．
5) 血液検査: 炎症反応（白血球数，CRP），腎機能（クレアチニン）をチェックする．

水腎: 結石や腫瘍で尿管の通過障害が起こり，その部位より上の尿管・腎盂が尿の停滞で拡張した状態となること．尿管の場合は水尿管とよぶ．

KUB: kidney（腎），ureter（尿管），bladder（膀胱）をすべて含めた範囲での腹部 X 線撮影．通常の腹部 X 線写真とは範囲が異なる．

NSAID: nonsteroidal anti-inflammatory drug（非ステロイド性抗炎症薬）

治療　発作時には痛みを止めることが最優先である．輸液で水分を補給しつつ抗炎症薬（NSAID）を使用する．ただし，腎機能の悪い場合や喘息患者では注意を要する．無効例では非麻薬系・麻薬系鎮痛薬を用いる．尿管下部の結石では α_1 アドレナリン受容体遮断薬が有効なことがある．

結石治療そのものの大原則は，自然排石を促すことにある．

● 内科的治療
　・飲水励行: できれば 1 日 2 L 以上の摂取を勧める．
　・運　動: ジョギング・階段の使用など
　・薬　剤: ウラジロガシエキス（排石促進薬），クエン酸・尿酸産生阻害薬，酸化マグネシウムなどがある．

● 外科治療: 腎機能低下をひき起こす，発作を繰返す，感染（急性腎盂炎）を伴う，自然排石が不可能と判断されたとき，などの場合に考慮する．体外衝撃波結石破砕術（ESWL），経尿道的尿管結石破砕術（TUL），経皮的腎

(尿管)結石破砕術（PNL）など，病状に合わせて選ぶ（図16・5）．

予防 水分摂取および運動，生活習慣病の予防，偏食をなくす，など．

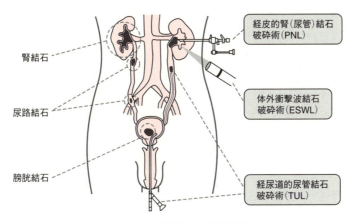

図16・5 尿路結石の外科的治療

16・8 腎・尿路の腫瘍

表16・4，表16・5（次ページ）に代表的な泌尿器科系腫瘍*の概要を示す．

* 泌尿器科系腫瘍として扱われる前立腺や精巣の腫瘍については§21・3を参照．

16・9 その他の泌尿器疾患

16・9・1 尿路感染症

 尿路感染症は，尿路に特に基礎疾患（結石や奇形）がない状態で発生する単純性のものと，何らかの基礎疾患やカテーテル留置などを背景に起こる複雑性のものに分かれる．単純性での起因菌は大腸菌が多く，これに肺炎桿菌，ブドウ球菌，連鎖球菌などが次ぐ．これに対し，複雑性では緑膿菌やセラチア，腸球菌などの弱毒菌が複数検出されることも多い．

分類 感染部位により膀胱炎，腎盂炎，尿道炎に大別される．

単純性膀胱炎は圧倒的に女性に多く，好発年齢は20歳代と閉経後である．男性の単純性膀胱炎はまれであり，そのほとんどが複雑性と考えてよい．女性では生理の前後やかぜにひき続いて起こることなどが多く，下痢・便秘も原因となる．複雑性では症状がはっきりしないことも多く，また繰返し起こることが多い．単に炎症を治療するだけでなく，原因を調べ，これらの治療もあわせて行うことが大切である．

腎盂炎は，ほとんどが逆行性感染（膀胱炎からの波及）で重症度が高い．結石・腫瘍などによる尿管の通過障害から尿の流れが悪くなることも一因となる．

尿道炎は，男性の性行為感染症（クラミジア，淋菌による）が90％以上を占める．女性では尿道が4〜5 cmと短いため，尿道炎が単独で起こることはない．

 膀胱炎の症状は，排尿（終末時）痛，頻尿，残尿感である．発熱はみない．下腹部痛や腰痛を伴うことも多い．血尿や混濁尿がみられる．腎盂炎で

表16・4 腎腫瘍

	疫 学	症 状	検 査	転 移	治 療
腎がん	・男女比 2：1 ・好発年齢 60〜70歳代	・大半が無症状で経過する． ・検診などで発見されることが多い（偶発がん）． ・血尿は認めないことが多い． ・高カルシウム血症，貧血，発熱，多血症などをみることがある．	超音波検査（最も簡便） （造影）CT （造影）MRI	リンパ節，肺，骨，肝臓，脳	・小さいものは経過観察も選択肢に入れる．（発育が遅いものが多い．） ・手術（腹腔鏡，開腹）：腎摘除術，腎部分切除術 ・免疫療法 ・分子標的薬 ・凍結療法 ・ラジオ波焼灼術 ・塞栓術 ・抗がん剤，放射線療法[†2]は無効（痛みの軽減などには用いられる）．
血管筋脂肪腫	・中年女性に多い． ・結節性硬化症に合併することでも知られる[†1]．	・無症状で経過 ・検診などで発見されることが多い． ・良性腫瘍（がん化しない） ・大きくなると（5 cm超）自然破裂して出血する危険性がある．	超音波検査（非造影CT）	みられない	・経過観察 ・直径4〜5 cm超のものについては腎部分切除術や塞栓術[†3]を行う． ・結節性硬化症に伴うものでは分子標的薬を用いる．

[†1] 神経・皮膚を中心に過誤腫（特定の細胞だけが過剰に増殖するもの）が多発する．てんかんや知的障害を伴うことがある．
[†2] 通常の放射線治療は無効であるが，大量の線量を小径の腫瘍に当てる集光照射は有効である．脳転移の治療に用いられる．
[†3] 血管内カテーテルを用いて，腫瘍を栄養する血管をコイルなどで詰めて壊死させる治療法．

表16・5 尿路上皮がん

	疫 学	症 状	検 査	転 移	治 療
腎盂尿管がん	・男女比 2〜3：1 ・好発年齢 50〜70歳代 ・下部尿管に多く発生 ・膀胱がんの合併	・血尿（肉眼的，顕微鏡的），無症状が大半 ・腎盂・尿管が閉塞すると水腎・水尿管となり側腹部痛や背部痛を伴うことがある．	尿細胞診 CT 逆行性腎盂尿管造影	リンパ節，肺，肝臓	・手術：腎尿管全摘除術 ・化学療法（転移・再発・手術不能例） ・放射線療法（転移・再発・手術不能例）
膀胱がん	・男性が女性の3〜4倍 ・70％は表在がん[†1] ・喫煙・化学染料塗料が発がん因子として知られる．	・血尿（肉眼的・顕微鏡的）無症状が多い． ・膀胱刺激症状（頻尿，残尿感） ・多発する傾向 ・表在がんは再発率が高い（60〜70％）．	尿細胞診 超音波 膀胱内視鏡 CT MRI	・表在がんはほぼ転移しない． ・浸潤がんではリンパ節，肺，肝臓	・表在がん：内視鏡手術（膀胱を温存）再発予防策としてBCG・抗がん剤の膀胱内注入療法 ・浸潤がん：膀胱全摘除術，化学療法，放射線療法 ・上皮内がん[†2]：BCG注入療法

[†1] 腫瘍の根部が粘膜または粘膜下層にとどまるもの．これに対し，浸潤がんは根部が膀胱の筋層に及ぶもの．後者では転移の危険がある．
[†2] 腫瘍細胞が粘膜内を這うように広がっている平坦型の腫瘍．

は，膀胱炎症状に続いて背部痛と（通常38℃を超える）発熱がみられる．尿道炎は，排尿時痛と尿道からの排膿が主症状で，痛みは特に尿の出始めに強いのが特徴である．

検 査

1) **尿沈渣**（尿の顕微鏡による判定）：白血球，細菌，赤血球などを確認する．

2) **尿培養**: 細菌の種類と有効な抗菌薬を確定する．事前に抗菌薬を使用してしまうと菌が検出できなくなることがあるので注意する．淋菌やクラミジアは，尿のPCR法（RNA検出）で調べる＊．

3) **問診**: 女性患者の場合，妊娠の有無を必ず確認する．婦人科疾患や子宮外妊娠で同じような症状が出ることがある．また妊婦や授乳中の女性では，薬の使用に制限がある．

4) **その他**: 複雑性であれば，超音波検査やCT検査が必要となる場合がある．

＊ 血液検査でIgG，IgM型抗体を調べる方法もあるが，活動性感染か否かの判定ができないため，泌尿器科では一般に行わない．

<u>治療</u>　利尿と抗菌薬による治療を行う．尿量を増やし，排菌排膿を促すことが最も大事である．1日の飲水の目安は最低2Lとする．抗菌薬は一般にセフェム系かニューキノロン系薬が用いられる．急性膀胱炎では3～5日，腎盂炎では最低2週間の投薬が必要である．膀胱炎でも，淋菌・クラミジアによる尿道炎でも，薬剤耐性菌が多くみられるので注意を要する．

なお，少なくとも症状が治まるまではアルコールは厳禁とする．入浴は，状況にもよるが一般に可能である．

<u>予防</u>　普段より多く水分を摂取するよう心がけさせ，排尿を我慢しないよう指導する．なお，発症した場合は，専門医（泌尿器科医）を受診することが望ましい．

16・9・2　尿道カルンケル

女性の外尿道口（尿道出口）に発生する良性の腫瘍で，原因は不明である．悪性化はしない．腫瘍は軟らかく平滑で暗赤色を呈する．5 mm 内外の小さなものが多いが炎症を伴うことがあり，出血や痛みを生ずる．軟膏処置で治まることが多い．レーザーによる焼灼や切除術も行われる．

16・10　代謝性アシドーシス・アルカローシス

腎臓には酸塩基平衡を維持する機能が存在し，呼吸機能とのバランスで成り立っている．腎臓疾患や糖尿病でこのような機能が失われる場合，血液のpHが酸性に傾けばアシドーシス，アルカリ性に傾けばアルカローシスとよぶ．

16・10・1　代謝性アシドーシス

<u>成因</u>　代謝性アシドーシスは酸の産生過剰や排泄低下，消化管や腎臓からの炭酸水素イオン（HCO_3^-）喪失により発症する．原因としてはケトアシドーシス（ケトン体の蓄積），乳酸アシドーシス，腎不全，メタノール，エチレングリコール，サリチル酸などによる不揮発酸の産生過剰による高アニオンギャップ性代謝性アシドーシス，下痢や瘻孔からの消化管分泌物の喪失，炭酸水素イオンの喪失による正アニオンギャップ性の代謝性アシドーシスがある．

<u>病態</u>　ケトアシドーシスは1型糖尿病でインスリンが絶対的に欠乏した病態で遊離脂肪酸をエネルギー源とした結果，産生されたケトン体過剰状態により起こる．乳酸アシドーシスは過激な運動，アルコール摂取，ビグアナイド薬の副作用で血液中に乳酸が増加する比較的軽いものから，ショック状態などで組織灌流

が低下することにより過剰に乳酸が産生することによる重篤なものがある．血液のpHが低下することにより循環不全や中枢神経症状を呈する．

診断 代謝性アシドーシスの診断には先に述べたアニオンギャップを算出することが重要である．計算法は$Na^+-Cl^--HCO_3^-$で$12±2$ mEq/Lが正常値でこれを超える場合は体内に過剰の酸が産生されていることを表し，高アニオンギャップ性代謝性アシドーシスと診断される．一方，下痢などの消化管分泌物の排泄過剰とアシドーシスがあれば正アニオンギャップ性代謝性アシドーシスと診断する．

治療 基礎疾患，原因疾患の治療が最優先であり，糖尿病ではインスリン治療，腎不全では透析を行う．酸塩基平衡改善のため安易に炭酸水素イオンを投与することは逆に代謝性アルカローシスを誘発し，高炭酸ガス血症を起こす可能性もあるため，重症のアシドーシスを除き投与は慎重に行わなければならない．また，高カリウム血症をきたすこともあるが，これは細胞内から細胞外へ移行しているだけであり，治療中にカリウム欠乏が進行することが多いため，アシドーシス治療中には適切なカリウム投与が必要である．

16・10・2 代謝性アルカローシス

成因 炭酸水素イオン（HCO_3^-）が排出抑制を受ける病態が背景にある．嘔吐や胃液の吸引による胃酸（H^+）の喪失，利尿薬による有効循環血漿量の低下や尿中への酸の喪失，アルドステロン症などによる代謝性アルカローシスと低カリウム血症が併存する．

病態 脳血流が減少することにより頭痛や意識障害をきたす．カリウムの細胞外から細胞内への移行により低カリウム血症が誘発される．また，血中のHCO_3^-は増加する．

診断 血液ガス検査におけるpH，HCO_3^-濃度，カリウム値と背景となる疾患の有無で診断する．

治療 尿中への炭酸水素イオンの排出を促す目的で脱水に対し補液を行う．併存する低カリウム血症に対してはカリウムを補給する．低カリウム血症が改善すると，アルカローシスも改善する．

重要な用語

アルブミン尿	代謝性アシドーシス	ネフローゼ症候群
急速進行性腎炎	代謝性アルカローシス	腹膜透析
急性腎不全	タンパク尿	膀胱炎
血液透析	糖尿病性腎症	慢性腎炎
糸球体腎炎	尿道カルンケル	慢性腎臓病
糸球体沪過量（GFR）	尿路感染症	慢性腎不全
腎盂腎炎	尿路結石	

17 内分泌系の疾患

1. 内分泌とは，内分泌臓器が伝達物質であるホルモンを血液中に分泌し，そのホルモンに特異的な受容体をもつ細胞や臓器のみが情報を受け取るシステムである．
2. 古典的な内分泌臓器として，下垂体，甲状腺，副甲状腺，副腎，生殖腺，膵臓などが知られている．
3. ホルモンの血中濃度は，フィードバック機構とよばれる仕組みで厳密に制御され，その作用が過不足なく発揮されるように制御されている．
4. 内分泌は生体の恒常性（ホメオスタシス）に重要な役割を果たしている．内分泌臓器の障害によりホルモンが過剰，もしくは不足すると，その障害に応じて特徴的な全身症状が発現する．
5. ホルモンが過剰となる原因は内分泌臓器の腫瘍（腺腫）であることが多い．一方，不足となる原因は明らかでないこと（特発性）が多い．
6. 比較的頻度の高い内分泌疾患として，下垂体性小人症，巨人症（先端巨大症），SIADH，バセドウ病，橋本病，クッシング症候群，アルドステロン症，褐色細胞腫などがあげられる．

17・1 内分泌疾患総論

個体は多数の臓器や組織からなり，これら臓器や組織間での情報伝達には，**内分泌**とよばれる仕組みが関与している．内分泌では，内分泌臓器が伝達物質である**ホルモン**を血液中に分泌して全身に送り出し*，そのホルモンに特異的な受容体をもつ細胞や臓器のみが情報を受け取る．古典的な内分泌臓器として，**下垂体，甲状腺，副甲状腺，副腎，生殖腺，膵臓**などが知られている（図17・1）．また近年では，脂肪組織や消化管，心臓なども複数のホルモンを産生していることが報告され，全身のさまざまな臓器が内分泌臓器としての役割を果たしていることがわかってきた（欄外参照）．

ホルモンは化学構造で分類すると，
 1) ペプチド系ホルモン（多くのホルモンがこれにあたる）
 2) アミノ酸誘導体系ホルモン（カテコールアミン類や甲状腺ホルモン）
 3) ステロイド系ホルモン（副腎皮質ホルモンや性ホルモン）

に大別される．ホルモンの作用は標的細胞に存在する受容体を介して発揮される．多くのホルモン受容体は細胞膜に存在するが，ステロイド系ホルモンや甲状腺ホルモンの受容体は細胞内（細胞質や核）にあり，ホルモンが結合すると核内

* 細胞の生理活性物質の分泌様式には，内分泌のほかに**オートクリン**や**パラクリン**などがある．分泌された物質は，オートクリンでは分泌細胞そのものに働き，パラクリンでは分泌細胞に近接する細胞に働く．

さまざまな臓器から分泌されるホルモン
- 脂肪組織: レプチン，アディポネクチン，レジスチンなど（§13・1・5参照）．
- 消化管: ガストリン，セクレチン，コレシストキニン，GIP，GLP-1など．
- 心臓: ANP，BNPなど．

で転写因子として作用する．

　ホルモンは内分泌臓器より分泌され，ホルモンの血中濃度は，**フィードバック機構**とよばれる仕組みで厳密に制御されている．上位中枢（脳の視床下部や下垂体）から内分泌臓器に分泌刺激が送られるとホルモンが分泌されるが，その分泌レベルを中枢自身が感知し，不足している場合はさらなる分泌刺激を，過剰の場合は分泌抑制を行う（図17・2）．この仕組みによりホルモンの血中濃度は一定の範囲に保たれ，その作用が過不足なく発揮されるように制御されているのである．内分泌疾患の多くに，このフィードバック機構の破綻がみられる．

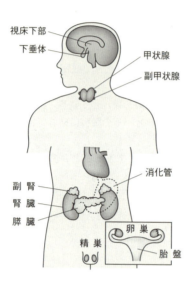

図17・1　おもな内分泌臓器

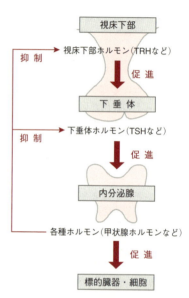

図17・2　視床下部，下垂体，ホルモン分泌臓器におけるホルモン分泌のフィードバック機構
甲状腺を例とした場合を示す．

　内分泌疾患とは，これら内分泌臓器の異常によりホルモン分泌の過不足をきたし，それが原因で身体症状を起こす疾患をさす．内分泌疾患はホルモンが"過剰となる"疾患とホルモンが"不足する"疾患に大別される．ホルモンが過剰となるのは，内分泌臓器にホルモンを過剰に産生する腫瘍（**腺腫**）ができる場合などであり，一方，ホルモンが不足するのは，種々の要因で内分泌臓器が障害され，ホルモン産生が低下する場合などである．本章では，主要な内分泌疾患について述べる*．

* 膵臓のホルモン異常については，"§13・2　糖尿病"も参照．

GH: growth hormone

TSH: thyroid stimulating hormone

ACTH: adrenocorticotropic hormone

FSH: follicle stimulating hormone

LH: luteinizing hormone

PRL: prolactin

17・2　下垂体ホルモンの異常

17・2・1　下垂体前葉ホルモンの異常

　下垂体の前葉からは **GH**（成長ホルモン），**TSH**（甲状腺刺激ホルモン），**ACTH**（副腎皮質刺激ホルモン），**FSH**（卵胞刺激ホルモン），**LH**（黄体形成ホルモン），**PRL**（プロラクチン）が分泌される．これらのホルモンの異常のうち，

TSHについては§17・3，ACTHについては§17・4で述べる．ゴナドトロピン（LH，FSH）分泌異常症は比較的まれである．

a. 下垂体性小人症

成因 GHの分泌が，成長期に何らかの原因で障害されるために起こる疾患である．障害の原因は明らかでないことが多い．一部は脳腫瘍（頭蓋咽頭腫が多い）などの器質的疾患が原因で起こる．

病態 GHは骨や筋の成長を促し，骨を伸長させ，筋を肥大させるホルモンである．このため，分泌障害が起こると十分な身体の発達が起こらない．特に骨の伸長が遅れることによる**低身長**を主症状とする．低身長以外には問題がないことが多い．身長は低いが体格は均整がとれており，また**知能の発達は正常**である．性的成熟が遅れ，声や顔がやや子供っぽくなる．

診断 家族または本人が低身長を訴えて病院を受診することが多い．低身長（同年代の平均身長－2SD以下）があれば本症を疑う．診断には，血中のGH濃度測定やGH分泌刺激試験などを行い，GHの分泌低下があることを確認する．

SD: standard deviation（標準偏差）

治療 低身長に対しては**GH製剤の投与**（皮下注射）を定期的に行うことが必要である．ただし成長期（幼児期～思春期）に投与を行えば，低身長は改善できるが，思春期以降は骨の成長が停止するため，GH投与を行っても効果が小さい．このため，思春期以降は投与を行わないのが一般的である．

b. 巨人症，先端巨大症

成因 下垂体から**GH**が過剰に分泌されることにより起こる疾患である．過剰分泌の原因の多くは，下垂体に発生した**GH産生腫瘍（腺腫）**である．

病態 成長期またはそれ以前に発症すると"**巨人症**"，成長期以降に（成人になってから）発症すると"**先端巨大症**"とよばれる病態を呈する．巨人症では骨の成長の促進による**高身長**をおもな症状とする．一方，先端巨大症では，GHの過剰分泌が骨の成長の停止後に起こるため，指の先，鼻，口唇，舌といった**軟部組織が肥大**する．このため本症の患者は，鼻が大きく唇が厚い特徴的な顔つき（図17・3）を示す．またGHには血糖上昇効果や血圧上昇効果などがあるため，**糖尿病**や**高血圧**を合併することが少なくない．

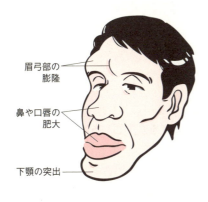

図17・3 巨人症（先端巨大症）の顔貌 顔が縦長になる，額が盛り上がり顎が出る，鼻翼が大きく広がる，などの特徴的な顔貌を呈する．

診断 高身長や特徴的な顔つきから本症を疑う．血中のGH濃度測定や負荷試験などによりGHの分泌増加があることを確認する．あわせて，脳のMRIや

CT などの画像診断を行い，**下垂体腺腫**の有無を確認する．

　治療　腺腫が原因である場合には，手術による摘除が第一選択になる．治療により GH の分泌が正常化すると，軟部組織の肥大や，糖尿病や高血圧などの合併症は改善することが多い．巨人症にみられる高身長は，治療をしても平均的な身長に戻ることはない．

c. プロラクチノーマ

　成因　PRL 分泌細胞を起源とする下垂体腫瘍を**プロラクチノーマ**とよぶ．腫瘍の発生原因は不明である．

　病態　プロラクチノーマから分泌される過剰の **PRL** のために，授乳期でないにもかかわらず**乳汁の分泌**を認める．同時に無月経となることが多く，このために，**無月経・乳汁分泌症候群**ともよばれる．不妊症の原因となりうる．また男性の場合には勃起不全などをきたす．

　診断　授乳期でないにもかかわらず乳汁分泌があれば本症を疑う．無月経や不妊を主訴に受診することも多く，原因疾患として常に本症を念頭におく必要がある．診断では，血中の PRL 濃度測定を行って高値を確認するとともに，血中の MRI や CT などの画像診断により腺腫を確認する．

　治療　一般に下垂体腺腫の治療は手術による摘出が基本であるが，プロラクチノーマの場合は内服薬で分泌の抑制や腫瘍の縮小が可能であり，**内服薬で治療**するケースが多い．プロラクチンは視床下部より分泌されるドーパミンによって分泌が抑制されるため，ドーパミン作動薬であるブロモクリプチンやカベルゴリンなどを用いる．

17・2・2　下垂体後葉ホルモンの異常

ADH: antidiuretic hormone

下垂体後葉からは **ADH**（抗利尿ホルモン，別名バソプレッシン）とオキシトシンが分泌される．ADH は体内の水分保持に重要な役割を果たすホルモンであり，**ADH の分泌は血液（血漿）の浸透圧**レベルにより調節されている（図 17・4）．脱水などにより血漿浸透圧が上昇すると ADH の分泌が増加し，腎における水の再吸収を促進して体内の水分を保持する．下垂体ホルモンのなかでも特に ADH の分泌は，さまざまな要因で異常をきたすことが知られている．

a. 尿 崩 症

心因性多尿: 不安などの精神的な理由で多量の水を飲むために，結果として多尿となる状態．飲水を止めると尿量も減少する．

腎性尿崩症: 腎臓そのものの障害により ADH の作用が正常に起こらず多尿となる状態．

合成アナログ: 構造や作用が類似した物質で，人工的に合成されたものをいう．デスモプレッシンは ADH の合成アナログであり，ADH と同じ作用をもつが，作用時間が 3〜4 倍長い．

　成因　ADH の分泌が何らかの原因により障害されるために起こる（図 17・4）．障害の原因は明らかでないことが多い．

　病態　ADH の分泌が障害されるために，腎臓での水の再吸収が起こらず，**多尿**を呈する．1 日の尿量が 10 L 近くに及ぶこともある（正常は 1 L 程度）．体外へ多量の水分を損失するために強い**口渇感**が生じ，多量の水分を摂取するようになる（**多飲**）．また脱水により血液が濃縮され，**高ナトリウム血症**を示す．

　診断　多尿があれば本症を疑う．糖尿病，心因性多尿，腎性尿崩症などの疾患も多尿を呈するため，これらの疾患との鑑別が必要になる．治療的診断として，デスモプレッシンを投与して尿量が減少すれば，本症と診断される．

　治療　ADH の合成アナログである**デスモプレッシン**（点鼻薬）を投与する．

なおデスモプレッシンによる治療が開始されると多尿は速やかに改善するため，多量の水分摂取を続けていると**水中毒**に陥る危険があるので注意する．

水中毒：過剰の水分摂取により体液が希釈され，低ナトリウム血症が生じ，身体に障害をきたした状態をいう．

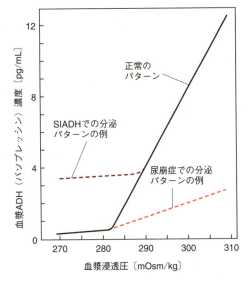

図 17・4 血漿浸透圧と血中 ADH 濃度の関係
正常パターンおよび尿崩症，SIADH での分泌のパターン例．

b. ADH 不適合分泌症候群（SIADH）

成因 血漿浸透圧が低値であるにもかかわらず ADH の分泌が抑制されずに，身体的な異常をきたす病態を **ADH 不適合分泌症候群（SIADH）**とよぶ（図 17・4）．SIADH の原因はさまざまであり，感染症など他疾患に合併することや，薬剤の副作用などでも起こりうる（表 17・1）．特に子どもや高齢者に多く，脳の機能が未発達もしくは低下しているために起こりやすいと考えられている．

SIADH: syndrome of inappropriate secretion of antidiuretic hormone（ADH 不適合分泌症候群，抗利尿ホルモン分泌異常症候群ともいう．）

表 17・1 ADH 不適合分泌症候群（SIADH）の原因 a)

① 中枢神経系疾患	髄膜炎，脳炎，頭部外傷，くも膜下出血，脳梗塞，脳出血，脳腫瘍 など
② 肺疾患	肺炎，肺結核，肺アスペルギルス症，肺腫瘍，気管支喘息 など
③ 異所性バソプレッシン産生腫瘍	肺小細胞がん，膵臓がん など
④ 各種の薬剤	

a) 厚生労働省，"間脳下垂体機能障害に関する調査研究班の手引き"より改変．

病態 体内への過剰な水分貯留のため血中ナトリウム濃度が相対的に希釈され，**低ナトリウム血症**をきたす．高度の低ナトリウム血症は脳のむくみ（**脳浮腫**）や**中枢神経症状**（頭痛，嘔気・嘔吐，傾眠，意識障害など）をひき起こして死に至ることもあるため，早期に診断し，適切な治療を行うことが重要となる．

診断 低ナトリウム血症があれば本症を疑う．血漿浸透圧と ADH の測定を

同時に行い，浸透圧が低値にもかかわらずADHの分泌が抑制されていないことが診断の根拠となる．

治療 SIADHの原因となっている要因の治療を行う．低ナトリウム血症の原因は体内の水分過剰にあるため，低ナトリウム血症に対して**水分の摂取制限**を行う．経口でのナトリウムの投与（食塩で1日1〜2g）をあわせて行うこともある．

17・3 甲状腺ホルモンの異常

甲状腺ホルモンは，熱・エネルギー代謝や成長，心機能亢進などさまざまな生命活動を維持するホルモンである．甲状腺ホルモンには**チロキシン**（T_4）と**トリヨードチロニン**（T_3）の2種類があるが，甲状腺が産生する甲状腺ホルモンのほとんどはT_4であり，分泌後，その一部が脱ヨード反応によりT_3に変換される．生理活性はT_4に比べてT_3の方が強い．甲状腺ホルモンは下垂体から放出される甲状腺刺激ホルモン（TSH）によってフィードバック制御（図17・2参照）を受け，その血中レベルは一定に保たれている．何らかの異常で甲状腺ホルモンが過剰になると甲状腺機能亢進症を呈し，甲状腺ホルモンが不足すると甲状腺機能低下症を呈する．なお甲状腺からはT_3，T_4のほかにカルシトニンも分泌され，カルシウム代謝に関与する．カルシトニンは甲状腺ホルモンとはよばれない．

カルシトニン：おもに甲状腺の傍濾胞細胞より分泌される．骨に対するPTHの作用（§17・5参照）に拮抗し，血中カルシウムを低下させる働きがある．血中カルシトニンが高値である場合は，甲状腺髄様がんなどからの過剰分泌を疑う．

17・3・1 甲状腺機能亢進症

成因 ① 甲状腺が自律的に過剰なホルモンを産生する場合，と，② 上位中枢からの分泌刺激（TSHなど）の増加により甲状腺ホルモンの分泌が増加する場合，がある．①の原因には，**バセドウ病**や甲状腺ホルモン産生腫瘍（プランマー病）などがあげられる．バセドウ病は成人の甲状腺機能亢進症の原因として最も多い．甲状腺の**TSH受容体に対する免疫反応**（**自己免疫**）が体内で生じ，その刺激により甲状腺ホルモンが多量に産生されるために起こる．②の原因には下垂体のTSH産生腫瘍などがあげられるが，その頻度はまれである．

プランマー病（Plummer disease）：甲状腺ホルモンを多量に産生する甲状腺腫瘍を原因とする甲状腺機能亢進症を指す．超音波検査や放射性ヨードによる画像検査（腫瘍部分に強い取込みを認める）で診断する．

病態 過剰な甲状腺ホルモンの作用により，**体重減少**，**体温の上昇**，**過剰な発汗**などの症状や，心機能亢進による**脈拍数の増加**や**動悸**などを認める．甲状腺ホルモンは消化管や精神活動も亢進させるため，**下痢**，イライラ感，不眠，焦燥感などが現れることもある（図17・5）．消化管機能の亢進により消化吸収が亢進し，高血糖をきたしやすくなる．また甲状腺ホルモンはコレステロールを低下させる働きがあるため，血中コレステロール値が低下する．

診断 血中の甲状腺ホルモンを測定し，高値であれば本症と診断する．甲状腺機能亢進の成因が①である場合（バセドウ病など）は，負のフィードバックにより血中TSHは低下している．さらにバセドウ病では抗TSH受容体抗体が陽性であることを確認する．

治療 バセドウ病では甲状腺ホルモン合成阻害薬の内服を行う．甲状腺ホルモンの値が正常化しても，抗体が陽性であれば，内服を中止すると再び悪化する

ため，十分な期間をもって内服を継続することが重要である．
プランマー病のような腫瘍性疾患の場合は手術が選択される．

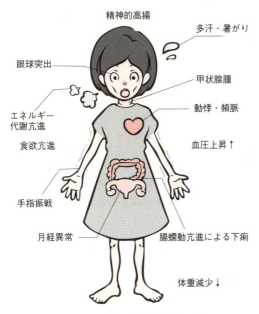

図17・5　甲状腺機能亢進症の症状

17・3・2　甲状腺機能低下症

成因　何らかの原因で甲状腺からのホルモン産生が低下するために起こる．原因疾患として，成人で最も頻度が高いのは**橋本病**（**慢性甲状腺炎**）である．橋本病では，**甲状腺に対する免疫反応**（自己免疫）が体内で生じ，免疫反応の結果として甲状腺の破壊が起こるため，甲状腺ホルモンの産生が低下する．また甲状

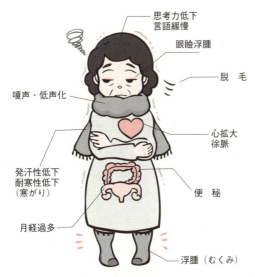

図17・6　甲状腺機能低下症の症状

腺の先天的な形成不全が原因で，生まれつき甲状腺機能が低下しているものは**クレチン症**とよばれる．

病態 体温や耐寒性の低下，**むくみ**，**徐脈**（脈が遅い），**便秘**，**疲労感**，**精神活動の低下**などが現れる．脱毛や嗄声（声がかれる）を認めることも多い（図 17・6）．また甲状腺ホルモンの不足により血中コレステロール値が上昇する．このため，ほかの症状が軽度であると甲状腺機能低下症であると気づかれずに，高コレステロール血症として診断・加療されることも多い．またクレチン症では，乳幼児期に甲状腺機能低下が生じることによる**知能低下**や**発育障害**が認められる．

診断 血中の甲状腺ホルモンの低値を確認する．フィードバック機構により，TSH の分泌は増加している．また橋本病では抗甲状腺抗体が陽性となる．クレチン症では甲状腺の低形成を画像により確認する．

治療 合成の甲状腺ホルモン薬を内服する．甲状腺ホルモン薬には原疾患の治療効果はなく，対症療法である．

17・4 副腎ホルモンの異常

17・4・1 副腎皮質ホルモンの異常

副腎皮質は 3 層から成り，外側の球状層からは**ミネラルコルチコイド**（鉱質コルチコイドともいう，おもなホルモンとして**アルドステロン**），中央の束状層からは**グルココルチコイド**（糖質コルチコイドともいう，おもなホルモンとして**コルチゾール**），内側の網状層からは男性ホルモン（アンドロゲン）が分泌される（図 17・7）．コルチゾールは生命維持に不可欠なホルモンであり，血圧や血糖の維持，免疫調節，ストレス防御などさまざまな役割を担う．コルチゾールは，下垂体から分泌される副腎皮質刺激ホルモン（ACTH）によって分泌が制御される．一方，アルドステロンのおもな作用は血圧の上昇であり，その分泌は ACTH による制御も受けるが，レニン-アンギオテンシン系や血中の電解質（ナトリウム，カリウム）による制御が優位である（図 17・8）．なお副腎皮質から分泌される男性ホルモンの量は少なく，生理的な作用は少ない．

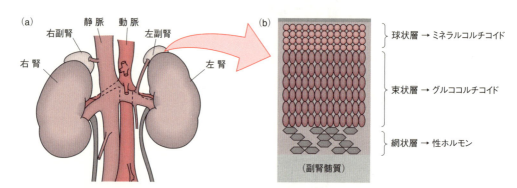

図 17・7 副 腎 (a) 副腎は両側腎臓の上端付近に位置する 3×5 cm，重量 4 g 前後の内分泌器官で，表層の副腎皮質と内部の副腎髄質に分けられる．(b) 副腎皮質は 3 層から成る．

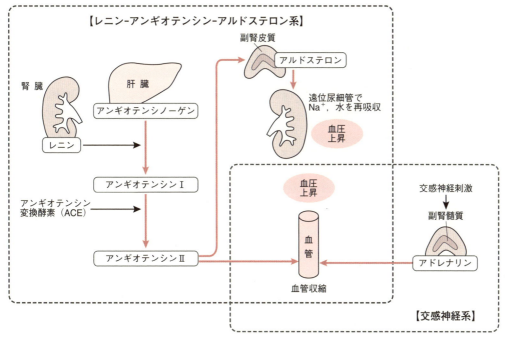

図 17・8 アルドステロンとアドレナリンの制御と血圧上昇

a. クッシング症候群

成因 何らかの原因によりコルチゾールが過剰に分泌されるために起こる．コルチゾール分泌が過剰となる原因は，① **副腎腫瘍**などの副腎疾患の場合と，② ACTH 産生腫瘍などの下垂体疾患の場合がある．頻度は①が多い．②はクッ

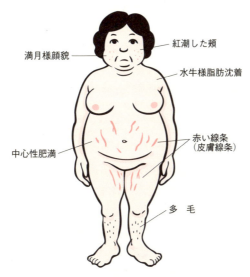

図 17・9 クッシング症候群の症状

シング病とよばれ，クッシング症候群と区別されることもある．また疾患の治療目的で糖質コルチコイドを長期に内服することがあり，患者がクッシング症候群様の症状を示すことがある．これを医原性クッシング症候群とよぶ．

病態 コルチゾールの過剰作用により**中心性肥満，満月様顔貌，水牛様脂肪沈着**といった特徴的な容貌を呈する．また**高血圧，高血糖**をきたしやすい．免疫に関与するリンパ球や好酸球の数が減少するため，感染を起こしやすくなる（**易感染性**）．さらにタンパク質の異化による皮膚萎縮が起こりひび割れのようなしわ（皮膚線条）が生じたり，骨吸収促進による**骨粗鬆症**などが生じる（図17・9）．

診断 典型的なクッシング症候群では，特徴的な身体所見より本症の存在が疑われる．血中コルチゾール高値，コルチゾール分泌の**日内変動パターンの消失**[*1]などにより診断される．ACTHは，クッシング症候群では抑制され，クッシング病では高値を示す．画像診断によりそれぞれ副腎腫瘍，下垂体腫瘍の有無を確認する．

治療 原因となっている病変（副腎腫瘍，下垂体腫瘍など）を外科的に摘除する．手術が不可能な場合には副腎皮質ホルモン合成阻害薬を内服する．

b．アジソン病

成因 慢性に経過する副腎皮質の機能不全を呈する病態を**アジソン病**とよぶ．機能不全になる原因は明らかでないこと（特発性）が多いが，副腎結核などの感染症に伴うものもある．

病態 副腎皮質のホルモン全般が不足するが，特にコルチゾール不足の症状が主要な症状となることが多い．コルチゾール不足の症状として，**全身倦怠感，食欲不振，精神症状（無気力，不安）**などが出現する．コルチゾールは生命維持活動に重要な役割を果たしており，本症が重篤化すると，**意識障害，ショック状態（極度の血圧低下），低血糖**などをきたし死に至る．またアルドステロン欠乏による**低ナトリウム，高カリウム血症**が出現する．フィードバックによりACTHが過剰に分泌され，その作用により色素沈着が出現する．

診断 血中コルチゾール低値，アルドステロン低値，ACTH高値により診断する．ACTH負荷試験などを行い，副腎皮質ホルモンの上昇が認められないことを確認する．

治療 副腎皮質ホルモン薬（内服薬）を投与する．ショック状態など，緊急を要する場合は，注射により投与を行う．

c．アルドステロン症

成因 副腎より分泌されるアルドステロンが過剰となるために起こる．原因としては，**アルドステロン産生腫瘍**によるもの（**原発性アルドステロン症**）の頻度が最も高く，ほかに原因不明のもの（特発性アルドステロン症）や薬剤などの副作用によるもの（偽性アルドステロン症）[*2]などがある．

病態 アルドステロンが過剰となるため，腎におけるナトリウムや水の再吸収が増加して体液量が増加し，**高血圧**が主症状として現れる（図17・8）．またカリウムの排泄増加による**低カリウム血症**によって，しびれ感や脱力発作などが起こることもある．

診断 原発性アルドステロン症は比較的頻度の高い疾患であり[*3]，高血圧や低カリウム血症を呈する患者では本症を疑う．負のフィードバックによりレニン活性は抑制されており，本症では**血中アルドステロン高値，レニン活性低値**を示

[*1] 健常人ではコルチゾール分泌は午前中に高く，午後に低くなるという日内変動パターンを示す．クッシング症候群では終日高値を示すことが多い．

[*2] 漢方薬として用いられる甘草やある種の薬剤は，アルドステロンと類似の作用をもっており，多量の摂取によりアルドステロン症と同様の症状を示すことがある．このような病態を**偽性アルドステロン症**とよぶ．

[*3] 高血圧患者の5〜10%ほどが原発性アルドステロン症によるとの報告もあり，手術で治る高血圧として注目されている．

すのが特徴である．画像診断により副腎腫瘍の有無を検査する．

治療　原発性アルドステロン症では副腎の腫瘍を外科的に摘除する．手術を希望しない例や手術不能例などでは，降圧薬であるアルドステロン拮抗薬の内服を行う．腫瘍の摘除により高血圧は改善することが多いが，長年の高血圧により動脈硬化などが起こっていると，治療後も高血圧症状が残ることがある．

17・4・2　副腎髄質ホルモンの異常

副腎髄質は交感神経と同じ起源の細胞（**クロム親和性細胞**）から成り，**カテコールアミン**（アドレナリン，ノルアドレナリン，ドーパミン）を産生する．その分泌はおもに交感神経により制御される．副腎髄質からはおもにアドレナリンが分泌され血管収縮による強い血圧上昇作用を呈する（図17・8）．

● 褐色細胞腫

成因　副腎髄質のカテコールアミン産生細胞から生じる腫瘍を**褐色細胞腫**とよぶ．これらの腫瘍は過剰のカテコールアミンを産生する．

病態　交感神経の活動時と同様の症状が，強く持続的に（もしくは断続的に）生じる．**高血圧**（Hypertension），**高血糖**（Hyperglycemia），**代謝亢進**（Hypermetabolism），**頭痛**（Headache），**発汗過多**（Hyperhydrosis）の五つは5Hとよばれ，褐色細胞腫の代表的な症状とされる．高血圧は発作型もしくは持続型を呈する．発作型高血圧は本症に特徴的であり，普段の血圧は正常にもかかわらず，発作時には収縮期血圧が200 mmHg以上にも上昇することがある．

診断　血中カテコールアミン高値で診断する．血中のカテコールアミンはさまざまな要因（たとえば採血のストレスなど）で上昇するため，日を変えて複数回測定するか，もしくは尿を貯めて，その中のカテコールアミンの代謝産物の濃度が高値であることにより診断する．画像診断により副腎腫瘍の有無を検査する．

治療　外科的に腫瘍の摘出を行う．

17・5　副甲状腺ホルモンの異常

副甲状腺からは血中カルシウム濃度を制御する**PTH**（**副甲状腺ホルモン**）が分泌されている．副甲状腺は血中のカルシウム濃度を感知し，その濃度が低下するとPTHの分泌を増加させる．PTHは骨からのカルシウムの遊離，腎尿細管でのカルシウム再吸収の促進，活性型ビタミンD産生による腸管からのカルシウム吸収の促進などの作用により，カルシウムの濃度を一定に保っている（図17・10）．

PTH: parathyroid hormone

17・5・1　副甲状腺機能亢進症

　副甲状腺に腺腫が生じて，PTHが過剰に分泌されるために起こる（原

副甲状腺ホルモン関連ペプチド(parathyroid hormone-related peptide, PTHrP): 141個のアミノ酸からなるタンパク質で，構造がPTHと類似するためPTHと同様の生理作用をもつ．生体内に少量存在するが，悪性腫瘍などによって大量に産生されることがある．

腎性副甲状腺機能亢進症: 腎不全では，腎臓でのカルシウム再吸収が障害されるため血中のカルシウム濃度が低下し，このため二次的にPTH分泌が増加する．副甲状腺は腫大し，増加したPTHによる身体症状が生じる．腎不全があるため血中カルシウム上昇は顕著ではないことが多いが，骨吸収亢進による骨粗鬆症などの症状が問題となる．

発性副甲状腺機能亢進症）．また，ある種の悪性腫瘍が PTH に類似した物質（**PTHrP**）を分泌し，副甲状腺機能亢進症と同じ症状を示すことがある．なお，腎不全が原因で起こる副甲状腺機能亢進症は，腎性副甲状腺機能亢進症とよばれ，原発性副甲状腺機能亢進症とは病態が異なるため区別する．

病態 PTH の過剰分泌により**高カルシウム血症**，**低リン血症**を呈する（図17・10）．血中カルシウム濃度の上昇が軽度であれば自覚症状は乏しいが，高度になると**全身倦怠感**，**口渇**，**食欲不振**などが出現する．過剰な PTH により骨からのカルシウム放出が増加するため，**骨粗鬆症**が生じる．また血液のカルシウム濃度上昇に伴って，尿中へのカルシウム排出が上昇するため，結果として**腎結石**や**尿路結石**などが生じる．

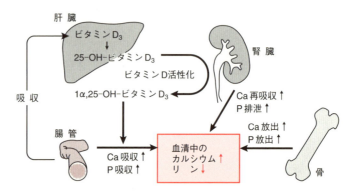

図 17・10　原発性副甲状腺機能亢進症の病態　過剰な PTH により上記の作用が亢進し，高カルシウム血症をきたす．リンに関しては骨や小腸からの吸収は増すが，腎臓からの排泄がそれを上回るため，結果として低リン血症をきたす．

診断 高カルシウム血症があれば本症を疑い，血中 PTH を測定して，その高値より診断される．PTHrP についても測定を行う．画像診断にて副甲状腺の腫瘍を確認する．

治療 原発性副甲状腺機能亢進症の場合は，腺腫の摘出を行う．

17・5・2 副甲状腺機能低下症

成因 副甲状腺ホルモンが低下するために起こる．ホルモン分泌低下の原因は不明（特発性）のことが多い．

病態 **低カルシウム血症**をきたす．血中のカルシウムが低下すると神経・筋の興奮性が高まるため，**しびれ感**，**筋肉の硬直（テタニー）**，**痙攣**，**精神症状（精神不穏状態，不安，錯乱）**などが起こる．"助産婦手位"とよばれる特徴的な手指のテタニーを生じることが多い．

診断 低カルシウム血症があれば本症を疑う．血中 PTH 濃度低値より診断する．

治療 PTH の合成薬物はないため，治療では，活性型ビタミン D（消化管からのカルシウム吸収を促進）やカルシウム製剤の投与を行う．

17・6 卵巣ホルモンの異常

卵巣より分泌される卵巣ホルモンには卵胞ホルモン（**エストロゲン**）と黄体ホルモン（**プロゲステロン**）の2種類が存在し，下垂体から分泌されるFSH，LHによって制御を受けている．これらのホルモンは月経周期に合わせてそのレベルが大きく変動し，排卵や受精卵の成熟・着床に重要な役割を果たしている．これらのホルモンに異常をきたすと無月経や不妊症をひき起こす．

● 更年期障害

原因 加齢により卵巣機能が低下し，エストロゲン分泌が急激に低下するために起こる．疾患というよりは加齢に伴う生理現象であり，すべての女性に出現しうる障害である．

表 17・2 クッパーマンの更年期指数

症　状	症状の種類	係　数
血管運動神経障害様症状	・顔が熱くなる ・汗をかきやすい ・腰や手足がしびれる ・息切れする	4
知覚障害様症状	・手足がしびれる ・手足の感覚が鈍い	2
不　眠	・なかなか寝つけない ・寝ついても目を覚ましやすい	2
神経質	・興奮しやすい ・神経質である	2
ゆううつ	・ゆううつになることが多い	1
めまい	・めまいや吐き気がする	1
全身倦怠	・疲れやすい	1
関節痛，筋肉痛	・肩こり，腰痛，手足の節々に痛みがある	1
頭　痛	・頭が痛い	1
心悸亢進	・心臓の動悸がある	1
蟻走感	・皮膚をアリが這うような感じがする	1

- ● 計算方法
  ① 各症状のカテゴリーにおいて，最も強い"症状の種類"の強さを0・1・2・3の4段階で評価し，そのカテゴリーの強さとする．
  ② "症状の強さ"×"係数"を算出する．
  ③ ②で得られた数値を合計する．
- ● 判　定　16～20: 軽症　　21～34: 中等度　　35以上: 重症

病態 エストロゲンの急激な低下により起こるさまざまな心身の症状を**更年期障害**とよぶ．卵巣ホルモンの受容体は全身の細胞に存在し，その働きは多岐にわたるため，症状も多彩である．生殖器の症状としては性交痛，膣炎などの感染症，月経不順などが出現する．またエストロゲンは生殖器以外に，血管収縮や拡

張を調節する自律神経（血管運動神経）の働きにも影響を与えているため，その働きが低下すると**ほてりやのぼせ，発汗，頻脈，動悸，頭痛，**めまいなどの**自律神経失調様症状**が出現する．情緒不安定，不安感や**抑うつ気分**など精神的な症状が現れることも多い．エストロゲンはLDLコレステロールの低下作用や，骨量の維持作用ももっているため，更年期以降では**高LDL血症**や**骨粗鬆症**になりやすくなる．

【診断】閉経期前後に本症特有の症状を呈している人は本症を疑う．更年期障害の診断や重症度判定のスコア化のためのチェックリストが複数存在し，これらのリストなどを用いて総合的に診断する．代表的なスコアとしてはクッパーマンの更年期指数などが用いられる（表17・2）．血中の**女性ホルモン（エストロゲン）の低値**や，フィードバックによる**FSHの高値**も診断の根拠となる．

【治療】更年期障害は生理現象であるため，経過をみることも少なくないが，症状が重い場合には少量のエストロゲンの補充を持続的に行う**ホルモン補充療法（HRT）**が行われる．ほかに漢方薬などが用いられる．本症の背景には心理的な要因があることも多く，患者の話をよく聞き，心理的な要因を取除くことも大切である．

HRT: hormone replacement therapy

17・7 膵臓ホルモンの異常

膵臓は消化液を産生分泌する消化器であると同時に，さまざまなホルモンを分泌する内分泌臓器でもある．膵臓ホルモンにはインスリン，グルカゴン，ソマトスタチンなどがあり，膵ランゲルハンス島から分泌される．このランゲルハンス島の細胞が腫瘍化したものを**膵内分泌腫瘍**とよび，インスリノーマ，グルカゴノーマ，ソマトスタチノーマなどがある．

● インスリノーマ

【原因】インスリンを分泌するランゲルハンス島のβ細胞が腫瘍化したもの．膵内分泌腫瘍のなかで最も頻度が多い．大部分は良性だが，悪性のこともある．また多発性内分泌腫瘍症1型の部分症であることがある．

多発性内分泌腫瘍症（multiple endocrine neoplasia; MEN）: 複数の内分泌臓器に腫瘍が生じる遺伝性疾患．1型と2型があり，1型は下垂体腫瘍，副甲状腺腫瘍，膵内分泌腺腫瘍が三大病変である．

【病態】本症の主症状は，腫瘍から分泌される持続的かつ過量のインスリンによる**低血糖症状**である．食前や夜間などの空腹時に，低血糖のため冷汗，動悸，手の震えなどの症状が出現する．重篤になると昏睡を起こし死に至ることもある（§13・3を参照）．① 空腹時の定型的低血糖発作の出現，② 空腹時血糖値が50 mg/dL以下，③ ブドウ糖（グルコース）投与で症状が速やかに回復，の三つの所見（**ウイップル三徴**）が特徴的である．食べることで症状が緩和するため患者は常に食べるようになり，肥満傾向となることが多い．

【診断】ウイップル三徴があれば本症を疑う．低血糖発作時に同時測定された血中インスリンが高値であることを確認する．腹部超音波検査やCT検査などで腫瘍を確認する．インスリノーマは小さくても症状が発現しやすいため，症状を認めても腫瘍そのものが発見しにくいことも多い．

治療 手術による腫瘍の切除を行う．切除不能例については，インスリン分泌抑制薬であるジアゾキシドを内服する．

重要な用語

アジソン病	クッシング症候群	バセドウ病
アルドステロン症	甲状腺機能亢進症/	フィードバック機構
ADH不適合分泌症候	低下症	副甲状腺機能亢進症/
群（SIADH）	更年期障害	低下症
下垂体性小人症	内分泌腫瘍	プロラクチノーマ
褐色細胞腫	尿崩症	ホメオスタシス
巨人症（先端巨大症）	橋本病	ホルモン

18 精神・神経系の疾患

1. 脳血管障害には脳出血，脳梗塞，くも膜下出血，一過性脳虚血などがある．
2. 認知症はアルツハイマー型認知症が代表的疾患であり，中核症状として記銘力障害，周辺症状として焦燥，妄想，興奮，徘徊などを認める．
3. パーキンソン病は脳内のドーパミン欠乏により振戦，筋固縮，無動，姿勢反射障害や不安，うつ症状，便秘，流涎，起立性低血圧などを認める．
4. 筋萎縮性側索硬化症（ALS）は運動神経細胞の変性・脱落により全身の筋萎縮・筋力低下を起こす．
5. 神経感染症には髄膜炎，脳炎，脊髄炎があり，ウイルス，細菌，結核菌，真菌などが原因菌となる．
6. プリオン病は異常プリオンタンパク質が脳内に蓄積して神経細胞が急性に変性する疾患である．
7. 脳腫瘍は脳の組織から発生する原発性脳腫瘍と他の臓器から脳に転移する転移性脳腫瘍に分けられる．
8. 頭蓋内圧亢進症は脳浮腫，脳血流や髄液の還流障害，頭蓋内占拠性病変で起こり，脳ヘルニアをひき起こす．
9. 頭部外傷は硬膜下血腫，硬膜外血腫，外傷性くも膜下出血，脳挫傷などがある．
10. 精神疾患には種々のものがあるが器質的疾患を否定することが大切である．

18・1 脳出血，脳梗塞

18・1・1 脳出血

成因 脳内の血管が破れ，大脳，小脳および脳幹などの脳実質内に出血した状態である．原因は**高血圧**が70％を占める．脳の細動脈に動脈硬化（血管の壊死）があり，小さな動脈瘤が生じて脳出血を起こすと考えられている．

病態 脳内の発生部位は，被殻（40％），視床（35％），皮質下（10％），橋（5％），小脳（5％）である．血腫が増大すると**脳浮腫**により**頭蓋内圧亢進**が起こり，**脳ヘルニア**により脳幹が圧迫され，呼吸循環障害により死に至ることもある．症状は意識障害，頭痛，嘔吐，片麻痺（片側の運動麻痺）が一般的であるが出血部位により異なる．**被殻出血**は片麻痺，半身の感覚障害などがある．大脳半球の優位側では失語症を起こす．**視床出血**は感覚障害が強い．出血後しばらくして半身の激しい痛み（視床痛）を伴うこともある．**皮質下出血**は頭頂葉，側頭葉などに多く片麻痺，失語（優位半球），半側空間失認（劣位半球）などの高次

機能障害を起こす．**橋出血**は突然の意識障害，高熱，縮瞳，呼吸異常，四肢麻痺（両側手足の麻痺）がある．予後不良である．**小脳出血**はめまい，頭痛，嘔吐，ふらつき歩行を起こす．

診断　頭部 CT 検査により診断できる．出血後まもなく同部位に**高吸収域**を認める．

治療　まず，血腫の増大と血腫周囲の浮腫を防止するために血圧のコントロールと抗浮腫薬の投与が重要である．高血圧を認めた場合は，血圧は投与前の 80％ に低下させるのが適切である．脳には全身の血圧変動から脳の血流を一定に保とうとする**自動調節能**があるが，急性期にはこの自動調節能が機能せず，全身の血圧に合わせて脳血流が変動する．急激に血圧を低下させると脳血流量が減少し組織還流が悪化する．また，脳浮腫は 3 日目から強くなり 1〜2 週間持続する．抗浮腫薬としてグリセロールとマンニトールがある．その他，水・電解質のバランス管理や合併症の予防を行う．外科的治療は出血量が 10 mL 未満の小出血や神経学所見が軽微な例，深昏睡の例の手術適応はないが，意識が傾眠から半昏睡では手術が考慮される．合併症として痙攣，発熱，消化管出血，高血糖，下肢静脈血栓症などがある．

18・1・2　脳　梗　塞

成因　脳の血管が閉塞して脳組織が酸素欠乏になり**壊死**（**梗塞**）する．危険因子は加齢，高血圧，糖尿病，脂質異常症，ストレス，喫煙，大量飲酒，脱水，肥満などである．

病態　脳梗塞は大きく三つに分けられる．

1) **アテローム血栓性脳梗塞**：脳内の血管や頸動脈などの太い血管に動脈硬化があり狭窄や閉塞を起こす．血管の血栓が剥離して脳の血管閉塞を起こし梗塞になることもある．糖尿病，脂質異常症が危険因子となる．

2) **心原性脳塞栓**：心臓に生じた血栓が血液により流され脳の血管閉塞を起こす．大梗塞になりやすく発症すると重篤なことが多い．原因は**心房細動**，心臓弁膜症，心筋梗塞，心筋症などである．心臓の**卵円孔**の開存が原因となり，下肢静脈にできた血栓が右心房から左心房に流れ，脳血管を閉塞する（**奇異性脳塞栓**）もある．

3) **ラクナ梗塞**：脳の深部にある直径 1 mm 未満の細い血管（穿通枝）が閉塞して起こる．通常は 15 mm 以下の小さな梗塞である．高血圧，加齢が危険因子である．

診断　脳梗塞は臨床的に**意識障害**，片側の運動麻痺（**片麻痺**），片側の**感覚障害**，**構音障害**，**失語症**，**同名半盲**，複視，ふらつき，嚥下障害などを起こす．梗塞部位により，**単麻痺**（片側上肢あるいは下肢のみの麻痺），四肢麻痺を起こすときもある．心原性脳塞栓では失語症，同名半盲などの皮質症状が起こりやすく重篤なことが多い．ラクナ梗塞では意識障害は少ない．

画像診断は頭部 CT や頭部 MRI が有用である．頸動脈超音波検査も有用であり，アテローム血栓性脳梗塞の場合は内径頸動脈の狭窄やプラーク形成などを認

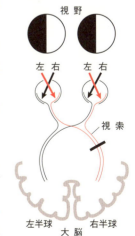

同名半盲：後頭葉の視索経路が障害されると両側の半側視野（ここでは左側）が欠ける．これを同名半盲という．

めることがある．

治療 発症4～5時間以内の脳梗塞であれば**t-PAによる血栓溶解療法**が適応である．血管が完全に詰まると中心部は約1時間で脳梗塞になるが，その周囲のペナンブラとよばれる部分の細胞は数時間生存しており，早期に適切な治療が行われれば機能を回復することが可能である．t-PAは詰まった血栓を溶解することにより，ペナンブラの血流を再開させ，梗塞巣の拡大を抑制する．治療開始が遅れるとペナンブラ周囲の組織も徐々に壊死に陥り，時間とともに梗塞が拡大する．さらに，時間が経過した後に血栓が溶解すると，壊死した組織に大量の血液が流れ込み，出血を起こして出血性梗塞となることもある．発症4.5時間以上経過した症例やt-PA療法の適応のない症例では，抗凝固薬や抗血小板薬を用いる．

再発予防に関しては，高血圧，糖尿病，脂質異常症，喫煙などの危険因子を取除くことが必要である．さらに，梗塞の病型により，ラクナ梗塞やアテローム血栓性脳梗塞であれば**抗血小板薬**（アスピリン，クロピドグレル，チクロピジン，シロスタゾール），心原性脳塞栓であればワルファリン，抗トロンビン薬（ダビガトラン），抗X_a薬（リバロキサバン，アピキサバン）などの**抗凝固薬**が用いられる．

18・1・3 一過性脳虚血発作（TIA）

TIA: transient ischemic attack

成因 脳の血流が一過性に障害され，構音障害，運動麻痺や感覚障害などの症状が出現するが24時間以内に消失する．

病態 原因としては血管の壁や心臓にできた血栓が剝がれて脳の動脈を一時的に閉塞する場合と，脳の血管に動脈硬化があり狭窄や閉塞がある状態で全身の血圧が急速に低下し脳の一部が循環不全に陥り症状が出現する場合がある．TIAは脳梗塞を起こす前兆として重要であり，TIA後90日以内に15～20％で脳卒中を起こし，うち約半数は48時間以内に起こすといわれている．

診断 **内頸動脈系**のTIAでは運動麻痺，感覚鈍麻，失語症，同名半盲など，**椎骨脳底動脈系**では，めまい，ふらつき，複視などの症状が出る．症状が急速に出現し数分間持続する．診断には頭部MRIが有用である．血管の閉塞や狭窄，拡散強調画像で急性期の梗塞巣があるかを判断する．急性期梗塞巣があれば脳梗塞として治療する．頸動脈の**超音波ドップラー検査**で血管壁の厚さ，動脈硬化による**プラーク**や**狭窄**の状態を検査することも重要である．

治療 TIAは脳梗塞の前兆であり治療はその予防である．高血圧，糖尿病，脂質異常症，心房細動に対する治療が行われる．経口避妊薬を服用している場合は中止する．薬物療法は**抗血小板薬**（アスピリン，クロピドグレル，シロスタゾール）を，心臓の血栓が原因の場合は**抗凝固薬**（ワルファリン，抗X_a薬）を用いる．超音波ドップラー検査で頸動脈に70％以上の狭窄がある場合は**頸動脈内膜剝離術**を検討する．

TIAの症例が脳梗塞を起こす危険度の指標として**ABCD²スコア**が用いられている（表18・1）．7日以内に脳梗塞を発症する確率は，合計スコアが4点の場合

で 2.2 %，5 点 16.3 %，6 点 35.5 % であり，合計が大きいほど脳梗塞を起こしやすく早期に治療を開始することが重要である．

表 18・1　ABCD^2 スコア

年齢（Age）	60 歳以上	1 点
血圧（Blood pressure）	収縮期血圧 140 mmHg 以上 かつ/または 拡張期血圧 90 mmHg 以上	1 点
症状（Clinical symptom）	片麻痺	2 点
	構音障害のみ	1 点
発作の持続時間（Duration）	60 分以上	2 点
	10〜59 分	1 点
糖尿病（Diabetes）		1 点
	合　計	点

18・1・4　くも膜下出血

成因　脳実質は**硬膜**，**くも膜**，**軟膜**の 3 層で構成された**髄膜**で覆われている（図 18・1）．くも膜の下には脳脊髄液（くも膜下腔）があり，比較的太い脳血管がその中を走行している．その血管が破れると脳脊髄液の中に出血し，くも膜下出血となる．原因としては，**脳動脈瘤破裂**，**脳動静脈奇形**，**頭部外傷**などがある．動脈瘤の代表的な発生部位は図 18・2 のとおりである．

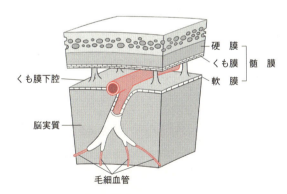

図 18・1　髄膜の構成　髄膜は硬膜，くも膜，軟膜より形成されている．

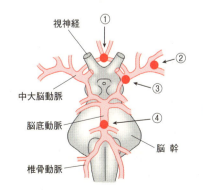

図 18・2　代表的な動脈瘤の発生部位　① 前交通動脈瘤 40〜45 %，② 中大脳動脈 15〜20 %，③ 内頸動脈後交通動脈分岐部 15〜20 %，④ 脳底動脈 3〜5 %．

病態　くも膜下腔に出血するため，**髄膜刺激症状**として頭痛，吐き気，嘔吐が出現する．頭痛は"何時何分何秒に何をしていたときに起きた"と言えるほど突然であり，その後も持続する．痛みの程度は"今まで経験したことのないほど激しい頭痛"である．意識障害を伴うこともあり，重症では病院に搬送前に死亡することもある．

診断　緊急の頭部 CT 検査が必要である．脳の髄液腔に出血を示す高吸収域が認められる．

治療　脳動脈瘤が原因のくも膜下出血の場合は，脳開頭術による動脈瘤の**クリッピング手術**を行う．カテーテルを血管内から挿入して動脈瘤の内側にコイルを詰める**血管内治療**も行われる．

18・2　認 知 症

認知症は正常に発達した知能が脳の後天的な障害によって正常なレベル以下に低下した状態である．知能の発達がもともと悪い状態とは区別される．症状はいわゆる"もの忘れ"である．大事なものを置き忘れる，最近身近に起こった出来事が思い出せない，薬を服用したことを忘れる，鍋を火にかけていて忘れる，などのいわゆる**健忘症状**が出現する．昔の記憶を忘れることや，時間，場所，人物の判別ができなくなる**見当識障害**や言葉が出ない，言葉の意味がわからないなどの**高次大脳機能障害**が出現することもある．

認知症を起こす原因の病気には多くのものがある（表 18・2）．認知症を起こす原因の病気が何か診断することは治療法を選択するうえでも重要である．

表 18・2　認知症を起こすおもな病気

1) アルツハイマー型認知症
2) レビー小体型認知症
3) 前頭側頭型認知症（ピック病，大脳基底核変性症など）
4) 脳血管性認知症
5) 正常圧水頭症
6) 慢性硬膜下血腫
7) 脳腫瘍
8) 甲状腺機能低下症
9) アルコール中毒
10) ビタミン B 群欠乏症（B_1，B_{12}）

認知症の診断では，頭部 CT，頭部 MRI や脳血流シンチグラムなどの検査が有用である．原因疾患によりそれぞれの特徴的な所見を認める．臨床的には**認知症（中核症状）**の程度や焦燥，妄想，興奮，徘徊などの**周辺症状**の特徴を評価することが重要である．認知症検査としては，長谷川式簡易認知症検査法や MMSE などが簡便なものとして使用されている．

MMSE: mini-mental state examination

● **アルツハイマー型認知症**（認知症を起こす代表的疾患）

成因　脳内の組織に**アミロイド β タンパク質**，**タウタンパク質**が沈着して神経細胞が障害され認知症が発症すると考えられている．健常人でもアミロイド β は合成されているが，酵素によって分解されるため蓄積しない．遺伝性の家族性アルツハイマー病では，アミロイド β の前駆物質である APP 遺伝子（アミ

ロイド前駆体タンパク質遺伝子），プレセニリン1，プレセニリン2などの遺伝子の異常が知られ，アミロイドβが神経細胞の中に蓄積してアルツハイマー病が発病すると考えられている．

病態 **記銘力障害**など記憶の認知機能の障害が中核症状である．周辺症状として，**徘徊**，**妄想**などがみられる．頭部CTやMRIで側頭葉内側部の海馬や頭頂葉に萎縮が認められる．進行すると，脳全体に萎縮が広がる．

診断 認知症の簡易検査法として**長谷川式簡易認知症検査法**や**MMSE**などがある．日常生活に関する**臨床認知症評価尺度（CDR）**があり，記憶，見当識，判断力，問題解決能力，社会適応，家庭状況，趣味，関心，介護状況を5段階で評価する．機能評価ステージ（FAST）はもの忘れ，会話，旅行，家計，着衣，入浴，排便，歩行の程度より，軽度，中等度，高度に分けられる．**頭部CT，MRIでは海馬や頭頂葉の萎縮，脳血流シンチグラムでは後部帯状回の血流低下などを認める**．脳血管性認知症，前頭側頭型認知症，レビー小体型認知症などが鑑別となる．

治療 薬物療法と非薬物療法に分けられる．薬物療法は，アルツハイマー病の脳ではアセチルコリンの減少があるため，ドネペジルのような**アセチルコリンエステラーゼ阻害薬**を用いてアセチルコリンを上昇させる．最近では，ガランタミンとリバスチグミンなどのアセチルコリンエステラーゼ阻害薬もある．メマンチンはアセチルコリンを促進しグルタミン酸を抑制することで効果を示す．周辺症状である妄想や徘徊などに対しては非定型抗精神病薬（クエチアピン）や漢方薬の抑肝散が使用される．抑うつや睡眠障害に対してはセロトニン再取込み阻害薬であるトラゾドンが使用される．

非薬物療法は，介護ケアが重要であり環境の整備も症状の改善には大切である．認知症患者に対してはまず共感をもって対応し不安に対しては安心感をもたせる．昔の話や昔なじんだ作業を行わせ回想させることも有用である．音楽などを楽しみ知的な刺激を与えることや運動療法も行う．

18・3 パーキンソン病，パーキンソン症候群

18・3・1 パーキンソン病

成因 原因は不明であるが酸化ストレスなど複数の要因が考えられている．

病態 ドーパミンを産生する中脳黒質の神経細胞が脱落あるいは変性して，ドーパミン作動性神経細胞の終末（線条体）のドーパミンが減少し症状が出現する．50歳以降に発症することが多く，有病率は，人口10万人に対し100〜150人である．神経細胞内に封入体である**レビー小体**を認める．

症状 運動症状として，**安静時振戦**，**筋固縮（筋硬直）**，**無動**，**姿勢反射障害**を認める．初発は片側の上肢のふるえが多い．進行すると反対側にもふるえが出現し，歩行は前かがみとなり小刻み（**すくみ足**）となる．動作が緩慢で，歩行時の方向転換が困難となり，進行すると寝返りも困難となる．歩行時に前傾で体に足が追いつかない**突進現象**を認める．姿勢反射障害で転倒することもある．仮

面様顔貌，むずむず脚も認める．

非運動症状として，**便秘**，**流涎（よだれ）**，**起立性低血圧**，**食後性低血圧**，**発汗障害**，**頻尿**などの自律神経症状を認める．**不安**，うつ症状，**幻視**などの精神症状もある．認知症を合併することもある．

診断 安静時振戦，筋固縮，無動と，それらに対する抗パーキンソン病薬の効果が認められれば診断できる．類似の症状を示すものには，脳血管性パーキンソニズム，進行性核上性麻痺，多系統萎縮症などがある．健胃薬である**スルピリド**が薬剤性のパーキンソニズムをひき起こすことがある．パーキンソン病の診断には頭部 MRI で大脳基底核の多発性脳梗塞の存在や他の変性疾患などによる脳萎縮などを検索する必要がある．MIBG 心筋シンチグラムで MIBG の心筋への取込み低下がパーキンソン病の診断に有用とされている．

治療 脳内で減少したドーパミンを補充するために**レボドパ**が使用される．しかし，長期使用すると症状が変動（**ウェアリングオフ現象**）することやジスキネジアなどの不随意運動が出現することがある．特に若年発症のパーキンソン病ではレボドパの使用を控えて，ドーパミン受容体作動薬，ドーパミン分解阻害薬などが推奨されている．内服治療でコントロールが困難な症例では，**定位脳手術**や**深部脳刺激法**などの外科的治療法が行われる．非運動症状に対しては個々の症状に対する対症療法が行われる．

> MIBG (meta-iodobenzyl-guanidine)：交感神経終末でノルアドレナリンと同様の摂取・貯蔵・放出が行われる物質で，この MIBG を ^{123}I で標識して交感神経節後線維である心臓交感神経の障害を判定する．パーキンソン病やレビー小体病など病理学的にレビー小体を認める疾患で心筋への取込みが低下する．
>
> ウェアリングオフ現象：レボドパを長期に（数年）服用すると効果の持続時間が短くなり，次のレボドパを服用する前にパーキンソン症状が悪化する現象．
>
> ジスキネジア：パーキンソン病の病期が進行しウェアリングオフ現象が出現する時期にみられる．レボドパを服用し効果がピークの時間帯などに舞踏様運動などの不随意な運動が四肢や体幹に出現する．

18・3・2 パーキンソン症候群

成因 中脳黒質のドーパミン神経細胞は保たれているが，ドーパミン作動性神経細胞の終末である**線条体の障害**など何らかの原因でパーキンソン徴候を呈するものをいう．

病態 種々の疾患でパーキンソン症候群を呈する．代表的なものは**多系統萎縮症**，**進行性核上性麻痺**，**脳血管性パーキンソニズム**などである．

診断 パーキンソン徴候とは，振戦，固縮（硬直），無動，姿勢反射障害であり，このうち二つ以上の徴候があるものをパーキンソン症候群と診断する．頭部 MRI で，大脳基底核を中心に多発性に脳梗塞などを認めれば脳血管性パーキンソニズムが疑われる．多系統萎縮症では被殻外側に異常信号を認める．進行性核上性麻痺では中脳被蓋の萎縮を認める．パーキンソン症候群をひき起こす疾患では原則的に心筋 MIBG シンチグラムによる MIBG の心筋への取込み低下は認めない．

治療 特別な治療法はない．無動が著しくなり，尿路感染，嚥下障害，誤嚥性肺炎などを起こす．必要があれば胃瘻造設も行われる．

18・4 変性疾患

● **筋萎縮性側索硬化症（ALS）**

成因 不興奮性アミノ酸（グルタミン酸）による細胞障害などがあげられている．

> ALS: amyotrophic lateral sclerosis

病態 運動神経細胞（運動ニューロン）が障害される疾患である．一次・二次運動ニューロンが変性脱落を起こす．一次ニューロンである**大脳皮質運動野**のベッツ細胞が変性脱落し**錐体路**が軸索変性を起こす．脳神経核（運動性）や**脊髄前角細胞**などの二次ニューロンの変性脱落も起こす．有病率は人口10万人当たり1～2.5人である．60～70歳代の発症が多い．男性にやや多い．孤発例が多いが5～10％に家族性発症が認められる．平均罹病期間は3～5年である．残存神経細胞体内にブニナ小体といわれる封入体を認める．

診断 上肢・下肢の**筋力低下**や**筋萎縮**，球麻痺・仮性球麻痺による**構音傷害**や**嚥下障害**などを認める．舌筋や四肢筋に**線維束攣縮**が認められる．錐体路障害として四肢の**痙性麻痺**，**深部腱反射亢進**，**病的反射陽性**を認める．経過と上記所見から診断する．病気の主座は運動ニューロンであり，感覚障害や自律神経障害などはない．運動ニューロンのなかでも例外的に眼球運動と外尿道括約筋（オヌフ核）は保たれる．褥瘡はない．針筋電図で脱神経所見（細動電位）を認める．血液検査で筋酵素（クレアチンキナーゼ）は正常である．嚥下障害のため誤嚥性肺炎を生じやすい．常に進行性の経過をとり全身の筋萎縮・筋力低下を認める．

細動電位：高振幅で持続の長い筋放電．

治療 対症療法が主体となる．呼吸障害に対しては鼻マスク，気管切開，人工呼吸器などを考慮する．嚥下障害は栄養不足や水分不足を招く．少量で必要な栄養が賄えるような高カロリー，高タンパク質の誤嚥しにくい食物をとることが重要である．さらさらしたものよりもとろみのあるものの方が飲み込みやすい．増粘剤（とろみをつける食材）が有用である．液体は冷たい方が誤嚥しにくい．進行すると経鼻栄養，胃瘻，意思の疎通には文字盤やコンピューターなども使用される．関節拘縮の予防も重要である．薬剤は興奮性アミノ酸仮説に基づくリルゾール内服療法があり進行の遅延があるとされている．

18・5 感 染 症

18・5・1 神経感染症

神経感染症は炎症の部位，病原体，経過により分けられる．部位では**髄膜炎，脳炎，脊髄炎**に分けられ，髄膜炎が脳に波及すれば髄膜脳炎である．病原体はウイルス，細菌，結核菌，真菌などがある．経過は急性，亜急性，慢性で分けられる．

発熱があり，髄膜炎では髄膜刺激症状，脳炎では脳実質の症状が出現する．髄膜刺激症状は**頭痛，悪心・嘔吐，項部硬直，ケルニッヒ徴候，ブルジンスキー徴候**を認める．脳炎は髄膜刺激症状に加えて意識障害，痙攣，局所神経症状（麻痺，失語など），精神症状（せん妄，興奮など）がみられる．

脊髄液検査で髄液圧，外観，細胞数，タンパク質，糖などをみる．髄液糖は血糖に影響される．ウイルスと結核菌による感染ではPCR法によるDNA同定も行われる．

治療として抗菌薬や抗ウイルス薬を投与する．予後は疾病による．

a. 髄膜炎

成因 細菌性は肺炎球菌，インフルエンザ菌，髄膜炎菌などが起炎菌となることが多い．真菌性はクリプトコッカス，カンジダ，アスペルギルスなどである．結核性では体内感染巣から髄膜炎となる．ウイルス性ではコクサッキー，エコー，ムンプスなどがある．

症状・診断 主要髄膜炎の症状を表18・3に示す．髄膜刺激症状に加えて全身の炎症症状を認めるが，ウイルス性では軽微である．結核性では脳底部の炎症（脳底髄膜炎）から脳神経麻痺や水頭症を生じることもある．真菌性髄膜炎の診断には髄液の墨汁染色が有用である．

治療 病原体に対応した抗生物質，抗結核薬，抗ウイルス薬，抗真菌薬などを使用する．

表18・3 おもな髄膜炎の特徴

種類	症状	経過	脊髄液検査（↑：上昇，↓：低下）			
			圧	細胞数	タンパク質	糖
細菌性髄膜炎	髄膜刺激症状，全身の炎症	急性	↑	↑（多核白血球主体）	↑	↓
ウイルス性髄膜炎	症状は軽微	急性	↑	↑（リンパ球主体）	↑	正常
結核性髄膜炎	髄膜刺激症状，全身の炎症	亜急性	↑	↑（リンパ球主体）	↑	↓
真菌性髄膜炎	髄膜刺激症状，全身の炎症	亜急性，慢性	↑	↑（リンパ球主体）	↑	↓

b. 脳　　炎

成因 **日本脳炎，単純ヘルペス脳炎，インフルエンザ脳炎**などが代表的なものである．日本脳炎は日本脳炎ウイルスが原因で**コガタアカイエカ**が媒介する．単純ヘルペス脳炎は**単純ヘルペスⅠ型ウイルス**が原因で年間200〜300人の患者が発生する．

診断 発熱，髄膜刺激症状，意識障害，痙攣，精神症状などから脳炎を疑う．髄液検査では圧上昇，髄液の細胞増多（リンパ球主体），タンパク質増加，糖正常である．ヘルペス脳炎は嗅神経を介してウイルスが側頭葉を中心とした病巣を形成する．頭部MRIで側頭葉に高輝度像を認める．髄液の単純ヘルペスウイルスをPCR法で同定する．

治療 ヘルペス脳炎の致死率は50％に及ぶ．疑いがあれば確定診断を待たずに直ちに**抗ウイルス薬**（アシクロビル，ビダラビン）を投与する．

c. 脊　髄　炎

成因 原因が不明な特発性，ウイルスなどの感染性，**多発性硬化症**や**急性散在性脳脊髄炎**などの自己免疫性などに分類される．ウイルス性脊髄炎では単純ヘルペスウイルス，風疹・麻疹ウイルスなどによるものがある．ウイルス性ではウイルスに伴う遅発性アレルギー反応によるものもある．**急性灰白髄炎**（ポリオ）は**ポリオウイルス**が原因である．成人T細胞白血病ウイルス（HTLV-1）は慢性

の経過を示す **HTLV-1 関連脊髄症（HAM）**をひき起こす．

病態　横断性に障害されると，脊髄の障害部位以下の運動障害と感覚障害が起こり，膀胱直腸障害も認める．胸髄では両下肢の運動障害（**対麻痺**）と感覚障害，頸髄では四肢の運動障害（**四肢麻痺**）と感覚障害が生じる．ポリオウイルスは脊髄前角細胞のみを障害し，発熱や下痢・嘔吐などの消化器症状の後，左右差をもって下肢や上肢に**弛緩性麻痺**をきたす．

診断　急性脊髄炎では診察により感覚障害の分布から障害部位を想定し脊髄MRIを行う．腫瘍による圧迫や血管障害などを否定することが重要である．髄液検査ではまず炎症の存在を確認する．さらに，病因検索のためウイルス抗体価，細菌培養などを行う．HTLV-1 関連脊髄症では，緩徐進行性の**痙性対麻痺**が主症状であり血清および髄液で抗 HTLV-1 抗体が陽性である．

治療　急性脊髄炎では抗ウイルス薬（アシクロビル）や副腎皮質ステロイド薬（ステロイド大量療法）が使用される．HTLV-1 関連脊髄症ではステロイド療法やインターフェロン療法が行われる．<u>急性灰白髄炎はウイルスに対する治療法がないのでワクチンによる予防が重要である</u>．

18・5・2　遅発性ウイルス感染症

感染後長期の潜伏期をおいてから発症する．**亜急性硬化性全脳炎**は変異型麻疹ウイルスにより発症し，精神症状，知能低下，ミオクローヌス，痙攣を認める．**進行性多巣性白質脳症**は JC ウイルスにより悪性腫瘍や HIV 感染症などの免疫力が低下した状態で発症する．大脳白質の多巣性の脱髄巣が特徴である．いずれも予後は不良である．

ミオクローヌス: 不随意運動の一種で，不規則で素早い不随意な筋収縮であり，関節運動も伴うことがある．

18・5・3　プリオン病

成因・病態　正常プリオンタンパク質がタンパク質分解酵素で消化されない**異常プリオンタンパク質**に変化し，脳内に蓄積して神経細胞が急速に変性を起こす

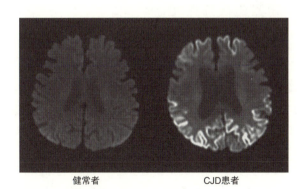

図 18・3　クロイツフェルト・ヤコブ病（CJD）の MRI 画像（拡散強調画像）

疾患である．代表的な疾患は孤発性**クロイツフェルト・ヤコブ病（CJD）**であり，発症は100万人に1人とまれである．

症状 孤発性 CJD の症状は，倦怠感，ふらつき，めまい，日常生活の活動性の低下などから始まり，認知症が急速に進行する．意思の疎通ができなくなり**ミオクローヌス**が出現する．寝たきりとなり**無動無言**状態となる．1～2年程度で死亡する．

診断 脳波上の**周期性同期性放電**や頭部 MRI 拡散強調画像の**皮質・基底核の高信号**（図18・3），**髄液 14-3-3 タンパク質**の高値が認められる．経過を経ると頭部 MRI で脳の萎縮が顕著となる．

治療 根本的な治療法はない．

18・6 脳 腫 瘍

成因 脳を構成する組織から発生する**原発性脳腫瘍**と他の臓器から脳に転移した**転移性脳腫瘍**がある．原発性脳腫瘍で多いのは神経膠腫，ついで髄膜腫である．転移性脳腫瘍では肺がんと乳がんの転移が多い．

病態 原発性脳腫瘍は細胞により良性と悪性がある．一般的に，脳組織内に発生する腫瘍は悪性が多く，脳組織の外側に発生する髄膜腫，下垂体腺腫，神経鞘腫などは良性である．原発性脳腫瘍は悪性であっても脳以外に転移することは少ない．

症状 症状として頭痛・吐き気・嘔吐が多い．頭痛は朝方に多い．腫瘍の場所により症状が異なるが，視力障害，痙攣発作，手足の運動麻痺など多彩である．

診断 頭部 CT や MRI による画像診断が有効である．

治療 手術療法，化学療法，放射線療法（サイバーナイフ，ガンマナイフ），免疫療法などがある．脳腫瘍全体の5年生存率は75％であるが，悪性度の高い神経膠芽腫は約6％である．

18・7 頭蓋内圧亢進症

脳は硬い頭蓋骨により密閉状態で保護されている．脳内に血腫や腫瘍などが発生すると閉鎖空間中の圧力が高まり**頭蓋内圧亢進**となる．脳は**テント膜**（小脳と大脳の境にある硬膜）により大脳半球のあるテント上と小脳や脳幹のあるテント下に分けられている（図18・4）．さらに左右の大脳半球は**大脳鎌**に区切られ，脳幹は**大後頭孔**で脊髄に移行している．脳の圧力が増大するとこれらの隙間から脳組織が移動し**脳ヘルニア**が起こる．

成因 脳浮腫（脳梗塞，脳炎，脳腫瘍など），頭蓋内血流の還流障害（脳静脈の閉塞），髄液の還流障害（水頭症）や頭蓋内占拠性病変（脳腫瘍，頭蓋内血腫など）がある．

症状 **意識障害，頭痛，嘔吐**がある．眼底では視神経乳頭が浮腫を起こす（うっ血乳頭）．圧迫により外転神経麻痺が起こりやすい．血圧が上昇し徐脈となる．図18・4に示すような脳ヘルニアを起こす．

1) **帯状回ヘルニア**: 左右の大脳が大脳鎌の部分で移動する．
2) **テント切痕ヘルニア**: 側頭葉が小脳テントの所から脳幹を圧迫しながら嵌頓する中脳の圧迫，動眼神経の圧迫により瞳孔不同，対光反射消失，意識障害が起こる．
3) **大後頭孔ヘルニア**: 小脳が大後頭孔から下に嵌頓する延髄の圧迫により意識障害，徐脈，呼吸停止が起こる．

治療 減圧が行われる．内科的には脳圧降下薬（グリセロール，マンニトール）の点滴，外科的には開頭減圧術が行われる．

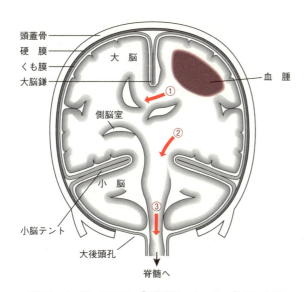

図 18・4　脳ヘルニア　① 帯状回ヘルニア，② テント切痕ヘルニア，③ 大後頭孔ヘルニア

18・8 外　傷

成因 頭部の表面の外傷（こぶ）のみでは大きな問題はないが，頭蓋骨骨折や脳内の出血あるいは脳そのものが損傷された場合が重要である．**急性硬膜下血腫**は脳実質と硬膜の間に出血したもの，**急性硬膜外血腫**は頭蓋骨と硬膜の間に出血したもの，**外傷性くも膜下出血**はくも膜と軟膜の間に出血したもの，脳挫傷は脳細胞が直接傷害されたものである．**慢性硬膜下血腫**は急性期には出血がなく受傷から 3 週間以上経過して血腫を合併する．

診断 外傷後から頭痛が増悪し吐き気，嘔吐を繰返す．意識障害を認め視力障害，運動麻痺，痙攣を起こす．急性硬膜外血腫は受傷後に意識が清明な時期の後，再び昏睡となることがある．近年では高齢者の転倒が多く慢性硬膜下血腫が増えている．症状は軽い頭痛，午前中に嘔吐する．片側の手足がしびれる，はしやコップが使いにくい，うまく歩けない，つまずきやすくなった，認知症が急に出てきたなどである．高齢者では頭痛がない場合も多い．画像診断が有用で頭部 CT，MRI で血腫や脳挫傷を認める．

治療 頭蓋内の血腫は少量であれば保存的治療であるが，急性硬膜外血腫，急性硬膜下血腫，脳内血腫で意識障害や脳幹部圧迫症状など悪化の症状があれば緊急開頭・血腫除去を施行する．

18・9 精神疾患

18・9・1 統合失調症

慢性に経過する**幻覚・妄想**が特徴的である．生活が障害され**病識の障害**もある．思春期から青年期に多い．原因は不明である．幻覚は，誰もいないのに人の声が聞こえてくるなどの**幻聴**が多い．明らかに誤った内容であるにもかかわらず他人に訂正されても受け入れられないなどの妄想がある．実際にはいない敵が自分を襲うという**迫害妄想**などもある．日常生活や社会生活で他人との適切な会話，行動・作業ができなくなる．感情の障害もあり適切な対人関係が構築できなくなる．

18・9・2 うつ病

憂うつ，気分が重い，何をしても楽しくない，興味がわかない，不眠，早朝覚醒，日中の眠気，焦燥感，自責感，自殺企図などの**抑うつ症状**が出現する．食欲不振，易疲労性や動悸などの身体症状としても出現する．症状は1日中あって長期間続く．100人中3〜7人に発症を認め，近年急速に増加している．うつ状態を起こす外的原因が明確であればそれを取除く．薬物療法は **SSRI**（選択的セロトニン再取込み阻害薬）や **SNRI**（セロトニン・ノルアドレナリン再取込み阻害薬），**三環系抗うつ薬**などが使用される．

18・9・3 双極性障害（躁うつ病）

うつ状態に加え**躁状態**も繰返し現れるものである．うつ状態では死を考えるほど気分的に落ち込むが躁状態では家庭や仕事に支障をきたし入院が必要なほどの状態となる．このような躁うつを繰返し，その間に人間関係，社会的信用，仕事や家庭といった人生の基盤を失うことがある．原因は不明である．

18・9・4 境界性パーソナリティー障害

対人関係に関して感情の不安定，著しい衝動性変化などが認められる．対人関係は"理想化"と"こき下ろし"の両極を揺れ動く不安定性などを認め，衝動的に自己を傷害する行為（消費，性行為，無謀な運転など）を起こす．時に自殺行動，慢性的な空虚感，激しい怒りやその制御困難，一過性のストレス関連性の妄想などを生じる．

18・9・5 摂食障害

神経性やせ症（**神経性無食欲症**）には三つの必須の特徴がある．持続性のカロリー摂取制限，体重増加または肥満になることへの強い恐怖，または体重増加を

阻害する行動の持続，および体重と体型に関する自己認識の障害である．神経性やせ症の準飢餓状態およびそれに伴う排出行動がときには重大で生命に危険を及ぼすおそれのある医学的疾患をもたらすことがある．有病率は 0.4 % である．女性に多い．

神経性過食症（神経性大食症）の三つの本質的特徴は，反復する過食行動（過食エピソード），反復する体重増加を防ぐための不適切な代償行動，体型および体重によって過度に影響を受ける自己評価である．

過食性障害の本質的特徴は，過食エピソードを繰返すことであり，それは平均して 3 カ月の間に 1 回起こらなければならない．過食エピソードは他とはっきりと区別される時間帯に大抵の人が同様な状況で同様の時期に食べる量よりも明らかに多い食物を食べることと定義される．

神経性やせ症，神経性過食症，過食性障害の診断基準を表 18・4 に示す．

表 18・4 摂食障害の診断基準[a]

(a) 神経性やせ症／神経性無食欲症
 A 必要量と比べてカロリー摂取を制限し，年齢，性別，成長曲線，身体的健康状態に対する有意に低い体重に至る．有意に低い体重とは，正常の下限を下回る体重で，子どもまたは青年の場合は，期待される最低体重を下回ると定義される．
 B 有意に低い体重であるにもかかわらず，体重増加または肥満になることに対する強い恐怖，または体重増加を妨げる持続した行動がある．
 C 自分の体重または体型の体験の仕方における障害，自己評価に対する体重や体型の不相応な影響，または現在の低体重の深刻さに対する認識の持続的欠如

(b) 神経性過食症／神経性大食症
 A 反復する過食エピソード．過食エピソードは以下の両方によって特徴づけられる．
  (1) 他とはっきり区別される時間帯に（例：任意の 2 時間の間の中で），ほとんどの人が同様の状況で同様の時間内に食べる量よりも明らかに多い食物を食べる．
  (2) そのエピソードの間は，食べることを抑制できないという感覚（例：食べるのをやめることができない，または，食べる物の種類や量を抑制できないという感覚）．
 B 体重の増加を防ぐための反復する不適切な代償行動．たとえば，自己誘発性嘔吐，緩下剤，利尿薬，その他の医薬品の乱用，絶食，過剰な運動など．
 C 過食と不適切な代償行動がともに平均して 3 カ月間にわたって少なくとも週 1 回は起こっている．
 D 自己評価が体型および体重の影響を過度に受けている．
 E その障害は，神経性やせ症のエピソードの期間にのみ起こるものではない．

(c) 過食性障害
 A 反復する過食エピソード．過食エピソードは以下の両方によって特徴づけられる．
  (1) 他とはっきり区別される時間帯に（例：任意の 2 時間の間の中で），ほとんどの人が同様の状況で同様の時間内に食べる量よりも明らかに多い食物を食べる．
  (2) そのエピソードの間は，食べることを抑制できないという感覚（例：食べるのをやめることができない，または，食べる物の種類や量を抑制できないという感覚）
 B 過食エピソードは，以下のうち三つ（またはそれ以上）のことと関連している．
  (1) 通常よりずっと速く食べる．
  (2) 苦しいぐらい満腹になるまで食べる．
  (3) 身体的に空腹を感じていないときに大量の食物を食べる．
  (4) 自分がどんなに多く食べているか恥ずかしく感じるため 1 人で食べる．
  (5) 後になって，自己嫌悪，抑うつ気分，または強い罪責感を感じる．
 C 過食に関して明らかな苦痛が存在する．
 D その過食は，平均して 3 カ月間にわたって少なくとも週 1 回は生じている．
 E その過食は，神経性過食症の場合のように反復する不適切な代償行動とは関係せず，神経性過食症または神経性やせ症の経過の期間のみに起こるのではない．

a) 日本精神神経学会（日本語版用語監修），高橋三郎，大野 裕（監訳），"DSM-5 精神疾患の診断・統計マニュアル"，p.332, p.338, p.343, 医学書院 (2014) より抜粋．

18・9・6 アルコール依存症

薬物依存症のひとつと考えられる．原因はアルコールが GABA-A 神経を介して側坐核から**ドーパミン**を放出させることによる．飲酒行動を自分で統制することが困難であり，連続して飲酒する，アルコールの離脱症状や飲酒によるトラブルを知りながら飲酒がやめられない．日常行動の合間に飲酒を繰返す．飲んで寝て起きてまた飲む，飲酒を取繕う嘘や隠れ飲みを行う．不眠，動悸，焦燥，抑うつなど情動不安定が認められる．診断には飲酒パターン分類（表 18・5）が用いられる．断酒ができても一時的なことが多く再発しやすい．

表 18・5 飲酒パターン分類[a]

A 型：	機会飲酒	冠婚葬祭，宴会など
B 型：	習慣性飲酒	晩酌，寝酒など
C 型：	少量分散飲酒	一人で，日常行動の合間合間に少量飲酒の反復が 2 日以上にわたる．
D 型：	持続深酩酊飲酒	一人で，飲んでは眠り，さめては飲むの反復が 2 日以上にわたる．

以上の 4 型分類で，アルコール依存症は C，D 型の病的飲酒パターンを示す．

a) 小宮山徳太郎，精神神経学雑誌，**93**，1108（1991）より．

18・9・7 薬物の乱用・依存・離脱

違法性薬物に限らず，安価に入手可能な有機溶剤・通常使用される処方薬・アルコールなども**依存**[*1]を形成する薬物である．依存性薬物（物質）を常用していると，それらのもつ神経・精神薬理作用に魅せられ，結果的に心身・社会的に障害が生じても，なお常用を中止することができなくなってしまう．

・違法薬物：コカイン・覚醒剤・幻覚剤・マリファナ

・処方薬：鎮痛剤・睡眠薬・鎮咳薬

① 耐　性：これまでと同様の心理的・身体的効果を得るために，徐々に使用量が増えていく．

② 精神依存[*2]：薬物（物質）を使用することで，多幸感・満足感などが得られる．そのため薬物を反復して使用したいという，使用欲求が出現する．

③ 身体依存[*2]：反復使用の結果，急激な中断により離脱（禁断）症状とよばれる，その薬物特有の症状が出現する．

通常，有機溶剤の乱用・依存は青少年期から始まることが多く，覚醒剤などはそれより年配のことが多い．なお使用に至る経緯としては，性格的な要因・環境的な要因（非行仲間からの影響）・流行などが関与している．

1963 年，WHO は依存性物質を，精神依存・身体依存・耐性の特徴から 7 群に分類し，現在においてもこれが基本となっている（表 18・6）．

1) **モルヒネ型**：少量・短期間の連用でも，強い精神・身体依存・耐性が形成

[*1] 乱用と依存について：WHO では，乱用は社会的概念であり，依存は医学的概念であると定義している．

[*2] 精神依存はすべての薬物依存に認められるが，身体依存は認められないものもある．

覚醒剤：覚醒剤とは法律的な用語でメタンフェタミンやアンフェタミンのことをさす．長期的に使用すると統合失調症に類似した症状を呈することがある．

表 18・6 依存性物質の分類

依存の型	精神依存	身体依存	耐性	薬　物
1. モルヒネ型	+++	+++	+++	ヘロイン, ペチジン, コデイン
2. バルビツール酸・アルコール型	++	+++	+++	睡眠薬, 抗不安薬
3. コカイン型	+++	−	−	コカイン
4. カンビナス型	++	−	−	マリファナ, ハシッシュ, アンフェタミン,
5. アンフェタミン型	++	−	++ (+)	メタンフェタミン
6. カート型	++	−?	−?	カート
7. 幻覚剤型	+		++	LSD-25

され, 使用を中止すると自律神経が異常な亢進状態となる強い禁断症状が出現する. そのため, 依存性物質のなかでは最も危険性が高い.

症状 疼痛をもつものには疼痛緩和の作用, もたないものでは多幸・絶頂感.

2) **バルビツール酸・アルコール型**: バルビツール酸依存とアルコール依存は, 依存の形成過程が酷似している. 依存が形成されるには, 大量摂取・長期間を要する. 使用中止後数日で, 感情不安定・睡眠障害・食欲不振・せん妄が出現するが, 数週間のうちにおさまる場合がほとんどである.

症状 食欲不振・動作緩慢・複視・注意力散漫など.

3) **コカイン型**: 身体依存はないが, その強い精神依存から再使用する場合が多い.

症状 多幸感・多弁となった後, 不安・幻覚など.

4) **カンビナス型**: 身体依存がないため, 使用を中止しても離脱症状は出現しない. ただし, 長期に連用していると, 労働意欲が低下し, 社会的障害を起こすことがある.

症状 一過性の酩酊状態・聴覚過敏・浮遊感.

5) **アンフェタミン型**: 強い精神依存耐性があるのが特徴的である. 使用中止後*に重篤な離脱症状は生じないが, これまでの睡眠抑制がなくなるため, 一過性の傾眠状態となる. 近年では"やせ"目的の使用から, 依存に陥るケースも増えている.

症状 眠気の改善・気分爽快・食欲不振

6) **カート型**: 身体依存はなく, 軽度の精神依存が存在する.

症状 発揚作用があり, 噛むことで高揚感や多幸感が得られる.

7) **幻覚剤型**: 身体依存はなく, 軽度の精神依存が存在するのみ. 依存傾向はさほど強くはないが, 精神症状発現時の事故などが危険である.

症状 使用により, 多彩な精神症状を呈する (知覚異常, なかでも視覚異常).

* 覚醒剤などでは, 使用中止時においても, 使用時と似たような異常体験が出現することがある (フラッシュバック).

● 薬物依存の治療

　患者本人に薬物をやめる意志があり，軽度な精神症状のみであれば，外来通院での治療も可能であるが，そうでない場合は入院治療の適応となる．近年では，**自助グループ（エヌ・エイ）** や**リハビリ施設（ダルク）** などの活動拠点も増え，これらの有効利用が回復への手助けになっている．

重要な用語

アルコール依存症	神経変性疾患	脳炎
アルツハイマー型認知症	髄膜	脳梗塞
一過性脳虚血発作	髄膜炎	脳出血
うつ病	脊髄炎	脳腫瘍
境界性パーソナリティー障害	摂食障害	脳ヘルニア
	双極性障害（躁うつ病）	パーキンソン症候群
筋萎縮性側索硬化症	遅発性ウイルス感染症	パーキンソン病
くも膜下出血	頭蓋内圧亢進症	プリオン病
クロイツフェルト・ヤコブ病	統合失調症	薬物の乱用・依存・離脱
	動脈瘤	
神経感染症	認知症	

19 呼吸器系の疾患

1. 呼吸器系は，酸素を体に取込み二酸化炭素を排出する"ガス交換"を行うシステムであり，気道，肺実質の二つの部分から成り立っている．
2. 慢性閉塞性肺疾患は，たばこ煙などの長期吸入によって起こる慢性炎症性疾患で，"可逆的ではない気流制限"を特徴とし，慢性気管支炎，肺気腫が組合わさっている．
3. 気管支喘息は気道反応性の亢進，可逆性の気道狭窄を特徴とし，アトピー性，非アトピー性の機序で起こる．
4. 市中肺炎は種々の細菌で起こる．
5. 急性呼吸窮迫症候群は敗血症によりひき起こされる重篤な肺障害である．その他の肺疾患として，びまん性肺疾患（肺線維症，サルコイドーシス，過敏性肺炎，塵肺症），肺循環障害（肺動脈血栓塞栓症，肺梗塞，肺動脈高血圧症）などがある．
6. 呼吸器の腫瘍には肺がん，胸膜中皮腫があり，肺がんは小細胞がん，非小細胞がん（扁平上皮がん，腺がん，大細胞がん）に分けられるが，腺がんに有効な分子標的薬が登場している．
7. ガス交換により体液の酸塩基平衡が変化し，肺胞低換気によりアシドーシス，過換気によってアルカローシスになる．

19・1 呼吸器系の構造

呼吸器系は，酸素を体に取込み二酸化炭素を排出する**ガス交換**を行うためのシステムである．呼吸器系に属する臓器は，鼻腔・咽頭，気管，気管支，肺である（図19・1）．肺は左右に分かれ，胸腔の中にある．胸腔の外側には肋骨，肋間筋，下方には横隔膜がある．肋間筋と横隔膜が規則的に動いて，肺が膨張，収縮を繰返すことで，肺に空気が出入りする．このような空気の量は，肺活量，1回換気量などとして測定される．

肺は二つの部分からできている．空気を伝えるための導管部分（**気道**）と，ガス交換を行う**肺実質**である．

気道は気管支が二つに枝分かれを繰返したもので，管状の気道の壁は，内腔側から粘膜，平滑筋，外膜となっている．気管の外膜の部分には馬蹄形の軟骨があるが，枝分かれした気管支では断片状となり，さらに分岐を繰返すと軟骨がなくなる．細気管支の段階は直径約1 mm程度で，さらに枝分かれして肺胞につながる．気道粘膜の上皮のほとんどは線毛上皮で，内腔側にある線毛が口側に向かって，一定のリズムで動き，粘液を動かしている（図19・2）．

肺活量，1回換気量: 安静時の呼吸状態で最大限に息を吸い込み，力一杯吐ききった状態までの空気含量を肺活量という．1回の呼吸で出入りする空気量は1回換気量で約500 mL，肺活量は健康成人男性で3000〜4000 mL，女性が2000〜3000 mLである．

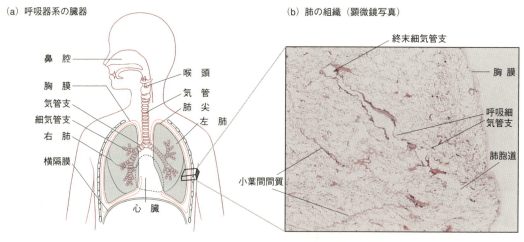

図19・1 呼吸器系の臓器と肺の組織

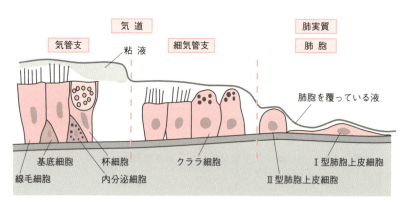

図19・2 気管支・肺胞の上皮細胞

肺胞はガス交換の場である*．肺胞表面積は個体差があるが40〜100 m² に及ぶ（40畳前後）．気道は細気管支まで**線毛上皮**で覆われているが，肺胞は扁平なⅠ型**肺胞上皮**となる．空気中の酸素は，肺胞上皮の薄い壁を通過して，毛細血管の中に拡散していき，赤血球ヘモグロビンに結合する．一方，血漿中の二酸化炭素は逆方向に肺胞へと拡散していく（図19・3）．

* **ガス交換と動脈血**：肺胞内では水蒸気で飽和されているため，47 Torr の水蒸気圧があり，酸素は104 Torr となっている．肺動脈内では 40 Torr と分圧差があるため，酸素は肺胞内から血管内に移動し，ヘモグロビンと結合するとともに，肺静脈血（全身の動脈血）での分圧は 100 Torr となる．二酸化炭素分圧は肺胞 40 Torr と肺動脈 46 Torr で分圧差は小さいが，二酸化炭素の拡散能が高いため容易に移動し，肺静脈血では肺胞内と等しい値となる．

COPD: chronic obstructive pulmonary disease

19・2 慢性閉塞性肺疾患と炎症性気道疾患

19・2・1 慢性閉塞性肺疾患（COPD）

 慢性閉塞性肺疾患（COPD）は，たばこ煙などの有害物質の長期吸入によって起こる慢性炎症性疾患で，"可逆的ではない**気流制限**"を特徴としている．細い気道に炎症が起こり，肺実質が破壊され肺気腫となるため，特に呼気時の空気の流れが障害される．

慢性気管支炎，肺気腫がいろいろな組合わせでみられる．肺気腫は肺胞が壊れ

た状態で，肺胞の血管も著しく減少する．肺気腫での肺胞の壊れ方には2種類ある．一つは**小葉中心性肺気腫**（図19・4）で，喫煙と密接に関係している．小葉中心部には終末細気管支までに分岐する細気管支が位置しているが，気道末端周囲の肺胞が破壊され，拡張する．このため，細気管支を周囲から引っ張っている力がなくなり，つぶれやすくなる．**汎小葉性肺気腫**では，破壊がより広範囲に起こる．肺胞を覆う液体成分では，通常は好中球エラスターゼと血清由来阻害タンパク質（α_1アンチトリプシンなど）が均衡を保った状態にある．汎小葉性肺気腫では，遺伝的素因により均衡が崩れた状態にある．白人では遺伝子変異によってα_1アンチトリプシンが低下しているα_1アンチトリプシン欠損症が比較的多いが，日本人ではまれである．

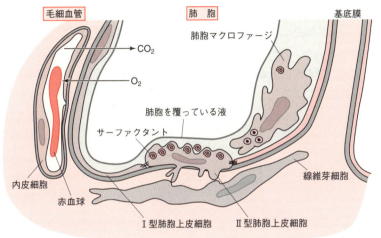

図19・3 肺胞を構成する細胞

サーファクタント：肺胞上皮の表面を覆っている液体に含まれる物質で，リン脂質に富み，石けんの泡のように界面活性をもっている．このため，呼気の状態でも肺胞を開いた状態に保つことができる．立方状のⅡ型肺胞上皮から産生されるが，未熟児で生まれるとサーファクタントの産生が不十分なため肺傷害をひき起こす（未熟児呼吸窮迫症候群）．

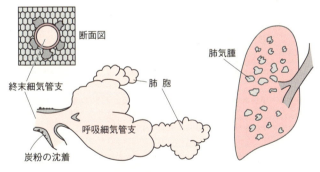

図19・4 小葉中心性肺気腫 小葉中心性肺気腫では細気管支周囲に炭粉が沈着し，肺胞が破壊される．左上は細気管支を通る断面で，左下は細気管支に沿った模式図．肺全体でみると大きな気腔（肺気腫）が散在して広がっている（右）．

症状 慢性気管支炎が優位な患者では，痰を伴う咳がおもな症状で，はじめは冬に症状が強くなるが，やがて1年中続くようになる．労作性呼吸困難，肺性心でチアノーゼとなるため，その状態を"青ぶくれ（blue bloater）"とよんでいる．一方，肺気腫が主体の患者の症状は，長期の労作性呼吸困難と，痰を伴わな

肺性心：肺血管障害や換気障害によって肺動脈圧が上昇し（肺高血圧症），結果として右心不全となること．

い軽い咳である．体重は減少し，肺の過膨張のため胸郭の前後径が増大し，樽状胸となる．呼吸数が多くなり換気量も増えるため，動脈血の酸素分圧は正常に近い値になっている．このため，外観は"赤あえぎ（pink puffer）"状態となる．いずれも呼吸機能では **1秒量**，**1秒率**ともに低下する．

治療 慢性気管支炎には，禁煙，肺感染症への抗生物質投与，気管支拡張薬，気管支ドレナージ，肺気腫に対しては，横隔膜呼吸，口すぼめ呼吸などの理学療法，生活指導が中心になる．低酸素血症に対して**在宅酸素療法**が有効である．

> **1秒量，1秒率**：最大吸気から最大努力で呼出して得られた肺活量（努力性肺活量）のうち，はじめの1秒間に呼出された量を**1秒量**といい，努力性肺活量で割った値が**1秒率**である．気流障害をきたす疾患では，呼出が遅延するため，両者ともに低下する．1秒率 70 % 以下で閉塞性障害があるという．

> **在宅酸素療法**（home oxygen therapy, HOT）：自宅に酸素供給機を設置し，必要時あるいは 24 時間，酸素吸入をする．酸素供給機は酸素濃度を 90 % 以上に濃縮できる機器が用いられている．外出時には携帯用のボンベが用いられる．

> **DPB**： diffuse panbronchiolitis

19・2・2　びまん性汎細気管支炎（DPB）

成因・病態 日本人に多い病気であり，副鼻腔炎を合併する．気道の終末部分に起こる炎症性疾患である．気道終末部は導管と肺実質をつなぐ中間部分に相当する．肺の構造上，枝分かれの角度が 90 度を超え，換気の面からみると渦が発生しやすい．**びまん性汎細気管支炎**では両肺の呼吸細気管支に炎症細胞浸潤，肉芽，さらに閉塞によるマクロファージの浸潤がみられる（図 19・5）．

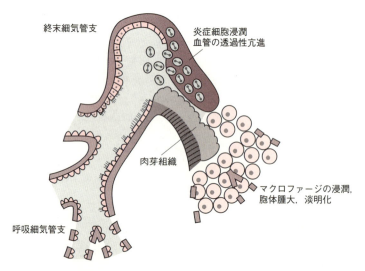

図 19・5　**びまん性汎細気管支炎**　細気管支から肺胞までの模式図で病変の分布を示す．細気管支に限局した炎症が起こり，壁が炎症細胞で厚くなり，肉芽組織が形成されるため，内腔が狭くなる．

症状 強い呼吸障害，繰返す気道感染が特徴で，かつては緑膿菌感染を合併し，呼吸不全となり予後不良であった．胸部画像検査で末梢にびまん性粒状病変が認められる．

治療 マクロライド系抗生物質エリスロマイシンの長期少量療法が劇的に奏効し，著しく予後が改善している．

19・2・3　囊胞性肺線維症

成因・病態 白人に比較的多く認められる常染色体劣性遺伝性疾患（1/2500）

であるが，日本人ではまれである．*CFTR*遺伝子の異常（おもに1塩基の欠損）が父方，母方双方の遺伝子にあるため，上皮細胞のCl^-イオンチャネルに機能不全が起こる．気道，消化管粘膜での水分移動が障害され，分泌液が粘稠となるため，機能障害が起こる．

症状 新生児重症例は胎便の排泄が障害され，イレウスを起こすことがある．膵外分泌不全により消化吸収障害，脂肪便，栄養不良や低体重が生じる．小児期以降は呼吸器症状が主で，粘稠となった粘液により気管支腺が閉塞し，二次的な感染が起こるため，気管支炎，気管支拡張を起こし，慢性の呼吸不全となる．診断には汗のCl^-濃度高値を確認する．

治療 呼吸器系では，気道の閉塞を防ぎ，感染症を管理することに重点がおかれる．気道を介して正常遺伝子を上皮細胞に送り込む**遺伝子治療**が研究されている．

19・3 気管支喘息

成因・病態 気管支喘息*は気道反応性の亢進，可逆性の気道狭窄を特徴とする疾患である．

* 気管支喘息については§23・1・5bも参照.

外因性，内因性に分類されてきた．外因性は**アトピー性喘息**とよばれ，小児に発症する．塵，花粉，食物などの外来性抗原を誘因とする．初期にTh_2（Tヘルパー2）**細胞**の誘導，**IgE**産生が起こる．抗原の吸引によりマスト細胞表面の抗

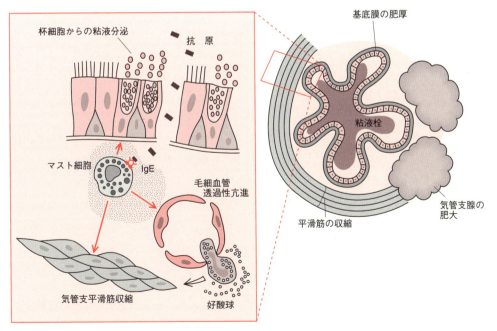

図19・6 気管支喘息 太い気管支の断面図（右）．重症の場合，平滑筋の収縮，気管支腺の肥大で内腔が狭くなり，粘液で閉塞する．壁の一部を拡大して細胞相互の働きをみると（左），抗原刺激でマスト細胞が活性化し，上皮細胞，血管，平滑筋に障害をひき起こしている．

IgE高親和性受容体に結合しているIgEにアレルゲンが結合し，これを架橋することによってマスト細胞が活性化され，脱顆粒をひき起こす．顆粒にはヒスタミン，ロイコトリエンなどの種々のケミカルメディエーターが含まれており，これらの作用により，血管の透過性亢進，気管支平滑筋収縮，粘液分泌亢進が起こる．さらに好酸球が炎症に加わり，組織障害が持続，拡大される．(図19・6)．

内因性，あるいは非アトピー性喘息はおもに成人に発症し，ウイルス感染，大気汚染物質などにより気道過敏性がひき起こされる．

症状 喘息発作は，吸気性，呼気性に喘鳴が出現し，呼吸数が増加し，呼吸困難に陥る．重責発作状態とは，通常の急性発作に有効な薬剤には反応せず，重篤な気管支収縮をきたした状態で，死亡することもある．

治療 誘因を確認し，それを避けることが最良の治療である．特異抗原に対し脱感作療法が行われることもある．薬物療法はβ作動薬，ステロイドの吸入，経口投与であり，重責発作の場合は全身のステロイド投与など速やかで強力な治療が必要である．

19・4 かぜ症候群

成因・病態 上気道（鼻，咽頭，喉頭）の急性炎症で，下気道（気管，気管支，細気管支）まで広がって急性炎症をきたすこともある．空気中に浮遊している病原体が気道内に入って気道粘膜に付着し，上皮細胞に侵入，増殖し，炎症反応をひき起こす．ウイルス感染*で始まることがほとんどで，まれにマイコプラズマ，クラミジア，細菌などが原因になることがある．健常者にも基礎疾患のある人にも起こる．

インフルエンザウイルスによる急性呼吸器感染症は，典型的には高熱，筋肉痛を伴い，突然発症する．冬季に爆発的に流行するため"流行性感冒"とよび，通常のかぜ症候群は"**普通感冒**"として区別している．

症状 鼻症状（鼻水，鼻づまり），咽頭症状（咽頭痛），下気道症状（咳，痰）とともに，発熱，頭痛，全身倦怠感などの全身症状を伴う．

治療 ウイルス性であれば，安静，水分補給，栄養補給により1週間以内に自然に治癒する．ただし，呼吸器疾患，心疾患，糖尿病などの基礎疾患をもつ人や高齢者では重症化する危険性があり，注意が必要である．最も重要なことは，普段からの予防（外出時のマスク，外出後の手洗い，うがい）である．

* **かぜウイルス**: 原因ウイルスとしてはライノウイルス，コロナウイルスが多く，RSウイルス，インフルエンザウイルス，パラインフルエンザウイルス，アデノウイルスが続く．特にRSウイルスは乳児では細気管支炎，肺炎をひき起こし，重症化することもある．

19・5 肺　炎

19・5・1 肺炎（市中急性肺炎）

成因・病態 炎症性病変が肺胞内に主として起こっている肺炎を**肺胞性肺炎**といい，細菌性肺炎はおもにこの型をとる（図19・7）．肺胞隔壁（肺隔）には毛細血管の拡張がみられるが，著しい変化は肺胞内にみられ，線維素の析出や好中球の浸潤をみる．一方，ウイルス感染などでは，肺胞壁主体に炎症が起こる**間質**

性肺炎をひき起こす．

　肺炎はその病巣の広がりによって**巣状肺炎**（気管支肺炎，小葉性肺炎）と**大葉性肺炎**に大別される．巣状肺炎のなかには，誤嚥性肺炎も含まれる．一方，大葉性肺炎の病変は，一つの大葉あるいは肺区域を単位として起こる．充血期，赤色肝変期，灰白肝変期のような特徴的な肉眼病変を経て融解期に至って治癒する．肺炎は胸膜に波及し胸膜炎を伴うこともある．また，肺組織の破壊が強い場合には，肺化膿症となる．

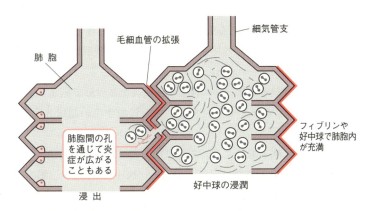

　図 19・7　**肺胞性肺炎**　細気管支から肺胞までの模式図で病変の広がりを示す．肺胞の壁の毛細血管が拡張し，肺胞内にフィブリン，好中球が充満している．

　症状　健常な成人がかかる肺炎を**市中肺炎**というが，通常は上気道症状としての微熱，鼻炎，咽頭痛にひき続いて，発熱，膿性で大量の喀痰，咳が起こる．**肺炎球菌**（青壮年），**ブドウ球菌**（幼児，老年者），インフルエンザ桿菌（慢性肺疾患患者），クレブシエラ肺炎桿菌（老人，衰弱者）などが起炎菌である．

　治療　起炎菌の同定と抗生物質療法である．市中肺炎の場合は起炎菌を同定できないこともあり，肺炎の広がり，臨床的特徴を参考に抗生物質が選択される．

市中肺炎，院内肺炎：日常生活を送っている人が病院・診療所の外で感染し発病した**市中肺炎**に対し，何らかの病気のため入院した患者が入院 48 時間後以降に発症した場合，**院内肺炎**という．院内肺炎ではグラム陰性桿菌やメチシリン耐性黄色ブドウ球菌（MRSA）などが起炎菌となっていることが多い．

19・5・2　市中異型肺炎

　臨床徴候と放射線画像所見が一致しない呼吸困難を示す肺炎で，間質性肺炎の像をとることが多い．病原体としてマイコプラズマ，インフルエンザウイルスA型，B型，RSウイルスなどのウイルスやクラミジアが含まれる．市中肺炎で細菌性とは思われない場合にはマイコプラズマやクラミジアに有効なマクロライド系抗生物質が使用される．

19・5・3　免疫不全宿主の肺炎（日和見感染症）

　臓器移植，化学療法，後天性免疫不全症候群（エイズ）など，免疫が高度に低下した状態では，通常では発病することのない病原体によって，肺炎がひき起こされる．ニューモシスチス・カリニ，サイトメガロウイルス，真菌（アスペルギルス）などが代表的である．

19・6 肺結核症

成因 ヒト型**結核菌**（*Mycobacterium tuberculosis*）によって肺，気管支に起こる伝染性の慢性肉芽腫症である．肺結核症はかつて国民病であり 1949 年の罹患率は 10 万対 565.6 という時期もあったが，戦後激減し 2013 年では 16.1 となっている．しかし，高齢者での再燃，HIV 感染者での広がりなどで問題となっており，依然として重要な呼吸器感染症である．

結核菌は長さ 5μm 程度の桿菌で，細胞壁に多量の脂質を含んでいる．Ziel-Neelsen 法（チール・ニールセン）で染色され，いったん染色されると，酸で処理しても脱色されない（**抗酸性**という）．他の細菌に比べ増殖が遅く，肉眼的に観察できるまでの大きさのコロニーをつくるのに 2〜4 週間を要する．

病態 結核菌に感染すると，5％程度が胸膜炎などの形で発症するが，残り 95％は分裂休止状態となり，安定化する．さらに数十年の間に 5％が再燃し，**肺結核症**を発症する．

一次結核：末梢肺に病変をつくり，これに加えて肺門部の所属リンパ節にも病変が起こる．これらを**初期変化群**とよんでいる（図 19・9 参照）．肺内に吸引された結核菌はマクロファージに貪食されるが，殺菌されず，細胞内で増殖を続ける．このため，さらにマクロファージが動員され，集まって，肉芽腫を形成する．このときのマクロファージの形状が上皮細胞に類似することから類上皮細胞とよばれている．肉芽腫の中心部分には凝固壊死が起こり，一見，肉眼ではチーズのように見えることから**乾酪**（チーズ）**壊死**とよばれている（図 19・8）．やがて発症することなく，病変には石灰化，線維化が起こる．

> **ツベルクリン反応**：結核菌への感染は遅延型過敏性反応をひき起こす．このため，精製ツベルクリン（purified protein derivative，PPD）を皮内に注射し，48〜72 時間後に反応をみることによって，感染の有無を判定する．わが国では，かつて BCG 接種が行われていたため，特異性が問題となる．また，高齢者では免疫反応が低下して，陰性化することもある．

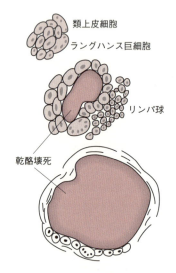

図 19・8　肉芽腫と乾酪壊死　肉芽腫はマクロファージが活性化した類上皮細胞が集まったもので，多核のラングハンス巨細胞も形成される．結核症の肉芽腫では中心部に凝固壊死（乾酪壊死）が起こることが多い．

その後，何らかの原因で再び病巣が活動性になった場合は**二次結核症**を発症する（図 19・9）．細胞性免疫応答が起こるため，多数の肉芽腫の形成，広範な組織壊死を起こす．肺尖部から始まることが多い．気管支に病変が及んで，崩壊軟化すると空洞を形成する．さらに他の部位へ気管支を介して管内性に広がる．

血行性に全身に広がり，多数の粟粒大の結節性病巣が生じた状態を**粟粒結核**とよぶ．

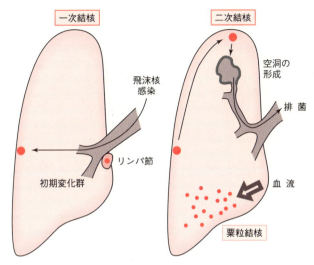

図 19・9　肺結核症の広がり　初感染の場合に，末梢肺に病変（●で示す）をつくり，これに加えて肺門部の所属リンパ節にも病変が起こる（一次結核）．再活性化に伴って病変が新たに生じて（二次結核），肺や全身に広がることがある．

症状　咳，喀痰，発熱，血痰などを認めることもあるが，健診時胸部 X 線異常のみの場合も多い．高齢者では，全身倦怠，食欲不振，体重減少など，非特異的な症状のことも多い．喀痰，胃液，気管支洗浄液などでの検体で結核菌を塗抹法，培養法，PCR 法などで同定する．

治療　抗結核薬の多剤併用の長期間化学療法が基本とされている．標準治療として 4 剤を 2 カ月，その後 2 剤を 4 カ月用いる 6 カ月療法が定められている．HIV 感染者では多剤耐性菌の増加が問題になっている．

* **非結核性抗酸菌症**: 非結核性抗酸菌は土壌など環境中に広く生息している．*Mycobacterium avium, intracellulare*（両者を合わせて MAC とよぶ）などがある．人から人への感染はないが，肺に病変をつくる．免疫抑制状態にある人では，全身に病変が広がることがある．

19・7　その他の肺疾患

19・7・1　急性呼吸窮迫症候群

成因・病態　**急性呼吸窮迫症候群**（**ARDS**）とよばれる病態で，急速に進行する重症の肺障害である．最大の原因は敗血症で，その他，外傷，ショック，大手術，薬剤，放射線などがある．

病理学的には**びまん性肺胞傷害**（**DAD**）とよばれ（図 19・10），肺胞入口部に硝子膜が形成され，隣り合う肺胞群全体が虚脱し，近位部の呼吸細気管支などが拡張する．時間の経過とともに虚脱した肺胞群が器質化されて，肺線維症の状態へ進む．

症状・治療　急激で高度の呼吸不全が進行し，胸部画像検査では両側性，びまん性の間質陰影をみる．支持療法の進歩にもかかわらず，致死率はいまだ

ARDS: acute respiratory distress syndrome

DAD: diffuse alveolar damage

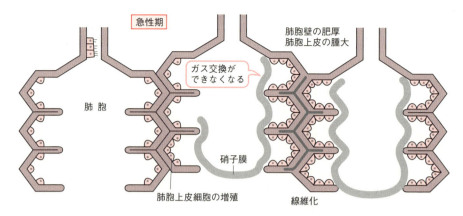

図19・10　急性呼吸窮迫症候群（ARDS）　急性呼吸窮迫症候群のときの肺病変を模式図で示したもの．肺胞の入り口が硝子膜で塞がれて，肺胞がつぶれるため，ガス交換が障害される．

50％以上である．

19・7・2　びまん性肺疾患

病変が孤立性ではなく多発し，両肺に認められる疾患の総称である．肺固有の多様な疾患が含まれる．塵肺症，種々の抗原に対する過敏性肺炎や肺線維症，サルコイドーシスなどの原因不明の疾患が含まれ，鑑別診断のために，肺組織を採取する肺生検も必要となる．

a. 特発性肺線維症　原因不明で，両側肺に進行性の線維化が起こり，とりわけ下葉が縮小，硬化し，拘束性肺障害をきたす．肺の割面では胸膜に沿って径5〜10 mm大の嚢胞ができ，蜂の巣のような肉眼像を呈する．**蜂巣肺**とよばれる．虚脱した肺胞が器質化，線維化をきたし，肺胞道や肺胞嚢が拡張，さらにこれらが気管支上皮に覆われている（図19・11）．肺線維症では潜在性に病変が進行し，労作時呼吸困難が生じてから，平均4〜5年で死亡する．**拘束性呼吸機能障害**（気流障害がなく，肺活量が減少）を示す．高率に肺がんを合併する．

肺線維症は，他の原因の明らかな間質性肺炎（抗がん剤，放射線，高濃度の酸

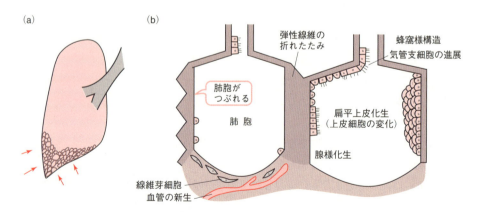

図19・11　肺線維症　肺線維症では肺の下葉が縮小，固くなり，蜂の巣のように（蜂巣肺）変化する（a，矢印で示した部分）．この病変を模式的に示すと，肺胞がつぶれて厚い壁になり，肺胞上皮の代わりに気管支上皮や扁平上皮で覆われるようになる（b）．

素吸入) や膠原病, 特に全身性硬化症や皮膚筋炎に伴って起こることも知られている.

b. サルコイドーシス 全身に非乾酪性肉芽腫を生じる疾患で, 肺門リンパ節, 肺, 眼などに好発する. 多くは治癒するが, 一部の症例では肺に広範な線維化をきたす.

c. 過敏性肺炎 さまざまな物質の反復吸引によって感作され, リンパ球を主体とした肺胞壁の炎症 (胞隔炎) と小さな肉芽腫を形成するアレルギー性肺炎である. 急性の場合は環境 (抗原) からの隔離により軽快する. 慢性型の場合は必ずしも抗原を同定することができない.

d. 塵肺症 職業性に鉱物粒子 (**シリカ, アスベスト**) などの無機物を吸入して発症する.

シリカ粒子はさび落とし, 石切, 金属研磨などで用いられた. これを吸入するとマクロファージが貪食するが, 処理することができず, 細胞死に陥る. 同時に線維形成誘導物質を放出し, 線維化が進行する. こうして線維性の大きな結節をつくる (**珪肺症**).

アスベストは細く長い繊維状ケイ酸塩鉱物であり, タイル, セメント, 絶縁体などに使用されてきた. 空気力学的粒子径が小さく, 肺末梢に沈着し, 肺胞壁に炎症, 線維化をひき起こす (**石綿肺**). アスベスト繊維に鉄が沈着したアスベスト小体が認められる.

19・7・3 肺循環障害

肺には肺動脈を介し全身からの静脈血が流入する. 肺動脈圧は 25/8 mmHg 以下と低く, 左心系の影響を受けやすく, 肺うっ血, 肺水腫をきたしやすい. 肺水腫は肺胞壁の毛細血管から漏出した液が肺胞内に貯留する状態である.

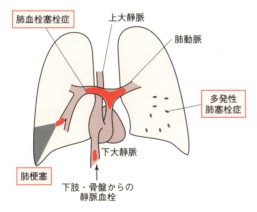

図 19・12 肺血栓塞栓症, 肺塞栓症, 肺梗塞
静脈内に生じた血栓 (赤い部分) は大小の肺動脈を閉塞し, ガス交換の障害をひき起こす. 末梢の肺が梗塞 (壊死) に陥ることもある (灰色の部分).

a. 肺血栓塞栓症 肺動脈血栓のほとんどは, 下肢, 骨盤の静脈に生じた血栓が血流にのって肺動脈に移動し, 閉塞したものである. 長期臥床や長時間座

* エコノミークラス症候群（旅行者血栓症）：狭い座席に長時間座り，大腿を圧迫するために生じた静脈血栓が，飛行機などから降り気圧が戻ると同時に一気に血行が良くなって肺に塞栓を起こす．

位*，肥満・妊娠による血流の停滞，手術，外傷，骨折，中心静脈カテーテル留置などによる血管内皮障害，さらに血液凝固系異常も原因となる．肺塞栓の大部分は血栓が小さいため無症状であるが，大きな血栓，多発性の場合は突然死，急性右心不全を起こす（図19・12）．

このほか，肺に塞栓症を起こす病態として，骨折，外傷などで脂肪塞栓，空気塞栓が，出産・分娩時の合併症で羊水塞栓などがある．

b. 肺梗塞症　肺動脈閉塞後に血管支配領域に壊死が起こる．梗塞巣は肺動脈の閉塞部を頂点として胸膜下でくさび形を呈する．

c. 肺高血圧症　肺動脈圧が25 Torr 以上に上昇している状態である．右心系の負荷を高め，右心室の拡張性肥大が起こり，肺性心の状態に進む．原発性肺高血圧症はまれである．肺気腫，肺線維症などの肺疾患の末期で，血管床の減少，血管内膜の肥厚などにより肺高血圧症を起こす．また，心奇形（左右シャント）で肺血流が増大する場合にも起こる．

19・8　呼吸器系の悪性腫瘍

19・8・1　原発性肺がん

　悪性新生物による死亡のなかで男性の第1位であり，男女をあわせ年間約5万人が肺がんのために亡くなっている．主要な組織型として，扁平上皮がん，小細胞がん，腺がん，大細胞がんの四つがあり，扁平上皮がん，小細胞がんは太い気管支に関連して発生することが多く（図19・13），腺がんは末梢肺に起こる（図19・14）．

肺がんの最大の原因は喫煙である．特に扁平上皮がん，小細胞がんでは**喫煙**と強い関連性を示す．肺腺がん，特に東洋人女性の腺がんでは，**上皮増殖因子受容体（EGFR）** の活性型変異を示すものが多い．

　治療の観点から，肺がんは二つの大きなグループに分けられている．小細胞がんと非小細胞がんである．小細胞がんは進展が早く胸郭外に広がっていることが多いが，化学療法・放射線療法に感受性が高い．

小細胞がんでは高頻度に*RB*遺伝子変異があり，細胞像も核細胞質比が高く，**神経内分泌細胞**への分化を示し，ProGRPなどホルモンを産生することが多い．

扁平上皮がんは肺門部の太い気管支に発生し，所属リンパ節に広がることがあるが，胸郭外への転移が他の組織型に比べ遅い．病変が大きいと中心部が壊死になり，空洞を形成することもある．

腺がんは末梢肺に発生し，がんの中心部が収縮，瘢痕化することが多い．このため，たとえ小型の腺がんでも所属リンパ節などに転移している場合がある．腺がんのなかには，既存の胞隔を這うように広がるものがあり，細気管支肺胞上皮がんとよばれる．気管支杯細胞，クララ細胞に似たがんの2種類がある．

　肺がんは無症候性に潜伏して進行し，浸潤部位の症状で発見される．たとえば，上大静脈を閉塞して起こる上大静脈症候群，胸膜・心嚢への浸潤によ

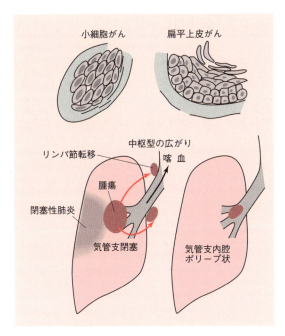

図19・13 中枢性肺がん（小細胞がん, 扁平上皮がん） 肺の中枢側（太い気管支）に発生する肺がんの組織型は小細胞がん（上段左）あるいは扁平上皮がん（上段右）である．中枢側に発生する肺がんでは，腫瘍により気管支が閉塞（下段左）されるため，閉塞性肺炎を起こす．また，早期の段階では気管支内腔にポリープ状に突出するのみ（下段右）で発見されにくい．

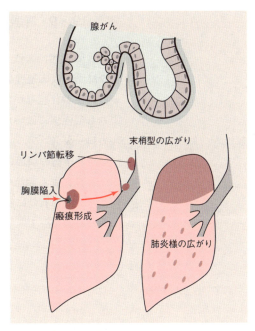

図19・14 末梢性肺がん（腺がん） 肺の末梢側に発生する肺がんの組織型は腺がん（上段）で，瘢痕を形成し，胸膜を引き込みやすい（下段左）．あるいは肺炎様の広がり（下段右）を示して診断が難しいことがある．

る胸水・心嚢水，気管支閉塞による無気肺・閉塞性肺炎などである．

腫瘍の産生するホルモン様ペプチド，タンパク質などで，高カルシウム血症，クッシング症候群などの**腫瘍随伴症候群**を起こすことがある．

治療 非小細胞がんの場合，がんが胸郭内で比較的限局している場合には手術による切除が行われる．進行した肺がんに対しては，放射線療法，化学療法が行われるが，最近，**分子標的治療薬**が開発され，腺がん症例のなかに著効を示す症例がある．

19・8・2 転移性肺がん

悪性腫瘍の転移の頻度は他の臓器に比べ高い．低分化胃がんではがん性リンパ管症，肝細胞がんでは腫瘍塞栓症がみられる．

19・8・3 胸膜中皮腫

アスベスト曝露歴のある人には胸膜に種々の病変が起こる*が，なかでも**胸膜中皮腫**は悪性である．曝露後20～40年後に発症する．しばしば胸水貯留で発症し，初期には多発性の結節性病変を形成する．進行すると胸膜全体がびまん性に肥厚し，肺内，胸壁，横隔膜に浸潤する．胸膜肺全摘が行われることもあるが，予後は不良である．

分子標的治療薬：分子機序に基づき特定分子を標的に，その機能を制御する薬剤．肺腺がんにおけるEGFR阻害薬は変異EGFRの反応部位に結合し，機能を阻害する．また，*EML4-ALK*融合遺伝子によってALKチロシンキナーゼが活性化されている腺がんに対するALK阻害薬も開発され，治療に用いられている．扁平上皮がん以外が対象となる分子標的治療薬もあり，治療前の肺がん組織型の同定が重要となっている．

* **アスベスト関連胸膜病変**：良性石綿（アスベスト）胸水が繰返して起こると，びまん性胸膜肥厚をきたす．また，円形無気肺が生じることもある．壁側胸膜，横隔膜胸膜に白色～象牙色の平板状隆起が生じ，**胸膜プラーク**とよばれる．曝露より20年を経て胸部X線で認められるようになり，アスベスト曝露の指標となっている．

19・9 呼吸性アシドーシス・アルカローシス

呼吸の状態は血液，体液の水素イオン濃度（pH）に影響を与える．代謝に必要な酵素の反応速度はpHの変化に大きく影響されるため，体にはpHを7.40に一定に保つ仕組みがあり，**酸塩基平衡**とよばれている．pHが7.35～7.45の範囲よりも酸性側に傾いた状態を**アシドーシス**（酸血症），アルカリ性側の場合は**アルカローシス**（アルカリ血症）という．

酸塩基平衡の調節には，体液・ヘモグロビンの緩衝作用，呼吸による調節，代謝・腎臓による調節の三つが関与している．代謝・腎臓による調節は24～48時間たってから有効に働くが，呼吸による調節は換気の増減で行われるため即効性である（図19・15）．

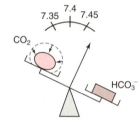

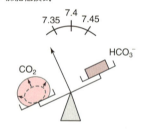

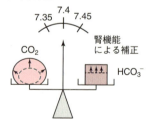

図19・15　呼吸と酸塩基平衡　酸塩基平衡の調節には，肺胞二酸化炭素分圧（左）と体液中の炭酸水素イオン（右）が関与している．肺胞の過換気（上段）では二酸化炭素分圧の低下によってアルカローシス，低換気（中段）では上昇によってアシドーシスが起こる．一方，慢性呼吸不全（下段）の場合は，肺胞二酸化炭素分圧が上昇しているが，腎機能によって体液中の炭酸水素イオンが増加し，中性に補正されている．

過換気症候群：心理的な要因を基盤に，発作的に浅く速い努力性の換気運動を繰返し，過換気となり，呼吸困難をはじめとした多彩な症状を示す．呼吸性アルカローシスのため，脳血管の収縮，しびれ，痙攣を起こす．症状説明，腹式呼吸により多くは軽快する．

たとえば，低換気状態になると体液中の二酸化炭素CO_2が貯留し，炭酸デヒドロゲナーゼにより炭酸H_2CO_3となり，解離により炭酸水素イオンHCO_3^-と水素イオンH^+が発生する．またヘモグロビンと結合することによりH^+を生成し，体液中の水素イオン濃度を上げる（pHを下げる）．このように呼吸状態によりアシドーシスとなった状態を**呼吸性アシドーシス**という．逆に過換気の状態では，CO_2，H_2CO_3の減少によりH^+が低下する．これを**呼吸性アルカローシス**といい，過換気症候群の多彩な症状の原因である．

慢性呼吸器疾患が進行し，1カ月以上肺がガス交換機能を果たせなくなった状態を**慢性呼吸不全**とよんでいる．この状態では動脈血中の O_2 分圧が 60 Torr 以下の低酸素血症となるが，COPD などの閉塞性障害が進行した場合には CO_2 が有効に排出されず，血中に蓄積して高炭酸ガス血症も起こる．この場合には腎臓の働きで pH が補正され正常に保たれていることが多い（図 19・15 下段）．このような慢性高炭酸ガス血症の患者に不用意に酸素を投与すると **CO_2 ナルコーシス**をひき起こすことがあり，注意が必要である．

CO_2 ナルコーシス：急激な高炭酸ガス血症により意識障害が起こる病態．慢性高炭酸ガス血症の患者では，延髄呼吸中枢への換気刺激は，酸素分圧に反応する末梢受容体（頸動脈小体，大動脈小体）のみとなっている．このため，この状態で高濃度酸素が投与されると，換気刺激がなくなり，呼吸が抑制されてしまう．

重要な用語

1 秒率	呼吸性アシドーシス	肺気腫
1 秒量	呼吸性アルカローシス	肺気量
炎症性気道疾患	サーファクタント	肺結核症
ガス交換	サルコイドーシス	肺血栓塞栓症
かぜ症候群	塵肺症	肺高血圧症
過敏性肺炎	特発性肺線維症	肺梗塞症
気管支喘息	囊胞性肺線維症	びまん性汎細気管支炎
急性呼吸窮迫症候群	肺炎	慢性閉塞性肺疾患
胸膜中皮腫	肺がん	

20 運動器（骨格筋）系の疾患

1. 最大骨量を増加させることは，骨粗鬆症の発症や進展の予防に役立つ．
2. 骨粗鬆症の予防には，高齢期であってもカルシウムやビタミン D，ビタミン K，タンパク質などを十分に摂取し，ウォーキングなどの運動を積極的に行うことが重要である．危険因子となる喫煙，アルコールの過剰摂取といった生活習慣の是正も必要である．
3. くる病や骨軟化症はまれな疾患と考えられてきたが，紫外線対策の普及や母乳栄養の推進，食物アレルギーへの対策などにより増加している．
4. 加齢に伴う筋肉量の減少と筋力の低下はサルコペニアとよばれ，高齢者の寝たきりや要介護状態の大きな原因となる．高齢者の寝たきり予防や健康寿命の延長，QOL の向上には，サルコペニアの進行を予防することが重要である．
5. 廃用症候群は，安静状態が長期に続くことによってひき起こされる身体のさまざまな機能低下をいう．
6. ロコモティブシンドロームは運動器の障害が要介護状態や寝たきりの原因になることを，広く国民に知ってもらうための概念である．

20・1 骨粗鬆症

成因 骨粗鬆症は"骨強度の低下によって骨折のリスクが高くなる骨疾患"と定義される．**骨強度**の 70 % は**骨量**（**骨密度**）に，残りの 30 % は骨の構造や骨代謝回転*，コラーゲンなどの骨基質，石灰化度などによる**骨質**に依存するといわれている（図 20・1）．骨量は体の成長に伴い増加し，20 歳前後に最大となる

* 骨は常に吸収と形成を繰返し，1 年間に骨格のおよそ 8 % が新しい骨に置換されている．これを**骨代謝回転**（**リモデリング**）という．骨吸収には**破骨細胞**，骨形成には**骨芽細胞**が中心的に働く．

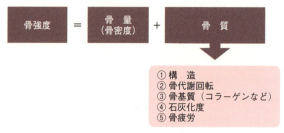

図 20・1 骨強度に関連する因子

（**最大骨量**）．その後，40 歳を過ぎたころから加齢に伴い健常な人でも徐々に骨量は減少する．女性では閉経後のエストロゲンの低下による骨量の減少幅が大きく，骨粗鬆症に陥りやすく重症化する．

病態 骨粗鬆症による骨折は，脊椎や橈骨遠位端，大腿骨頸部，上腕骨頸部

などの海綿骨の多い部位に好発する．多くの骨折は転倒や外傷を契機に発症するが，脊椎骨折のように症状が明らかでなく，骨折に気づかない場合もある．

診断　表 20・1 に原発性骨粗鬆症の診断基準を示した．低骨量をきたす続発性骨粗鬆症（甲状腺機能亢進症やクッシング症候群，ステロイドやメトトレキセートの内服，関節リウマチ，骨形成不全症など）を除外したうえで脆弱性骨折のある場合とない場合に分けて診断する．脆弱性骨折とは立った姿勢からの転倒などの軽微な外力によって発生した骨折をいう．低骨量の診断には骨密度計を用いる．

表 20・1　原発性骨粗鬆症の診断基準（2012 年度改訂版）[a]　低骨量をきたす骨粗鬆症以外の疾患または続発性骨粗鬆症を認めず，骨評価の結果が下記の条件を満たす場合，原発性骨粗鬆症と診断する．

Ⅰ．脆弱性骨折[†1] あり
 1. 椎体骨折[†2] または大腿骨近位部骨折あり
 2. その他の脆弱性骨折[†3] があり，骨密度[†4] が YAM の 80% 未満
Ⅱ．脆弱性骨折なし
 骨密度[†4] が YAM の 70% 以下または−2.5 SD 以下

YAM：若年成人平均値（腰椎では 20〜44 歳，大腿骨近位部では 20〜29 歳）
[†1]　軽微な外力によって発生した非外傷性骨折．軽微な外力とは，立った姿勢からの転倒か，それ以外の外力をさす．
[†2]　形態椎体骨折のうち，2/3 は無症候性であることに留意するとともに，鑑別診断の観点からも脊椎 X 線像を確認することが望ましい．
[†3]　その他の脆弱性骨折：軽微な外力によって発生した非外傷性骨折で，骨折部位は肋骨，骨盤（恥骨，坐骨，仙骨を含む），上腕骨近位部，橈骨遠位端，下腿骨．
[†4]　骨密度は原則として腰椎または大腿骨近位部骨密度とする．また，複数部位で測定した場合にはより低い % 値または SD 値を採用することとする．
［付記］　骨量減少（骨減少）：骨密度が−2.5 SD より大きく−1.0 SD 未満の場合を骨量減少とする．
[a]　日本骨代謝学会，日本骨粗鬆症学会合同原発性骨粗鬆症診断基準改訂検討委員会，"原発性骨粗鬆症の診断基準（2012 年度改訂版）"より．

治療　骨量が増加する成長期に運動を積極的に行い，バランスの良い食事を摂ることは最大骨量を増加させ，その後の骨粗鬆症の発症や進展を予防する*．また，すでに高齢期にあってもカルシウムやビタミン D，ビタミン K，タンパク質などを十分に摂取し，ウォーキングなどの運動を積極的に行う必要がある．骨粗鬆症の危険因子となる運動不足や喫煙，アルコールの過剰摂取といった生活習慣の是正も重要である．薬物療法としては，カルシウム製剤，活性型ビタミン D_3 製剤，ビタミン K_2 製剤，カルシトニン製剤，ビスホスホネート製剤，選択的エストロゲン受容体モジュレーターなどがある．

*　骨格は体を支え，動かす器官であるだけでなく，体内のミネラルの貯蔵庫としても重要な役割を果たしている．体内のカルシウムの 99%，リンの 85%，マグネシウムの 50% が骨に蓄えられている．

20・2　骨軟化症，くる病

成因　骨や軟骨の石灰化が遅延し，類骨量が過剰になる疾患である．骨の形成には，骨芽細胞が基質となる類骨を分泌し，7〜10 日して石灰化が起こる．カルシウム代謝に必要な**ビタミン D** が不足すると骨の石灰化が障害され，**くる病**，

類骨：骨芽細胞が分泌する骨組織の基質要素のひとつで，類骨の骨化により骨細胞は新しい骨になる．

骨軟化症を発症する．骨成長期の骨端線閉鎖前に起こるとくる病，骨端線閉鎖後に起こると骨軟化症となる．

　生体内へのビタミンDの供給は，紫外線による7-デヒドロコレステロールからの変換と，卵や魚料理などの食事からの摂取が主である．したがって，日光浴の不足や食事の偏りなどがビタミンD不足の原因となる．また，胃切除や小腸広汎切除，胆道閉塞などでもみられる．

 症状としては石灰化障害による骨強度の低下から，骨痛，関節痛，歩行障害，脆弱性骨折などが多い．骨端線が閉鎖していないくる病では，骨格の変形や低身長がみられる．生後1歳以上の歩行開始後には，下肢が荷重に耐えきれず変形しO脚になる．

 血液検査では血清カルシウム濃度が低下する．また，血清カルシウム濃度の低下により二次的に副甲状腺ホルモンの合成・分泌が亢進する．X線検査では，骨幹部における骨陰影濃度の低下や骨皮質の菲薄化がみられる．

 飽食の時代となった現在において，くる病や骨軟化症は非常にまれな疾患と考えられてきた．しかし近年，紫外線対策の普及や母乳栄養の推進，食物アレルギーへの対策などによりくる病が増加している．母乳に含まれるビタミンDは人工乳に比べ少なく，母乳栄養のみでは欠乏する．日焼けしない程度の日光浴や離乳食として卵や魚などのビタミンDを多く含む食品を摂取することが重要である．薬物療法としては，活性型ビタミンD_3製剤が用いられる．

20・3　変形性関節症

OA: osteoarthritis

 変形性関節症（**OA**）は，関節軟骨の変性や摩耗により骨棘などの骨増殖性変化や滑膜炎を伴い関節の変形をきたす退行性疾患である．病因としては加齢に加え，女性，肥満，外傷，関節炎の既往などが危険因子となる．

 運動時や荷重時に疼痛がみられる．病状が進行すると安静時や夜間にも疼痛がみられるようになる．関節可動域の制限や関節の変形により日常生活にも支障をきたすようになる．滑膜炎が合併すると関節液の貯留がみられる．

 単純X線検査が有用である．関節裂隙の狭小化，骨棘形成，骨硬化像などがみられる．

 肥満や過体重があると膝関節や股関節に負担がかかり，変形性関節症を悪化させる．適正域に体重を維持するよう指導し，重労働や過度の運動は制限する．

20・4　萎縮性筋疾患

* 筋肉減少症は，ギリシア語の sarco＝muscle（筋肉），penia＝lack of（欠乏）からサルコペニア（sarcopenia）とよばれる．

20・4・1　筋肉減少症（サルコペニア）

 加齢に伴う筋肉量の減少と筋力の低下は**サルコペニア***とよばれ，高齢者の寝たきりや要介護状態などの自立障害をひき起こす大きな原因となる．サ

ルコペニアの発症には，低栄養，活動性の低下，加齢に伴う生体内のホルモンバランスの変化や炎症性サイトカインの上昇，酸化ストレスなどさまざまな要因が複合的に関与すると考えられている．

病態 筋肉の発達は 20 歳代がピークとなり，以後はわずかずつ年々減少する（60 歳までは毎年約 1 %，それ以降は約 2 %）．その減少スピードは低栄養や活動性の低下により加速する．高齢者の寝たきり予防や健康寿命の延長，QOL（生活の質）の向上には，サルコペニアの進行を予防することが重要である．

診断 筋肉量の減少に筋力の低下または歩行スピードなどの身体能力の低下がみられた場合にサルコペニアと診断する（表 20・2）．筋肉量の評価には，一般的な身体計測法である上腕囲，上腕筋囲，下腿最大周囲長が用いられるが，詳細に筋肉量を評価する場合は，インピーダンス法や DEXA（二重エネルギーX 線吸収測定法），CT 検査などが用いられる．

DEXA: dual energy X-ray absorptiometry

表 20・2 サルコペニアの診断

① 筋肉量の減少
② 筋力の低下（握力など）
③ 身体能力の低下（歩行スピードなど）
診断は項目 1 に加え項目 2 または項目 3 を併せもつ場合

治療 食事のバランスに気をつけながら十分なエネルギーとタンパク質を摂取し，日常生活に運動を取入れることが重要である．ビタミン D が発症予防に有効との報告もみられる．

20・4・2 廃用症候群

安静状態が長期に続くことによってひき起こされる身体のさまざまな機能低下を**廃用症候群**という．具体的には，筋肉の萎縮，関節の拘縮，褥瘡，骨粗鬆症，起立性低血圧，括約筋障害（便秘や尿便失禁），意欲の低下などがみられる．病気療養のための床上安静や脳血管障害後遺症などによる長期臥床，閉じこもりなどが原因となる．たとえ入院治療中であっても，病状が許すかぎり早期から離床のためのリハビリを行い，バランスのとれた食事を摂ることが廃用症候群の発症予防に重要である．

20・4・3 ロコモティブシンドローム

ロコモティブシンドローム[*1] とは，"運動器の障害" により移動機能の低下をきたし，進行すると介護が必要となるリスクが高くなる状態をいう[*2]．"運動器の障害" には加齢に伴う運動器自体の疾患として変形性関節症や骨粗鬆症による円背，易骨折性，変形性脊椎症，脊椎管狭窄症などがあり，運動器の機能不全として筋力低下，持久力低下，反応時間の延長，バランス能力低下などがある．

ロコモティブシンドロームは運動器の障害が要介護状態や寝たきりの原因になることを，広く国民に知ってもらうための概念である．ロコチェック（表 20・3）

[*1] ロコモティブ（locomotive）とは "運動の"，"機関車" という意味をもつ．（ちなみに蒸気機関車は steam locomotive で SL となる．）

[*2] 老化に伴う生体機能や予備能力の低下により健康障害に陥りやすくなった状態を**フレイルティ**という．サルコペニアやロコモティブシンドロームをもつ高齢者の多くはフレイルティである．

の7項目のどれかに当てはまればロコモティブシンドロームである可能性があり，運動器の衰えを予防するための運動（開眼片脚起立，スクワットなど）を行う．骨粗鬆症の予防や筋肉維持のための食事療法も同時に行う．

表20・3 ロコチェック[a]

① 片足立ちで靴下がはけない．
② 家の中でつまづいたり滑ったりする．
③ 横断歩道を青信号で渡りきれない．
④ 階段を上がるのに手すりが必要である．
⑤ 15分くらい続けて歩くことができない．
⑥ 2 kg程度の買い物[†1]をしてもち帰るのが困難である．
⑦ 家のやや重い仕事[†2]が困難である．

[†1] 1 Lの牛乳パック2個程度．
[†2] 掃除機の使用や布団の上げおろしなど．
[a] 日本整形外科学会，"ロコモパンフレット（2014年度版）"より．

20・4・4 進行性筋ジストロフィー

進行性筋ジストロフィーは，筋線維の壊死・再生を主病変とし，臨床的には進行性の筋力低下と筋萎縮をみる遺伝性疾患である．わが国での発症頻度は10万人に2～3人である．進行性筋ジストロフィーにはいくつかのタイプがあるが，最も予後不良のデュシェンヌ型では，3～4歳ごろに発症し10歳ごろには歩行不能となり，20歳前後で呼吸不全や心不全により死亡する．男児にみられ，症状としては歩行開始遅延や筋力の低下により転びやすい，床から立ち上がるのに膝の上に手をついて，その支えでよじ登るように立ち上がる（ガワーズ徴候），下腿筋偽性肥大（ふくらはぎの脂肪組織と結合組織が増加するため，筋肉が肥大しているようにみえる）などがみられる．

20・5 骨・軟部組織の腫瘍

良性骨腫瘍としては，骨軟骨種，内軟骨種などがある．悪性腫瘍としては**骨肉腫**などの原発性骨腫瘍と肺がんや乳がんからの転移性骨腫瘍がある．いずれの場合も骨の痛みや腫れ，運動時の疼痛，骨の隆起，骨折などで気づく場合が多い．診断としてはX線やCT，MRI，骨シンチグラフィーが有用である．転移性骨腫瘍では原発巣の検索が必要な場合もある．

重要な用語

筋肉減少症（サルコペニア）
くる病
骨粗鬆症
骨軟化症
骨腫瘍
進行性筋ジストロフィー
軟部組織腫瘍
廃用性筋委縮
変形性関節症
ロコモティブシンドローム

21 生殖器系の疾患

1. 妊娠糖尿病および妊娠高血圧症候群の病態を理解し，栄養管理を行う．
2. 子宮に発生する良性疾患は子宮筋腫が最も多い．
3. 子宮頸がんは若年者に増加しており，検診による早期発見が大事で，予防ワクチンがある．子宮体がんと乳がんは増加している．
4. 精巣腫瘍は精上皮腫と非精上皮腫に大別される．精巣腫瘍と診断したらできるだけ速やかに精巣摘除を行う．
5. 前立腺肥大は老化現象の一つと考えられている．排尿・蓄尿障害の状態によるが，初期治療は薬物療法がとられる．IPSS と OABSS が検査として重要である．
6. 前立腺がんは男性ホルモン依存性である．腫瘍マーカー PSA の精度，臓器特異性はきわめて高い．

21・1 妊娠合併症

21・1・1 妊娠糖尿病

妊娠中に診断される糖代謝異常には，"妊娠中にはじめて発見または発症し，糖尿病に至っていない糖代謝異常である**妊娠糖尿病（GDM）**"と"妊娠時に診断された**明らかな糖尿病**"があるので区別する*（表 21・1）．妊娠中は生理的に耐糖能が低下する．近年，妊娠糖尿病は増加している．

[診断] 妊娠中の耐糖能のスクリーニング検査と 75 g OGTT

妊娠糖尿病が増えていることから，全妊婦にスクリーニング検査が行われている．妊娠初期に**随時血糖値**を測定し，200 mg/dL 以上の場合は 75 g 経口糖負荷試験（75 g OGTT）は行わず，診断基準（表 21・1）に基づいて明らかな糖尿病か否か診断する．妊娠中期には，随時血糖値 100 mg/dL 以上を陽性とする．また，50 g の糖負荷試験を行った場合，食事摂取の有無にかかわらず 1 時間後の血糖値が 140 mg/dL 以上ならば陽性とする．陽性の妊婦に対しては，75 g OGTT を行い診断する．妊娠糖尿病の妊婦には分娩後 6～12 週に 75 g OGTT を行う．

[治療] 血糖を厳密にコントロールする（欄外の目標値参照）．まず食事療法を行い，コントロール不良の場合には，インスリンを導入する．（原則として内服薬は使用しない．）

血糖値がコントロールされないと児の体重は大きくなり，新生児合併症（肩甲難産，骨折，分娩麻痺など）のリスクが高まり，将来，肥満や糖尿病を発症する

GDM: gestational diabetes

* 糖尿病については，§13・2 参照．

血糖の目標値
（単位: mg/dL）
食前　　　: 100 未満
食後 1 時間: 140 未満
食後 2 時間: 120 未満
（日本糖尿病・妊娠学会の勧告より）

肩甲難産: 経腟分娩時に児頭は出てきても，児の肩甲部が母体の恥骨結合につかえて児が出てこられない状態．4000 g 以上の巨大児に起こりやすい．その場合，速やかに対応しないと児の死亡もある．

分娩麻痺: 新生児が出生直後から上肢を動かさない状態．分娩時に頸部～鎖骨の腕神経叢に過大な力が入って生ずる上腕の神経麻痺．分娩外傷のひとつで巨大児に起こりやすい．

リスクも高くなる．早期に発見して血糖をコントロールすることが必要である．また妊娠糖尿病罹患者は将来2型糖尿病を発症するリスクがある．

表 21・1 妊娠糖尿病および明らかな糖尿病の診断基準
（日本産科婦人科学会，日本糖尿病・妊娠学会による）

- **妊娠糖尿病（GDM）**
  75 g OGTT において以下の基準の一つ以上を満たした場合
  ① 空腹時血糖値 ≧ 92 mg/dL（5.1 mmol/L）
  ② 1 時間値 ≧ 180 mg/dL（10.0 mmol/L）
  ③ 2 時間値 ≧ 153 mg/dL（8.5 mmol/L）

- **明らかな糖尿病**
  1) 下記 4 項目の 1 項目以上を満たし（＝糖尿病型），別の日に行った検査で糖尿病型が再確認される場合[†1, †2]
     - 空腹時血糖値 ≧ 126 mg/dL
     - 75 g OGTT 2 時間値 ≧ 200 mg/dL[†3]
     - 随時血糖値 ≧ 200 mg/dL
     - HbA1c（NGSP 値）≧ 6.5 %
  2) 血糖値が上記の糖尿病型を示し，下記の 2 項目のいずれか一つを満たす場合
     ① 口渇，多飲，多尿，体重減少などの糖尿病の典型的症状がある場合
     ② 確実な糖尿病性網膜症がある場合

  1），2）のいずれかの場合は糖尿病と診断する．なお，診断基準を満たさなくとも，糖尿病型を示す患者では，糖尿病の疑いをもって対応すべきである．

[†1] 初回検査と再検査の少なくとも一方で血糖値の基準を満たしていることが必要である（HbA1c のみの反復検査は不可）．
[†2] 初回検査で血糖値と HbA1c を同時測定し，ともに糖尿病型の基準を満たせば，初回検査のみで糖尿病と診断する．
[†3] 妊娠中の 75 g OGTT 2 時間値 ≧ 200 mg/dL の場合は，明らかな糖尿病の診断基準の項目について検討し，明らかな糖尿病かどうかを判定する．特に HbA1c 6.5 % 以下で 75 g OGTT 2 時間値 ≧ 200 mg/dL の場合は，明らかな糖尿病とは判定しにくいので，ハイリスク妊娠糖尿病とし，妊娠中は糖尿病に準じた管理を行い，出産後は糖尿病に移行する可能性が高いので厳重な経過観察が必要である．

合併症

1) 糖尿病の合併症には，糖尿病性ケトアシドーシス，糖尿病網膜症，糖尿病腎症やインスリン使用時の低血糖がある（§13・2・4 参照）．
2) 産科的合併症には，流産，早産，妊娠高血圧症候群，羊水過多，巨大児および難産などがある．
3) 児には，胎児機能不全，先天形成異常，巨大児，胎児発育不全，新生児の低血糖，高ビリルビン血症，低カルシウム血症などがある．また将来，肥満や糖尿病を発症するリスクがある．

21・1・2 妊娠高血圧症候群

"妊娠 20 週以降，分娩後 12 週までに高血圧がみられた場合，または高血圧にタンパク尿を伴う場合のいずれかであり，かつこれらの症状が単なる妊娠の偶発合併症によるものではないもの"を**妊娠高血圧症候群***という．病型は，**妊娠高血圧腎症**，**妊娠高血圧**，**加重型妊娠高血圧腎症**，**子癇**の四つに分類されている

* 2005 年日本産科婦人科学会により，"妊娠中毒症"は"妊娠高血圧症候群"に名称が変更された．

(表 21・2)．それぞれ，血圧とタンパク尿の程度により重症，軽症に分類される（表 21・3）．

表 21・2　妊娠高血圧症群の病型分類[a]

1) **妊娠高血圧腎症**
   妊娠 20 週以降に初めて高血圧が発症し，かつタンパク尿を伴うもので分娩後 12 週までに正常に復するもの．
2) **妊娠高血圧**
   妊娠 20 週以降に初めて高血圧が発症し，分娩後 12 週までに正常に復するもの．
3) **加重型妊娠高血圧腎症**
   a. 高血圧症が妊娠前あるいは妊娠 20 週までに存在し，妊娠 20 週以降にタンパク尿を伴うもの．
   b. 高血圧とタンパク尿が妊娠前あるいは妊娠 20 週までに存在し，妊娠 20 週以降に，いずれか，または両症候が増悪するもの．
   c. タンパク尿のみを呈する腎疾患が妊娠前あるいは妊娠 20 週までに存在し，妊娠 20 週以降に高血圧が発症するもの．
4) **子　癇**
   妊娠 20 週以降に初めて痙攣発作を起こし，てんかんや二次性痙攣が否定されるもの．発症時期により，妊娠子癇，分娩子癇，産褥子癇とする．

[a] 日本産科婦人科学会周産期委員会，日本産科婦人科学会誌，**56**，12 (2004) より．

表 21・3　妊娠高血圧症候群の症候による病型分類

	血　圧	タンパク尿
軽症	以下のいずれかに該当する場合 ① 収縮期血圧が 140 mmHg 以上で 160 mmHg 未満 ② 拡張期血圧が 90 mmHg 以上で 110 mmHg 未満	300 mg/日以上で 2 g/日未満の場合（原則として 24 時間尿を用いた定量法で判定）
重症	以下のいずれかに該当する場合 ① 収縮期血圧が 160 mmHg 以上 ② 拡張期血圧が 110 mmHg 以上	・2 g/日以上の場合 ・随時尿を用いる場合は，複数回の新鮮尿検査で，連続して 3+（300 mg/dL）以上の場合

　軽症は，収縮期血圧 140 mmHg 以上 160 mmHg 未満，あるいは拡張期血圧 90 mmHg 以上 110 mmHg 未満，タンパク尿 300 mg/日以上 2 g/日未満の場合をいい，それ以上を重症とする．

　発症頻度は約 5～7 %であり，早期の発症例が重症化する傾向にあり，児の発育への影響が大きい．類縁疾患で重症なものに常位胎盤早期剝離，HELLP 症候群がある．また浮腫は児の発育，胎児循環に影響しないので定義から除外されている．腎臓疾患，本態性高血圧，膠原病，内分泌疾患，糖尿病，肥満がある場合は重症化しやすい．

　検査　血圧および尿タンパクを測定する．ヘマトクリットの増加やときに血小板の減少，凝固能の亢進が認められる．超音波検査で胎児・胎盤・母体の血流評価を行うと，胎児胎盤循環抵抗の増加が認められる場合があり，このとき胎児の発育は抑制される．

常位胎盤早期剝離：妊娠中に胎盤が子宮壁から剝離する状態．出血，下腹部痛，子宮圧痛などがみられる．妊娠高血圧症候群，喫煙，外的な障害などが原因となる．急速な分娩が必要であり，母体に DIC（血液が固まりにくくなる状態）を起こすことがある．

HELLP 症候群：妊娠高血圧症候群の病型で，溶血（hemolysis），肝酵素の上昇（elevated liver enzyme），血小板減少（low platelet）をきたす疾患である．病態の頭文字から HELLP と称する．DIC，常位胎盤早期剝離，腎不全などを合併する．

治療 安静，食事療法，薬物療法が行われる．極端なエネルギーや塩分の摂取制限は行わない．塩分制限は 7〜8 g/日とし，それ以下にすべきでない．急激な減塩は病状を悪化させる．循環血液量が減少しているので水分制限は行わない．カルシウムは，胎盤機能の低下があり，腸管からの吸収量が低下しているので，摂取量を増やすべきである．妊娠中は推奨量の葉酸サプリメントを摂取する．

胎児胎盤循環不全による胎児発育遅延や胎児機能の不全に注意して管理する．降圧薬が有効でない場合や，胎児心拍モニタリングなどで児の健康度を評価し胎児発育の停止・胎児機能の不全を発症した場合は，妊娠を中断する．

21・1・3 葉酸摂取と神経管閉鎖障害

神経管閉鎖障害（二分脊椎症，無脳症など）の予防に，妊娠前からの葉酸サプリメント（400 µg）の服用が勧められている．また**葉酸**は遺伝子の機能を調節する栄養素の一つであり，妊娠中は継続した服用が勧められる．

21・2 子宮・卵巣の疾患

21・2・1 子宮筋腫

子宮筋腫は子宮の筋層に発生する平滑筋腫（図 21・1）である．35〜50 歳に好発する良性の腫瘍で，40 歳以上では 20〜40 %に存在する．女性ホルモンの影響で増大し，閉経すると縮小する．閉経後に急速に増大する場合は，子宮肉腫との鑑別が必要である．

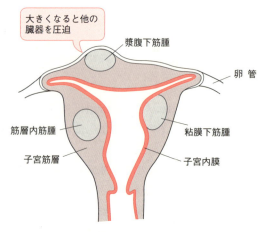

図 21・1 子宮の解剖と子宮筋腫の発症部位

症状 大きさや発生部位により症状が左右され，症状が現れない場合もある．月経量の増加（過多月経），月経困難症，下腹部痛，便秘や頻尿などの圧迫症状，不妊を呈することがある．

治療 症状のある例に対し治療を行う．手術には，子宮全摘出術，筋腫核出

術がある．閉経に近い場合や手術までの症状の軽減，腫瘍の縮小を目的とする場合に，薬物療法として性腺刺激ホルモン放出ホルモン（GnRH）作動薬を用いた**偽閉経療法**がある．

偽閉経療法：月経を止めることにより筋腫を縮小させる方法．（筋腫を消失させることはできない．）

21・2・2　子宮内膜症

　子宮内膜は卵巣から分泌されるエストロゲンやプロゲステロンによって増殖し，月経時にその部分がはがれて月経血として排出される．**子宮内膜症**は，この子宮内膜あるいは類似組織が，子宮内膜外の部位（卵巣，腸管，腹膜など）で増殖する良性の疾患である．周囲組織と強固な付着を形成する．卵巣に生じた子宮内膜症は囊胞を形成し，囊胞内容液がチョコレートに似ているので**チョコレート囊胞**ともよばれる．大きい場合には時に卵巣がんを発症する．子宮筋層の内部に発生した場合は**子宮腺筋症**といい，子宮筋腫と区別する．

　生殖年齢女性の約 10 % に発症し，30〜40 歳代に好発する良性疾患で，進行性で再発・再燃を繰返す例が多い．卵巣ホルモンの影響で増悪するが，初経後から発症が認められ，閉経を迎えると減少する．最近は増加傾向にある．

　月経痛と不妊がおもな症状であり，QOL を著しく低下させる．

　診断　臨床症状をもとに，腹腔鏡で診断される．

　症状　月経困難症，過多月経，下腹部痛，肛門痛，性交時痛，不妊症患者の約 50 % に本症の合併がある．

　治療　薬物療法と手術療法がある．薬物療法として，非ステロイド性抗炎症薬，低用量ピル，性腺刺激ホルモン放出ホルモン（GnRH）作動薬，黄体ホルモン，ダナゾール，中用量ピルなどが使われている．GnRH 作動薬は偽閉経療法，中用量ピルは偽妊娠療法に使用される．手術療法では，おもに腹腔鏡下に保存的な手術が行われる．

21・2・3　子宮頸がん

　子宮頸がんは，1980 年代前半までは女性の死因として胃がんに次いで多かったが，集団検診などによる早期発見例が多くなり死亡率は低下している．1990 年代後半から死亡率は横ばいからやや増加傾向（図 21・2）を示し，罹患率は増加傾向にある．50 歳代の女性に多いといわれていたが，若年者の罹患率は確実に増加している．なお老人保健法の事業の一つである子宮がん検診の対象年齢は，30 歳から 20 歳以上と引下げられている．

　扁平上皮がんが 90 % を占め，まれに腺がん，腺扁平上皮がんがみられる．前がん状態である異形成から，上皮内がん，浸潤がんへと進行していく．

　成因・ワクチン　子宮頸がん発生の最初の段階に，ヒトパピローマウイルス（HPV）感染がある．HPV には多数の型があり，頸がんを起こす高危険群 HPV として 16 型，18 型がある．10 歳代後半から 20 歳代前半では HPV 感染が 30〜40 % にも認められるが，多くは感染 1〜2 年以内に自然に排除される．感染が持続する場合に発症リスクが高まる．低危険群 HPV6 型，11 型と高危険群 16 型，18 型に対する 4 価ワクチンと，16 型，18 型に対する 2 価ワクチンがある．

診断 子宮内腔部・頸部の細胞診，コルポスコープ（膣拡大鏡）を用いた組織診で行う．進行度に従い 0～IV 期に分類される．

症状 初期ではほとんど症状はなく，細胞診で診断される．進行に伴い，不正出血，性交時出血，褐色帯下（女性生殖器からの分泌物，おりもの），下腹部痛などが出現する．

治療 手術は IIb 期までが適応とされ，子宮頸部円錐切除（上皮内がんのみ），子宮全摘出術，準広汎性全摘出術，広汎性全摘出術が行われる．そのほかに放射線療法，化学療法がある．

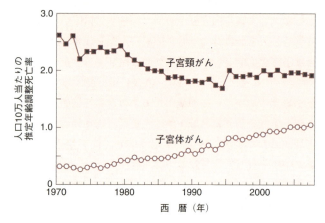

図 21・2　子宮頸がんおよび子宮体がんの人口 10 万人当たりの推定年齢調整死亡率の推移　[国立がんセンターがん対策情報センター，"人口動態統計によるがん死データ"より作成]

21・2・4　子宮体がん

子宮体がんの罹患者数は増加しており（図 21・2），子宮頸がんとほぼ同じ（年間約 5000 名）で，50 歳代が多い．組織像では子宮内膜腺類似の腺がんが 90 % を占め，まれに扁平上皮がんがみられる．

未経産，高血圧，肥満，糖尿病に加えて，更年期障害に対する長期のエストロゲン単独投与やエストロゲンが持続的に高い多嚢胞性卵巣症候群，乳がん治療に使われるタモキシフェンの長期服用などが発症リスクを高める．

診断 子宮内膜の細胞診および組織診を行う．内膜の肥厚を超音波検査でチェックして，浸潤は MRI で判定する．

症状 多くに不正性器出血，過多月経，帯下の異常などがみられる．

治療 原則として，子宮・付属器全摘出術，リンパ節郭清，準広汎性および広汎性子宮全摘出術，放射線療法，化学療法が行われる．プロゲステロン受容体陽性の場合は黄体ホルモン療法が期待できる．

21・2・5　卵巣がん

卵巣がんは子宮体がんとともに近年増加しており，多彩な組織型があり悪性度も異なるが，死亡率が高い．初期にはほとんど症状がなく，腹部膨満感や腫瘤触

知といった症状が出現するころには進行していることが多く，早期の診断が困難である．

診断 超音波検査，CT，MRI，腫瘍マーカーなどで診断を行う．

治療 手術（子宮全摘出術，両側卵巣摘出術，リンパ節郭清，大網切除など）と化学療法を組合わせて行う．若年者や未産婦については病変部の卵巣のみ摘出することもある．放射線療法を行う場合もある．

21・2・6 絨毛がん

胎盤絨毛に由来する疾患を絨毛性疾患といい，hCG（ヒト絨毛性性腺刺激ホルモン）を産生する．おもに胞状奇胎と絨毛がんがある．

a. 胞状奇胎 妊娠絨毛の水腫様変化を起こして小囊胞を形成し，ブドウの房状を呈する．hCGが高値を示す．

b. 絨毛がん 妊娠に続発して起こる絨毛細胞からなる悪性腫瘍であり，胞状奇胎と流産後の発症が40%，子宮外妊娠後の発症が1%である．現在年間10〜20例と減少している．治療には，化学療法，手術療法，放射線療法が著効する．hCGを腫瘍マーカーとして治療を進める．

hCG: human chorionic gonadotropin

21・2・7 乳がん

乳がん罹患率は103.6/人口10万人対（2010年）と増加しており，21世紀半ばにはわが国の女性のがん死亡率第1位になると予想される．

診断 乳がん検診が重要であり，スクリーニングにはマンモグラフィー，超音波検査などがある．疑いがある場合には針生検が行われている．リスク要因には，高齢初産，未婚，肥満，乳がんの家族歴，良性乳腺疾患の既往などがある．また飽和脂肪酸，動物性脂肪，肉類の過剰摂取がリスクを高めるとされている．

治療 QOLを重視した乳房温存手術や，化学療法，放射線療法が行われている．多くは，エストロゲン依存性腫瘍であるので，抗エストロゲン作用のある薬（タモキシフェン，トレミフェン）やアロマターゼ阻害薬が使われている．

乳房温存手術: 乳がんで病巣のある乳房の一部分を切除する手術で，放射線療法を組合わせると生存率は全摘手術と変わらない．

21・3 精巣・前立腺の疾患

21・3・1 精巣腫瘍

20〜30歳代の若年男性に好発する胚細胞（生殖系細胞）腫瘍である．発生の危険因子として，停留精巣*が知られている．

 分類 精上皮腫と非精上皮腫に分類される．
・精上皮腫（セミノーマ）: 最も多い．腫瘍マーカーは陰性である．
・非精上皮腫: 胎児性がん，絨毛がん，卵黄囊がん，悪性奇形種がある．精上皮腫も含めての混合型が多い．

症状 陰囊内に腫瘤を認める．無痛性であることが特徴であるが，精巣上体炎（副睾丸炎）や腫瘍内での出血を伴う場合に痛みを生ずることがある（約10%）．転移はリンパ節，肺が多く，そのほかに肝，骨，脳などでみられる．

* 精巣はもともと腎臓の内側に発生し，出生前に陰囊内まで下降移動してくる．精巣が陰囊まで到達せずに腹腔内や鼠径部にとどまった状態のものを**停留精巣**という．

診断

1) 触診：固く腫大した陰嚢内容を触れる．通常圧痛はない．愛護的に診察する*．
2) 超音波検査：簡便で診断率が高い．
3) MRI：不正な精巣の腫大を認め，出血がみられることがある．
4) 血中腫瘍マーカー
   ・α-フェトプロテイン：胎児性がん，卵黄嚢がん，悪性奇形種で陽性を示す．
   ・hCG：絨毛がん，精上皮腫の約 10 % で上昇する．
5) 診断後はできるだけ速やかに精巣摘除術を行う．これにより，病理診断で組織の分類が確認される．
6) ついで CT, 骨シンチグラム，脳 MRI などで転移の有無を調べる．
   重要なことは，転移があってもまず手術で精巣を摘出することであり，転移検索はあとでよい．
7) 生検は，腫瘍細胞が血管やリンパ管を通じて散布される危険があるので禁忌とされている．

* 転移を促進することがあるため，揉まないようにする．

生検：生体組織診のこと．ここでは，腫瘍の一部を採取して顕微鏡で判定する検査．

治療

1) 精巣摘除術
2) 再発予防：精上皮腫では放射線療法が選択されることがある．化学療法は予防としては行わない．非精上皮腫では放射線療法が無効のため化学療法が選択される．
3) 転移再発に対する治療：多剤併用化学療法を行う．放射線療法が併用されることもある．

上記の治療ののち，転移巣を手術で摘除することもある（リンパ節廓清術）．

予後 手術，化学療法，放射線療法を駆使することにより，転移のある症例でも 90 % は治癒可能である．

21・3・2 前立腺の疾患

前立腺は，精液の一部を産生する外分泌臓器の一つである（精子は精巣で作られる）．正常の大きさはクルミ大，体積としては 15〜25 mL 程度とされている（図 21・3）．膀胱の下にあり，その中を尿道が貫通している．内部は内腺・外腺の二重構造となっており，原因は不明であるが，内腺が加齢とともに腫大してくるものを**前立腺肥大**という．いわゆる老化現象の一つであって，それ自体は疾病ではないが，肥大した前立腺が尿道を圧迫したり膀胱を下方から刺激することにより，排尿困難や頻尿（特に夜間頻尿）などをもたらし生活の質（QOL）を阻害する．このため肥大症という QOL 疾患として治療の対象となる．これに対して**前立腺がん**は外腺から生ずるものであり，発生母地がもともと異なっている．したがって，前立腺肥大ががん化することはない．

QOL 疾患：糖尿病や脳卒中など全身に障害をもたらすものや，がんのように生命の危機に直結するものではないが，生活の質を大きく低下させる疾患の総称．

a. 前立腺肥大症（表 21・4）

症状 排尿症状（排尿困難，排尿開始の遅れ，尿のきれが悪いなど）と蓄尿

症状（頻尿，残尿感など）に分けられる．排尿痛は通常伴わない．悪化すると**尿閉**（尿が詰まって排尿できない）となったり，残尿が多量になると**溢流性失禁**（尿があふれて漏れてくる状態）などが起こる．

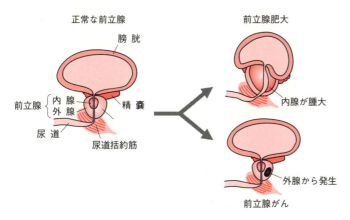

図 21・3　前立腺肥大と前立腺がん

診断　直腸診で大きさや性状をみる．超音波検査やMRIでは前立腺の大きさや残尿の有無を調べることができる（CTは一般に診断的価値が低い）．問診票や排尿日誌による評価は重要である．また通常50歳代以上の男性が診療対象となるため，PSA（前立腺がんの腫瘍マーカー）は必ず調べる．

治療　まず投薬で治療を開始する．α受容体遮断薬が第一選択薬である．内科的治療で改善が得られないものに対し，手術が検討される（表21・4参照）．

表 21・4　前立腺肥大症（内腺腫大）

疫学	症状	検査	治療
50歳以上の男性の40〜50％に認められる．	・排尿困難：尿の勢いがない．尿が出るまでに時間がかかる．排尿に時間がかかる．きれが悪い． ・頻尿（1日の排尿回数が多い．8〜10回以上） ・夜間頻尿（睡眠中に2〜3回以上起きる） ・残尿感（残尿のある場合とない場合がある）	・問診票：IPSS（国際前立腺症状スコア）　OABSS（過活動膀胱問診票） ・直腸診：前立腺がんとの鑑別． ・尿検査：膀胱結石や感染を合併． ・超音波：前立腺の形・残尿の有無を見る． ・尿流測定：排尿の勢いや時間を見る． ・膀胱内圧測定：膀胱の伸縮を調べる． ・腫瘍マーカー（PSA）検査：がんの有無を調べる．	・薬物治療（副作用）： 　α_1受容体遮断薬 　　（低血圧，逆行性射精） 　5α還元酵素阻害薬 　　（勃起不全，更年期症状） 　抗コリン薬（排尿困難） 　ホスホジエステラーゼ5（PDE-5）阻害薬 ・外科治療（内視鏡手術）： 　TUR-P（経尿道的前立腺切除術） 　前立腺レーザー蒸散術（PVP） 　ホルミウムレーザー前立腺核出術（HoLEP）

b. 前立腺がん（表21・5）　高齢者に多く，（無症状のまま長い経過をたどる）潜伏がんの確率が非常に高い．男性ホルモンに依存して成長するため，これを遮断する内分泌療法が著効することが特徴の一つである．また腺がんではあるが放射線療法がきわめて有効であること，化学療法に反応が悪いことも特徴である．

表 21・5 前立腺がん（外腺発生）

疫学・特性	症状・転移	検　査	治　療
・近年罹患率が急増 　（高齢化・食生活の欧米化） ・好発年齢 60 歳以上 ・潜伏がんが多い． ・男性ホルモン依存性 ・放射線感受性が高い． ・危険因子として 　年齢・家族歴・肉類過剰摂取，飽和脂肪酸の過剰摂取 ・予防因子として 　イソフラボン，リコピン，カテキンなど	・前立腺肥大の症状が先行 　（特有の排尿症状はない．） ・転移はほとんどが骨とリンパ節 ・肺・肝転移は少ない．脳転移はまれである． ・進行期の症状として 　骨転移による：骨痛・麻痺 　リンパ節転移による：浮腫 　前立腺による：血尿・尿閉・水腎	・腫瘍マーカー：PSA（きわめて精度が高い．正常 4.0 ng/dL 以下） ・直腸診 ・針生検（前立腺組織を採取・顕微鏡判定） ・CT，MRI，骨シンチグラムで転移の有無を確認する．	早期限局がん ・前立腺摘除術 　腹腔鏡手術，ロボット手術 ・放射線療法 　外照射（IMRT），内照射（小線源療法，HDR） ・監視療法 進行がん・転移がん ・放射線療法（外照射） ・内分泌療法 　化学的去勢薬・抗男性ホルモン薬 ・化学療法（ドセタキセル）

PSA: prostatic specific antigen（前立腺特異抗原）

監視療法: 前立腺がんは進行が遅いため，患者全体の 60〜70 % は放置しても生命予後に影響がないとされている．積極的治療を保留し，腫瘍マーカーである PSA を定期的にチェックして経過観察とする．病勢進行が認められるようであれば，ただちに治療を検討する．

症状 基本的に初期は無症状である．排尿障害が前面に出てくることは比較的まれであり，かなり進行した後，骨痛など転移による症状がみられるようになる．

診断 腫瘍マーカー（PSA）の値が高い場合，または直腸診や MRI で異常が認められる場合に針生検を行い，診断を確定する．

治療 監視療法，手術療法，放射線療法，内分泌療法，化学療法など多岐にわたる．

重要な用語

子宮筋腫	子宮内膜症	前立腺がん	妊娠高血圧症候群
子宮頸がん	絨毛がん	前立腺肥大症	妊娠糖尿病
子宮体がん	精巣腫瘍	乳がん	卵巣がん

22 血液系の疾患

1. 貧血は血液中のヘモグロビン濃度が減少した状態で,その原因はさまざまである.
2. 生体内の鉄の大部分がヘモグロビンの構成要素となり,体内の鉄は再利用によって賄われているため,生理的および病的出血によって鉄欠乏性貧血をきたす.
3. 胃切除後はビタミン B_{12} の吸収が不良となるため巨赤芽球性貧血をきたす.
4. 止血には血小板や凝固因子が関与しているため,これらの異常によって出血性疾患を発症する.
5. ワルファリンはビタミンK代謝拮抗薬であるため,抗凝固薬として用いられる.
6. 急性白血病では芽球とよばれる白血病細胞が骨髄を占拠するため,正常造血が抑制されて汎血球減少に至る.

22・1 貧 血

22・1・1 貧血の原因・分類

赤血球のおもな役割は肺で呼吸によって取込んだ酸素を全身の組織に送り届けることであり,その中心的な役割を担っているのが赤血球中に含まれているヘモグロビンである.貧血は血液中のヘモグロビン濃度が減少した状態である.

表 22・1 貧血の原因

原 因	疾 患 名
1) 赤血球産生の低下	
① 造血幹細胞/前駆細胞の異常	再生不良性貧血 骨髄異形成症候群
② 赤血球産生に必須な物質の減少	鉄欠乏性貧血 巨赤芽球性貧血 微量元素の欠乏による貧血 腎性貧血
2) 赤血球破壊	溶血性貧血
3) 骨髄における造血の場の減少	急性白血病などの造血器腫瘍 がんの骨髄転移
4) 出 血	出血性貧血
5) 赤血球分布異常	脾 腫

赤血球は白血球や血小板と同様,造血幹細胞に由来する.造血幹細胞から分化・成熟して,若い前駆細胞から赤芽球や網赤血球とよばれる段階を経て,最終

分化: さまざまな役割の細胞に枝分かれしていくこと.

的に赤血球となる．これら造血の過程は骨髄で行われ，成熟した血球が血液中に出ていく．血液細胞がつくられる場は造血器とよばれ，ヒトでは骨髄がこれに相当する．

貧血の原因はさまざまであり，赤血球産生の低下やさまざまな原因による溶血，骨髄における造血の場の減少，出血，赤血球分布の異常などがある．原因に基づいた貧血の分類を表22・1に示す．

貧血の原因を調べるうえで平均赤血球容積（MCV）を参考にして，その後の検査計画を立てることが多い．MCVが大きい場合は**大球性**，小さい場合は**小球性**，正常な場合を**正球性**といい，大球性貧血や小球性貧血，正球性貧血とよんでいる．それぞれの代表的な疾患を表22・2に示す．

溶血：赤血球が破壊されること．

MCV：mean corpuscular volume

表22・2 平均赤血球容積（MCV）による貧血の分類

	MCV〔fL〕	疾　患
小球性貧血	<80	鉄欠乏性貧血，慢性疾患に伴う貧血
正球性貧血	80〜100	再生不良性貧血，溶血性貧血・骨髄異形成症候群の一部，急性白血病などの骨髄占拠性病変，出血性貧血，腎性貧血，脾腫
大球性貧血	100〜	巨赤芽球性貧血，溶血性貧血・骨髄異形成症候群の一部

22・1・2 貧血の症状

貧血はヘモグロビンが減少した状態であるため，生体内の各臓器は低酸素状態となる．また低酸素状態に対応するため，心拍出量や呼吸数を増加させるなどの代償機能が作用する．したがって，貧血による症状はこれらの状態によってひき起こされる．

・低酸素状態による症状：**易疲労感**や**全身倦怠感**，**頭痛**，**めまい**，**狭心症**など．
・代償機能による症状：**動悸**や**息切れ**など．

22・1・3 再生不良性貧血

成因　さまざまな原因によって造血幹細胞が減少している疾患で，先天性と後天性がある．後天性には原因不明の特発性，および薬剤や放射線などが原因となる二次性があるが，特発性が大部分を占める．後天性特発性再生不良性貧血の病態の一つとして，免疫学的な機序が推定されている．つまり自分自身のリンパ球（白血球の一種）が造血幹細胞を攻撃するため，幹細胞が減少すると考えられている．

病態　造血幹細胞が減少するため，造血の場である骨髄は低形成＊となる．また血液検査では汎血球減少を呈する．

診断　血液検査では汎血球減少をきたし，網赤血球の増加は伴わない．骨髄検査で低形成を認める．骨髄の低形成はMRIによっても確認できる．

治療　重症度や年齢によって異なるが，必要に応じて輸血や免疫抑制療法，同種造血幹細胞移植を行う．

＊ 細胞密度が低下すること．

汎血球減少：赤血球，白血球，血小板のすべてが減少すること．

22・1・4 骨髄異形成症候群

成因 造血幹細胞の異常で造血器腫瘍の一つである．

病態 異常な造血幹細胞から分化・成熟した異常な血球による無効造血と前白血病状態が特徴である．

診断 無効造血のため血液検査では汎血球減少を認めるが，骨髄では異常な造血幹細胞から分化・成熟した異常な血液細胞が多数存在するため，細胞密度は正常ないし増加する（正形成〜過形成となる）．また，これらの異常な細胞には形態異常もみられる．染色体異常を認めることも多い．

治療 病状や年齢に応じて，輸血や化学療法，同種造血幹細胞移植が選択される．

> 造血器腫瘍：血液細胞が腫瘍化した疾患の総称．
>
> 無効造血：骨髄で赤芽球が幼若赤血球の段階で破壊されてしまうこと．
>
> 前白血病状態：急性骨髄性白血病へ移行することがあるため，このようによばれている．

22・1・5 鉄欠乏性貧血

成因 鉄の最も重要な役割はヘモグロビンの構成要素になることであり，生体内の鉄が不足することによって貧血をきたす．体内の鉄の総量は 3〜4 g で，このうち約 70% がヘモグロビン鉄である．生体内の鉄は再利用されることによって賄われており，生体は積極的に鉄を体外に出す機能はもっていない．食物中に含まれる鉄は小腸上部で吸収されるが，1 日の吸収量は 1〜2 mg とごくわずかで，喪失量も月経を除くと 1 日 1〜2 mg にすぎない．

病態 生体の鉄は再利用されているため，生理的および病的な鉄の喪失によって，鉄欠乏性貧血に至る．鉄の喪失の要因は出血であり，生理的な出血としては月経，病的な出血としては消化器疾患や婦人科疾患などがあげられる．

診断 血液検査では小球性貧血を認める（表 22・2）．診断の確定には血清鉄，血清フェリチンの低下を確認する．フェリチンは鉄貯蔵量を反映するため，血清鉄の低下だけでなく，フェリチンの低下もきたしていることが鉄欠乏性貧血と診断するうえで重要となる*．

治療 食事療法や栄養指導のみでは治療は困難で，鉄剤（内服薬または静脈注射）を使用する．

> * 感染症や悪性腫瘍，膠原病などの炎症性疾患でも小球性貧血をきたし，血清鉄が低値となるが，血清フェリチンが正常〜高値となる点が鉄欠乏性貧血と異なる点である．

22・1・6 巨赤芽球性貧血

成因 ビタミン B_{12} や葉酸の欠乏により DNA の合成障害が起こることによって，汎血球減少をきたす．巨赤芽球とよばれる異常な形態の赤芽球が出現することが特徴である．

ビタミン B_{12} は動物性食品から摂取され，胃の壁細胞から分泌される内因子と結合して，回腸で吸収される．葉酸は植物性・動物性食品に幅広く含まれており，空腸で吸収される．ビタミン B_{12} や葉酸の欠乏は，摂取不足（偏食や慢性アルコール中毒など），吸収不全（胃の手術や悪性貧血など）による．また，葉酸欠乏は需要の増大（妊娠など）によっても起こることがある．

胃の手術（全摘出術）によって巨赤芽球性貧血をきたす．これは術後に内因子が欠乏することによって，ビタミン B_{12} が吸収できなくなるためである．5 年程

> 内因子：胃の壁細胞とよばれる細胞でつくられており，食物に含まれるビタミン B_{12} と結合する．内因子とビタミン B_{12} 複合体は回腸末端で吸収されている．

度経過すると体内のビタミンB_{12}が欠乏状態になり，巨赤芽球性貧血を発症する．また**悪性貧血**とは胃粘膜の萎縮によって内因子が分泌できなくなり，巨赤芽球性貧血に至る疾患である．

病態 ビタミンB_{12}や葉酸の欠乏によってDNA合成障害が起こり，骨髄での造血段階において無効造血をきたす．

診断 無効造血の結果，汎血球減少を認める．また大球性貧血を呈する．巨赤芽球のほか，血液細胞にさまざまな形態異常がみられる．ビタミンB_{12}や葉酸が低値を示す．

治療 ビタミンB_{12}あるいは葉酸を補充する．ビタミンB_{12}欠乏は吸収不全によることが多いため，内服薬ではなく注射によって補充することが多い．葉酸は摂取不足であることが多いため，内服薬を用いる．

22・1・7 微量元素の欠乏による貧血

成因・病態 **銅や亜鉛の欠乏**によって貧血をきたす．

診断 血液検査によって銅または亜鉛の低下を確認する．

治療 補充療法を行う．

22・1・8 腎 性 貧 血

成因・病態 赤血球造血には**エリスロポエチン**が必要である．エリスロポエチンはおもに腎臓でつくられているため，重度の慢性腎臓病患者ではエリスロポエチンを十分につくることができず貧血になる．

診断 慢性腎臓病患者で貧血がみられれば，エリスロポエチンを測定して減少を確認する．

治療 遺伝子組換えヒトエリスロポエチン製剤などを使用する．

22・1・9 溶 血 性 貧 血

成因 免疫機序や赤血球自体の異常などにより赤血球の破壊（溶血）が亢進することによって起こる．免疫機序によるものとして**自己免疫性溶血性貧血**があるが，これは赤血球膜に対する抗体がつくられることによって起こり，溶血性貧血の代表的な疾患の一つである．

病態 溶血が亢進してくると，それを補うために骨髄での赤血球の生産能力が高まるが，補いきれなくなると貧血をきたす．

診断 溶血に特徴的な所見は**黄疸**である．これは赤血球外に漏れ出たヘモグロビンが代謝され，血清ビリルビン値が上昇することによる．また骨髄での赤血球の生産能力上昇を反映して，血液中の網赤血球が増加する．

治療 原因によって異なるが，自己免疫性溶血性貧血では副腎皮質ステロイドなどの免疫抑制薬が使用される．

22・2 出血性疾患

　生体内を循環している血液は正常な状態では固まることはないが，血管が損傷して出血が起こると，血液が固まって**血栓**をつくることによって止血される．また，正常な状態では外傷や手術の処置などがなければ出血することはない．これは血液が固まりすぎることのないように，そして出血しやすくならないようにバランスよくコントロールされているためである．

　止血にかかわるものとして**血小板**と**凝固因子**とよばれる 12 種類の物質がある．血管損傷部位においてまず血小板による血栓がつくられ（**一次止血**），ひき続いて凝固因子による連鎖反応によってフィブリン血栓がつくられる（**二次止血**）．二次止血の過程は内因系経路，外因系経路，共通経路によって成り立っている（図 22・1）．凝固異常の有無を調べる検査として，活性化トロンボプラスチン時間（APTT）とプロトロンビン時間（PT）があり，内因系の異常では APTT，外因系の異常では PT，内因系・外因系の両者または共通系の異常では APTT と PT の両方が延長する．

APTT: activated partial thromboplastin time
PT: prothrombin time

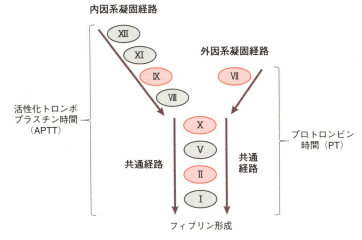

図 22・1　二次止血経路　凝固因子が連鎖反応を起こして，最終的にフィブリン血栓が形成される．赤枠で囲んだ凝固因子がビタミン K 依存性因子である．

　出血性疾患はこれら止血機構の異常によって発症する．表 22・3 に原因に基づいた出血性疾患の分類を示す．血小板の異常では皮膚の点状出血が，凝固因子の異常は筋肉や関節内出血が特徴である．

　また，生体には上述の血液凝固の機構が存在する一方で，凝固により形成されたフィブリンを溶解する機構も存在し，**線溶**とよばれている．

22・2・1　特発性血小板減少性紫斑病

　成因・病態　血小板に対する抗体によって血小板が破壊されてしまうために血小板数が減少する．急性型と慢性型に分けられ，急性型ではウイルス感染が先行

することが多い．

診断 皮下出血や歯肉出血，鼻出血がみられるが，重症になると脳や肺などに出血をきたす．血小板減少を起こす他の疾患を否定することによって診断するが，典型的な症例であれば診断に迷うことは少ない．

表 22・3 出血性疾患の原因

出血の原因	疾患名
● 血小板の異常	
1) 血小板の量的な異常（血小板減少症）	
① 血小板産生の低下	再生不良性貧血
	骨髄異形成症候群
	薬剤性血小板減少症
② 血小板の消費	播種性血管内凝固症候群
	特発性血小板減少性紫斑病
	血栓性血小板減少性紫斑病
	ヘパリン起因性血小板減少症[†]
	薬剤性血小板減少症
③ 骨髄における血小板産生の場の減少	急性白血病などの造血器腫瘍
	がんの骨髄転移
2) 血小板の質的な異常	先天性血小板機能異常症
● 凝固因子の異常	
1) 凝固因子の欠乏	ビタミンK欠乏症，血友病
2) 凝固因子の消費	播種性血管内凝固症候群
● 血管壁の異常	血管性紫斑病
● 血小板分布の異常	脾腫

[†] ヘパリン起因性血小板減少症では血小板減少を認めるが，臨床的に問題となるのは血栓である．

治療 血小板数や症状に応じて，副腎皮質ステロイドによる免疫抑制療法を行う．またヘリコバクター・ピロリの除菌療法によって血小板が増加する患者がみられることから，陽性の患者では除菌療法が積極的に行われている．

22・2・2 ヘパリン起因性血小板減少症

成因・病態 血栓予防のために，医療現場で日常的にさまざまな場面で用いられる抗凝固薬である**ヘパリン**が原因で血小板減少をきたす．しかし本疾患においては出血よりもむしろ，動脈内や静脈内に血栓が形成されることによって起こる症状（脳梗塞や肺梗塞，深部静脈血栓症など）が前面に現れるのが特徴である．

診断 ヘパリン使用中に血小板減少を認めた場合に血小板減少の程度や出現時期，血栓の有無などによって総合的に判断する．

治療 ヘパリンの使用を中止すると同時に，ヘパリン起因性血小板減少症に伴う血栓症の予防または治療のため，他の薬剤による抗凝固療法を継続する．

22・2・3 ビタミンK欠乏症

成因 ビタミンKの欠乏によって，ビタミンK依存性に肝臓でつくられて

いる凝固因子（第Ⅱ，Ⅶ，Ⅸ，Ⅹ因子）の活性が低下することによって凝固異常や出血傾向をきたす（図22・1参照）．ビタミンKは納豆や緑黄色野菜，クロレラなどに多く含まれている．

病態 ビタミンKの吸収障害があると凝固障害が起こる．また，ビタミンK代謝拮抗薬である**ワルファリン**は抗凝固薬としてさまざまな疾患の治療に用いられているが，過量投与によって出血傾向を示すため注意を要する．

診断 PT，APTTともに延長を認め，血液中のビタミンK値が低下する．

治療 必要に応じてビタミンK製剤を投与する．

22・2・4 血友病

成因 **血友病**は先天性の凝固因子欠乏症で，血友病Aは第Ⅷ因子が，血友病Bは第Ⅸ因子が欠乏している．遺伝形式（X連鎖劣性）により，患者は通常男性である．

病態 内因系凝固経路の異常により（図22・1），乳幼児期から関節内や筋肉内に出血をきたす．

診断 APTTが延長し，第Ⅷ因子あるいは第Ⅸ因子の欠乏を確認する．

治療 第Ⅷ因子または第Ⅸ因子製剤による補充療法を行う．

22・2・5 播種性血管内凝固症候群（DIC）

成因・病態 さまざまな原因により全身性に著しい血液凝固の活性化が起こって，細小血管内に血栓が多発して臓器傷害が起こる．また，**血栓形成**のため凝固因子や血小板が消費され，さらに二次的に線溶が亢進することによって，**出血傾向**も示す．DICには必ず基礎疾患（原因となる疾患）が存在する*．

診断 血液検査にて血小板や凝固因子の消費を反映して，血小板減少やPT/APTTの延長を認める．また，線溶の活性化を反映する検査値にも異常が認められる．

治療 基礎疾患の治療が最も重要である．抗凝固療法も行われるが，基礎疾患や病態に応じて薬剤選択が行われる．血小板や凝固因子の著しい低下を認める場合は血小板や新鮮凍結血漿を輸血することによって補充を行う．

DIC: disseminated intravascular coagulation

* 急性白血病などの悪性腫瘍や敗血症などの重症感染症，劇症肝炎，急性膵炎などの疾患のほか，常位胎盤早期剝離や前置胎盤といった産科疾患など非常に多岐にわたっている．

22・3 白血病およびその類縁疾患

白血病およびその類縁疾患は血液細胞が腫瘍化した疾患で，**造血器腫瘍**とよばれている．造血器腫瘍はさまざまな遺伝子異常によって発症すると考えられている．造血器腫瘍は，WHO分類に基づいて分類するのが一般的であるが，ここでは便宜的に下記に分けて述べる．

1) 急性白血病
2) 急性前骨髄球性白血病
3) 慢性骨髄性白血病

4）成熟リンパ系腫瘍
① 慢性リンパ性白血病
② 悪性リンパ腫
③ 多発性骨髄腫

白血球は赤血球や血小板と同様，造血幹細胞に由来する．骨髄において造血幹細胞から分化・成熟して，若い前駆細胞を経て最終的に成熟した白血球となって血液中に出ていく．この過程で白血球は**好中球**などの**顆粒球**や**リンパ球**などに分化する．成熟した白血球は細菌やウイルス，真菌（カビ）と闘い，体を守る役割を担っている．

22・3・1 急性白血病（急性前骨髄球性白血病は除く）

成因 急性白血病は若い前駆細胞レベルの血液細胞の分化・成熟が停止し，腫瘍化して増殖することによって生じる疾患である．白血病細胞の由来が顆粒球などの骨髄系細胞の場合は**急性骨髄性白血病**，リンパ系細胞由来である場合は**急性リンパ性白血病**とよばれる．急性前骨髄球性白血病は病態や治療が特徴的であるため，次項で述べる．

病態 若い前駆細胞レベルの血液細胞は骨髄に存在するため，腫瘍化した白血病細胞（芽球とよばれる）も多くの場合骨髄で増殖し，しだいに骨髄を占拠していく．したがって正常な造血が抑制されるため，貧血や血小板減少が起こる（表22・1，表22・3）．また正常な白血球も減少するため，感染症になりやすくなる．

診断 貧血症状や出血傾向，感染症に伴う発熱などから急性白血病を疑い，血液検査や骨髄検査で芽球を確認することによって診断する．採取した骨髄でさまざまな特殊検査を行うことによって最終的な病型を確定する．

治療 複数の抗がん剤を用いた多剤併用化学療法を行う．内容は急性骨髄性白血病，急性リンパ性白血病によって異なる．病型や年齢などに応じて，同種造血幹細胞移植を行う．

22・3・2 急性前骨髄球性白血病

成因 特徴的な染色体異常[*1]によって生じた PML-RARα とよばれる融合遺伝子によって，分化・成熟の停止と腫瘍性増殖をきたす急性骨髄性白血病の一病型である．

病態 他の急性骨髄性白血病に比較して，重度の播種性血管内凝固症候群（DIC）を高率に合併し，強い出血傾向を呈するのが特徴である[*2]．

診断 骨髄検査にて特徴的な形態の白血病細胞を認め，染色体検査や遺伝子検査によって診断を確定する．

治療 ビタミンAの誘導体である**全トランスレチノイン酸**（ATRA）を用いた多剤併用化学療法を行う．ATRAは PML-RARα 遺伝子産物に作用して，白血病細胞の分化を誘導することにより治療効果を発揮する．ATRAの登場によって治療成績が著しく向上した．

[*1] 15番染色体と17番染色体の相互転座．

[*2] 線溶優位な DIC となるため．

ATRA: all-*trans* retinoic acid

22・3・3 慢性骨髄性白血病

成因 造血幹細胞レベルで**フィラデルフィア染色体**とよばれる染色体異常*が起こり，*BCR-ABL*融合遺伝子が形成される．この融合遺伝子により**チロシンキナーゼ**が常に活性化することによって発症する．

* 9番染色体と22番染色体の相互転座．

病態 白血病細胞は骨髄で増殖するが，急性骨髄性白血病と異なり，分化能は正常に近いため，成熟した顆粒球が増殖する．

診断 慢性期（発症初期の段階）は自覚症状が乏しいため，健康診断などで白血球増多を認められ，医療機関を受診するケースが多い．骨髄で染色体検査や遺伝子検査を行い，診断を確定する．

治療 慢性期では**チロシンキナーゼ阻害薬**（イマチニブ，ニロチニブ，ダサチニブ）を内服する．チロシンキナーゼ阻害薬が登場する前はきわめて難治性でかつ，数年で死に至る疾患だったが，本剤によって治療成績が劇的に向上し，多くの症例で通院治療が可能となっている．

22・3・4 成熟リンパ系腫瘍

リンパ球は白血球の一種である．骨髄において造血幹細胞から分化・成熟して，若い前駆細胞を経て最終的に成熟したリンパ球となって血液中に出ていく．リンパ球にはB細胞やT細胞，NK細胞がある．B細胞は血液中に出た後にリンパ節に移動する．B細胞の一部は骨髄に移動して，**抗体**をつくり出す細胞（**形質細胞**）に分化する．

急性リンパ性白血病がリンパ系前駆細胞の腫瘍化した疾患であるのに対して，成熟リンパ系腫瘍は成熟したリンパ球あるいは形質細胞が腫瘍化した疾患群で，腫瘍化する前の正常リンパ球や形質細胞の存在する臓器がおもな腫瘍の増殖部位となる．

a. 慢性リンパ性白血病

成因・病態 血液や骨髄，リンパ節で腫瘍細胞が増殖する疾患．進行は緩やかである．欧米では多いが日本ではまれである．

診断 血液検査において，白血球数や腫瘍細胞の形態によって診断する．

治療 初期は治療は行わず経過を観察する．進行した場合は化学療法を行う．

b. 悪性リンパ腫

分類 **ホジキンリンパ腫**と**非ホジキンリンパ腫**に分けられる．後者はさらにB細胞リンパ腫とT/NK細胞リンパ腫に分類される．WHO分類では非常に多くの病型に分けられている．リンパ腫細胞は主としてリンパ節で増殖するが，骨髄や消化管，皮膚，脳など全身のさまざまな部位に広がる．

進行の速さは病型によってさまざまであり，年単位の非常に緩やかな病型や週単位で進行する非常に速い病型，その中間の月単位で進行する病型に分けられる．

病態 リンパ腫細胞が増殖する臓器によって症状が異なる（欄外表）．また，全身症状として発熱や重度の寝汗，体重減少が出現することがある（これらの症

悪性リンパ腫の症状	
腫瘍増殖部位	症状
リンパ節	リンパ節腫脹
骨髄	汎血球減少
消化管	腹痛，腸閉塞
皮膚	皮疹
脳	意識障害，痙攣

状はB症状とよばれている）. 進行の緩やかな病型では無症状のこともある.

診断 リンパ腫細胞が存在すると思われる組織（腫大しているリンパ節や消化管の腫瘍など）を生検[*1]する. 得られた検体は病理学的検査や染色体・遺伝子検査などを行って診断を確定する.

病期[*2]の確定のために，骨髄検査や消化管内視鏡検査，CTやPET-CTなどの画像検査を行う.

治療 病型や病期，年齢によって異なるが必要に応じて化学療法や放射線療法を行う. 進行が緩やかな病型では無治療で経過観察をすることもある. B細胞リンパ腫においてはリンパ腫細胞の表面にCD20とよばれる抗原をもっていることがある. この場合はリツキシマブというCD20に対する抗体薬を使用することによって，治療成績の向上が認められている.

c. 多発性骨髄腫

成因 形質細胞が腫瘍化した疾患である.

病態 形質細胞は骨髄に存在するので骨髄腫細胞も主として骨髄で増殖する. このため進行すると正常な赤血球造血の抑制による貧血などの血球減少や，周囲の骨が破壊されることによる病的骨折が起こったり，血液中のカルシウム濃度が上昇したりする. また，Mタンパク質[*3]が血液中を流れて腎臓に達することによって，腎障害も生じる.

診断 血液検査や尿検査でMタンパク質を認める. 骨髄検査で診断を確定する. 骨折の有無を調べるために全身のX線検査を行う.

治療 治癒が困難な疾患であり，無症候性骨髄腫[*4]は無治療経過観察を行い，症候性骨髄腫には化学療法を行う. 化学療法の内容は年齢や臓器障害の程度によって異なる. さまざまな新規薬剤（サリドマイドやレナリドミド，ボルテゾミブ）の登場によって治療の進歩が目覚ましい疾患である.

*1 診断目的に切除すること.

*2 ここでは，リンパ腫病変の広がり具合のこと.

病的骨折：外傷などもないのに異常に骨折をしてしまうこと.

*3 形質細胞は本来抗体をつくっているため，腫瘍化した細胞もMタンパク質とよばれる異常な抗体をつくっている.

*4 貧血や病的骨折，血液中のカルシウム濃度上昇，腎障害など臓器障害がない場合を無症候性，臓器障害がある場合を症候性とよんでいる.

重要な用語

悪性リンパ腫	小球性貧血	播種性血管内凝固症候群
急性白血病	腎性貧血	白血病
急性前骨髄球性白血病	正球性貧血	汎血球減少
巨赤芽球性貧血	造血器腫瘍	ビタミンK欠乏症
凝固因子	大球性貧血	ヘパリン起因性血小板減少症
血小板	多発性骨髄腫	ヘモグロビン
血友病	鉄欠乏性貧血	慢性骨髄性白血病
骨髄異形成症候群	特発性血小板減少性紫斑病	慢性リンパ性白血病
再生不良性貧血		溶血性貧血

第Ⅲ部
免疫と生体防御

23 免疫・アレルギー疾患

23・1 アレルギー疾患

1. アレルギー疾患の背景には共通してIgEをつくりやすい体質がみられることが多く, この体質をアトピー素因という.
2. 乳児期にアトピー素因が明らかな症例では, アトピー性皮膚炎, 食物アレルギー, 気管支喘息, アレルギー性鼻炎が順次発症し, 一部は消退していくことが少なくない. この現象をアレルギーマーチとよぶことがある.
3. IgE産生を含めB細胞からの抗体産生をもたらす免疫応答をTh2型免疫応答(Tヘルパー2型免疫応答)とよび, ヘルパーT細胞がTh2細胞へ分化し, Th2型サイトカインを分泌して免疫応答を方向づける.
4. 生体に害を及ぼす免疫事象を"(広義の)アレルギー"と総称し, I～IV型の4種類に分類される. アレルギー性疾患では主としてI型アレルギー(即時型過敏症)がかかわり, 他の型も関与する.
5. アレルギー疾患の治療・予防に最も重要な指針は, アレルゲンを特定し, アレルゲンとの接触を避けることである.
6. 食物アレルギー, 薬剤アレルギー, ハチ刺傷などでは時にI型アレルギーが全身に波及し, じんま疹, 食物アレルギーの症状, 気管支喘息などが短時間に出現して, 血圧低下, 意識消失, 時に死に至るアナフィラキシーショックに進展することがある.
7. アトピー素因には, Th2型サイトカイン遺伝子をはじめさまざまな遺伝子が関与するが, なかでも皮膚バリアの保持に働くフィラグリン遺伝子の変異が最も頻度が高く, 重要な発症因子である.

23・1・1 免疫とアレルギー

a. 自然免疫と獲得免疫　外界には無数の**病原微生物(病原体)**が存在し, われわれは免疫系の正常な働きなしでは生き延びることができない. 免疫系はウイルス, 細菌, 真菌(カビ)などのわれわれとは異なる構造(**外来抗原**)を異物と認識して排除する機構であり, ①限られた数のセンサー分子(自然免疫受容体, あるいは**パターン認識受容体**)を用いて病原体に特有の構造パターンを粗く見分ける**自然免疫**と, ②多様なレパートリーをもつ**T細胞受容体, B細胞受容体**を駆使して個々の外来抗原を特異的に認識する**獲得免疫**の二つの階層からなっている.

　自然免疫のセンサー分子(パターン認識受容体)は樹状細胞など前線の細胞に発現しており, われわれにはけっして存在しない, **病原体特有の構造パターン**を

認識し結合する．センサー分子は樹状細胞に細胞内シグナルを送り，さまざまなサイトカイン，ケモカインなどの液性分子を産生してマクロファージ，好中球など前線の炎症細胞を動員し，病原体を排除する．自然免疫は毎回同じように繰返され，免疫の特徴とされる**免疫記憶**（一度かかった感染症には二度とかからない現象）を残さない．

樹状細胞は自然免疫と獲得免疫をつなぐ働きをしている．樹状細胞は自然免疫のセンサー分子を介して刺激を受けるだけではなく，外来抗原自体を取込んでその一部のペプチドを細胞膜タンパク質である**主要組織適合抗原クラスII分子**（**MHCクラスII**）と結合させ，細胞の表面に提示する．提示されたペプチドとぴったりと適合する**T細胞**が樹状細胞膜上のMHC-ペプチド複合体と結合し，樹状細胞からのシグナルを受けることができる（図23・1左）．この細胞間相互作用を**抗原提示**とよび，免疫系全体に"特定の病原体が体内に侵入した"ことを知らせる最初の警告となる．選ばれたT細胞（**ヘルパーT細胞，Th細胞**）は病原体を特異的に見分けることができるので，増殖して仲間を増やし*，さらにさまざまに**機能分化**して複数の**Th細胞サブセット**へと分かれていく．これらの**抗原特異的Th細胞サブセット**はさまざまな免疫担当細胞に指令を与え，免疫系全体を動かして特定の病原体を排除する．

* 同一の抗原を認識する細胞集団を**クローン**とよび，このような増殖を**クローン性増殖**という．

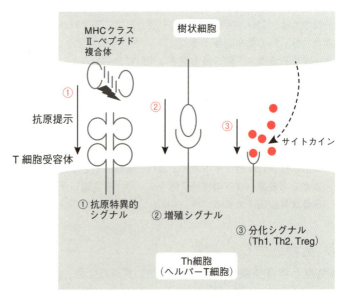

図23・1 樹状細胞からTh細胞への抗原提示と増殖，分化シグナル

樹状細胞は抗原提示のメカニズムによって抗原特異的な**ヘルパーT細胞**と密接に相互作用し（図23・1の①），増殖のシグナル（図23・1の②）を与えるとともに，ヘルパーT細胞の運命を決めるTh細胞分化シグナルを与えることができる（図23・1の③）．樹状細胞はどのように状況を判断し，Th細胞分化をさまざまに方向づけるのだろうか？

b．獲得免疫のさまざまな方向づけと感染，アレルギー，自己免疫 樹状細胞は20種類程度の自然免疫のセンサー分子（パターン認識受容体）を備えてお

り，粗い精度ではあるが侵入した病原体の種類を見分け，状況を判断することができる．状況は，① 感染がなく，自己の抗原のみを提示する状況，② 細胞外でのみ増殖できる病原体（**細胞外寄生菌**）の感染，③ マクロファージなどに細胞内に貪食されてもなお増殖を続ける病原体（**細胞内寄生菌**）の感染，の 3 種類に大別して考えると理解しやすい．樹状細胞は抗原提示の機能で抗原特異的なヘルパーT 細胞を手元に引き寄せ（図 23・1 の ①），3 種類の状況それぞれに応じて増殖シグナルを送り（図 23・1 の ②），異なるサイトカインを分泌して（図 23・1 の ③）Th 細胞をさまざまに分化させる．

細胞外寄生菌: 肺炎球菌，大腸菌などほとんどの細菌が含まれる．

細胞内寄生菌: 結核菌，サルモネラ菌など一部の菌．

　病原体の感染がない状況でも細胞は日々代謝回転によって壊され，細胞内の核酸，核タンパク質など自己の分解産物は放出され，免疫系によって処理されている．樹状細胞は自己抗原を提示し，自己抗原を認識する自己反応性 T 細胞を引き寄せるが，自然免疫のセンサー分子（パターン認識受容体）は自己の成分には反応しないため樹状細胞は T 細胞に増殖シグナル（図 23・1 の ②）を送ることをせず，自己反応性 T 細胞は死滅してしまう．あるいは，抑制性のサイトカインを分泌して自己反応性 T 細胞を**調節性 T 細胞**（**Treg**）へと分化させ（図 23・1 の ③）免疫応答を抑える（図 23・2，中央部分）．このように自己反応性の T 細胞を死に導いたり，調節性 T 細胞へと分化させたりする免疫現象を**末梢性（自己）免疫寛容**とよび自己免疫疾患発症を防ぐメカニズムとなっている．

　病原体の感染初期には共通して好中球の応答が生じるが，その後は病原体の種類によっておおまかに二つの免疫応答に分かれ進行していく．**細胞外寄生菌**や，**寄生虫**，および**スギ花粉**などの**アレルゲン**は細胞の外に生存（分布）し細胞と相互作用するので，これらを排除するには細胞の外で働く**免疫グロブリン**（**抗体**）が役に立つ．樹状細胞および免疫担当細胞は自然免疫センサー分子（パターン認識受容体）からシグナルを受取り，**Th2**（T ヘルパー 2）**型サイトカイン**とよばれる一群のサイトカイン（インターロイキン：IL-4，IL-13 など）を分泌して，ヘルパーT 細胞を **Th2**（T ヘルパー 2）**細胞**へと機能分化させる（図 23・1 の ③，図 23・2 右側）．Th2 細胞は自身がさらに Th2 型サイトカインを分泌して分化の方向性を安定させ，大量に産生された **Th2 型サイトカイン**は **B 細胞**に働きかけて**形質細胞**（**プラズマ細胞**）へと分化誘導し，外来抗原に対する多量の免疫グロブリン（抗体）の産生が起こる（図 23・2 右側）．抗体産生へと向かい，抗体が働く免疫反応を**液性免疫**とよび，**Th2 型免疫応答**とほぼ同義である．抗体を主役とした液性免疫によって細胞外寄生菌は効率よく排除されて感染は治癒する．一方，スギ花粉，ダニ抗原などのアレルゲンに対する Th2 型の免疫応答が起こると**アレルゲン特異的 IgE** の産生が増加し，アレルギー性鼻炎，気管支喘息などの**アレルギー疾患**が発症する可能性がある．Th2 型免疫応答とアレルギー性疾患は深く関連している．

　一方，結核菌などの**細胞内寄生菌感染**や直接に細胞質内に進入する**ウイルス感染**に対して，細胞外で働く抗体はそれほど有効でない．細胞内寄生菌やウイルスを認識するパターン認識受容体は **Th1**（**T ヘルパー 1**）**型サイトカイン**の分泌を促し，ヘルパーT 細胞を **Th1 細胞**へと分化させる（図 23・1 の ③，図 23・2 左側）．

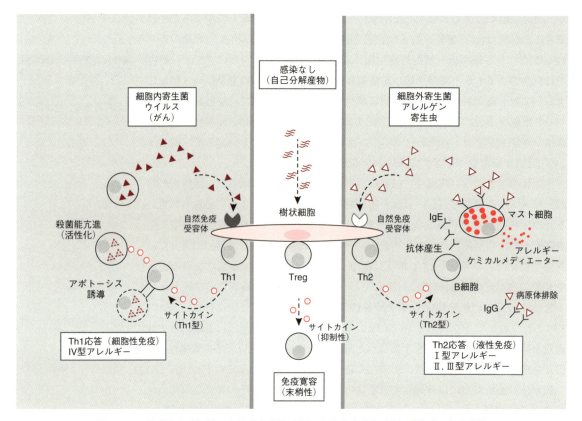

図23・2 非感染時（中央），細胞外寄生菌（右），細胞内寄生菌（左）感染時の免疫応答

　Th1細胞は自身がTh1型サイトカインを産生し，Th1型サイトカイン，炎症性サイトカインはマクロファージを活性化して殺菌能力を増強し，さらに細胞傷害性（キラー）T細胞を活性化して感染を受けた細胞自体を殺傷，除去し感染の広がりを抑える（図23・2左側）．**Th1型免疫応答**では（抗体ではなく）細胞による殺菌，組織傷害が主役となるので，液性免疫に対比して**細胞性免疫**とよばれる．後述するGell-Coombsのアレルギー分類の**Ⅳ型アレルギー**（図23・3参照）は細胞性免疫と同義である．マクロファージの強い活性化や自己細胞の殺傷を伴うTh1型免疫応答（Ⅳ型アレルギー）は，**肉芽腫**（マクロファージの集塊）形成，肺の空洞形成，線維化など，**慢性炎症**特有の組織改変（リモデリング）や強い組織傷害を残す．

　このように，樹状細胞は自然免疫受容体を介して周囲の感染状況を検知し，調節性T細胞（Treg）応答（末梢性（自己）免疫寛容），Th2型免疫応答（液性免疫），Th1型免疫応答などさまざまな方向へと免疫応答を誘導する役割を担っている．

　抗原の侵入から自然免疫の発動，そして獲得免疫の成熟に至る長い経路には多くの遺伝子が関与している．病原体やアレルゲンを物理的に防ぐ**皮膚バリア**に関与する遺伝子（フィラグリン，後述），T細胞に抗原ペプチドを提示する**MHC遺伝子**，**Th2型**サイトカインの遺伝子，T細胞，B細胞などの**シグナル伝達**に関

する遺伝子をはじめ，多くの遺伝子の個々人による違い（**遺伝子多型**）が**アレルギー疾患や自己免疫疾患のかかりやすさ**に関係している．さらに**環境因子**の影響が加わって**疾患発症のリスク**が決定される．

c. 獲得免疫によってもたらされる免疫記憶　樹状細胞，前線の炎症細胞が限られた自然免疫センサー（パターン認識受容体）を介して行う自然免疫では同一の病原体に対して同様な反応が繰返される．一方，獲得免疫では膨大なT細胞受容体，B細胞受容体レパートリーから最も親和性の高いT細胞，B細胞が選ばれクローン増殖を起こして大きな集団となり長期間生存するので，同一の病原体が再度感染するとすでに用意されたT細胞集団，免疫グロブリンが即座に対応して感染は早期に消退する．この，一度かかった感染症には二度とかからない現象を**免疫記憶**とよび獲得免疫の有効性を説明している．さらに，初感染時の一次免疫応答では免疫グロブリン **IgM** が産生されるが，再感染時の二次免疫応答では同一の免疫グロブリンが **IgG** に組替わる**クラススイッチ**が起こっており，より感染抵抗性の高い IgG が即座に産生され免疫記憶は強化される．

23・1・2　アレルギーの4分類（Gell-Coombsの分類）

1963年，P. Gell と R. Coombs は免疫系が自己を傷害する過程（広い意味でのアレルギー）を考察し，これらを I〜IV 型の4種類に分類した．I〜IV 型の特徴を図 23・3 および表 23・1 にまとめた．**I, II, III 型アレルギーは主として抗体**が働く**液性免疫**の過程であり，**IV 型は細胞性免疫**による組織傷害である．

I 型では，**Th2 型免疫応答**が先行して外来性の抗原（**アレルゲン**）に対する **IgE** が産生されており，**マスト細胞**上の受容体に結合している．スギ花粉，ダニ抗原などのアレルゲンによってマスト細胞上の **IgE 受容体架橋**が生じると，ヒスタミン，ロイコトリエンなどのケミカルメディエーターやさまざまな **Th2 型サイトカイン**が分泌されて，いわゆる（狭義の）アレルギー反応が起こる（図 23・3 左上および表 23・1）．アレルギー性鼻炎，気管支喘息，食物アレルギーなど本章で取上げる**アレルギー疾患**はいずれも I 型アレルギーを含むメカニズムで生じる．

II 型，III 型では **IgG**（ときに IgM）が自己の抗原，あるいは外来性の抗原に作用する．**II 型**では自己の**細胞表面の分子**に対する IgG 抗体（自己抗体）が産生されて結合し，さらに補体，マクロファージが結合して細胞傷害を起こす（図 23・3 右上および表 23・1）．このような病態を**臓器特異的自己免疫疾患**とよぶ．**自己免疫性溶血性貧血**では赤血球膜表面タンパク質に対する自己抗体が産生され赤血球の溶解（溶血）が生じて貧血になる．血液型不適合輸血もII型のメカニズムで生じる．たとえばB型の人に誤ってA型の赤血球を輸血すると，B型の人がもともともっている抗A抗体（自然抗体という）が輸血されたA型赤血球と反応して重大な副作用が起こる．甲状腺機能亢進症（バセドウ病）*ではTSH（甲状腺刺激ホルモン）受容体に対する自己抗体が産生されて受容体に結合する．自己抗体はあたかもTSHそのもののようにTSH受容体を刺激するため，甲状腺ホルモンが過剰に産生されてバセドウ病の症状が生じる．バセドウ病のように，

*　§17・3・1 参照．

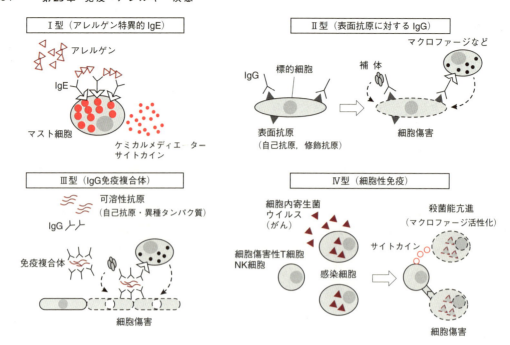

図 23・3　Gell-Coombs によるアレルギーの 4 型

表 23・1　Gell-Coombs によるアレルギーの 4 型

	反応の主体	メカニズム	代表的疾患	備　考
Ⅰ型	IgE	マスト細胞に結合メディエーター遊離	気管支喘息, 食物アレルギー, アレルギー性鼻炎, アナフィラキシーショック	即時型過敏症
Ⅱ型	IgG	特定の分子を攻撃	自己免疫性溶血性貧血 (赤血球のみを壊す)	(臓器特異的自己免疫疾患)
Ⅲ型	免疫複合体	全身に系統的に沈着	全身性エリテマトーデス (全身に炎症が波及する)	(全身性自己免疫疾患)
Ⅳ型	T細胞マクロファージ	マクロファージ活性化炎症が慢性化する.	結核, ツベルクリン反応, 接触性皮膚炎	遅延型過敏症

　細胞傷害ではなく受容体活性化を生じるタイプをⅡ型から分離しⅤ型とよぶこともある．

　Ⅲ型では，(細胞表面ではなく) **細胞内の分子**（核酸，核タンパク質など）が細胞死とともに細胞外に放出され，自己抗体が反応して**免疫複合体**が形成される．体内の細胞は常に入れ替わっており（たとえば腸管粘膜上皮細胞の寿命は 1 日にすぎない）細胞内抗原は日々大量に処理されているが，自己免疫寛容の働きで自己抗体はできない．しかし，何らかの原因で自己抗体が産生されると免疫複合体が形成され，全身の血管内皮細胞などに沈着する．さらに補体，マクロファージが結合して組織傷害を起こす（図 23・3 左下および表 23・1）．Ⅱ型のように赤血球，甲状腺といった特定の細胞を傷害するのではなく，免疫複合体が広く組織に沈着して腎臓，肺などを傷害し**全身性自己免疫疾患**（**全身性エリテマ**

トーデスなど）の原因となる．III型は，ヘビ毒を免疫したウマ血清製剤を毒蛇咬傷の患者に投与する場合など，異種のタンパク質を血液，筋肉に直接投与し，これらの可溶性タンパク質に対する抗体が産生され免疫複合体が形成された場合にも生じる（血清病）．

細胞内で増殖する**細胞内寄生菌**（結核菌，サルモネラ菌）やウイルスを排除するには，細胞外で働く抗体のみでは不十分である．このような場合，T細胞（細胞傷害性T細胞）やNK細胞（ナチュラルキラー細胞）が感染した細胞を殺傷して細胞ごと除去し，T細胞（ヘルパーT細胞）からサイトカインが放出され，マクロファージの殺菌能が増強されて寄生菌を除去するなどして感染の拡大が防がれる（図23・3右下および表23・1）．このようにマクロファージ，T細胞が中心となって細胞内寄生菌，感染細胞，がん細胞を除去する過程を**IV型アレルギー**とよぶ．IV型は抗体が介在しない**細胞性免疫**の過程である．IV型では炎症は周囲の組織に及んで長期化し，**肉芽腫**（炎症細胞の集塊）が形成され瘢痕（組織障害後の線維化）や空洞が生じる．**結核，ツベルクリン反応**，接触性皮膚炎，重症の薬剤性皮膚炎はIV型の機序で発症する．

23・1・3 アレルギー疾患の特徴

a. アレルギー疾患の部位と広がり　アレルギー疾患は飛散するスギ花粉，室内塵に含まれるダニ抗原などの外来（環境）抗原によって起こる過剰な免疫反応であり，多くの疾患でIgE（I型アレルギー）が関与する．症状が起こる部位は，皮膚（アトピー性皮膚炎），鼻粘膜・結膜（アレルギー性鼻炎・結膜炎），呼吸器（気管支喘息），消化管（食物アレルギー）などいずれも直接に外界と接する部位であり，環境抗原はこれらの侵入門戸を通して感作され，症状を起こす．

ただし，**薬剤アレルギー，食物アレルギー，ハチ刺傷**では症状は局所にとどまらず，広範な臓器，粘膜，皮膚に波及することを理解する必要がある（§23・1・5d 食物アレルギーの項参照．）．これらはさらに，**アナフィラキシー**とよばれる，**全身に波及し生命に危険が及ぶ状態**に進展することがある．アナフィラキシーではヒスタミンやロイコトリエン，PAF（血小板活性化因子）などのケミカルメディエーターが急速に産生されて，喉頭浮腫や気管支喘息による呼吸困難，痒みを伴うじんま疹，下痢や腹痛など食物アレルギーの症状が生じ，さらに血管から血漿成分が漏れだして低血圧，ショック，意識障害が生じ死に至る可能性がある．

アレルギー疾患の治療・予防の原則は，**原因抗原（アレルゲン）を避けること**，である．詳細な病歴聴取を行い，補助的に検査（試験管内検査，患者の生体を対象とするアレルゲン負荷試験，後述）を行って環境中の原因アレルゲンを同定し，曝露を避ける方策を検討する．しかし，時にこれらの環境因子が避けがたい場合や，要因が食物である場合は食物除去による成長障害が懸念されるなど，抗原の除去が必ずしも容易でないことがあり個別化された方策が必要となる．さらに，病態に応じて適切な薬剤が使用される．

食物アレルギーの症状が強い患児や，養蜂業者などですでに一度ハチ刺傷を受

けた人は，抗原に再度接するとアナフィラキシーを発症する危険があり，常時**エピネフリン自己注射シリンジ（エピペン®）**を携帯して，食物アレルギーでは症状の初期に，ハチ刺傷では刺傷したら即座に筋肉内に自己注射を行う．エピネフリン（アドレナリン）はαアドレナリン受容体に作用して皮膚血管を収縮し血圧を上昇させ，βアドレナリン受容体に作用して気管支を拡張し，臓器血流を保つ．薬剤アレルギーを発症した場合は医療記録に明示し再度の投与を避ける．X線検査などで用いられる**造影剤**はIgE産生を経ずに直接マスト細胞を活性化しケミカルメディエーターを遊離させアナフィラキシーを生じる可能性があり，**仮性アレルギー**とよばれることがある．造影剤を用いた検査に際しては，被検者に情報を十分に提供したうえで検査の同意を得（インフォームドコンセント），同意書を作成し，細心の注意をはらって薬剤を使用する．

b．アレルギーの遺伝　アレルギー疾患は明らかなメンデル型の遺伝形式に従わないが，家族内での集積性や，アトピー性皮膚炎などでは二卵性双生児と比較して一卵性双生児の発症が一致しやすいことから遺伝性は明らかであり，他のcommon disease（高血圧など頻度の多い疾患）と同様，**多因子遺伝**に従うと考えられる．

1990年代から個々の遺伝子の疾患への関与が検討されるようになり，特定の遺伝子に注目する候補遺伝子解析，全ゲノム関連研究が進行し，アレルギー性疾患に関連する遺伝子が複数同定された．これまでに，IgE産生を促進する**Th2型サイトカイン**（IL-4，IL-13など），抗原提示にかかわる**MHCクラスII分子**などアトピー素因に関連する遺伝子，**IgE受容体α鎖**，膜脂質（セラミド）代謝を調節するタンパク質などアレルギー病態にかかわる分子の遺伝子の個人差（**遺伝子多型**）が疾患の発症とかかわることが明らかにされた．しかし，これらの遺伝子の関与は単独では限られたものであり，発症リスクは1.3倍程度に留まる．したがって，複数の遺伝子が共同して疾患の感受性に関与する，**多因子遺伝**の遺伝形式に従うと考えられる．

近年，**フィラグリン遺伝子**異常が**アトピー性皮膚炎**の発症に強く関連することが示され注目を集めている．フィラグリンは免疫に直接関係する分子ではなく，**皮膚角質のバリア機能**，水分保持に必須のタンパク質であり，皮膚にのみ発現して，アレルゲンや病原微生物が表皮を介して侵入することを防いでいる．フィラグリンの機能が障害されると，さまざまなアレルゲンが容易に表皮から侵入し，経皮的に感作が起こる．疾患遺伝子をもつ集団の発症リスクは3〜10程度ときわめて高く，アトピー性皮膚炎症例の1/4にフィラグリン遺伝子異常が見つかり，頻度の多い疾患（common disease）の原因遺伝子としては，フィラグリン遺伝子異常の寄与は例外的に大きい．

フィラグリンは皮膚にしか発現していないのにもかかわらず，その遺伝子異常は気管支喘息，アレルギー性鼻炎，食物アレルギーなど，皮膚以外に発症するアレルギー性疾患にも関連している．この観察から，本来は抑制的な感作が成立する気道や消化管から侵入するアレルゲンが，バリア機能を失った皮膚から容易に侵入して**強い経皮的感作**を生じ，多くの臓器のアレルギー性疾患に波及すること

多因子遺伝：多くの遺伝子の効果が重なって疾患の発症しやすさが生じる遺伝現象．

候補遺伝子解析：ある遺伝子の遺伝子配列を，疾患群，非疾患群で比較する方法．

全ゲノム関連研究（GWAS: genome-wide association study）：ゲノム上の数十万箇所に散在する**一塩基多型**（**SNP**：個々人で高頻度に違いがみられるゲノム塩基）のすべてを疾患群，非疾患群で比較し，頻度の異なるSNPから近傍の疾患遺伝子に到達する方法．

が想定されている．腸管は感作が起こりにくい免疫システムをもち，食物や腸管の常在菌（正常細菌叢）に対する強い免疫反応は起こらない（**経口免疫寛容**）．しかし，食物の抗原が皮膚バリアの弱い部分から侵入すると**強い経皮的感作**を起こし，食物アレルギーの原因となる可能性がある．従来，アトピー性皮膚炎を発症した乳幼児は食物アレルギーを合併しやすく，学童期以後に気管支喘息，花粉症に移行することが観察され，**アレルギーマーチ**とよばれていた．多彩な病状を示すアレルギーマーチにもバリア機能を失った皮膚からの経皮的感作のメカニズムが関係している可能性がある．

23・1・4 アレルギー疾患の検査

アレルギー疾患の検査は，① **試験管内検査**，② **アレルゲン負荷試験**に分けられる．負荷試験はアレルゲンを同定するうえで必要なことがあるが，危険を伴うため専門家が施設基準を満たした医療機関で行う必要がある．

a. 試験管内検査　血液中の**好酸球増多**，鼻汁の好酸球はアレルギー疾患，アレルギー鼻炎の診断に有用である．**血清総 IgE** の増加は多くのアレルギー性疾患でみられる．さらに，スギ花粉をはじめさまざまな花粉，ダニ抗原，食品抗原およびその成分＊など，それぞれのアレルゲンに対する**抗原特異的 IgE** 抗体を **RAST 法**で測定することができる．抗原特異的 IgE 抗体は原因アレルゲンを強く示唆するので，診断に役立つが，陽性のアレルゲンがすべて病因にかかわるわけではないことに注意する．

b. アレルゲン負荷試験　アレルゲンの希釈液を用いた**皮膚テスト（プリックテストや皮内テスト**）を行い，**I 型アレルギー**が想定される場合は 30 分以内に膨疹（じんま疹様の淡黄色の腫れ）を観察する．**IV 型アレルギー**（ツベルクリン反応など遅延型過敏症）では皮内テストを行い 24〜48 時間後に紅斑（紅色の皮疹），硬結を観察する．食物アレルギーの診断，治療効果・食事開始の判断には**食物除去試験，食物負荷試験**が必要なことがある＊．人体を対象とするこれらの負荷試験はいずれもアナフィラキシーショックを誘発する危険があり，必要性（適応）を吟味し，慎重に行う．

23・1・5 さまざまなアレルギー疾患

a. アレルギー性鼻炎，アレルギー性結膜炎

概念・症状　アレルギー性鼻炎は鼻粘膜に起こる **I 型アレルギー**であり，アレルゲンに接すると発作性，反復性のくしゃみ，水性の鼻汁，鼻粘膜腫脹による鼻閉が起こる．**通年性アレルギー性鼻炎**と**季節性アレルギー性鼻炎**に大別され，通年性では**ハウスダスト**（室内塵）に含まれる**ダニ抗原**が主要なアレルゲンとなる．季節性のアレルギー性鼻炎，すなわち**花粉症**は**スギ花粉**をはじめさまざまな花粉がアレルゲンとなり，原因となる花粉は季節によって変わっていく（表 23・2）．アレルギー性鼻炎の罹患率は 40 ％に達しており（2008 年の調査による），ことにわが国では広範囲なスギの植樹に起因するスギ花粉症が圧倒的に多く，社会的な問題となっている．

アレルゲン負荷試験: 人体にアレルゲンを何らかの方法で投与し，反応を観察する検査手法．

＊ "§23・1・5 d 食物アレルギー"の項参照．

RAST: radioallergosorbent test

通年性のアレルギー性鼻炎は，**アトピー性皮膚炎，気管支喘息**を合併することが多い．アトピー性皮膚炎（一部にフィラグリンの異常を含む）があると，ダニ抗原など通常気道粘膜で感作が起こる抗原が，皮膚を経由して容易に侵入し，強い感作が成立して気管支喘息など他のアレルギー疾患の原因となることはすでに述べた．

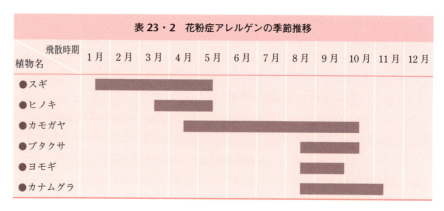

表 23・2　花粉症アレルゲンの季節推移

通年性・季節性のアレルギー性鼻炎はいずれもアレルギー性結膜炎と合併しやすい．アレルギー性結膜炎の病態生理はアレルギー性鼻炎と同様であり，ケミカルメディエーターによる知覚神経刺激，自律神経反射による涙液分泌，血管拡張や透過性亢進が生じ，目のかゆみ，流涙，結膜充血，眼瞼浮腫が起こる．

病態生理　I 型アレルギーによる局所の反応は多くのアレルギー疾患に共通している．アレルギー性鼻炎を例にとって，I 型アレルギーの病態生理を詳しく説明する．

遺伝的素因がありアレルゲンに繰返し接すると免疫反応は **Th2 型免疫応答**に偏り，**抗原特異的 IgE** が多量に産生され感作が成立する（図 23・2 右側参照）．IgE は鼻粘膜**マスト細胞**に高親和性 IgE 受容体を介して結合し抗原の侵入を待ち受け，**I 型アレルギー**が準備された状況となる（図 23・4，Th2 環境・マスト細胞の IgE 感作）．

室内塵に含まれるダニ抗原や春先に飛散するスギ花粉は容易に鼻粘膜に到達し，IgE 受容体を細胞膜上で架橋すると細胞内にシグナルが伝達される．その結果，顆粒に蓄えられた**ヒスタミン**，**セロトニン**が放出され，さらに**ロイコトリエン（LT）**，**トロンボキサン**，**プロスタグランジン D_2**（PGD_2）などの脂溶性伝達物質（**アラキドン酸代謝物**，**エイコサノイド**ともよばれる），ブラジキニンなどキニン類が産生される．これらの**ケミカルメディエーター**は I 型アレルギーの**即時相反応**を形成する（図 23・4，即時相反応）．知覚神経を刺激してくしゃみ反応を起こし，血管拡張，血液成分の漏出を生じて鼻汁，鼻閉を起こす．さらに血管内から大量の好酸球を動員する（好酸球性炎症）．

I 型アレルギーの即時相はいったん鎮静するが，数時間を経てより強く持続の長い**遅発相反応**が続いて起こる．遅発相では，マスト細胞に加え，粘膜上皮細胞や組織中に浸潤したさまざまな炎症細胞から，ケミカルメディエーターに加えて **Th2 型サイトカイン**（IL-4，13，TSLP）や**ケモカイン**（TARC など）が産生さ

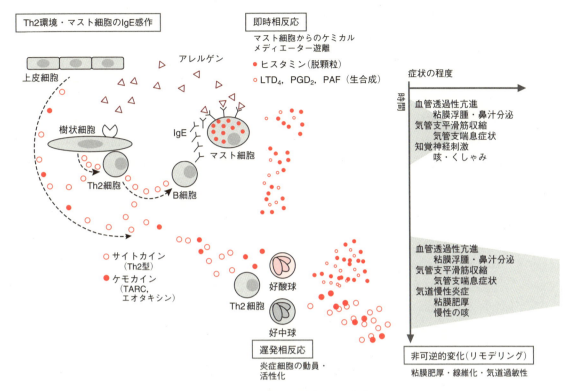

図 23・4 アレルギー性鼻炎の病態生理

れて，炎症細胞の動員や粘膜腫脹が再び起こり，鼻炎症状は強く長時間にわたって続く．Th2 型サイトカイン産生のために **Th2 型免疫応答の増強**，**IgE 産生**は増加し，**悪循環**が起こる（図 23・4，遅発相反応）．炎症が長期間にわたると線維芽細胞など組織修復のための細胞が侵入し，組織の**線維化**が起こり，本来の組織の柔軟性が失われ固い線維化組織に置き換わっていく．この非可逆的な（もとに戻らない）過程を**リモデリング**とよぶ（図 23・4，非可逆的変化）．

診断 特有の症状，季節性，他のアレルギー疾患の合併・既往，家族歴，などからアレルギー性鼻炎を疑う．血液検査で，血中好酸球の増加，**総 IgE 値の上昇**，**アレルゲン特異的 IgE** の検出（**RAST 法**），鼻汁の**好酸球**増多の検出を行う．抗原を用いた**皮膚テスト**（プリックテスト，スクラッチテスト），吸入誘発試験が行われることもある．

治療 **抗原の回避**のために，ダニ抗原が存在する寝具，カーペット類の清掃，花粉の回避（マスク，眼鏡，着替え，花粉飛散予報の活用）を心がける．症状を緩和するために，**ヒスタミン H_1 受容体拮抗薬**，**抗アレルギー薬**（ケミカルメディエーター遊離阻害薬），**ロイコトリエン受容体拮抗薬**，トロンボキサン（プロスタグランジンの一種）受容体拮抗薬が使用される．局所療法として，**抗アレルギー薬（点鼻・点眼）**，**鼻噴霧用ステロイド薬**，ステロイド点眼薬が使用される．

アレルギー性鼻炎，ことにスギ花粉症に対して，少量の抗原を舌下に含ませる**舌下免疫療法**が注目されている．粘膜免疫のメカニズムによって Treg など抑制

性T細胞応答を誘導して（あるいはTh1免疫応答，IgG4阻害抗体を誘導して）Th2型免疫応答への偏りを是正して症状を緩和する可能性がある．

b. 気管支喘息

概念・症状　気管支喘息は，発作時に気道が狭くなり，**呼気時の喘鳴**（ヒューヒュー・ゼーゼーという空気の通過音），呼吸困難が起こる疾患である．治療に応じて，あるいは自然に回復し，発作の間欠期にはほぼ正常な呼吸状態が保たれることが多い．しかし，まれに呼吸不全のために死に至る例がある．

気管支喘息はほとんどが**アトピー性素因**を伴い，小児喘息の90％，成人喘息の70％で**IgE**の高値が認められる．小児期に発症するアトピー型喘息が最も代表的であり，アトピー性皮膚炎を合併することが多い．一部は年とともに軽快するが，成人になっても症状が持続する例も少なくない．アトピー素因に加え運動時に症状が出現する**運動誘発性喘息**があり，学童期以降に多い．アトピー性素因を伴わない非アトピー性喘息も少数ながら存在し，成人発症例に多くみられる．気管支喘息の有病率は増加傾向にある．有病率は，小児期から学童期では10％台，成人で5〜10％と推定される．

アトピー性喘息の原因アレルゲンとして**ハウスダスト**（室内塵）に含まれる**ダニ抗原**が最も頻度が高く重要である．他に真菌（カビ），ペットの毛，花粉などが原因となる．職業性喘息として分類される一群では，木材の粉塵，実験動物の皮膚のくず，化学物質など，通常は接しないアレルゲンに繰返し接触し発症する．アスピリンなど非ステロイド系抗炎症薬（シクロオキシゲナーゼ阻害剤）を服用すると強い喘息発作を生じる**アスピリン喘息**という病態があり，成人発症例が多く，重症な発作を起こしやすい．

病態生理　気管支喘息の病態生理は，図23・4で示したアレルギー性鼻炎の病態と共通する部分が多い．Th2型応答によるアレルゲン特異的なIgE産生，IgE感作されたマスト細胞からのケミカルメディエーター遊離が起こる．ブラジキニンは咳反射を起こし，ロイコトリエンなどエイコサノイドやヒスタミンは気管支平滑筋の収縮を起こして気道の狭窄，呼吸困難が生じる．即時相はいったん軽快するが，数時間後に遅発相が続き呼吸困難は悪化する．喘息では気管支平滑筋が収縮しやすい性質に変わっており，この状態を気道過敏性とよぶ．炎症を繰返して気管支粘膜組織のリモデリング（線維化，粘液産生細胞＝杯細胞の増加）が生じると気道の狭窄はもとに戻りにくくなり，粘性の痰が増え，発作の回数は増加し，間欠期にも症状が残るようになる．

診断　喘鳴，呼吸困難が発作性に起こり，間欠期に正常化することから気管支喘息が疑われる．これらの症状は他の疾患，たとえば，心不全や肺炎などでも起こるので，これらを除外する．**血液中好酸球**増加，**総IgE**の上昇，ダニ抗原など**アレルゲン特異的IgE**（RAST法で測定）の上昇，**喀痰中好酸球**は診断に有用である．

気道の閉塞の有無，程度を調べるために**呼吸機能検査**を行う．気道が狭くなると，息を吐くとき（**呼気時**）に胸腔内圧が上がり気管支が押しつぶされて狭くなり，**呼気が延長**する．そのため1秒で吐ける量（**1秒量，1秒率**）が**減少**する．

1秒率減少は診断のよい指標となる．気管支平滑筋を弛緩させるβ_2刺激薬の吸入で1秒率が改善すれば，診断に役立つ．携行できる**ピークフローメーター**を用いて日常的に呼気の速度をモニターする方法が普及し，症状が出現する前に喘息の悪化を知り，発作を防ぐことができるようになった．

治療 他のアレルギー疾患と同様，**抗原を避ける**ことが重要である．室内塵（ダニ抗原），カビ（真菌）を除去する，ペットとの接触を避ける，職業性喘息では遮断性の強いマスクを着用する，などの配慮を行う．カビによる場合は，アレルギー性気管支肺アスペルギルス症，夏型過敏性肺臓炎（トリコスポロン症）など，喘息症状を伴うより重症の呼吸器疾患が生じている可能性があり，注意を要する．

気管支喘息治療のゴールは通常の生活で呼吸困難がまったく生じない状態を保つことである．吸入ステロイド薬，長時間作動性のβアドレナリン受容体作動薬，ロイコトリエン受容体拮抗薬はコントローラーとよばれ，症状がない状態を保つために用いられる．喘息症状・発作が生じた場合は，短時間作動性のβアドレナリン受容体作動薬，テオフィリン製剤，重症時は経口ステロイド薬を用いて発作を抑える．これらの薬剤をリリーバーとよぶ．重症でコントロールが困難な症例には，生物製剤（抗体製剤）である抗IgE単クローン抗体（オマリズマブ）が使用される．現在Th2型サイトカイン，TSLPに対する単クローン抗体の効果が検討されている．これらの生物製剤はIgE，サイトカインと直接に結合して機能を抑制し，体内から除去する作用がある．

c. アトピー性皮膚炎

概念・症状 **アトピー性皮膚炎**では，痒みと炎症を伴う**湿疹**が**慢性・反復性**に生じる．多くの症例で**アトピー素因**（IgEの高値，他のアレルギー性疾患の合併あるいは家族歴）を伴う．有病率は，乳幼児から学童で10〜15％，成人で5〜10％とされ，頻度の高い疾患である．炎症の起きた**皮膚**はバリア機能が低下し，さまざまな**アレルゲンや微生物**が侵入して症状が悪化する．疾患の1/4にフィラグリン（皮膚の保湿，バリア機能維持に働くタンパク質）の遺伝子異常が認められることから，バリア機能の低下は疾患の結果ではなく，原因となる可能性がある．

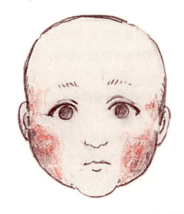

図23・5　アトピー性皮膚炎（乳児顔面）の模式図　頬部，口周囲，眼周囲に広がる紅斑，湿潤局面を示す．

皮膚症状は多彩で（図23・5），急性期，慢性期の皮疹が混在し，急性期には皮膚は赤くなり（**紅斑**），小さな多数の隆起が生じて体液が染み出し（漿液性丘

疹），皮膚がむけ（びらん），皮屑がポロポロと落ちて（鱗屑），かさぶた（痂皮）をつくる．慢性に経過すると皮膚は滑らかさを失い厚く，硬くなる（苔癬化）．乳幼児期に発症する例が多く，顔面，ことに額や目の周り，口の周りにこれらの皮疹が生じやすい．年齢とともに頭部，頸部，関節の擦れる部分，上半身に広がることが多い．

　原因アレルゲンとして，**ハウスダスト（室内塵）**中のダニアレルゲン，**食物アレルゲン**（卵，牛乳，小麦など）が重要である．花粉（ブタクサ，カモガヤなど），カビ（真菌），ペットの毛・皮膚のくずも原因となる．乳幼児のアトピー性皮膚炎は食物アレルギーを合併しやすく，食物アレルゲンが皮膚を通して（経皮的に）感作され，原因食物を経口摂取するとアトピー性皮膚炎が悪化し，腹痛，下痢など食物アレルギーの症状を伴う．

　アトピー性皮膚炎では痒みのためにどうしても皮膚を掻くこととなり，バリア機能はさらに低下し，悪循環が生じる．**皮膚感染症**，たとえば，ブドウ球菌（伝染性膿痂疹），単純ヘルペスウイルスの皮膚感染（カポジ水痘様発疹症）が起こりやすい．痒みのために目の周囲を叩打し白内障を併発することがある．

　病態生理　疾患を起こす素因として，皮膚角質の保水機能の低下（ドライスキン）およびバリア機能の低下があり，一部は上述したフィラグリンの遺伝子異常を伴う．さらに，IgE 産生を起こしやすい遺伝的素因（アトピー素因），ダニなど環境因子が重視される．アレルゲンが皮膚から侵入し皮膚の樹状細胞（ランゲルハンス細胞）を起点とする **Th2 型免疫応答**，**Th2 サイトカイン**（**IL-4**, IL-13, TSLP）産生，B 細胞系列からの IgE 産生増加が起こり，マスト細胞からのケミカルメディエーター遊離が生じるのは他のアレルギー疾患と同様である（図23・4参照）．悪化時には Th2 ケモカインの TARC が表皮の角化細胞から産生されて急激に上昇するので，アトピー性皮膚炎の活動性を評価するよい指標となる．アトピー性皮膚炎は Th2 応答を主体とする疾患だが，IFN-γ，TNF など Th1 サイトカインの関与，IV 型アレルギーの関与があり，組織破壊や皮膚炎慢性化の原因となるなど，病態は複雑であることがわかってきた．

　診断　特有の性状，分布をもつ皮疹が慢性・反復性に生じることから診断する．血清中**総 IgE 高値**，ダニ抗原など**抗原特異的 IgE 高値**，血中**好酸球増多**は診断に有用である．TARC 上昇は疾患活動性の指標となる．アレルゲンを確定するために，アレルゲンを用いた**皮膚テスト**（プリックテストなど）を行うことがある．

　治療　アレルゲンの回避，**スキンケア**（皮膚を清潔に保ち，保湿を行う），**薬物療法**を行う．スキンケアは経皮感作，感染を避けるために重要である．皮膚を掻かない指導を行い，指に装具をつける．食物アレルギーや花粉症など，他のアレルギー疾患の原因アレルゲンがアトピー性皮膚炎の悪化因子となることがあり，これらへの接触を避ける必要がある．悪化因子として感染，物理的刺激（衣服，タオル生地など），汗，ストレスなどがあり適切に対処する．

　薬物療法として，**ステロイド外用薬**，**タクロリムス外用薬**（カルシニューリン阻害薬，免疫抑制薬）が用いられ，きわめて有効である．補助的に抗アレルギー

TARC: thymus and activation-regulated chemokine

薬，抗ヒスタミン薬の内服が用いられる．アトピー性皮膚炎は**多彩なアレルゲンの侵入門戸**となりうるので，他のアレルギー疾患の発症や**アレルギーマーチを予防**するためにも適切なスキンケア，薬物療法を行う必要がある．さらに，アトピー性皮膚炎は長期にわたる疾患であり，良い医師・患者関係を構築し，中断せずに治療を継続する（アドヒアランス）ことが重要である．

d. 食物アレルギー

概念・症状 食物アレルギーは，**食物に含まれる抗原（アレルゲン）に対するI型アレルギー反応**が消化管にとどまらず，**皮膚，消化管，呼吸器，循環器系**など広範な部位にさまざまな症状をひき起こすことをいう．時にアナフィラキシーショックに進展する．（表23・3）．また抗原が侵入する経路も消化管だけではなく，皮膚，鼻粘膜などさまざまな経路から食物アレルゲン，あるいは花粉など食物と交差反応を示すアレルゲンが侵入して，感作が成立する．感作が成立し，アレルゲンを含む食物を食べると症状が出現する．

表23・3 食物アレルギーによる全身症状

	症 状・所 見
皮膚・粘膜	口唇の腫れ（血管性浮腫），じんま疹，湿疹，紅斑，痒み，鼻汁，鼻閉，結膜充血
呼吸器	口腔・咽頭のムズムズ感，上気道の閉塞，気管支喘息症状
消化器	腹痛，下痢，吐き気・嘔吐
循環系	四肢冷感，血圧低下，ショック症状
その他	不安感，意識障害（血圧低下）

食物アレルギーの病型は年齢とともに変わっていく（表23・4）．乳児期では**アトピー性皮膚炎に合併**する病型が最も多く，**卵・牛乳・小麦**がおもな原因食物となり，経口摂取すると湿疹が悪化する．食直後に以下に説明する即時型の症状が出現することがある．年齢とともに軽快しやすい．

即時型の食物アレルギー（表23・4）は最もよく知られている病型である．乳児から成人まで広い年齢に発症し，食物摂取後すぐに（2時間以内）じんま疹，口唇の腫れなど皮膚・粘膜症状，喘息など呼吸器症状，腹痛・下痢など消化器症状が出現し，時にアナフィラキシーショックに至ることがある．乳幼児期は，**卵・牛乳・小麦**が主たる原因だが，年齢とともに**甲殻類**（エビ，カニ），**魚類**，**そば**，**落花生**などが増加してくる．卵・牛乳・小麦に起因するものは年齢とともに軽快しやすいが，他のアレルゲンによるものは軽快しにくい．

食物依存性運動誘発アナフィラキシー，**口腔アレルギー症候群**は学童以降に発症する特殊型である．食物依存性運動誘発アナフィラキシーは，特定の食物を食べた後に運動すると即時型の症状が出現し，**50％の症例でアナフィラキシーショック**に至る．原因食物は**小麦**，**甲殻類**が多い．じんま疹，血管浮腫，紅斑などの皮膚・粘膜症状が全身に出現し，喘息など呼吸器症状，ショックが現れる．**口腔アレルギー症候群は花粉症が先行し，共通の抗原性**をもつ食物アレルゲンが

表 23・4　食物アレルギーの病型

病　　型	発症時期	原因食物	発症機構	その他
新生児・乳児の消化管アレルギー	新生児・乳児	牛乳	(IgE非依存性)	年齢とともに軽快しやすい.
乳児アトピー性皮膚炎と食物アレルギーの共存	乳児	卵・牛乳・小麦	IgE・I型アレルギーあるいはIgE非依存性	年齢とともに軽快しやすい.
即時型の食物アレルギー（アナフィラキシー・じんま疹）	乳児〜成人	卵・牛乳・小麦・大豆・落花生・そば・魚類・甲殻類（学童〜成人）	IgE・I型アレルギー	卵・牛乳・小麦・大豆は軽快しやすい.ほかは軽快しにくい.
食物依存性運動誘発アナフィラキシー	学童期〜成人	小麦・甲殻類	IgE・I型アレルギー	軽快しにくい.50％でアナフィラキシーショックがみられる.
口腔アレルギー症候群	学童期〜成人	果物・野菜	IgE・I型アレルギー	軽快しにくい.花粉と果物・野菜の交差反応（共通抗原）

口腔粘膜に接すると，**口腔粘膜，喉の腫れ，痒み**が生じる．シラカバ花粉とリンゴ，モモ，じゃがいも，キウイフルーツ，スギ花粉とトマト，などさまざまな共通抗原性が知られている．

食物アレルギーの有病率は乳児で10％，幼児5％，学童期を過ぎると1〜3％と推定される．乳幼児期に多く，年齢にしたがって軽快する傾向がある．乳幼児期のアレルゲンとして頻度の高い**卵・牛乳・小麦**の3種類を**食物アレルギーの三大アレルゲン**とよぶことがある．

病態生理　本来，腸管では，宿主に組織障害を起こすような強い免疫反応は抑制されている．この腸管特有の免疫システムを**腸管免疫**とよび，達成された抑制状態を**経口免疫寛容**とよんでいる．腸管は400種類以上，総数100兆（10^{14}），重さにして1 kgを超える腸内細菌叢が共生し，さらに異物タンパク質を含む無数の種類の食物が通過するため，経口免疫寛容は不要で有害な免疫応答，アレルギーを防ぐためのシステムである．

食物中のタンパク質は消化酵素の働きで1〜5アミノ酸にまで分解され，通常は抗原とはなりにくいが，タンパク質が消化酵素抵抗性である場合や，腸管粘膜上皮細胞の構築が未熟であると，ある程度の大きさのタンパク質が粘膜内に取込まれ，抗原性を発揮することがある．このような場合，粘膜下の樹状細胞は抗原を提示するとともにTGF-βなど**抑制性のサイトカイン**を産生するので，抗原特異的なTh細胞は**Treg**など**制御性T細胞**に分化し（経口免疫寛容，図23・2参照），さらにB細胞からの**IgA産生**が促される．IgAは分泌鎖を結合して**二量体の分泌型IgA**となり腸管腔内に分泌され，抗原と結合して吸収，過剰な免疫応答を抑制する．また，抗原が細菌であれば，運動性を抑制して粘膜からの侵入を防ぐ．血液中ではIgGがIgAよりも高濃度に存在するが1日の産生量ではIgAが上回っており，腸管免疫にかける生体のコストがうかがえる．

経口免疫寛容が破綻すると，**Th2型免疫応答**が亢進し**IgE**が産生され，**I型ア**

レルギーによる食物アレルギーが生じる．マスト細胞に端を発し，粘膜浮腫，炎症による口腔内の腫れ，腹痛，下痢，気道の喘息症状，皮膚のじんま疹，紅斑，そして血圧低下，アナフィラキシーショックに至る経路は他のアレルギー性疾患と共通している（図23・4参照）．一部の病型ではリンパ球の活性化，細胞性免疫が生じて組織傷害が起こる．

経口免疫寛容が破綻するメカニズムは十分に理解されていないが，抗原の特性（抗原の分解されにくさ），乳児の腸管粘膜構築の未熟さ，アトピー素因を含むさまざまな遺伝的素因，そして腸管を経由しない感作経路の関与，などが考えられている．アレルゲンが腸管以外の経路で感作されると経口免疫寛容の監視から逃れるため，食物アレルゲンに対して強い免疫応答が起こり，IgE 産生が生じる可能性がある．**アトピー性皮膚炎**（フィラグリン遺伝子異常を一部に含む）における**経皮感作**，口腔アレルギー症候群（表23・4）における花粉の鼻粘膜感作などが食物アレルギーの発症や悪化にかかわると考えられる．

[食物アレルゲンの特徴，加工食品のアレルギー表示]　食物アレルゲンのほとんどは**糖タンパク質**である．**卵**では卵白の**オボムコイド**，**牛乳**では脱脂乳画分にある**カゼイン**，**ラクトグロブリン**，**小麦**ではグルテン成分の**グリアジン**が主要な抗原である．口腔アレルギー症候群の花粉と果物の共通抗原性に関してはすでに述べた．

2002 年に食品衛生法が改正され，加工食品中 1 g に**特定原材料 7 品目**（表23・5）が数 μg 以上含まれる場合はすべての流通段階で表示義務が課せられることになった．特定原材料は頻度，重症度から選ばれ，三大原因食物のほか，そば，落花生，エビ，カニが含まれる．特定原材料に準ずる品目として 20 品目が定められ（表23・5），表示義務はないが表示が奨励されている．

表 23・5　食物アレルギー起因物質の表示義務

規定	食品名	症例数など
特定原材料	卵，乳，小麦	症例数が多いもの
	そば，落花生，エビ，カニ	症状が重篤，生命にかかわる可能性があるもの
特定原材料に準ずるもの	アワビ，イカ，イクラ，オレンジ，カシューナッツ，キウイフルーツ，牛肉，クルミ，ゴマ，サケ，サバ，ゼラチン，大豆，鶏肉，バナナ，豚肉，マツタケ，モモ，ヤマイモ，リンゴ	症例数が比較的少ないもの

[診断]　特定の食物を摂取したときに即時型の症状が現れる場合，食物アレルギーを疑う．アトピー性皮膚炎，気管支喘息，花粉症などのアレルギー性疾患の既往，家族歴は診断に有用な情報となる．**食物の摂取と症状発現の状況**の詳細，すなわち，食物の種類，量，調理法，摂取してから発症までの時間，症状の種類，症状の再現性（同じ食品を摂取して症状が出現したか），付帯状況（運動，非ステロイド系抗炎症薬服用など）を詳しく聴取する．乳児の**アトピー性皮膚炎を伴う症例**では，スキンケア・薬剤治療を十分に行っても湿疹が改善しない場合に，積極的に食物アレルギーの合併を疑う．

血中総**IgE値**，**食物アレルゲン特異的IgE値**の上昇，**血中好酸球**増加は診断の助けとなる．簡易的な負荷試験として，**皮膚テスト**（プリックテストなど）が行われる．食物アレルゲン特異的IgE上昇，皮膚テスト陽性は，いずれも感度はよいが特異度が低く，ことに年長になるほど擬陽性が増加する．したがって，これらの検査が陽性であっても単独で診断の根拠としてはならない．安易に食物アレルギーの診断を行うと**不必要な食物制限**を行うことになり，小児の成長に不利益となる．

病歴聴取，検査から疑われる食品を除き症状が改善するかどうかを判定する（**食物除去試験**）．確実な診断根拠となるのは**食物負荷試験**である．原因と考えられる食物を少量から摂取し，症状の出現を観察する．アレルギー症状の誘発を伴う危険な検査であり，施設基準を満たした医療機関でアレルギー専門医が行う．

食物依存性運動誘発アナフィラキシー，口腔アレルギー症候群は特有の症状から疑い，病歴，血液検査（上述），必要に応じて食物負荷試験を行い，診断を確定する．

治療 食物アレルギーに対する確立された薬剤治療はない．**卵・牛乳・小麦**は幼児期までにほとんどが耐性を獲得するので，これらの**摂取を避け**，**代替食品**あるいは**加熱食品**を用いて**栄養を確保**し自然耐性の獲得を待つ．より年長で問題となる**甲殻類**，**落花生**，そばなどは**摂取を避ける**．アトピー性皮膚炎を合併する症例では本症を治療し，皮膚感作が起こらないようにする．現在，経口免疫寛容のメカニズムを利用した，経口免疫療法（減感作療法）が試みられている．

乳児期の食物アレルギーでは，離乳食，固形食への移行時期が問題となることがある．これまでの知見では，特殊な例を除き離乳食を遅らせても食物アレルギー発症を予防する効果はないことが明らかになっている．むしろ，適切な時期に固形食を与えることによって腸管免疫，経口免疫寛容が成熟し食物アレルギーを抑制する可能性が考えられる．また，母乳から微量のアレルゲンが乳児に移行して，食物アレルギーの原因となる可能性が考慮され，母の落花生摂取制限が試みられたが，児の落花生アレルギーを予防することはできなかった．現在では，母が食物摂取を制限しても食物アレルギーを予防する効果はない，と考えられている．ただし，食物アレルギーのアレルゲンが確定し，授乳時に症状が出るなど因果関係が明らかな場合は，母の摂食制限を考慮する．

e．アナフィラキシーショック

概念・症状・病態生理 アナフィラキシーショックはアレルゲンを摂取してから**短時間で全身に過敏反応が広がる**状態で，**重症化**し，**血圧低下**，**意識消失**を伴い，適切な治療を行わないと死に至る可能性がある．不快感，冷や汗など漠然とした症状，じんま疹や唇の腫れ（血管運動性浮腫）などの皮膚症状，口腔内の違和感や腹痛，便意などの消化器症状，上気道狭窄，喘息など呼吸器症状，虚脱感，腰部不快感，意識レベルの低下など血圧低下に伴う症状など，一連の症状が短時間（アレルゲン摂取後10分以内）に出現し，30分ほどで症状は完成する（表23・3 参照）．

アナフィラキシーショックの原因となる疾患として，食物アレルギー，薬剤アレルギー，ハチ刺傷が重要である．まれに花粉や動物の皮膚のくずなど吸入アレ

ルゲンによるもの，ラテックスと果物の共通抗原性による**ラテックス・フルーツ症候群**が問題になる．**造影剤**による過敏反応は厳密には免疫反応を介さないが対応・治療が同じでありアナフィラキシーショックに含める（**仮性アレルギー**）．

アナフィラキシーショックの病態生理は他のアレルギー疾患と共通する．IgEを介するマスト細胞の活性化，ケミカルメディエーター遊離が急速に生じ，粘膜浮腫，血管透過性亢進，炎症細胞の動員が起こり，血管拡張，血漿成分の漏れ出し（血管透過性亢進）が生じて血圧が低下する．

【診断】 病歴や周辺状況から，食物アレルギー，薬剤アレルギー，ハチ刺傷などがあったかを判断する．学校給食，養蜂場作業，病院での投薬や検査などが発症の現場となることがあるので，学校，養蜂場，医療機関では発症の可能性がある人（アナフィラキシーの既往がある人，医師によってその可能性が指摘されている人）の情報を管理し，原因食物，薬剤の投与を確実に避ける方法を確立しておく必要がある．現在，**エピネフリン自己注射シリンジ（エピペン®）**の教職員，保育士，救命救急士の使用が許可されており，医師の指示に従い，上記の症状があれば時を移さずに使用する．早期に救急隊を呼び，初期治療にかかる．

すでに原因となるアレルギー疾患の診断がなされていることも多いが，アナフィラキシーショックが初発の症状である場合は，回復後に詳細な病歴聴取を行い，原因アレルゲンを推定する．IgEおよび抗原特異的IgE検査（RAST法），血中好酸球数は診断の参考になる．皮膚テスト（プリックテスト）を行うことがあるが，誘発試験であり細心の注意を払って行う．

【治療】 エピネフリン自己注射シリンジが処方されている場合は，患者本人あるいは保護者，教職員，保健師が適切にこれを使用する．急性期治療として，血圧，脈拍，酸素飽和度などバイタルサイン，意識レベルをチェックし，気道確保，血管確保を行う．**エピネフリン投与は初期治療として重要である．**多くの場合**大量輸液**を行い，**昇圧薬**，**ステロイドホルモン**，**抗ヒスタミン薬**などを適宜使用する．

重要な用語

IgE	仮性アレルギー	主要組織適合遺伝子複合体（MHC）	ハチ刺傷
IgE受容体	花粉症		B細胞
アスピリン喘息	気管支喘息	食物アレルギー	B細胞受容体
アトピー素因	経口免疫寛容	食物依存性運動誘発アナフィラキシー	ヒスタミン
アトピー性皮膚炎	形質細胞（プラズマ細胞）		皮膚テスト
アナフィラキシーショック		食物除去試験・負荷試験	皮膚バリア
アレルギー疾患	経皮的感作	全身性自己免疫疾患	フィラグリン
アレルギー性鼻炎	ケモカイン	臓器特異的自己免疫疾患	ヘルパーT細胞
アレルゲン	Gell-Coombsのアレルギー分類	ダニ抗原	マクロファージ
遺伝子多型	抗原特異的IgE	卵・牛乳・小麦	マスト細胞
運動誘発性喘息	好酸球	調節性T細胞（Treg）	慢性炎症
液性免疫	サイトカイン	ツベルクリン反応	免疫寛容
エピネフリン自己注射シリンジ（エピペン®）	細胞傷害性T細胞	Th1細胞・Th2細胞	免疫記憶
	細胞性免疫	T細胞	免疫グロブリン
	自然免疫	T細胞受容体	薬剤アレルギー
獲得免疫	樹状細胞	特定原材料7品目	RAST法
		ハウスダスト（室内塵）	

23・2 自己免疫疾患，膠原病

1. 自己免疫寛容が破綻しやすい遺伝的背景に加え，外的要因により自己抗原の量的，質的変化が生じると，免疫系は自己に反応し，自己免疫疾患が発症することがある．
2. 臓器特異的自己免疫疾患（自己免疫性溶血性貧血など）では細胞表面分子に対する自己抗体が産生されⅡ型アレルギーのメカニズムで特定の細胞が傷害される．
3. 全身性自己免疫疾患（全身性エリテマトーデスなど）では細胞の崩壊に伴い放出されるDNA，核タンパク質などに対する自己抗体が産生され，免疫複合体が形成されて，全身の組織に沈着し，Ⅲ型アレルギーを主体とするメカニズムで広汎な臓器の障害が生じる．
4. 全身性エリテマトーデス(SLE)など全身性自己免疫疾患は膠原病ともよばれ，さまざまな臓器が疾患特有の組合わせで障害され，特徴的な自己抗体が産生される．
5. 関節リウマチ，膠原病は症状，所見，検査から総合的に診断される．多項目からなる診断基準(分類基準)が作成され早期に正確な診断を行う努力が続けられている．
6. 関節リウマチは最も頻度の高い自己免疫疾患であり，早期診断を行い，適切に抗リウマチ薬，生物製剤などを用いて関節破壊を防ぐ．
7. 膠原病による重要臓器障害に対しては大量のステロイドホルモン，免疫抑制薬を使用することが多い．易感染性（続発性免疫不全）をはじめとする副作用に注意をはらう．

23・2・1 自己免疫と自己免疫疾患

a. 免疫寛容の破綻と自己免疫疾患の発症　獲得免疫系は膨大な数のT細胞，B細胞受容体レパートリーを備えあらゆる病原微生物に対抗できる全方位の多様性を用意したが，その見返りとして免疫系が自己を攻撃する可能性を引き受けることになった．生体はこの危険を回避するために（自己）**免疫寛容**とよばれるメカニズムを進化させ，**自己に反応するT細胞，B細胞を除去**，あるいは**不活性化**して常に自己免疫を抑制している．細胞の代謝回転によって核酸やタンパク質などは絶えず細胞外に放出されるが，これらは免疫系による認識を免れ過剰な反応は起こらない．しかし，**タンパク質修飾**など質的な変化が生じたり，**大量の細胞崩壊**によって核酸や核タンパク質など**自己抗原が放出**されたりすると免疫系はこれらを非自己と認識して免疫反応が開始されることがある．さらにさまざまな遺伝要因によって免疫寛容が崩れやすいと**自己に対する免疫応答**が顕在化し自己免疫疾患が発症する可能性がある．"自己に反応しない（免疫寛容）"という原則は完全なものではなく，環境要因，遺伝的リスクが作用すると時に破れ，広汎な臓器障害を伴う**自己免疫疾患**の発症に至る．

b. "臓器特異的"自己免疫疾患と"全身性"自己免疫疾患　自己免疫疾患では，自己の成分に対する免疫応答の結果として体の成分であるタンパク質，核酸（DNA），時に脂質などに反応するさまざまな**自己抗体**が産生される．自己抗体産生のパターンは自己免疫疾患によって異なり診断に大変役に立つ．

特定の**細胞表面分子**を標的とする自己免疫疾患を**臓器特異的自己免疫疾患**とよび表23・6のような種類がある．**自己抗体**は細胞表面の抗原に特異的に結合し**Ⅱ型アレルギー**（図23・3参照）のメカニズムで細胞を傷害する．たとえば，自己

> **細胞の代謝回転**: 体細胞が日々死滅して新たな細胞に入れ替わること．

免疫性溶血性貧血では赤血球膜抗原に対する自己抗体が産生され，赤血球を細胞外から攻撃して貧血を起こす．同様に，血小板表面タンパク質に対する自己抗体は血小板減少，出血傾向を起こし（特発性血小板減少性紫斑病），神経筋接合部のニコチン性アセチルコリン受容体に対する自己抗体は神経シナプス伝達を遮断して筋力の低下をきたす（重症筋無力症）．これらの疾患は原則として特定の臓器（細胞）を標的とするが，**自己免疫性溶血性貧血**のように全身性自己免疫疾患（全身性エリテマトーデスなど）の部分症状として現れることもある．

表 23・6 臓器特異的自己免疫疾患（抜粋）

標的臓器	疾　患	標的細胞/自己抗体	発症機構/疾患	Gell-Coombs のアレルギー分類
神経・筋	重症筋無力症	神経筋接合部/抗アセチルコリン受容体抗体	神経シナプス伝達の障害/筋力低下，眼瞼下垂	II 型
血　液	自己免疫性溶血性貧血	赤血球/抗赤血球抗体	脾臓などで貪食/貧血	II 型
血　液	特発性血小板減少性紫斑病	血小板/抗血小板抗体	脾臓などで貪食/血小板減少，出血性素因	II 型
甲状腺	バセドウ病	甲状腺濾胞細胞/抗TSH受容体（刺激）抗体	TSH受容体を刺激/甲状腺機能亢進症	II 型（刺激抗体）
膵　臓	1型糖尿病	ランゲルハンス島β細胞/細胞傷害性T細胞†	T細胞によるβ細胞破壊/インスリン依存性糖尿病	IV 型

† 1型糖尿病では抗グルタミン酸デカルボキシラーゼ（GAD）抗体が陽性となり，病因的な意義は少ないがβ細胞の傷害を反映する．

臓器障害が全身に広がる自己免疫疾患を**全身性自己免疫疾患**とよび表23・7に示す疾患が含まれる．全身性自己免疫疾患では細胞の代謝回転で放出される核酸，核タンパク質，細胞質タンパク質など**細胞内分子**に対する**自己抗体**が産生される．たとえば，**全身性エリテマトーデス**では**抗DNA抗体**が産生され疾患を特徴づける．抗DNA抗体は直接に細胞を傷害することはないが，放出されるDNAと特異的に結合して巨大な**免疫複合体**を形成する．免疫複合体はFc部分を介して全身の組織，血管に非特異的に結合し，**III型アレルギー**（図23・3参照）のメカニズムで炎症，組織傷害を起こす．全身性エリテマトーデスでは系統的な**免疫複合体の沈着**によって，糸球体腎炎（図23・6），蝶形紅斑などの皮疹（図23・7参照），中枢神経障害，肺胞出血など臓器にわたる多彩な病像が現れる．

全身性自己免疫疾患で認められる多彩な自己抗体のすべてが組織障害にかかわるわけではない．たとえば，**リウマチ因子**はそれ自身が関節リウマチの進行にかかわることはない．全身性エリテマトーデスに特徴的な抗核タンパク質抗体（Sm抗体，RNP抗体など）も疾患を特徴づけるが，病勢を鋭敏には反映せず，組織障害とのかかわりも少ない．

c. 全身性自己免疫疾患の病像と診断　代表的な全身性自己免疫疾患を表23・7に示した．

全身性自己免疫疾患の**組織障害**は**関節，皮膚，腎臓，肺，中枢神経**など**多臓器**に及ぶ．症状は多彩であり，疾患の垣根が必ずしも明らかでなく，さらに発症時

リウマチ因子: 変性した自己IgGを抗原とする自己抗体．IgM抗体が主．

表 23・7　おもな全身性自己免疫疾患

疾　患	障害が起こる臓器	臓器病変
関節リウマチ（RA）	関節，時に肺，血管	関節炎が主体，時に間質性肺炎，血管炎
全身性エリテマトーデス（SLE）	皮膚，腎，中枢神経，血球系，肺，関節	蝶形紅斑，糸球体腎炎，中枢神経障害，溶血性貧血，肺胞出血，関節炎
全身性硬化症（Ssc）	皮膚，肺，腎，消化管	皮膚硬化，間質性肺炎，腎性高血圧，食道拡張
多発性筋炎・皮膚筋炎（DM/PM）	骨格筋，心筋，皮膚，肺（皮膚筋炎），悪性腫瘍の合併	筋炎，筋力低下，皮疹，間質性肺炎，悪性腫瘍の合併
シェーグレン症候群	唾液腺，涙腺，時に膵臓，腎臓	口腔・眼乾燥症，角膜潰瘍，間質性腎炎，尿細管性アシドーシス
血管炎（疾患群）	小血管から筋系血管，大動脈まで（疾患によって障害される動脈のサイズが異なる）	末梢神経炎（知覚・運動傷害），糸球体腎炎，間質性肺炎，消化管の梗塞など多彩

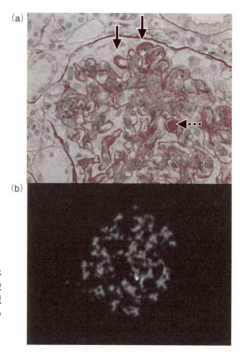

図 23・6　免疫複合体の腎糸球体への沈着　(a) 光学顕微鏡像（PAS 染色）．◀：基底膜の肥厚（ワイヤーループ病変）を認める．◀⋯：微小血栓を認める．(b) 蛍光顕微鏡像．

にすべての症状や所見が揃うわけではない．早期に正確な診断を行い，最も適した治療を行うために，疾患ごとに多項目からなる**診断基準（分類基準）**が作成されている．診断基準（分類基準）は見落としを少なく（感度を高く），正常（や他の疾患）を誤って診断することなく（特異度を高く），早期に診断を行うことを目的としている．一例として 1987 年の関節リウマチの診断基準（表 23・8），全身性エリテマトーデスの分類基準（表 23・9）を示す．関節リウマチの診断基準は感度（91〜94 %），特異度（89 %）は一定の水準にあるが，進行期の所見である骨変化が含まれるため早期診断には不向きであった．2010 年に新たな分類

表 23・8 関節リウマチの診断基準

(a) 関節リウマチの診断基準(1987年)

1. 朝のこわばり(1時間以上)
2. 3箇所以上の関節に炎症性腫脹
3. 手首,手指近位の2関節のいずれかに炎症性腫脹
4. 左右対称の関節領域に炎症性腫脹
5. 皮下結節(リウマトイド結節)の存在
6. 血液検査でリウマトイド因子が陽性
7. X線検査で手の関節に骨変化あり

4項目以上に当てはまる場合に関節リウマチと診断される.

(b) 関節リウマチの分類基準(2010年)の概略

1. 腫脹・疼痛を認める関節部位,数を点数化(0-5点)
2. リウマチ因子,抗シトルリン化ペプチド抗体の出現の有無,抗体価を点数化(0-3点)
3. 滑膜炎の持続期間が6週を超えるか(0-1点)
4. 炎症反応(CRPと血液沈降速度)が陽性か(0-1点)
5. 他の疾患を除外する

他疾患を除外でき,加算した点数が6点を超える場合に関節リウマチと診断される.

表 23・9 全身性エリテマトーデスの分類基準(1987年)

皮膚粘膜病変	1	蝶形紅斑
	2	円板状皮疹
	3	日光過敏
	4	口腔潰瘍
関節病変	5	関節炎
漿膜炎	6	胸膜炎,心膜炎
腎障害	7	尿タンパクなど腎障害の検査
中枢神経障害	8	痙攣,精神症状
血液検査異常	9	貧血,白血球減少,リンパ球減少,血小板減少
免疫検査異常	10	抗DNA抗体,抗Sm抗体,抗リン脂質抗体
	11	抗核抗体

経過中に4項目が認められれば全身性エリテマトーデスと診断される.4項目が同時に出現する必要はない.

基準が作成され,早期に的確な診断が行えるか,検証が続けられている.

d. 膠原病あるいはリウマチ性疾患 全身性自己免疫疾患は**膠原病**ともよばれる.病理組織像が共通に膠原線維(コラーゲン線維)のフィブリノイド変性(タンパク質変性)を示すことから,1940年代に膠原病という疾患概念が提唱された.膠原線維変性は炎症の結果であり病因とはかけ離れたものだが,膠原病という名称は今も広く使用される.膠原線維を含む細胞外の支持組織は**結合組織**,あるいは**間質**ともよばれ*,膠原病は**結合組織病**ともいわれる.膠原病で最も問

* 臓器の細胞集団は間質に対して実質とよぶ.

題となる肺の病変は**間質性肺炎**であるが，間質性肺炎では気管支肺胞上皮（実質）の間隙にある結合組織，血管に炎症を生じる．

代表的な自己免疫疾患を表 23・7 に示してある．**関節リウマチ**は間質性肺炎など臓器病変を伴うことがあり全身性自己免疫疾患に分類されるが，主たる病変が関節にあり膠原病とは普通よばれない．一方，膠原病はしばしば関節の炎症（**関節炎**）を伴うので，関節リウマチと膠原病をあわせて**リウマチ性疾患**とよぶことがある*．リウマチ性疾患では関節をはじめとする運動器の機能が低下し，歩行や食事，排泄などの日常動作の活動性（**ADL**）の維持が問題となることが多い．ほかに皮膚，筋，腎，肺，中枢神経などが障害されやすく，特有の皮疹，筋炎，間質性肺炎，糸球体腎炎，髄膜炎や中枢神経機能障害などの臓器傷害がいろいろな組合わせで現れる．

e. 膠原病発症にかかわる Ⅲ 型アレルギーおよび Ⅱ，Ⅳ 型アレルギーの関与

膠原病では免疫複合体沈着による Ⅲ 型アレルギーが主要な役割を果たす．血中免疫複合体の増加，皮膚や腎糸球体へ免疫複合体成分（IgG や補体成分）の沈着（図 23・6 参照）を証明することは診断に重要である．

免疫複合体沈着とは別に，膠原病では血管壁や周囲の強い炎症，あるいは肉芽腫（マクロファージの集積による細胞塊）の形成を伴うことが多い．この病態を**血管炎**とよぶ．血管炎は組織の血流障害や腹部血管の動脈瘤などを起こすことがあり，時に重症化する．血管炎は炎症細胞の活性化による **Ⅳ 型アレルギー**（**細胞性免疫**）および自己抗体（**抗好中球細胞質抗体；ANCA**）による Ⅱ 型アレルギーの機序で起こり，免疫複合体は通常関与しない．純粋に血管炎を主体とする疾患を同一の名称で血管炎とよび，さまざまな種類がある．血管炎では免疫複合体の沈着は通常認められない．

f. 膠原病と抗核抗体　膠原病では**核酸**，**核タンパク質**など核の成分に対するさまざまな自己抗体が産生される．これらを一括して**抗核抗体**とよぶ．抗核

＊さらに痛風，偽痛風など代謝性疾患で関節に病変を生じるものをリウマチ性疾患に含めることがある．

ADL（activity of daily living）：食事，着替え，排便，入浴など，基本的な日常の作業，動作．

表 23・10　血中抗核抗体の検出

抗核抗体の染色パターン	染色像	対応抗原	関連する疾患
1) 周辺型		DNA，ヒストン	全身性エリテマトーデス（薬剤性）
2) 斑紋型		さまざまな核タンパク質	さまざまな膠原病
3) 均一型		DNA	全身性エリテマトーデス
4) セントロメア型		中心体（セントロメア）	全身性硬化症の一部（末梢型）

抗体のパターンは疾患によって異なるので，診断的な価値が高い．抗核抗体陽性の患者血清を用いて標準細胞（特定の培養細胞が使われる）を染色すると表23・10に示すようにさまざまな染色像が現れる．これらのパターンは核抗原の種類にある程度対応しており，診断に近づくことができる．さらに単一の抗原（DNAや個々の核タンパク質など）に対する反応性をELISA法などで調べて抗核抗体の対応抗原を正確に同定する．

g. 膠原病，リウマチ性疾患の遺伝　リウマチ性疾患には家族内発症例が多く，多発家系が存在する．たとえば全身性エリテマトーデスの兄弟の発症しやすさ*は20倍程度，関節リウマチでは10倍程度，1型糖尿病では20倍程度であり，遺伝の関与は明らかである．遺伝形式はメンデル遺伝に従わず，**多因子遺伝**と考えられる．

＊　兄弟の一人が疾患であった場合の他の兄弟の罹患率を一般の罹患率で除した数で示す．

多因子遺伝: 多くの遺伝子の効果が重なって疾患の発症しやすさが生じる遺伝形式．

疾患に関連する遺伝子として最も重要なものは**主要組織適合遺伝子複合体（MHC）遺伝子**であり，たとえば関節リウマチではMHCクラスII遺伝子の一つである**HLA-DR遺伝子**座に特定の対立遺伝子が存在すると発症しやすさが4倍程度上昇する．これらの対立遺伝子は抗原ペプチドを結合する部位に共通の配列をもつことから，何らかの共通の抗原をT細胞に提示し，疾患感受性をもたらしている可能性が考えられる．強直性脊椎炎は脊椎関節炎，脊椎の強直をきたすまれなリウマチ性疾患だが，MHCクラスI遺伝子のHLA-B遺伝子座にHLA-B27対立遺伝子が存在すると発症しやすさは1000倍以上になる．MHC遺伝子の多型が疾患感受性を上昇させるメカニズムは完全には理解されていない．MHC以外の遺伝子では，免疫に関係する受容体やシグナル分子の多型がさまざまなリウマチ性疾患感受性と関連することが報告されている．報告された多型の影響はいずれも限られたもので，疾患発症リスクが2倍に達することはきわめてまれである．

23・2・2　代表的なリウマチ性疾患，膠原病

a. 関節リウマチ

概念・症状・病態生理　関節リウマチでは四肢や手指などに**左右対称性の関節炎**が生じ慢性に経過する．有病率は0.5～1％（500～1000/10万）とされ女性に多く（1:3～5），女性では10歳代からみられ40歳代にかけて発症が増加する．**関節痛**，**圧痛**（押して痛い），**腫脹**（腫れ）を伴い，適切に治療しないと**関節の破壊**や強直（骨同士の癒合）が生じて日常生活動作（ADL）が障害され，生活の質（QOL）が著しく低下する．全身性の炎症性疾患であり，微熱，貧血，全身倦怠感などを伴う．間質性肺炎を合併することがあり緩やかに進行するが，時に進行が速く生命を脅かすことがある．血管炎を合併する病型をわが国では悪性関節リウマチと分類し重症病型と考える．**リウマチ因子**，**抗シトルリン化ペプチド抗体**（抗CCP抗体）などの自己抗体が産生され，シェーグレン症候群など他の自己免疫疾患を合併しやすいことから，関節リウマチは自己免疫の機序で発症すると考えられる．

関節炎の分布には特徴があり，上肢では手指の付け根に近い2関節（近位指節

間関節，中手指節関節），手および手首の関節（手根間関節，手関節），肘，肩関節に多く，下肢も同様の分布で関節炎を生じる．頸部脊椎の関節炎もみられ，安定性が失われて脊髄神経を圧迫し，しびれや麻痺などの神経症状を起こすことがある．

　正常な関節では平滑な関節軟骨面が向かい合い周りを強靱な関節包（線維組織）が包み込む閉鎖空間をつくり，粘調な関節滑液が満たされている．関節滑液はスムーズな動きや軟骨細胞の栄養を司り，骨組織と異なり軟骨に血管支配はない．**関節リウマチの炎症**は関節包を裏打ちする1〜2層の滑膜組織に始まる．リンパ球や炎症細胞が関節滑膜組織に浸潤し，さらに**滑膜細胞の増殖**，血管の侵入が起こり，リンパ節様の濾胞構造（T細胞，B細胞，樹状細胞からなる組織的な集塊）が出現する．滑膜組織では炎症性サイトカイン（TNF-α，IL-6，IL-1），プロスタグランジンなどケミカルメディエーター，タンパク質分解酵素が産生され，炎症性の変化が進行する．関節液が貯留し滑膜が多層に増殖するために触ると柔らかく張りがある腫脹を示し，関節リウマチに特徴的であり診断に重要である．関節軟骨は摩耗し，さらに**炎症性サイトカイン**によって**破骨細胞**が活性化して特徴的な**骨破壊**が生じて，最終的には関節機能が失われ骨癒合，強直に至ることがある．

　診断　関節が特徴的な分布で左右対称性に疼痛，圧痛，腫脹を示し，滑膜炎に特有の柔らかい炎症性の腫れを示すことから関節リウマチを疑う．関節X線写真で骨破壊が認められれば強い根拠となる（図23・7）．

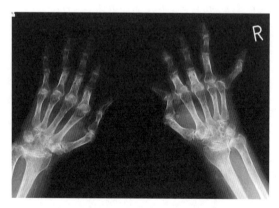

図23・7　関節リウマチ患者の手のX線写真　［写真は，竹内病院　竹内明輝氏のご厚意による］

　関節超音波検査は骨変化のみでなく滑膜の増殖，滑膜内の血流（血管新生）を検出できるので早期診断に有用である．**リウマチ因子**，**抗シトルリン化ペプチド抗体**（**抗CCP抗体**，コラム参照）を検査する．リウマチ因子は膠原病，ウイルス性肝炎など他の疾患でも陽性化し特異度が低いことに注意する．抗CCP抗体はより関節リウマチに特異性が高く発症以前から陽性化するため診断，早期診断に有用である．CRP，血液沈降速度は診断の参考となり，疾患の活動性と相関する．診断基準（分類基準）を参考にする．

　治療　疾患早期に関節リウマチを正しく診断し治療を開始して骨変化を防

ぎ，ADL を維持する．治療薬は**抗リウマチ薬**，ことに**メトトレキサート**（MTX）が中心であり，さらに抗 TNF-α 抗体，抗 IL-6 受容体抗体などの**生物製剤**を積極的に用いて炎症を強力に抑制し，骨変化を防ぐ治療法が主流となっている．抗リウマチ薬には副作用を伴う薬剤が多く，メトトレキサートでは間質性肺炎，血球減少が生じる可能性がある．免疫抑制を伴う薬剤，生物製剤では**感染症**に注意する．通常は病原性をもたない弱毒菌による**日和見感染**（ニューモシスチス肺炎，非結核性抗酸菌症など）が併発しうることを念頭に置く．

b. 全身性エリテマトーデス

概念・症状・病態生理　全身性エリテマトーデス（**SLE**）は皮膚（**蝶形紅斑**（図 23・8），**日光過敏症**），腎臓（**糸球体腎炎**），中枢神経（**中枢神経性ループス**），肺（肺胞出血），関節（**関節炎**）など広汎な臓器障害をもたらす全身性自己免疫疾患であり，有病率は 0.01〜0.1 %（10〜100/10 万），圧倒的に女性に多く（1：10），20 歳代から 40 歳代の生殖年齢にある女性に発病する．DNA と抗 DNA 抗体からなる免疫複合体が組織に沈着し III 型アレルギーの機序で組織障害を起こすと考えられている．補体や免疫グロブリン Fc 受容体，DNA 分解酵素など免疫複合体の処理にかかわる遺伝子の異常（遺伝子多型）に，強い日光への曝露，感染などによる過剰な細胞の崩壊が加わると疾患が発症する可能性があると考えられる．

SLE: systemic lupus erythematodes

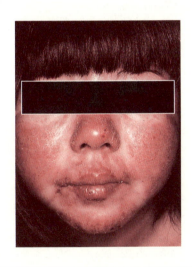

図 23・8　全身性エリテマトーデスで顔面に見られる蝶形紅斑 ［写真は，竹内病院 竹内明輝氏のご厚意による］

抗シトルリン化ペプチド抗体，抗 CCP 抗体

タンパク質のアミノ酸配列中の**アルギニン**が脱イミノ化されシトルリンに変化すると免疫系は非自己とみなして免疫応答を開始し自己抗体を産生することがある．従来**関節リウマチ**で知られていた抗ケラチン抗体，抗フラグリン抗体などは，これらの抗原のシトルリン化ペプチドを認識していることがわかった．**抗シトルリン化ペプチド抗体**は人工的な抗原であるシトルリン化ペプチド（CCP＝環状シトルリン化ペプチド）に強く反応し検査室では CCP を用いて検査を行うので，抗シトルリン化ペプチド抗体を**抗 CCP 抗体**と呼び習わしている．関節リウマチに特異性が高く，診断に重要である．

糸球体腎炎は進行すると腎不全に至り，以前はおもな死因であった．腎生検によって糸球体実質細胞（メサンギウム細胞）の増殖や終末像としての糸球体硬化，浸出物の蓄積（半月体形成）など疾患活動性を反映する病理像を確実に評価できるようになり，ステロイドホルモン，免疫抑制薬の使用法が確立したことで腎不全に陥る症例は格段に減少した．現在は感染症，中枢神経障害，腎不全，動脈硬化などが重要な問題となる．胸膜炎による胸水貯留は胸部X線検査でしばしば認められ，自己免疫性溶血性貧血など血球系の臓器特異的自己免疫疾患を伴うこともある（表23・9の分類基準を参照）．

診断 若年女性に蝶形紅斑（図23・8），日光過敏，口内炎など皮膚粘膜症状，発熱，倦怠感などの炎症による症状がみられ容易に軽快しない場合は疾患を疑い，検査で尿タンパク，細胞性円柱など尿所見，抗核抗体，抗DNA抗体などの免疫異常，特徴的な補体の低下など血液所見を確認して診断に至る（表23・9参照）．時に中枢神経ループス（血管炎による脳障害など）が先行し，認知症，てんかんが初発症状となることもある．抗リン脂質抗体（抗カルジオリピン-β_2 GPI抗体）が認められる症例（抗リン脂質抗体症候群）では，胎盤血栓による習慣性流産，脳血栓による中枢神経機能障害がみられることがある．これらの症状は一度に認められることは少なく，経過中に出現し，一部は消退することもある．分類基準（表23・9）に採択されている11項目のうち4項目が経過中に認められれば全身性エリテマトーデス（SLE）と診断される．

治療 活動性の高い糸球体腎炎，中枢神経ループスなど重要臓器の障害がある場合には大量のステロイドホルモン投与，症例によってシクロホスファミド，シクロスポリンなどの免疫抑制薬を用いて強力に自己免疫，炎症を抑制する．皮膚症状など軽微な病変では少量のステロイド投与が奏効することがある．抗リン脂質抗体症候群では血栓症が前面に立ち，ワルファリンなど抗凝固療法が選択される．大量のステロイドホルモン，免疫抑制薬使用による続発性免疫不全が生じるので，日和見感染（ニューモシスチス肺炎，サイトメガロウイルス感染症など）への適切な対応が求められる．

c. 全身性硬化症

概念・症状・病態生理 皮膚硬化（図23・9）が生じ，手指の末梢血流障害によるレイノー症状（寒冷時に手指がろうのように白くなる：図23・9a），時に指尖の皮膚潰瘍を生じる．間質性肺炎，肺（動脈）高血圧症および右心不全，食道拡張，腸管拡張や，これら消化管の蠕動障害，関節症状などさまざまな全身病変が伴う．後述する多発性筋炎との合併，移行がみられる．いずれの診断基準をも十分に満たさず単一の抗核タンパク抗体（抗U1-RNP抗体）陽性を特徴とする疾患を混合性結合組織病とよび，肺高血圧を高頻度に発症する特徴がある．全身性硬化症の有病率は10/10万程度，女性に圧倒的に多く（1：10），また，40歳代に発症が多くみられる．

診断 皮膚硬化，口唇のしわや開口制限（図23・9b），色素沈着などの皮膚症状，臓器症状として食道拡張など消化器症状や間質性肺炎，抗核抗体（Scl-70抗体，抗セントロメア抗体：表23・9）の存在などから総合的に診断する．豊胸

術のための異物（シリコン）注入，塵肺患者などで本症がみられることがあり，異物に対する免疫反応によって本症が生じた可能性がある．骨髄移植時の移植片対宿主反応（GVH反応）で類似の皮膚病変，間質性肺炎がみられることがある．

GVH反応：graft versus host reaction

〔治療〕　皮膚硬化に有効な薬剤として確立されたものはない．末梢の血流障害，皮膚潰瘍，肺高血圧に対してPGI_2，PGE_2，エンドセリン受容体拮抗薬，cGMP分解酵素（cGMPホスホジエステラーゼ）阻害薬など，血管拡張薬が使用される．腎動脈性高血圧が急激に生じる例がまれにあり，アンギオテンシン変換酵素（ACE）阻害薬を用いる．原則として中等量以上のステロイドホルモンや免疫抑制薬はリスクに比して有効性が低く使用されないが，活動性の間質性肺炎に対してこれらの薬剤を使用することがある．

ACE：angiotensin converting enzyme

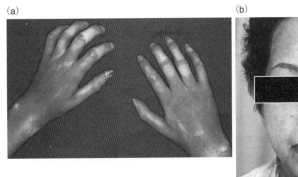
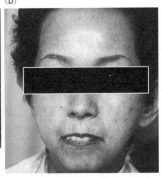

図23・9　全身性硬化症　(a) 手指のレイノー症状．手指，手背の皮膚硬化．(b) 口唇の皺，開口制限，皮膚硬化．〔写真は，竹内病院　竹内明輝氏のご厚意による〕

d. 多発性筋炎，皮膚筋炎

〔概念・症状・病態生理〕　**多発性筋炎**，**皮膚筋炎**は横紋筋（骨格筋，時に心筋）の**慢性炎症**，それに伴う**筋痛**，**筋力低下**を主症状とする．**四肢近位筋**，頸部の筋が主として障害され，しゃがみ立ち，首の持ち上げが困難になる．皮膚筋炎では筋症状に加えて眼瞼部の紫色の皮疹（ヘリオトロープ疹），関節伸側の落屑を伴う紅斑（Gottron兆候）など**特徴のある皮疹**が生じる．**間質性肺炎**，関節炎などを合併することがあり，全身性自己免疫疾患といえる．**悪性腫瘍**の合併が多く，初診時には悪性腫瘍スクリーニングが必須である．間質性肺炎はことに皮膚筋炎で頻度が高く，重症化しやすい．有病率は10/10万程度，わずかに女性に多く（1：2），小児期，成人に二つの発症ピークを認める．

〔診断〕　進行性，慢性の筋症状から本症を疑い，血液検査で**筋原酵素**（**CK**：クレアチニンキナーゼなど）の上昇，炎症反応（CRPなど），自己抗体の出現をみる．抗アミノアシルtRNA合成酵素抗体（Jo-1抗体など）が高頻度に検出される．筋電図所見から筋原性変化を検出する．筋生検を行い，細胞浸潤などの炎症所見をとらえる．皮膚筋炎では特有の皮疹が診断に役立ち，皮膚生検を行うことがある．間質性肺炎，悪性腫瘍のスクリーニングのために造影CT，MRI，上部下部消化管内視鏡などの検査を行う．

〔治療〕　中等量以上のステロイドホルモン，免疫抑制薬（メトトレキサート，

シクロスポリンなど）を症例に応じて使用する．悪性腫瘍合併例では腫瘍の治療が本症の治療に有用であり，必須である．急速進行性の間質性肺炎に対しては大量のステロイドホルモン，免疫抑制薬，シクロホスファミドなどによる強力な治療を行うが，治療抵抗性の症例もある．

e. シェーグレン症候群

概念・症状・病態生理 唾液腺，涙腺の慢性炎症，リンパ球浸潤のために**乾燥症状**（口腔，眼），角膜潰瘍を生じる．**唾液腺腫脹**を認めることがある．間質性肺炎，膵臓など他の外分泌腺障害，関節炎，間質性腎炎を伴うことがあり，全身性自己免疫疾患ということができる．

シェーグレン症候群は関節リウマチ，全身性エリテマトーデス，全身性硬化症など他のリウマチ性疾患，膠原病と高頻度に合併する．Bリンパ球の活性化が著しく，γグロブリンがきわめて高い値をとる．悪性リンパ腫の発症頻度は健常者の50倍程度と高い．

診断・治療 乾燥症状，唾液および涙液の定量（ガムテスト，シルマーテスト），唾液腺の生検やシンチグラムによる機能評価を行う．自己抗体（SSA抗体，SSB抗体）が検出される．高γグロブリン血症がみられる．対症療法が原則となり，乾燥症状に対しては人工唾液・涙液を補充し，ムスカリン性アセチルコリン受容体作動薬を用いて唾液の分泌を促進する．間質性肺炎など重要臓器障害に対して中等量以上のステロイドホルモンが用いられることがある．

f. さまざまな血管炎

概念・症状・診断・治療 膠原病では血管壁および血管周囲に細胞浸潤をきたし，**血管壁の壊死性変化**，**肉芽腫性病変**を起こすことがあり，この病態を血管炎とよぶが，この血管炎病態が単独で認められることがあり，これらの疾患を同一の名称で**血管炎**と総称する．

大血管の肉芽腫性病変として**大動脈炎症候群**（高安動脈炎）があげられ，大動脈およびその分子の血管壁に炎症を起こして上肢および顔面の阻血症状[*1]や，時に脳血流障害，脳血栓，腎性高血圧症を生じることがある．20〜40歳代の若年女性に多く，脈の左右差，炎症反応などから気づかれる．

多発性動脈炎（**PN**）は代表的な壊死性血管炎であり，末梢神経の血流障害による多発性単神経炎による感覚・運動障害，さらに腸管や腎臓の動脈瘤，血流障害，梗塞や壊死など激烈な症状を伴うことがある．

より細い動脈に生じる病型を**顕微鏡的多発動脈炎**とよび，多発性単神経炎，糸球体腎炎，間質性肺炎など重要臓器の障害を伴う．顕微鏡的多発動脈炎では**抗好中球細胞質抗体**（**ANCA**）の一種MPO-ANCAが陽性になる．気管支喘息，好酸球増多が先行し類似の小動脈血管炎をきたすChurg-Strauss症候群[*2]があり，やはりMPO-ANCAが陽性化する．ウェゲナー肉芽腫症[*2]（血管炎を伴う肉芽腫症）は副鼻腔炎，空洞を形成する肺病変，急速進行性の糸球体腎炎を主徴とする．ANCAの一種（PR3-ANCA）が陽性になる．顕微鏡的多発動脈炎，ウェゲナー肉芽腫症，Churg-Strauss症候群ではいずれもANCAが病因的にかかわるので**ANCA関連血管炎**と総称される．

[*1] 長時間手を挙げられない，咀嚼時に顎が疲れやすい，など．

PN: polyarteritis nodoza

ANCA: anti-neutrophil cytoplasmic antibody

[*2] Churg-Strauss症候群，ウェゲナー肉芽腫症はそれぞれ好酸球性多発血管炎性肉芽腫症，多発血管炎性肉芽腫症，と名称が変更された．旧名称も広く使用されている．

大きな血管を傷害する血管炎は造影CT，MRI，血管造影など画像診断で**動脈壁の変化**や**動脈瘤**を観察し診断に至る．小血管炎では自己抗体である**ANCA**の存在が参考になり，病変部血管の生検を行い病理所見を得る．血管炎は一般に臓器阻血や壊死につながる重症例が多く，大量のステロイドホルモンを用い，免疫抑制薬を使用する．近年，抗体療法（B細胞を標的とする抗CD20抗体），血漿交換の有用性が示され，主要な治療として採用されている．

重要な用語

- 易感染性
- 間質性肺炎
- 関節リウマチ
- 血管炎
- ケミカルメディエーター
- 抗核抗体
- 膠原病
- 抗シトルリン化ペプチド抗体（抗CCP抗体）
- CRP（C反応性タンパク質）
- シェーグレン症候群
- 糸球体腎炎
- 自己抗原
- 自己抗体
- 主要組織適合遺伝子複合体（MHC）
- 診断基準
- ステロイドホルモン
- 生物製剤
- 全身性自己免疫疾患
- 全身性エリテマトーデス（SLE）
- 全身性硬化症
- 臓器特異的自己免疫疾患
- 多発性筋炎
- 蝶形紅斑
- 皮膚筋炎
- 日和見感染
- プロスタグランジン
- 分類基準
- 免疫抑制薬
- 免疫寛容
- 免疫複合体
- リウマチ因子
- リウマチ性疾患

23・3 免疫不全症

1 原発性免疫不全症では遺伝的素因により早期から感染にかかりやすい．B細胞，T細胞，食細胞などの機能分子の遺伝子異常に起因し多くの疾患，遺伝子が同定されている．

2 後天的要因によって感染症が生じやすい病態を続発性免疫不全症とよび，後天性免疫不全症候群（AIDS）のほか，老化，糖尿病，悪性腫瘍，アルコール依存，低栄養などの病態，ステロイド，免疫抑制薬および抗がん剤，生物製剤などの薬剤使用に起因するものがある．

23・3・1 原発性免疫不全症

原発性免疫不全症では**遺伝的素因**により易感染性があり，多くの場合出生後早期から感染を繰返し，重症化する．きわめて多様な遺伝子異常が同定されている．原発性免疫不全症を液性免疫不全（B細胞障害），細胞性免疫不全（T細胞障害），食細胞機能不全（好中球，マクロファージなどの機能障害），その他の症候群に分類し，それぞれから代表的な疾患を選び表23・11に例示した．

表23・11 代表的な原発性免疫不全症

責任部位	特　徴	代表的な疾患	責任遺伝子，遺伝形式
液性免疫	B細胞機能不全（免疫グロブリンの著減）細菌感染	X連鎖無γグロブリン血症	B細胞ブルトン型チロシンキナーゼ，X染色体劣性
		（分類不能原発性免疫不全症 CVID）	（さまざまな原発性免疫不全症の総称，責任遺伝子不明の疾患群）
細胞性免疫	T細胞機能不全．B細胞機能も障害され，重症複合免疫不全（SCID）となることがある．ウイルス，結核，真菌，原虫（ニューモシスチス）感染	共通γ鎖欠損症	IL-2，IL-4受容体などが共有する共通γ鎖，X染色体劣性
		アデノシンデアミナーゼ（ADA）欠損症	アデノシンデアミナーゼ，常染色体劣性
食細胞機能	食細胞貪食，殺菌能（活性酸素産生能）の異常 細菌，結核，真菌感染	慢性肉芽腫症	活性酸素産生を行うNADPHオキシダーゼ複合体の構成成分，X染色体劣性，常染色体劣性
その他	多彩な症状を伴う原発性免疫不全症候群	Wiscott-Aldrich症候群（免疫不全，血小板減少，アトピー様湿疹を伴う）	WASP（細胞骨格制御タンパク質），X染色体劣性

CVID：common variable immunodeficiency，SCID：severe combined immunodeficiency
WASP：Wiscott-Aldrich syndrome protein

代表的な**液性免疫不全**である**X連鎖無γグロブリン血症**の責任遺伝子は**B細胞受容体シグナル**を細胞内に伝える**ブルトン型チロシンキナーゼ**であり，異常があるとB細胞の著しい分化・増殖障害，B細胞の著減，**免疫グロブリンの著減**が生じる．出生後数カ月は母体から胎盤を経て供給されたIgGが児の液性免疫を支えるが，しだいにIgGは減少し肺炎，副鼻腔炎など気道感染を繰返す．

細胞性免疫不全の例として**共通γ鎖欠損症，アデノシンデアミナーゼ（ADA）欠損症**があげられる．共通γ鎖欠損症ではサイトカインシグナル伝達が障害され，ADA欠損症ではT細胞のデオキシヌクレオチドのバランスが崩れ，いずれ

もT細胞分化障害および**T細胞数の著減**（細胞性免疫不全）が起こる．これらの疾患ではT細胞からの刺激が失われることでB細胞機能も障害され，**免疫グロブリン減少**を伴う（重症複合免疫不全）．ウイルス，真菌，結核菌（および他の細胞内寄生菌）による感染症が頻発し重症化する．

食細胞機能不全を示す**慢性肉芽腫症**では，殺菌作用に必要な活性酸素を産生するNADPHオキシダーゼ複合体の構成分子が障害され，殺菌能が低下し，肺炎，肛門周囲膿瘍，肉芽腫形成などを繰返す．

免疫不全を伴う特異な症候群として（Wiscott-Aldrich）症候群がある．本疾患では免疫不全に加え，血小板減少，アトピー性の皮膚症状を伴う．
（ウィスコットオールドリッチ）

原発性免疫不全症はいずれもまれな疾患であるが生命の危険を伴うものであり，乳幼児期の易感染性を疑った場合は専門医療機関で早期に診断を行い，抗菌薬の使用に加え**免疫グロブリン補充療法**，**酵素（ADA）補充療法**，サイトカイン投与，時に**骨髄移植**などの治療を選択する．

23・3・2 続発性免疫不全症

さまざまな後天的要因によって免疫不全，易感染性を生じることがあり，このような状態を**続発性免疫不全**としてとらえる．**ヒト免疫不全ウイルス（HIV）感染症**あるいは**後天性免疫不全症候群（AIDS；エイズ）**は進行とともに著しいT細胞免疫不全を生じ，CD4$^+$T細胞の著減，日和見感染，カポジ肉腫などの多彩な病態を生じる代表的な続発性免疫不全である．

老化は続発性免疫不全の原因となる．易感染性に加え，結核，水痘・帯状疱疹ウイルスなどの再活性化*が問題となることがある．**糖尿病**，**悪性腫瘍**，**腎不全（透析中を含む）**，**肝不全**，**アルコール依存**，**低栄養**，白血病やリンパ腫など血液疾患，自己免疫疾患はいずれも易感染性の原因となる．原疾患の適切な治療，病勢のコントロールが必要である．糖尿病では末梢**血流障害**によって足指の潰瘍，壊死，感染など**糖尿病足病変**が生じて時に切断を必要とすることがある．白癬，けが，火傷を避け，足を清潔に保ち，靴を選ぶなどフットケアに配慮する．

膠原病では大量の**ステロイドホルモン投与**，**免疫抑制薬**が治療上必要となることが多く，**医原性免疫不全**が生じることが多い．**関節リウマチ**，**膠原病**，悪性リンパ腫ではTNF-α，IL-6受容体，B細胞（膜タンパク質）などを標的にした**生物製剤（抗体療法**など）が用いられるが，これらはいずれも強い免疫抑制を起こす．感染を厳重にモニターし薬剤投与の調節や中止，抗菌薬投与を行う．抗がん剤による治療も同様に医原性免疫不全を起こすことがある．

AIDS: acquired immuno-deficiency syndrome. 第24章も参照．

* 持続感染していた少数の病原体が増加し，疾患が顕在化すること．

重要な用語

易感染性
医原性免疫不全
X連鎖無γグロブリン血症
原発性免疫不全症
後天性免疫不全症候群（AIDS）
続発性免疫不全症
糖尿病
ヒト免疫不全ウイルス（HIV）
免疫不全症

24 感染と生体防御

1. 感染症は，"うつる"病気である．
2. 感染が成立するには，宿主の生体防御能と微生物のもつ病原性のバランスが重要である．
3. 感染が成立するには，病原微生物・感受性宿主・感染経路が必要であり，これらを消滅・遮断することにより感染拡大を防止することができる．
4. 自分たちが感染を受けないために，感染の拡大を防止するために，"手指消毒"をはじめとする"感染対策"が重要である．
5. "手洗い・マスク着用・うがい"は，身近にできる感染対策である．
6. 感染症治療薬には，抗原虫薬，抗真菌薬，抗菌薬，抗ウイルス薬があり，それぞれの特徴をもっている．
7. 消毒薬は万能ではなく，特徴を理解したうえで使用しなくてはならない．
8. 輸入感染症，新興・再興感染症・耐性菌感染症などが問題となっている．

24・1 感染症の特徴

微生物が生体に侵入・定着し，生体で増殖して活動を始め，生体に何らかの反応をひき起こしたときに"**感染**"が成立したという（図24・1）．感染の結果として，生体に何らかの症状（自覚的・他覚的）を呈した場合を**発症**といい，感染によりひき起こされた疾病を"**感染症**"という．

したがって，微生物は検出されるが"症状"を認めていない場合には，"感染症"とはいわず，"**保菌**"という．保菌状態にある人を，"**保菌者（キャリアー）**"という．

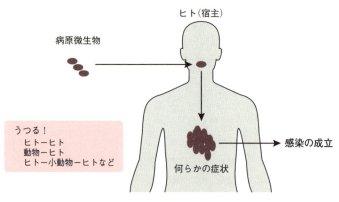

図24・1 感染の成立

感染症が他の疾患と違う点として，"うつる"ということがある．病原微生物が宿主から他の宿主に伝播し，感染をひき起こすのである．われわれは，感染が拡大しないように留意・対処する必要がある（後述）．

感染症治療の対象となるのは"感染"している患者で，"保菌者"は通常，治療の対象とならない．しかし，"保菌者"も病原微生物をもっており，感染拡大防止の対象にはなることに注意する必要がある（後述）．

24・2 感染をひき起こす微生物

われわれの周囲には多くの微生物が存在する．われわれは微生物のなかで生活しているといっても過言ではない．しかし，それらの多くは，われわれ（宿主）と共生状態にある．ここでは，ヒト（宿主）に病原性をもつ"病原微生物"を対象とする．

"病原微生物"を大きさからみると，肉眼で認識可能な寄生虫から，電子顕微鏡で認識可能となるウイルスまでさまざまである（図24・2）．

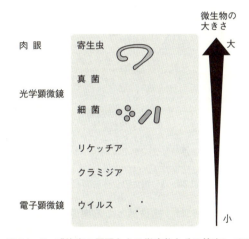

図24・2 感染症の原因となる微生物とその検出レベル

寄生虫・真菌・細菌は，DNAとRNAの両方をもつ．また，これらは基本的に細胞外で増殖可能（レジオネラ，クラミジア，リケッチアなど例外あり）であり，2分裂により増殖する．一方で，ウイルスは，DNAあるいはRNAのどちらかをもち，細胞内で宿主細胞の代謝系を利用して増殖する．

寄生虫には有鉤・無鉤条虫，住血吸虫，蟯虫，回虫，アニサキスなどが含まれており，原虫には赤痢アメーバ，トキソプラズマ，マラリア原虫，クリプトスポリジウムなどがある．真菌には，カンジダ属，アスペルギルス属，クリプトコッカス属，ニューモシスチスなどがある．細菌のおもなものとしては，ブドウ球菌，レンサ球菌，インフルエンザ菌，大腸菌，緑膿菌，肺炎桿菌などがあり，多くのものが知られている．さらに，ウイルスには，ヘルペスウイルス，インフルエンザウイルス，サイトメガロウイルス，風疹ウイルス，麻疹ウイルス，水痘・帯状疱疹ウイルス，ヒト免疫不全ウイルスなど多くのものが知られている．

微生物が感染症をひき起こす能力をもつ場合，これらの微生物には"病原性"があるという．

24・3 感染の成立

感染が成立するには，病原微生物が宿主に侵入・定着・増殖し，何らかの反応をひき起こすことが必要である．宿主と病原微生物との関連で"感染"をみると，感染の成立は，宿主の生体防御能と病原微生物の病原性とのバランスで考えることができる．宿主の生体防御能が正常であっても病原微生物の病原性が強ければ，感染が成立する（図24・3a）．一方で，宿主の生体防御能が低下している場合には，正常の宿主では感染を起こさないような病原性の弱い菌でも感染を起こすようになる（図24・3b）．このような感染を**日和見感染**とよんでいる．

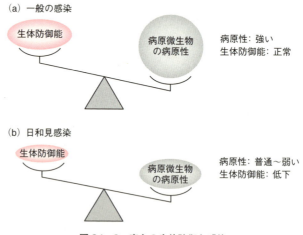

図24・3 宿主の生体防御と感染

さらに，感染が成立するには，感染源となる**病原微生物**，感染を受ける感受性のある**宿主**，そして，病原微生物から宿主に至るまでの**感染経路**が必要である（図24・4）．感染の成立（感染の拡大）には，これらが要件となっている．感染

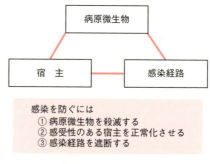

図24・4 感染成立の三要素と感染対策

（拡大）を防止するには，図24・4に示す"三つの要件のどこか（複数も可）"を遮断すればよいことになる．つまり，病原微生物の殺滅，宿主感受性の低下，感

染経路の遮断により，感染は防げることになる．

24・4 感染対策

感染（感染拡大）の防止法としては，病原微生物の殺滅，宿主感受性の低下，感染経路の遮断が考えられる．

24・4・1 感染源の撲滅

感染を防止する方法として，**病原微生物を殺滅**する方法がある．これには，滅菌と消毒がある．**滅菌**は，すべての微生物を完全に死滅させるか，除去することである．一方，**消毒**は，対象物（部位）の病原性をもつ微生物を死滅させる，あるいは，潜在的感染能力を消滅させることである．手術・食品を扱う環境（水・空気など）に存在する微生物を除去し，目的とする安全度を確保する方法を**除菌**という．滅菌・消毒方法の概略を表24・1に示す．

表24・1 滅菌と消毒の概略

		滅　　菌		消　　毒
物理的方法	加熱法	高圧蒸気法 乾熱法	加熱法	流通蒸気法 煮沸法
	照射法	放射線法 高周波法	照射法	紫外線照射
	沪過法			
化学的方法	ガス法	エチレンオキシドガス ガスプラズマ		消毒薬

表24・2 おもな感染経路（感染源）[a]

感染経路など		備　　考
経気道感染	空気（飛沫核）感染 飛沫感染	気道感染など
経口感染	食物感染 水系感染 汚染された物の摂取による感染	食中毒など 赤痢・腸チフスなど
経皮感染	ベクター感染 血液感染	節足動物などの関与 輸血，血液製剤，針刺し事故など
人獣（人畜）共通感染症	動物が感染源	オウム病，狂犬病など
ヒトからの感染	感染症患者，保菌者が感染源となる	気道感染，接触感染 垂直感染（母子感染）: 経胎盤感染，産道感染，母乳感染

a) 吉田眞一，"戸田新細菌学（改訂33版）"，吉田眞一，柳 雄介，吉開泰信 編，南山堂（2007）より作成．

24・4・2 感染経路の遮断

病原微生物が宿主に侵入する門戸に達する経路（感染経路）には，表 24・2 に示すようなものがある．これらの感染経路を遮断すれば，病原微生物が宿主に達することがなくなり，感染を防止することが可能となる．

24・4・3 宿主感受性の低下

感染が起こるためには，感染を受ける（感受性のある）宿主が必要である．したがって，宿主の感受性（感染の受けやすさ）を低下させれば，感染ならびに感染の拡大を防止することができる．この目的で行われるのが，**ワクチン**の接種である．ワクチンには，**弱毒ワクチン**，**不活化ワクチン**，**成分ワクチン**（肺炎球菌の莢膜多糖体を利用），**トキソイド**（毒素の抗原性は保存し毒性を消失させたもの）などがある．また，**予防接種**は，予防接種法に基づく**定期接種**と**任意接種**に分かれる（表 24・3）．

予防接種の目的は，個人を感染から守ることに加えて，集団を大規模な感染の発生（集団発生）から予防することである．集団発生を予防するためには，対象とする集団での接種率を高くし，"集団免疫" を確立する必要がある．集団発生の防止には，高い免疫獲得率が必要となる（表 24・4）．

表 24・3　日本で接種可能なワクチンの種類（2015 年 3 月現在）		
	定期接種	任意接種
弱毒(生)ワクチン	BCG ポリオ 麻疹・風疹混合（MR） 麻疹 風疹 水痘	流行性耳下腺炎（おたふくかぜ） 黄熱
不活化ワクチン	二種混合／三種混合（DPT/DT） 日本脳炎 ヒトパピローマウイルス Hib（インフルエンザ菌b型） インフルエンザ 肺炎球菌（13価結合型）	B型肝炎 A型肝炎 狂犬病 コレラ ワイル病秋やみ 破傷風トキソイド ジフテリアトキソイド

表 24・4　感染症の流行をなくすために必要な集団免疫率[a]	
麻疹	83〜94 %
風疹	83〜85 %
百日咳	92〜94 %
ジフテリア	85 %
ポリオ	80〜86 %
天然痘	80〜85 %
流行性耳下腺炎	75〜86 %
水痘	90 %

a) 神谷 斉, 臨床と微生物, 32, 431 (2005) より.

24・4・4 感染経路別にみた感染対策

感染の拡大を防止するには，病原微生物の排除，宿主感受性の低下，感染経路の遮断が重要であることはすでに述べた．感染症によって感染経路が異なっているので，感染経路を遮断するには，目的とする感染症の感染経路に応じた対応をする必要がある．感染経路別に感染症をみるとともに，その対策について述べる．

感染経路には以下に示すようなものがあり，感染経路別に病原微生物を整理すると表24・5のようになる．

1) 接触 ┐
2) 飛沫 ├→ 病院感染で重要な感染経路（もちろん市中でも）
3) 空気 ┘
4) 一般媒介物
5) 小動物（昆虫など）

表24・5　感染経路とおもな原因微生物

- 接触感染: MRSA，PRSPなど，ジフテリア菌（皮膚感染）
  腸管出血性大腸菌，赤痢菌，ロタウイルス，クロストリジウム・ディフィシル
  RSウイルス，エンテロウイルス，単純ヘルペスウイルス，エボラウイルス
  疥癬，しらみ
- 飛沫感染: インフルエンザ菌，髄膜炎菌（肺炎，髄膜炎），ジフテリア菌（喉頭ジフテリア），百日咳菌，ペスト菌（肺ペスト），溶連菌，マイコプラズマ
  アデノウイルス，インフルエンザウイルス，ムンプスウイルス，風疹ウイルス
- 空気感染: 麻疹ウイルス，水痘・帯状疱疹ウイルス，結核菌

MRSA: methicillin-resistant *Staphylococcus aureus*
PRSP: penicillin-resistant *Streptococcus pneumoniae*

飛沫感染は，飛沫（咳・くしゃみなどの水分で周囲を覆われており，直径が5 µm以上ある）を吸入することにより感染するものである．飛沫の飛程は通常1～1.5 mと考えられている．**空気感染**は，**飛沫核**（飛沫より小さく，より遠くまで達することができる）により感染する（図24・5）．医療機関外で**接触感染**を防止するには，手指の消毒，流水・石けんでの手洗いが重要となる．一方で，飛沫感染や空気感染を予防するには，マスク着用・うがい・手洗いが重要となる．患者にもマスクを着用させることが肝要である（図24・6）．

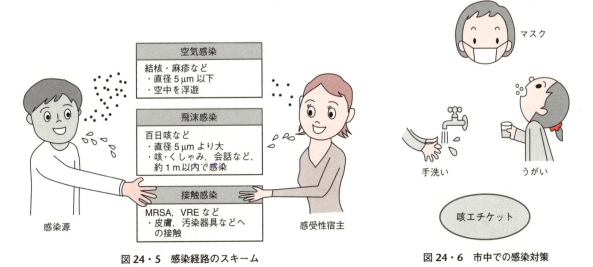

図24・5　感染経路のスキーム　　　　　　　　図24・6　市中での感染対策

24・5 感染機会から発症まで

感染症は，感染機会（患者などとの接触）の直後に発症するわけではない．感染機会後，症状のない期間（**潜伏期**）があり，その後，発熱などの症状を呈する．潜伏期は感染症によりほぼ一定である．潜伏期には症状は出現していないものの，感染能力のあることが知られている．また，感染症によって，発症後も病原微生物を排出している場合がある（表24・6）．感染の可能性のある期間は，出校（出勤）を停止するのが感染拡大防止のうえからは必要である．

表24・6 市中で伝播するおもな感染症の潜伏期と感染可能期間[a]

	潜伏期〔日〕	感染可能期間		出校停止期間
		発症前〔日〕	発症後〔日〕	
麻 疹	10〜18	2	5	解熱後3日を経過するまで
水 痘	10〜28	2	7	すべての水疱が痂皮化するまで
流行性耳下腺炎	14〜25	1	9	耳下腺の腫脹が消失するまで
風 疹	14〜21	8	7	発疹が消失するまで
インフルエンザ	1〜5	1	5	解熱後2日を経過するまで（発症後5日を経過するまで）
伝染性紅斑	14〜21	8	0	出校停止なし
咽頭結膜熱（プール熱）	5〜6	1	10	主要な症状消退後2日経過するまで
急性出血性結膜炎	1〜2	0	5	発病後5日まで
RSウイルス感染症	2〜5			
エンテロウイルス感染症	2〜7			
突発性発疹	9〜15			
単純ヘルペス感染症	2〜12			
伝染性膿痂疹	2〜10			
溶血性レンサ球菌感染症	2〜4			
百日咳	6〜15			
流行性角結膜炎	4〜14	3	14	

a）"感染症専門医テキスト"，日本感染症学会 編，南江堂（2011）より作成．

24・6 感染症治療薬の種類と特徴

感染症をひき起こす病原微生物としては，寄生虫からウイルスまでが対象となる．感染症治療薬は，対象とする病原微生物から，表24・7のように分類することができる．感染症治療薬にはそれぞれ特徴があるが，ここでは主として細菌に対する薬物を中心に，その種類と特徴をまとめる．

表24・7 感染症治療薬の種類

対象となる微生物	治療薬（総称）
寄生虫	抗寄生虫薬
原 虫	抗原虫薬
真 菌	抗真菌薬
細 菌	抗菌薬
ウイルス	抗ウイルス薬

24・6・1 抗生物質と抗菌薬

抗生物質とは，"微生物がつくり，他の細胞の機能に影響を与える（阻害する）"ものをいう．**抗菌薬**とは，全合成の薬物を含む細菌に対する薬物の総称である．

24・6・2 抗菌薬の種類と特徴（表24・8）

細菌の増殖・機能維持には必要だが，宿主細胞には存在しない代謝（合成）経路をターゲットとする薬物を用いれば，細菌の増殖を抑え，かつ，宿主細胞には影響を与えない（少ない）状態をつくりだすことができよう．実際には以下のような細菌と宿主細胞との違いをねらって抗菌薬が用いられている．

1) **細胞壁合成阻害**（宿主細胞には細胞壁はない），
2) **タンパク質合成阻害**（宿主細胞と細菌とではリボソームが異なっている），
3) **核酸合成阻害**（細菌の核酸合成には，宿主細胞にないジャイレースという酵素が必要），
4) **葉酸合成阻害**（細菌は葉酸合成系をもつが，宿主細胞は葉酸合成系をもたず外部から取らなくてはならない）

したがって抗菌薬は，理論的には，宿主細胞に影響を与えないで細菌に毒性を発揮する薬物であるといえる．

抗菌薬の投与設計は，抗菌薬の特徴（抗菌活性，体内動態）をふまえてなされる．抗菌薬は，

表 24・8　おもな抗菌薬の種類と作用機序

作用機序	抗菌薬		特　徴
細胞壁合成阻害	β-ラクタム薬	ペニシリン薬 セフェム薬 カルバペネム薬	マイコプラズマ，リケッチア，クラミジア，レジオネラには無効
	グリコペプチド薬	バンコマイシン テイコプラニン	グラム陰性桿菌には抗菌力弱い
	ホスホマイシン薬		
細胞質障害	リポペプチド系	ダプトマイシン	抗MRSA薬，呼吸器感染症には無効
	ポリペプチド系		
タンパク質合成阻害	アミノグリコシド薬		嫌気性菌には無効
	テトラサイクリン薬		リケッチア，クラミジア，マイコプラズマに有効
	グリシルサイクリン薬	チゲサイクリン	
	マクロライド薬		レジオネラ，リケッチア，クラミジア，マイコプラズマに有効．細胞内・組織移行性良好
	クロラムフェニコール		ミトコンドリアでのタンパク質合成も70Sリボソームで行われるので，選択毒性が低くなる
	ストレプトグラミン薬		
	オキサゾリジノン薬	リネゾリド	腸管吸収良好，抗MRSA薬，グラム陽性球菌に抗菌活性
	リンコマイシン		
核酸合成阻害	キノロン薬		レジオネラ，クラミジア，マイコプラズマ，結核菌，非定型抗酸菌などに有効なものあり
	リファンピシン		
	ST合剤		

1) 1回投与量を増加し1日投与回数を減らしたほうが治療効果の増大が期待できる薬物
2) 分割投与して投与回数を増加させたほうが治療効果の増大が期待できる薬物

とに大きく分けることができる（表24・9）. 抗菌薬により，投与法が異なることに留意しなくてはならない．

細胞壁をもたないマイコプラズマには細胞壁合成を阻害するβ-ラクタム薬は無効であり，また，細胞内で増殖するレジオネラによる感染症に対しては，細胞内への移行性が不良のβ-ラクタム薬の効果は期待できない．

表 24・9 抗菌薬の特徴をふまえた投与法の概略

投与法	1回投与量	増 大	（従来に比べ高投与量となっている）
	1日投与回数	減 少 (1日1回, 1日2回など)	増 加 (1日3回, 1日4回など)
抗菌薬		アミノグリコシド薬 マクロライド薬 キノロン薬 ケトライド薬 リネゾリド	ペニシリン薬 セフェム薬 カルバペネム薬

また，いかに宿主と細菌との相違点をターゲットにしているとはいえ，化学物質が宿主の体内に入るのであるから，副作用の可能性は常に否定できない. 抗菌薬のおもな副作用を表 24・10 に示す. 抗菌薬の使用中は，副作用の発現に注意する必要がある．

表 24・10 抗菌薬とおもな副作用

抗菌薬	おもな副作用
ペニシリン薬	過敏反応, 肝障害, 腎障害, 出血傾向, 中枢神経障害
セフェム薬	過敏反応, 肝障害, 腎障害, アンタビュース様作用, 出血傾向, 中枢神経障害
カルバペネム薬	過敏反応, 肝障害, 腎障害, 中枢神経障害
マクロライド薬	胃腸障害, 肝障害
テトラサイクリン薬	肝障害, 腎障害, 光線過敏, 歯牙の黄染（小児）
アミノグリコシド薬	腎障害, 耳障害, 神経・筋接合部障害
ポリペプチド薬	腎障害, 末梢神経障害, 神経・筋接合部障害
グリコペプチド薬	皮膚発疹（レッドネック症候群）, 腎障害, 肝障害, 耳障害
クロラムフェニコール	造血器障害, 肝障害, グレイ症候群
キノロン薬	胃腸障害, 中枢神経障害, 肝障害, 過敏反応, QT延長, 血糖低下, 過敏反応

24・6・3 抗真菌薬

抗真菌薬ならびにその留意点を，表 24・11 にまとめる. 抗真菌薬は，個々に特徴をもっている. 抗真菌薬を使用している患者に関しては，副作用などに注意

表 24・11　おもな抗真菌薬とその特徴

作用機序	一般名	投与経路	特徴	副作用など
ポリエン・マクロライド系 細胞膜障害	アムホテリシン B	注射	髄液移行性不良	発熱, 悪心, 嘔吐・腎障害
	アムホテリシン B リポソーム製剤	注射		
フルオロピリジン系 核融合性阻害	フルシトシン	経口	腸管吸収良好 髄液移行良好 耐性化しやすい	
アゾール系 エルゴステロール合成阻害	ミコナゾール	注射		一過性不整脈, 中枢神経症状
	フルコナゾール	注射 経口	腸管吸収良好 血中半減期長い (約 30 時間) 組織移行性良好 髄液移行性良好 アスペルギルスに対する効果は弱い	
	イトラコナゾール	注射 経口	腸管吸収良好 血中半減期長い (約 30 時間) 組織移行性良好	
	ホスフルコナゾール	注射	フルコナゾールのプロドラッグ	
	ボリコナゾール	注射 経口	経口と注射で同等の血中濃度が得られる	羞明, 視覚障害, 可逆性
キャンディン系 β-D-グルカン合成阻害	ミカファンギン	注射	アスペルギルス属, カンジダ属に 強い抗菌活性	

する必要がある.

24・6・4　抗ウイルス薬

近年, **抗ウイルス薬**は著しく進歩している. 多くの抗ウイルス薬が使用可能となっている (表 24・12) が, そのなかでも抗ヒト免疫不全ウイルス (HIV) 薬の進歩は著しい. 詳細は専門書に譲るが, HIV 感染症の薬物治療の基本は多剤併用である.

24・7　感染症に関する法律

感染症と関連のある法律としては, 以下のようなものがある.
1) 感染症法＊ (病原体の分類, 届出, 対策など)
2) 予防接種法 (定期接種・任意接種とワクチンの種類)
3) 食品衛生法
4) 学校保健安全法 (感染疾患と出席停止)
5) 検疫法

＊　正式名称は, "感染症の予防及び感染症の患者に対する医療に関する法律" という.

表 24・12 おもな抗ウイルス薬の特徴

抗ウイルス薬の種類		対象となるウイルス	一般名	投与経路など
抗インフルエンザウイルス薬	ノイラミニダーゼ阻害薬	A 型インフルエンザ/B 型インフルエンザ	オセルタミビル ザナミビル ペラミビル ラニナミビル	経　口 吸　入 点　滴 吸　入
	M2 タンパク質阻害薬	A 型インフルエンザ	シンメトリル	経口，耐性度高い
抗ヘルペスウイルス薬		単純ヘルペスウイルス	アシクロビル	経口，点滴，外用
		水痘・帯状疱疹ウイルス	バラシクロビル ビダラビン	経　口 点滴，外用
		水痘・帯状疱疹ウイルス	ファムシクロビル	経　口
抗サイトメガロウイルス薬		サイトメガロウイルス	ガンシクロビル バルガンシクロビル ホスカルネット	点　滴 経　口 点　滴
抗 RS ウイルス薬		RS ウイルス	パリビズマブ	筋　注
抗肝炎ウイルス薬	インターフェロン製剤	B 型肝炎ウイルス	インターフェロンα	皮下，筋注
		C 型肝炎ウイルス	インターフェロンβ インターフェロンα-2b	点滴，局所 筋注
		C 型肝炎ウイルス	ペグインターフェロンα-2a ペグインターフェロンα-2b	皮　下 皮　下
		C 型肝炎ウイルス	リバビリン テラプレビル シメプレビル	経　口 経　口 経　口
		B 型肝炎ウイルス	ラミブジン アデホビル エンタカビル	経　口 経　口 経　口
抗ヒト免疫不全ウイルス(HIV)薬	ヌクレオシド系逆転写酵素阻害薬	HIV	多くの化合物あり	
	非ヌクレオシド系逆転写酵素阻害薬	HIV		
	HIV プロテアーゼ阻害薬	HIV		
	HIV インテグラーゼ阻害薬	HIV		
	CCR5 受容体拮抗薬	CCR5 指向性 HIV	マラビロク	

これらは，改正される場合がある．厚生労働省あるいは国立感染症研究所のホームページなどで確認されたい．

24・8　感染部位（症状）からみた感染症

RTI: respiratory tract infection

24・8・1　呼吸器感染症（RTI）

a．かぜ症候群　原因微生物の多くはウイルスである．非特異的急性上気道炎，急性咽頭炎，急性気管支炎がみられる．診断は，病歴と身体所見から行われることが多い．対症療法が中心である．

b. 肺　炎　　肺炎は，2013年では，死因の第3位となっている．肺炎では，一般に，咳嗽・喀痰，発熱，胸痛などをきたす．しかし，マイコプラズマ肺炎などでは，喀痰は少なく，激しい（夜間起きるほど）咳嗽を認めるのが特徴である．

肺炎には以下のような種類があり，それぞれ特徴をもっている．

1) **市中肺炎**：在宅で市中生活を送っている人に発症する肺炎
2) **院内肺炎**：入院後48時間以上経過した患者における新たな肺炎
3) **誤嚥性肺炎**：固形物または液体が肺に入ることによる肺炎
4) **人工呼吸器関連肺炎**：気管挿管による人工呼吸開始48時間以降に発症する肺炎
5) **医療・介護関連肺炎**：表24・13 の 1)～4) のいずれかに該当する患者が発症する肺炎．原因としては，表24・14 などが考えられている．

表 24・13　医療・介護関連肺炎

以下の患者に発症した肺炎
1) 長期療養型病床群もしくは介護施設に入所している[†]．
2) 90日以内に病院を退院した．
3) 介護を必要とする高齢者，身障者
4) 通院にて継続的に血管内治療（透析，抗菌薬，化学療法，免疫抑制薬などによる治療）を受けている．

[†] 1) には精神病床も含む．
　介護の基準: PS3（限られた自分の身の回りのことしかできない，日中の50％以上をベッドか椅子で過ごす）以上を目安とする．

表 24・14　医療・介護関連肺炎のおもな発症機序

1) 誤嚥性肺炎
2) インフルエンザ後の二次性細菌性肺炎
3) 透析などの血管内治療による耐性菌性肺炎（MRSA 肺炎など）
4) 免疫抑制薬や抗がん剤による治療中に発症した日和見感染としての肺炎

肺炎の種類により，原因微生物が異なる（表24・15）ので，選択する抗菌薬も違ってくる．マイコプラズマ肺炎，レジオネラ肺炎に β-ラクタム薬は無効であるので，処方された薬物を理解しておくことが重要である．

高齢者の肺炎では，症状として活動性の低下が前面に出ることもあるので，高齢者の全身状態の変化が認められた際には，肺炎をはじめとする感染症の可能性を考えるようにしなくてはならない．

表 24・15　肺炎の原因として頻度の高い微生物

市中肺炎	院内肺炎	人工呼吸器関連肺炎	誤嚥性肺炎	医療・介護関連肺炎
肺炎球菌	黄色ブドウ球菌（MRSA 含む）	緑膿菌	肺炎球菌	肺炎球菌
インフルエンザ菌	緑膿菌	黄色ブドウ球菌（MRSA 含む）	インフルエンザ菌	黄色ブドウ球菌
マイコプラズマ・ニューモニエ	クレブシエラ属	グラム陰性桿菌	黄色ブドウ球菌	緑膿菌
モラクセラ・カタラーリス	エンテロバクター属		嫌気性菌	インフルエンザ菌
クラミドフィラ・ニューモフィラ				

c. インフルエンザ　インフルエンザウイルスの感染によりひき起こされる．ヒトに感染するインフルエンザウイルスは，A型とB型である．A型は，ウイルスのもつヘムアグルチニンとノイラミニダーゼの違いにより，亜型のあることが知られている．

症状としては，発熱*，全身倦怠，寒気，関節痛などを認める．現在では，迅速診断が可能である．治療薬には，表24・12に示したようなものが使用可能となっている．

* 通常高熱であるが，インフルエンザワクチン接種者では37℃台のこともある．

24・8・2 腸管感染症

腸管感染症の患者の多くは，下痢，吐き気・嘔吐，発熱などを訴えて受診する．患者により症状の強さが異なるので，注意しなくてはならない．腸管感染症の潜伏期間ならびに原因食品（おもなもの）を表24・16にまとめる．

表 24・16　腸管感染症の潜伏期およびおもな原因食品

	潜伏期	原因食品
黄色ブドウ球菌性食中毒	数時間	
腸炎ビブリオ性腸炎	8〜24 時間	刺身，生の貝
ノロウイルス性腸炎	24〜48 時間	カキ，二枚貝など
サルモネラ腸炎	1.5〜3 日	
カンピロバクター腸炎	3〜4 日	生の鶏肉，鶏肝
腸管出血性大腸菌感染症	2〜9 日	生の牛肉，牛肝
アメーバ赤痢	1〜2 週間以上	
ランブル鞭毛虫症	1〜2 週間以上	
アメーバ肝膿瘍	1カ月以上数カ月くらい	

a. ノロウイルス性腸炎　冬場の腸炎として注意すべきものである．ノロウイルスの感染により発症するが，嘔吐・下痢・発熱を訴えて来院する．成人であれば3日くらいで回復するが，幼児・高齢者では脱水に注意する．伝播力は強く，施設内伝播には十分注意して対策を講じなくてはならない．

ノロウイルスにはアルコール含有消毒薬の効果は期待できないので，石けん・流水で手洗いを行う．吐物などの処理には，手袋（感染拡大防止目的もあるので，同じ手袋であちこちを触らない！　手袋を交換する）を着用したうえで，次亜塩素酸製剤による消毒を行う．

b. クロストリジウム・ディフィシル腸炎　広域抗菌薬などの投与を受けた患者で，腸内細菌叢の乱れから，クロストリジウム・ディフィシルが増殖し，下痢をきたすことがある．本菌もアルコール製剤の消毒効果は期待できないので，石けん・流水での手洗い，次亜塩素酸での消毒が必要になる．

c. 食中毒　食中毒の原因物質としては，表24・17に示すようなものがあげられる．感染関連で考えると，菌が産生する**毒素**によるものと，体内（腸管内）で**菌が増殖**するためにひき起こされるものとに大別される．

黄色ブドウ球菌による食中毒は，この菌が産生する腸管毒素を摂取したために起こるものである．食物についていた（必要十分な量の）毒素が原因となる．食

物に触れる人の指などの化膿創が直接食品に触れないように注意しなくてはならない．なお，この毒素は耐熱性であるので，熱処理では破壊されない（症状をひき起こす）．

表 24・17　食中毒の特徴とおもな原因微生物

毒素型
　特　　徴：食品中で微生物が産生した毒素を摂取
　病原微生物：黄色ブドウ球菌，ボツリヌス菌

感染型
　特　　徴：菌を経口摂取後，腸管内で増殖，腸管内組織内に侵入
　病原微生物：サルモネラ菌，腸管組織侵入性大腸菌

混合型（感染毒素型）
　特　　徴：菌を経口摂取後，腸管内で増殖，毒素を産生
　病原微生物：腸炎ビブリオ，アエロミナス，腸管病原性大腸菌

24・8・3　尿路感染症（UTI）

UTI：urinary tract infection

単純性と複雑性に大きく分類される．

a．単純性尿路感染症　単純性膀胱炎と単純性腎盂腎炎があり，女性の疾患である．症状は，頻尿，排尿痛，残尿感，尿混濁などで，腎盂腎炎ではさらに発熱，腰痛などを認める．単純性膀胱炎・単純性腎盂腎炎では，大腸菌が原因菌の大部分を占める．

b．複雑性尿路感染症　複雑性尿路感染症とは，表 24・18 に示すような尿路感染症をいう．原因菌は多岐にわたる．大腸菌をはじめ，クレブシエラ属，シトロバクター属，エンテロバクター属，プロテウス属などの腸内細菌に加え，緑膿菌なども分離される．また，エンテロコッカス属，ブドウ球菌属も分離される．症状は比較的軽いことが多い．しかし，難治性で再発することが多い．

表 24・18　複雑性尿路感染症[a]

- 尿流に影響を与える基礎疾患をもつ症例
- 尿路感染症の誘因，助長，遷延などに関与する基礎疾患（糖尿病，ステロイドの使用など種々の原因による免疫抑制状態など）をもつ症例
- 男性症例

a) 日本化学療法学会，"尿路性器感染症に関する臨床試験実施のためのガイドライン"（2009）より．

24・8・4　性感染症（性行為感染症，STI）

STI：sexually transmitted infection

淋菌感染症，性器クラミジア感染症，性器ヘルペス感染症，尖圭コンジローマ，梅毒がある．それぞれ，淋菌，クラミジア・トラコマチス，単純ヘルペス 1 型・2 型，ヒト乳頭腫ウイルス，梅毒トレポネーマの感染によるものである．

これらは，性行為により感染する．近年では，**淋菌性咽頭炎**も増加している．感染防止策としてはコンドームの使用があげられる．また，性的接触は安全な

パートナーとの間で行うのが安心である．

男性の**尿道炎**では，排尿痛，尿道分泌物などを認めるが，淋菌，クラミジア・トラコマチスなどが分離されている（表 24・19）．このなかで，淋菌は抗菌薬に対する耐性が進んでいる．

表 24・19　男性尿道炎のおもな原因微生物

	原因微生物
淋菌性	淋菌
非淋菌性	クラミジア・トラコマチス ウレアプラズマ・ウレアリティクム マイコプラズマ・ゲニタリウム 非クラミジア，非ウレアプラズマ

24・8・5　中枢神経感染症

中枢神経系感染症で遭遇する可能性の高いものは，**髄膜炎**であろう．

● 細菌性（化膿性）髄膜炎

症状としては，発熱，頭痛，吐き気・嘔吐，痙攣，項部硬直，意識状態の変化などがある．しかし，乳児などでは頭痛を訴えることがなく（できず），哺乳力低下，不機嫌などの状態に注意する必要がある．

細菌性（化膿性）髄膜炎の原因菌を表 24・20 に示す．ここでみられるように，細菌性（化膿性）髄膜炎の原因菌は，年齢（月齢）とともに変化している．患児の年齢により，原因菌となりやすい菌が異なるので注意する必要がある．このなかで，インフルエンザ菌 b 型の莢膜多糖体抗原を用いたワクチンがわが国でも 2008 年から導入され，インフルエンザ菌感染症の予防への効果が期待される．

表 24・20　細菌性（化膿性）髄膜炎のおもな原因菌

年齢	おもな原因菌
生後 3〜4 カ月未満	B 群レンサ球菌，大腸菌 黄色ブドウ球菌，リステリア菌
3〜4 カ月〜乳児	インフルエンザ菌，肺炎球菌
年長児〜青年期	肺炎球菌，インフルエンザ菌，髄膜炎菌
成人	肺炎球菌，髄膜炎菌
高齢者	肺炎球菌，グラム陰性桿菌，リステリア菌

24・8・6　全身感染症

a．敗血症　感染症の一次病巣の部位にかかわらず，炎症反応が全身に影響を及ぼしている病態を，"**敗血症（セプシス）**"とよんでいる．敗血症の診断基

準を表 24・21 に示す．ここで留意すべきことは，感染が背景になっているにもかかわらず，低体温（36℃以下），白血球低下（＜4000/μL）が診断基準に含まれている点である．感染症患者の体温が低下したり，白血球が低下してきた場合には，通常は感染症の軽快を示すが，悪化を示す場合もあるので，患者状態から総合的に判断する必要がある．

表 24・21 敗血症の診断基準

感染症をもつ（強く疑う）患者において以下のうち2項目以上を認める場合を敗血症と考える．
1) 体　温: 38℃以上，または 36℃以下
2) 心拍数: ＞90/分
3) 呼吸数: ＞20/分，あるいは Pa_{CO_2}＜32 mmHg
4) 白血球数: ＞12,000/μL，＜4000/μL あるいは桿状好中球＞10％

b. 感染性心内膜炎　心内膜（心臓の血液が入っている腔に面している部分）および弁の感染症であり，心内膜および弁で菌が増殖している状態である．**不明熱**（原因がわからない熱）の代表的な疾患といえる．

発熱，全身倦怠感などを認め，さらに，従来認められていなかった心雑音を聴取すれば，感染性心内膜炎を疑う．原因菌としては，緑色レンサ球菌，口腔内レンサ球菌，黄色ブドウ球菌などをあげることができる．治療は，原因菌により異なるが，2〜6 週間に及ぶことがある．解熱したからといって，抗菌薬投与を中止してはいけない．

24・8・7　破　傷　風

傷口に**破傷風菌**が入ってそこで増殖し，毒素を産生する．その毒素により症状が発現する．頻度は高くないが都市部でも起こりうる感染症である．早期の対応が肝要であるので，創（小さなものかもしれない）があり，口の動きがおかしいなどの症状がある場合には，破傷風も疑う必要がある．

24・9　免疫不全と感染症

近年の医療の進歩に伴い，免疫機能の低下している患者が増加している．なかでも，**後天性免疫不全症候群（AIDS；エイズ）**は，著しく免疫機能の低下が認められる疾患である．ここでは，エイズと感染症について述べる．

AIDS: acquired immunodeficiency syndrome

● 後天性免疫不全症候群（エイズ）と感染症

エイズは"ヒト免疫不全ウイルス（HIV）"の感染によりひき起こされる疾患である．HIV 感染により，$CD4^+$ T 細胞（CD4 陽性リンパ球）の数は低下する（低下の速度・程度は個々の患者により異なる）．$CD4^+$ T 細胞数が 200/μL 未満にな

るころから，口腔内カンジダ症などHIV関連症状，あるいは**エイズ指標疾患**がみられるようになる（表24・22）．HIV感染のみでは"エイズ"という診断をつけず，エイズ指標疾患が発症したのち，"エイズ"と診断する．

表 24・22　$CD4^+T$細胞と日和見感染

$CD4^+T$細胞数（/μL）	よくみられる日和見感染症
500 以上	急性レトロウイルス感染症，膣カンジダ症
200〜500	細菌性肺炎，肺結核，帯状疱疹，カポジ肉腫，口腔内カンジダ症，口腔毛状白板症，子宮頸がん，肛門がん，B細胞リンパ腫，ホジキンリンパ腫，特発性血小板減少性紫斑病
200 以下	ニューモシスチス肺炎，粟粒結核，肺外結核，進行性多巣性白質脳症（PML），HIV関連認知症
100 以下	播種性ヘルペス，トキソプラズマ症，クリプトコッカス症，食道カンジダ症
50 以下	播種性サイトメガロウイルス感染症，非結核性抗酸菌感染症

症状としては，発熱，リンパ節腫脹，咽頭炎，皮疹，頭痛，下痢などがある．さらに，**日和見感染症**を併発すれば，その症状も認める（日和見感染症の症状が前面に出てくることが多い）ことになる．検査としては，HIVスクリーニング検査を行い，陽性であれば，ウエスタンブロット法などで確認を行う．さらに，免疫状態の把握には$CD4^+T$細胞数を測定し，HIVの状態把握にはHIV-RNAコピー数をみる．今日，HIV治療薬の発達は目覚ましく，適切な抗HIV療法によりHIV感染患者（エイズ患者）の生存期間は目覚ましく延長している．

HIVは血液と体液（精液など）に含まれ，性的な交渉あるいは血液（体液）への曝露により感染する．日常の接触（会話，握手，食事を共にするなど）での感染はないと考えられる．万一，業務上でHIV陽性患者の血液に曝露することなどがあった場合，すぐに抗HIV薬を内服する必要があるので，感染症専門医を受診することが重要である．

24・10　小児発疹性疾患

主として小児期に罹患するウイルス感染症には，**発疹**を伴うものがある．そのなかで，感染症を判断するうえでも，また，集団の中（病院内）での感染拡大を防ぐためにも重要と考えられるものをまとめる．

24・10・1　風　疹

風疹ウイルスによりひき起こされる感染症であり，ヒト-ヒト感染をする．発疹出現の数日前から出現後7日までの期間が他の人に感染させやすい．潜伏期は14〜21日である．癒合傾向のない発疹が，顔面，頸部，頭部，体幹，四肢に広

がる．3日くらいで，色素沈着・落屑を残さず消失する．
　後頭部・頸部リンパ節腫脹を認める．発疹と前後して発熱がみられる（図24・7）．予防としては，MRワクチンを接種する．

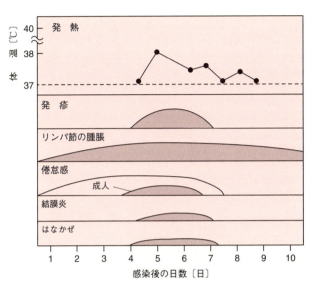

図24・7　風疹の経過スキーム

● 先天風疹症候群

　感受性のある妊婦が感染すると，胎児感染を起こし，臓器形成期（おおむね妊娠20週まで）の感染では種々の先天障害が発生する*（表24・23）．妊娠初期の感染ほど，頻度は高くなる．

* 第2章参照．

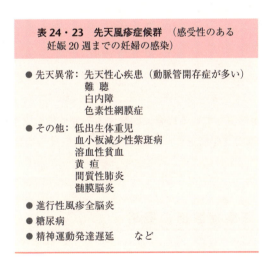

表24・23　先天風疹症候群（感受性のある妊娠20週までの妊婦の感染）

- 先天異常：先天性心疾患（動脈管開存症が多い）
  　　　　　難聴
  　　　　　白内障
  　　　　　色素性網膜症
- その他：低出生体重児
  　　　　血小板減少性紫斑病
  　　　　溶血性貧血
  　　　　黄疸
  　　　　間質性肺炎
  　　　　髄膜脳炎
- 進行性風疹全脳炎
- 糖尿病
- 精神運動発達遅延　　など

24・10・2　麻　疹

　麻疹ウイルスの感染によるもので，ヒト-ヒト感染をする（空気感染）．感染性をもつのは，発疹の出現する4～5日前から色素沈着を起こす前までの時期と考

えられている．通常，約12日の潜伏期ののち，眼球結膜の充血，上気道のカタル症状が出現する．1～2日の発熱を認め一過性に解熱したかと思わせるが，24時間以内に再度発熱（高熱）する（図24・8，赤色矢印で示す）．2峰性発熱と同時に発疹とコプリック斑（頰粘膜に白いスポット）が出現する．発疹は融合して，落屑を残す．ワクチンによる予防が重要である．

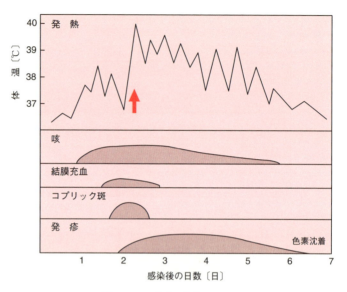

図24・8　麻疹の経過スキーム

24・10・3　水　痘

水痘・帯状疱疹ウイルスの感染による．感染経路としては，空気感染が中心的役割を演じている．10～21日の潜伏期ののち，発熱・倦怠感・発疹で発症する．発疹は，水疱→膿疱→痂皮と進む．同時に，上記の種々の段階の発疹を認めるのが特徴である．

● 帯状疱疹

宿主の免疫力が低下している場合に好発する．片側性の支配神経領域に一致した皮疹が特徴的で，疼痛を伴う．高齢者では治癒後も疼痛の残る傾向がある．

24・11　感染症診断の概略

感染症，特に細菌による感染では，原因菌が何か，また，どのような抗菌薬に感受性（効果）があるかということを知るために，抗菌薬を投与する前に検体を提出しておく必要がある．抗菌薬の変更などを考慮する際には，原因菌と抗菌薬感受性情報は欠くことのできないものである．感染部位別に採取すべき検体を示す（表24・24）．

表24・24　原因菌検索に必要な検体

想定される感染部位	細菌学的検索のための検体
肺炎・気管支炎	喀痰
咽頭炎	咽頭ぬぐい液
中耳炎	分泌物
膿胸	胸水
腹膜炎	腹水
尿路感染症	尿
性器感染症	分泌物
髄膜炎	髄液
血流感染症（感染性心内膜炎を含む）	血液

24・12 感染症をめぐる問題

感染症を取巻く環境は，常に変化している．ここでは，今日の感染症をめぐる問題を取上げる．

24・12・1 生体防御低下と感染

医療の進歩により，免疫不全（生体防御能低下）患者が多くなっている．われわれを感染から守っているものとしては，表24・25にあげるようなものがある．何らかの理由（治療目的によるものも含まれる）でこれらの機構に破綻をきたすと，生体の防御力が低下し感染を起こしやすくなる．

表 24・25　生体防衛機構

機械的バリア	皮膚，正常粘膜，繊毛クリアランス	
非特異的バリア	分泌物	粘液 サーファクタント（肺胞） リゾチーム インターフェロン 補体
	生化学的防御	抗タンパク分解酵素， オキシダント拮抗物質
	細胞性防御	多核白血球，単球， 肺胞マクロファージ
特異的バリア	体液性免疫反応	血清免疫グロブリン， 分泌型免疫グロブリン
	細胞性免疫反応	リンフォカインを介した反応， 細胞障害反応

24・12・2 新興・再興感染症

以前にはなく，新たに認められた感染症（**新興感染症**），ならびに，一時目立たなかったが再び息を吹き返した感染症（**再興感染症**）が注目されている（表24・26）．

新興感染症のなかでも，**鳥インフルエンザ，エボラウイルス感染症**などが，今日注目されている．鳥インフルエンザ（高病原性）のものは，現在，トリから直接ヒトへの感染の報告は認められていないが，ブタなどの宿主を介することにより，ヒトにも感染可能となる危険性が考えられている．感染経路は，飛沫感染と考えられている．一方，エボラウイルス感染症は，西アフリカを中心に流行を繰返している感染症で，血液・体液を感染経路としている．潜伏期は2～21日で，発熱，筋肉痛，消化器症状，出血症状などを呈する．致死率は高い．しかし，エボラウイルスに感染（あるいは二次感染）し，欧米で治療を受けた患者での死亡率はそれほど高くない．患者の栄養状態の問題ではないかとも考えられている．

一方，最近の社会の高齢化・医療の進歩で，免疫状態の低下した患者が増大していることはすでに述べた．それに伴い，"**結核**"患者数の増加をみている．持

続する咳嗽，夜間の発汗，血痰などを認めた場合には，結核の可能性を考え，医療機関を受診する．咳嗽など呼吸器症状を伴わなくても，頸部リンパ節結核も散見されており，注意を要する．結核菌を排菌している場合には，しかるべき施設をもつ医療機関に入院させる．結核治療に際しては，治療中断による耐性化が問題となっており，きちんとした結核治療薬の服用（使用）が重要である．さらに，劇症型A群レンサ球菌感染症も報告されている．急激な発症，壊死性筋膜炎，血圧低下，腎不全などを起こし，予後不良である．現在では，迅速診断も可能となってきている．

このように，新興・再興感染症に含まれるものには，わが国でしばしば認めるようになったものから，わが国ではまだ報告されていない感染症もある．これらの感染症の可能性に常に留意しておくことが，感染症の早期治療・拡大防止，さらには，国内への侵入を水際で防ぐために重要となろう．

表 24・26 新興・再興感染症

新興感染症	再興感染症
重症急性呼吸器症候群（SARS）	結 核
高病原性鳥インフルエンザ	劇症型A群レンサ球菌感染症
ウエストナイル熱	コレラ
エボラ出血熱	炭 疽
クリプトスポリジウム症	デング熱
クリミア・コンゴ出血熱	黄熱病
後天性免疫不全症候群	ジフテリア
腸管出血性大腸菌感染症	サルモネラ症
ニパウイルス感染症	耐性菌感染症（MRSA, PRSP, 多剤耐性結核菌）
日本紅斑熱	
VRSA感染症	
マールブルク病	
ラッサ熱	
ハンタウイルス感染症	
レジオネラ症	
Q 熱	

24・12・3 輸入感染症

交通機関（航空機）の発達によるグローバル化の進展に伴って，従来日本には

表 24・27 代表的な輸入感染症と潜伏期

疾　患	潜伏期
デング熱	2～7日
マラリア（熱帯熱）	1～3週間
マラリア（その他）	10日～4週間
腸チフス・パラチフス	1～3週間
コレラ	数時間～5日
細菌性赤痢	1～5日

なかった感染症が，海外から持ち込まれる可能性が高くなってきている．感染症には"潜伏期"があるため，症状を認めないうちに国内に入ってくる危険性があ

る．おもな**輸入感染症**と，その潜伏期を表 24・27 に示すが，潜伏期の間に国内に入ってくる可能性のあることが理解できよう．逆にいえば，帰国後の発症であっても，潜伏期のうちであれば，輸入感染症（たとえばマラリアなど）の可能性は否定できない．

24・12・4 耐性菌の持ち込み防止

自宅で抗がん剤の投与を受けている患者や介護施設からの転入患者などの増加が認められている．すでに抗菌薬治療を受けているような場合には，耐性菌を保有している可能性も考慮しなくてはならない．また，交通機関の進歩に伴って，海外から耐性菌を持ち込む危険性を考えることも重要である．

医療事情の変化に伴って種々の方面に注意を払わなくてはならなくなっている．

24・12・5 消毒薬使用時の留意点

消毒薬の使用に際しては，しかるべき"濃度"，"温度"で，しかるべき"時間"消毒薬と接触させる必要がある．手指消毒においても，この点に十分留意する必要がある．また，消毒薬は万能ではなく，1 種類の消毒薬ですべての微生物に対して消毒効果を発揮するものではなく，消毒薬によっては効果の及ばない微生物がある（アルコール含有消毒薬はノロウイルス，クロストリジウム・ディフィシルには無効など）．したがって消毒薬の性質を知って使用しなくてはならない．特に，エンベロープをもたないウイルス，芽胞を形成する菌は，消毒薬に抵抗性のあることを念頭からはずしてはいけない（表 24・28）．

表 24・28 消毒薬と対象となる微生物[a]

	消毒薬	芽胞	結核菌	ウイルス エンベロープなし	ウイルス エンベロープあり	糸状真菌	一般細菌
高水準	グルタラール，フタラール	○	○	○	○	○	○
中水準	次亜塩素酸ナトリウム	○	○	○	○	○	○
	ポビドンヨード	△	○	○	○	○	○
	消毒用エタノール，イソプロパノール	×	○	△	○	△	○
	フェノール，クレゾール石けん液	×	○	×	△	△	○
低水準	第四級アンモニウム塩（ベンザルコニウム塩化物，ベンゼトニウム塩化物）	×	×	×	△	△	○
	クロロヘキシジングルコン酸塩	×	×	×	△	△	○
	両性界面活性剤	×	○	×	△	△	○

† ○: 有効，△: 十分な効果が得られない場合がある，×: 無効
a) "今日の治療薬 2014-2015"，南江堂（2014）より．

また，消毒薬の種類によっては，使用可能な対象物（部位）と使用できない対象物（部位）がある（表24・29）．対象物への傷害性などから，消毒薬使用時には注意をしなくてはならない．つまり，消毒薬の選択・使用に際しては，対象となる微生物・対象となる物（部位）を把握したうえで，消毒薬を選択しなくてはならない．

表24・29 消毒薬と対象物[a]

消毒薬		消毒の対象物[†]					
		環境	器具 金属	器具 非金属	皮膚	粘膜	排泄物
高水準	グルタラール，フタラール	×	○	○	×	×	×
中水準	次亜塩素酸ナトリウム	○	×	○	△	△	○
	ポビドンヨード	×	×	×	○	○	×
	消毒用エタノール，イソプロパノール	○	○	○	○	×	×
	フェノール，クレゾール石けん液	△	×	×	×	×	×
低水準	第四級アンモニウム塩（ベンザルコニウム塩化物，ベンゼトニウム塩化物）	○	○	○	○	○	×
	クロロヘキシジングルコン酸塩	○	○	○	○	×	×
	両性界面活性剤	○	○	○	○	○	×

[†] ○: 使用可能，△: 注意して使用，×: 使用不可
[a] "今日の治療薬 2014-2015"，南江堂（2014）より．

表24・30 手指消毒のタイミング
・患者に接触する前
・無菌操作の直前
・体液曝露の可能性があった直後
・患者と接触したあと
・患者に接触しなくても患者周囲環境に接触したあと

さらに，WHOは医療現場で患者に接するような場合には，表24・30に示すタイミングでの手指消毒を推奨している．患者・自分を感染から守るだけではなく，感染の拡大を防ぐためにも，手指消毒の励行が求められる．

特に，食物を扱う立場からは，食物に触れる前（手袋をする前）に手指消毒をすることがよいであろう．これは，手袋を替える際にも，同様に手指消毒をすることが，感染拡大の防止には役立つ．ノロウイルス感染の可能性のある場合には，流水・石けんでの手洗いが重要であり，繰返しになるが，アルコール性手指消毒薬の効果は期待できないことを忘れてはいけない．

24・13 感染症からの回復と栄養状態

感染症患者の治療において，適正かつ十分と考えられる感染症治療薬が使用されているにもかかわらず，感染が遷延することがある．そのような状況の原因の一つに，"低栄養"をあげることができよう．低栄養に伴い自己の生体防御能が低下し，感染に対して抵抗力（治癒力）が弱くなっていると考えられる．感染症治療においては，薬物治療のみならず，全身状態，特に栄養状態の改善に努める

ことが重要となる．特に高齢者の感染症では，食欲の低下などから，栄養の摂取が難しくなっている場合がある．個々の患者において，どのようにしたら栄養状態を改善できるかを考えていくことが，感染症を治療するうえで，欠くべからざるポイントである．

医療機関以外でできる感染防止策の第一は，"手洗い"，"うがい"，"マスク着用"であろう．また，何らかの体調不良を認めた場合には，無理をして登校・出社をせず，医療機関を受診されることを希望する．

重要な用語

インフルエンザ	消毒	腸管感染症
エイズ（後天性免疫不全症候群）	消毒薬	尿路感染症
	除菌	肺炎
感染	食中毒	敗血症
感染経路	新興感染症	病原微生物
感染症	水痘	日和見感染
感染性心内膜炎	髄膜炎	風疹
抗菌薬	性感染症	保菌
抗生物質	（性行為感染症）	麻疹
抗ウイルス薬	生体防御	滅菌
抗真菌薬	潜伏期間	輸入感染症
再興感染症	耐性菌	予防接種

参 考 図 書

● 代 謝 疾 患
1) "糖尿病治療ガイド"，日本糖尿病学会 編，文光堂.
2) "糖尿病療養指導の手びき"，日本糖尿病学会 編，南江堂.
3) "糖尿病食事療法のための食品交換表"，日本糖尿病学会 編，文光堂.

● 免疫・アレルギー疾患
4) "カラー版 内科学"，門脇 孝，永井良三 編，西村書店（2012）.
5) "リウマチ病学テキスト"，日本リウマチ学会生涯教育委員会，日本リウマチ財団教育研修委員会 編，診断と治療社（2010）.
6) "生化学（新スタンダード栄養・食物シリーズ2）"，大塚 譲，脊山洋右，藤原葉子，本田善一郎 編，東京化学同人（2014）.
7) 日本医師会雑誌，"食物アレルギー update"，第143巻第3号（2014）.

● EBM（根拠に基づく医療）
8) 厚生省健康政策局 研究開発振興課 医療技術情報推進室 監修，"わかりやすい EBM 講座"，厚生科学研究所（2000）.
9) 佐々木 敏，水嶋春朔，'臨床栄養疫学ことはじめ 第16回 系統的レビューとはなにか'，臨床栄養，**102**，456-459（2003）.
10) 佐々木 敏，'臨床栄養疫学ことはじめ 第17回 系統的レビュー・メタ分析の読み方 母乳哺育とアトピー性皮膚炎の関連を例にして'，臨床栄養，**102**，720-723（2003）.
11) 佐々木 敏，"わかりやすい EBN と栄養疫学"，同文書院（2005）.

索　　引

あ

IMRT　78
IL-1　14
IL-6　14, 16, 304
IgE 受容体　283
IgG　283
アイソザイム　48
IDL　119
IBS　150
IPSS　265
iPS 細胞　5, 79
亜　鉛　100
亜急性硬化性全脳炎　229
悪液質　23, 82, 94
悪性腫瘍　23, 307, 311
悪性貧血　97, 270
悪性リンパ腫　275
アジソン病　214
アシドーシス　250
アスタキサンチン　129
アスパラギン酸アミノトランス
　　　　　フェラーゼ　157, 175
アスピリン　176
アスピリン喘息　290
アスベスト　247
アスベスト肺　247
圧痕性浮腫　35
アディポサイトカイン　103
アディポネクチン　105
アデノシンデアミナーゼ欠損症
　　　　　310
アテローム血栓性脳梗塞　221
アトピー性喘息　241
アトピー性皮膚炎　291
アトルバスタチン　130
アドレナリン　215
アナフィラキシー　285
アナフィラキシーショック
　　　　　296
アフタ性口内炎　142
アポトーシス　19
アミノ酸代謝異常症　137
アミロイド　5
アミロイドβタンパク質　224
アラニンアミノトランス
　　　　　フェラーゼ　157
RA　300
RAST 法　287
Rh 式血液型　69
ROC 曲線　40
アルカローシス　250

アルコール　129
アルコール依存症　234, 311
アルコール性脂肪肝　159
アルツハイマー型認知症
　　　　　5, 224
アルドステロン　186, 212
アルドステロン症　214
RBC　43
α受容体遮断薬　265
アルブミン製剤　68
アレルギー疾患　279
アレルギー性結膜炎　287
アレルギー性口内炎　143
アレルギー性鼻炎　287
アレルゲン　281
アレルゲン特異的 IgE　281
アンギオテンシノーゲン　105
アンギオテンシン　186
アンギオテンシンⅡ
　　　　　受容体拮抗薬　187
アンギオテンシン
　　　　　変換酵素阻害薬　187
安静時振戦　225
安定狭心症　177
アンドロゲン　212

い

胃　140
ES 細胞　79
ESWL　200
胃　炎　144
医学文献データベース　86
胃がん　165
易感染性　298, 310
異型狭心症　177
異形成　22
医原性免疫不全　311
EGFR　193, 248
意識混濁　34
意識障害　33
意識状態　32, 33
維持透析療法　198
異種移植　76
胃・十二指腸潰瘍　145
萎　縮　20
移　植　76
胃食道逆流症　143
移植片対宿主病　76
石綿肺　249
胃　腺　141
一塩基多型　50
1 型糖尿病　107, 299

Ⅰ型肺胞上皮　238
一次結核　244
1 秒率　240, 290
1 秒量　240, 290
医中誌 Web　87
1 回換気量　237
一過性脳虚血発作　222
一価不飽和脂肪酸　128
逸脱酵素　48
一般検査　38, 41
胃底腺　140
遺伝カウンセリング　12, 137
遺伝子　135
遺伝子解析検査　54
遺伝子検査　38, 49
遺伝子多型　286
遺伝子治療　137
イニシエーション　24
EPA　128
EBM　37, 86
医療・介護関連肺炎　323
イレウス　153
胃　瘻　58, 85
陰イオン交換樹脂　130
in situ ハイブリダイゼーション
　　　　　54
インスリノーマ　117, 218
インスリン　106, 113
インスリン抵抗性　106
インターフェロン　157
インターロイキン　14, 16, 304
院内肺炎　243, 323
インフルエンザ　324
インフルエンザ脳炎　228

う

Wiscott-Aldrich 症候群　310
ウイップル三徴　218
ウイルス　313
ウイルス性口内炎　142
window period　71
ウェアリングオフ現象　226
ウェルナー症候群　8
ウェルニッケ脳症　97
右心不全　182
うっ血　169
うつ病　232
運動器系疾患　252
運動負荷心電図法　178
運動麻痺　36
運動誘発性喘息　290

運動療法　61

え

AIDS　311, 327
ARDS　245
ARB　187
エイコサペンタエン酸　128
エイズ　311, 327
エイズ指標疾患　328
AED　29
栄養管理
　　膵炎の——　162
　　胆管炎の——　164
　　胆石症の——　163
　　胆嚢炎の——　164
栄養障害　82, 93
栄養素　93
栄養療法　58
ASO　190
ASK　190
AST　157, 175
AHN　85
ANCA　308
ANCA 関連血管炎　308
ALT　157
A 型急性肝炎　154
液性免疫　281
エコノミークラス症候群　248
壊　死　18
ACE 阻害薬　187
ACTH　206, 212
SIRS　75
SIADH　209
SNMC 療法　157
SNP　50
SAVES　178
SMBG　114
SLE　300, 305
SGLT-2 阻害薬　113
ST　80
STI　325
エストロゲン　217
SU　113
エゼチミブ　130
壊　疽　19, 111
X 線検査　51
X 染色体　135
X 連鎖無γグロブリン血症　310
X 連鎖劣性遺伝　136
HIV　311
HELLP 症候群　259
HE 染色　54

索引

HMG-CoA レダクターゼ
　　　　　　　　阻害薬　130
HLA　76
HOMA-IR　111
HoLEP　265
Hct　43
HD　43, 71
HDL　119
HTLV-1 関連脊髄症　229
Hb　43
HbA1c　109, 111
HPV　261
ATRA　274
ADH　208
ADH 不適合分泌症候群　209
ADL　302
NASH　160
NAFLD　160
NSAID　200
NK 細胞　49
n-3 系多価不飽和脂肪酸　127
NGSP 値　111, 258
n-6 系多価不飽和脂肪酸　127
ABO 式血液型　69
エピジェネティクス　10
ABCD^2 スコア　222
APTT　271
エビデンス　88
エピネフリン自己注射シリンジ
　　　　　　　　286, 297
エピペン　286, 297
FSH　206, 217
FFP　68
エボラ出血熱　332
MRI　52
MHC　280, 303
MOF　75
MCH　43
MCHC　43
MCAD 欠損症　138
MCV　43, 268
M タンパク質　276
AUC　63
エリスロポエチン　270
LES　140, 143
LH　206, 217
LDH　175
LDL　119
LDL コレステロール　173
嚥下困難　36
嚥下障害　144
炎　症　13
炎症性サイトカイン　14, 304
炎症反応　307
延命治療　84

お

ORT　80
黄色腫　124
黄体形成ホルモン　206
黄体ホルモン　217
黄　疸　35, 270
嘔　吐　35
OABSS　265
オキシトシン　208

OGTT　108
悪　心　35
OT　80
オボムコイド　295
オレイン酸　128

か

壊血病　97
外痔核　153
外照射　78
ガイドライン　90
潰　瘍　145
潰瘍性大腸炎　148
カイロミクロン　118
下顎呼吸　33
科学的根拠　88
化学療法　65
過換気症候群　250
核酸アナログ製剤　157
拡大スクリーニング　136
拡張型心筋症　184
拡張期血圧　187
拡張不全　182
獲得免疫　279
過形成　20
過呼吸　32
加重型妊娠高血圧腎症　258
CARS　75
下垂体　205, 206
下垂体性小人症　207
化　生　21
仮性アレルギー　286, 297
仮性球麻痺　227
カゼイン　295
かぜウイルス　242
かぜ症候群　242, 322
画像検査　38, 51
家族性高コレステロール血症
　　　　　　　　　122
家族性III型高脂血症　123
家族性複合型高脂血症　122
家族歴　31
過体重　34
下腿動脈血栓症　171
過多月経　260
片麻痺　221
カタル性口内炎　142
脚　気　96
喀　血　35
活性化トロンボプラスチン時間
　　　　　　　　　271
活性酸素　7
カットオフ値　40
滑膜組織　304
カテコールアミン　215
果　糖　129
加熱食品　296
化膿性髄膜炎　326
過敏性腸症候群　150
過敏性肺炎　247
下部食道括約筋　140, 143
花粉症　287
カヘキシア　94
仮面高血圧　186

β-ガラクトシダーゼ　5
ガラクトース血症　136, 138
ガラクトース制限食　138
カリウム　47, 98
カルシウム　46, 98
カルシウム拮抗薬　178, 187
カルシトニン　98
カルニチン投与　138
加　齢　3
カロテノイド　129
β-カロテン　129
がん　23
肝移植　77, 131, 137
がん遺伝子　24
がん化　23
肝がん　166
間欠熱　32
肝硬変　157
幹細胞　79
肝細胞がん　166
間質液　66
間質性肺炎　302
監視療法　266
肝性脳症　156
関節炎　303
関節リウマチ　300, 303
感　染　312
感染経路　314
感染結石　199
感染症　312
感染性心内膜炎　327
感染対策　315
完全中心静脈栄養　148
肝　臓　142
がん胎児性抗原　167
感　度　40
冠動脈　174
冠動脈形成術　179
肝内胆石症　163
ガンマナイフ　78
がん抑制遺伝子　24
乾酪壊死　19, 244
緩和医療　82

き

奇異性脳塞栓　221
偽陰性　42
既往歴　31
機械的イレウス　154
飢餓性萎縮　20
起坐呼吸　33, 182
器質性便秘　150
基準下限値　40
基準上限値　40
基準値　39
基準範囲　39
Keys の式　127
偽性アルドステロン症　214
寄生虫　281, 313
偽性反応　41
気　道　237
機能性便秘　149

機能タンパク質遺伝子　135
機能的イレウス　154
偽閉経療法　261
ギムザ染色　55
脚　180
逆行性感染　201
キャリアー　312
QRS 波　180
救急救命治療　74
吸　収　62
急性胃炎　144
急性炎症　13
急性灰白髄炎　228
急性肝炎　154, 156
急性拒絶反応　76
急性下痢　149
急性硬膜外血腫　231
急性硬膜下血腫　231
急性呼吸窮迫症候群　245
急性再燃　15
急性散在性脳脊髄炎　228
急性糸球体腎炎　189
急性心筋梗塞　171, 174
急性腎不全　192
急性膵炎　161
急性前骨髄球性白血病　274
急性増悪　15
急性白血病　274
急速進行性腎炎　190
牛　乳　293
球麻痺　227
QOL　303
QOL 疾患　264
境界性パーソナリティー障害
　　　　　　　　　232
凝固因子　271
凝固・線溶検査　44
橋出血　221
狭心症　174, 177
偽陽性　42
共通 γ 鎖欠損症　310
強度変調放射線治療　78
胸膜中皮腫　249
虚　血　169
巨人症　207
巨赤芽球性貧血　97, 269
拒絶反応　76
筋萎縮性側索硬化症　226
筋原酵素　307
筋固縮　225
筋肉減少症　254

く

グアーガム　128
空気感染　317
空気塞栓　172
空腸瘻　58
クエン酸　200
クスマウル呼吸　32
クッシング症候群　213, 249
くも膜下出血　223
クラインフェルター症候群　11
グリアジン　295
グリコヘモグロビン　109, 111

索引

クリティカルケア 74
グリニド系薬 113
クリノフィブラート 130
グルカゴノーマ 218
グルココルチコイド 212
α-グルコシダーゼ阻害薬 113
グルコース 46
グルタル酸血症1型 138
クルッケンベルグ腫瘍 26
グルテン 152, 295
くる病 253
クレアチニン 39, 46, 192
クレアチニンキナーゼ 307
クレアチンキナーゼ 175
クレチン症 212
クロイツフェルト・ヤコブ病 229
クロストリジウム・ディフィシル腸炎 324
クロスマッチテスト 70
クロフィブラート系薬剤 130
クロム 100
クロル 47
クローン病 147
クワシオコール 95

け

経気道感染 315
経口感染 315
経口糖負荷試験 108
経口免疫寛容 287, 294
憩室炎 151
形質細胞 281
憩室出血 151
経静脈栄養 59
経腸栄養 58, 83
経腸栄養剤 59
経腸栄養療法 148
系統的総説 88
系統的レビュー 87
珪肺症 247
経皮感染 315
経鼻チューブ 58
経皮的感作 286
経皮的冠動脈インターベンション 177
経皮内視鏡的胃瘻造設術 58
経皮内視鏡的空腸瘻造設術 58
稽留熱 32
痙攣 34
痙攣性便秘 150
外科の侵襲 73
劇症型A群レンサ球菌感染症 332
劇症肝炎 156
下血 36
克山病 100
血圧 32
血圧値分類 187
血液型 69
血液凝固系因子 45
血液系疾患 267
血液検査 38, 43
血液浄化療法 71

血液製剤 68
血液透析 71, 198
結核 285, 331
結核菌 244
血管炎 300, 302, 308
血管外溶血 70
血管筋脂肪腫 202
血管内溶血 70
月経困難症 260
血行性転移 26
結合組織病 301
血漿 38
血小板 271
血小板数 44
血小板濃厚液 68
血小板薬 222
血清 38
血清酵素 48
血清タンパク 45
結節性硬化症 202
血栓 170, 271
血栓溶解療法 176, 222
血中濃度-時間曲線下面積 63
血糖 46
血糖値 106, 111
血尿 42
血友病 273
ケトアシドーシス 42
ケトン体 42
ケミカルメディエーター 13, 283, 304
ケモカイン 49, 280
KUB 200
下痢 36, 149
Gell-Coombsのアレルギー分類 282
ケルニッヒ徴候 227
原因療法 56
幻覚 232
肩甲難産 257
言語聴覚士 80
現症 31
検体 38
検体検査 38
幻聴 232
見当識 33
見当識障害 33, 224
原発性アルドステロン症 214
原発性肝がん 166
原発性高HDLコレステロール血症 123
原発性高カイロミクロン血症 122
原発性高コレステロール血症 122
原発性高脂血症 122
原発性骨粗鬆症診断基準 253
原発性免疫不全症 310
現病歴 30
健忘症状 224

こ

5α還元酵素阻害薬 265
高圧酸素療法 172

抗アレルギー薬 289
抗ウイルス薬 321
構音障害 221
抗核抗体 302
甲殻類 293
口渇 35
高カロリー輸液 60
抗凝固薬 222
抗菌薬 319
攻撃因子 145
高血圧 105, 185
高血糖高浸透圧昏睡 110
抗原特異的IgE 287
膠原病 301
抗甲状腺抗体 212
抗好中球細胞質抗体 308
抗コリン薬 265
交差適合試験 69, 70
好酸球 287
高脂血症 118
抗CCP抗体 303
高次大脳機能障害 224
鉱質コルチコイド 212
抗シトルリン化ペプチド抗体 303
甲状腺 205, 210
甲状腺機能亢進症 210
甲状腺機能低下症 211
甲状腺刺激ホルモン 206
甲状腺ホルモン 210
抗真菌薬 320
抗生物質 318
酵素 47, 135
構造タンパク質遺伝子 135
酵素活性 136
梗塞 18
酵素補充療法 137
抗体 281
好中球 49, 280
高張液 67
抗TSH受容体抗体 210
後天性免疫不全症候群 311, 327
口内炎 142
高尿酸血症 131
更年期障害 217
高比重リポ蛋白 119
項部硬直 227
抗リウマチ薬 305
抗リン脂質抗体 306
抗リン脂質抗体症候群 306
誤嚥性肺炎 323
呼吸器感染症 322
呼吸器系構造 237
呼吸器系疾患 237
呼吸機能検査 51, 290
呼吸困難 290
呼吸状態 32
呼吸性アシドーシス 250
呼吸性アルカローシス 250
骨格筋系疾患 252
骨強度 252
骨腫瘍 256
骨髄異形成症候群 269
骨髄移植 77, 137
骨髄抑制 65
骨粗鬆症 252

骨代謝回転 252
骨軟化症 253
骨肉腫 256
骨破壊 304
骨密度 252
コバラミン 97
小麦 293
コルサコフ症候群 97
コルチゾール 212
コレスチラミン 130
コレステロール 46
根拠に基づく医療 86
根拠の累積 89
混合性結合組織病 306
混合性めまい 35
コーンスターチ療法 138
コンピューター断層撮影 52

さ

細気管支 237
細菌 313
細菌検査 50
細菌性髄膜炎 326
再興感染症 331
再生医療 79
再生不良性貧血 268
最大骨量 252
在宅酸素療法 240
在宅人工呼吸療法 84
サイトカイン 49, 280
サイトメガロウイルス感染症 11
細胞外液 66
細胞外寄生菌 281
細胞傷害性T細胞 282
細胞診 53, 54
細胞性免疫 282
細胞内液 66
細胞内寄生菌 281
細胞老化 4, 5
作業療法士 80
左心不全 182
SIRS 75
サーチュイン遺伝子 6
擦過細胞診 55
サルコイドーシス 247
サルコペニア 254
酸化LDL 173

し

CRP 14, 152, 307
GERD 143
CEA 167
CARS 75
シェーグレン症候群 300, 308
GH 206
CHDF 72
CAPD 72
CFTR 遺伝子 241
GOT 157
CO_2 ナルコーシス 251

COPD 238
自家移植 76
痔核 153
C 型急性肝炎 155
C 型慢性肝炎 157
子癇 258
弛緩性便秘 150
敷石像 147
磁気共鳴画像法 52
子宮筋腫 260
子宮頸がん 261
子宮体がん 262
糸球体腎炎 189, 299, 306
子宮内膜症 261
CK 175, 307
CK-MB 175
刺激伝導系 179
CKD 196
CKD 重症度分類 197
試験紙法 41
自己血糖測定 114
自己血輸血 71
自己抗原 298
自己抗体 298
自己注射 113
自己免疫 298
自己免疫疾患 298
自己免疫性膵炎 163
自己免疫性溶血性貧血
　　　　　　　270, 299
支持 80
CJD 230
脂質異常症 118
脂質異常症診断基準 120
脂質代謝異常 105
視床出血 220
支持療法 65
視診 31
ジスキネジア 226
シスチン 199
姿勢反射障害 225
自然免疫 279
持続的血液透析濾過 72
市中異型肺炎 243
市中肺炎 243, 323
弛張熱 32
シックデイ 115
失見当識 33
失語症 221
室内塵 287, 292
CT 52
GDM 115, 257
自転車エルゴメーター法 178
視能訓練士 80
死の判定 27
C 反応性タンパク質 14, 152
CPK 175
GPT 157
GVHD 76
脂肪肝 159
脂肪酸代謝異常症 138
シャルコー三徴 163, 164
周期性呼吸 33
周期性同期性放電 230
周期熱 32
充血 169
シュウ酸結石 199

収縮期血圧 187
収縮不全 182
周術期管理 73
重症筋無力症 299
縦走潰瘍 147
集団免疫率 316
十二指腸 141
終末期 81
終末期医療 81
終末期患者 81
絨毛 142
絨毛がん 263
粥腫 173
手術 73
樹状細胞 280
主訴 30
腫脹 13
出血性疾患 271
術後管理 74
出生時診断 12
術前管理 73
術中管理 73
術中迅速診断 54
シュニッツラー転移 26
寿命 4
受容 21, 80
腫瘍壊死因子α 105
腫瘍随伴症候群 249
主要組織抗原 280
主要組織適合遺伝子複合体
　　　　　　　280, 303
主要組織適合抗原 76
受容体 135
循環器系疾患 169
循環機能検査 51
常位胎盤早期剥離 259
消化器系 140
消化器系疾患 140
消化態栄養剤 59, 148
症候性肥満 102
症候性便秘 150
小細胞がん 248
硝酸薬 176, 178
上室性期外収縮 180
上室性頻拍症 180
脂溶性ビタミン 96
小線源療法 78
常染色体 135
常染色体異常 11
常染色体優性遺伝 9, 136
常染色体劣性遺伝 10, 136
上大静脈症候群 248
小腸 142
消毒 315
消毒薬 333
小脳出血 221
上皮増殖因子受容体 248
静脈栄養法 83
小葉中心性肺気腫 239
初回通過効果 62
初期変化群 244
除菌 315
食後性低血糖 116
食事療法 61, 159
　肝硬変の── 159
触診 31
褥瘡 17

食中毒 324
食道 140
食道がん 164
食道静脈瘤 158
植物状態 28, 29
植物ステロール 128
食物アレルギー 285, 293
食物アレルギー起因物質 295
食物アレルゲン 292
食物依存性運動誘発
　　　アナフィラキシー 293
食物除去試験 287
食物繊維 128
食物負荷試験 287
食欲不振 36
徐呼吸 32
叙述的総説 88
ショック 34
徐脈 32, 180
腎移植 77
腎盂炎 201
腎盂腎炎 191
腎盂尿管がん 202
腎炎 189
腎がん 202
真菌 313
心筋梗塞 18, 174
心筋症 184
心筋トロポニン I 175
心筋トロポニン T 175
神経感染症 227
神経管閉鎖障害 260
神経・筋機能検査 51
神経障害 111
神経性過食症 233
神経性やせ症 232
神経内分泌細胞 248
心原性脳塞栓 221
進行がん 23
新興感染症 331
人工呼吸器関連肺炎 323
人工心臓 77
進行性核上性麻痺 226
進行性筋ジストロフィー 256
進行性多巣性白質脳症 229
人工臓器 77
腎梗塞 172
人工多能性幹細胞 5, 79
人工的水分・栄養補給 85
人工透析 115
腎後性タンパク尿 42
心室細動 176, 181
心室性期外収縮 181
心室性頻拍症 181
侵襲 23
人獣共通感染症 315
滲出性炎症 13
腎腫瘍 202
浸潤 23
腎症 110
心身症 80
腎性高血圧症 308
新生児マススクリーニング
　　　　　　　　　135
腎性タンパク尿 41
腎性貧血 270
腎前性タンパク尿 42

新鮮凍結血漿 68
心臓移植 76
心臓死 27
心臓ペースメーカー 77
身体診察 30
診断 30
　病状と病態の── 30
診断基準 300
心電図 176
浸透圧 66
腎動脈血栓症 171
腎・尿路系疾患 189
腎・尿路腫瘍 201
塵肺症 247
シンバスタチン 130
腎不全 182, 192, 311
心房細動 180, 221
心房粗動 181
診療 30
診療ガイドライン 57
心理療法 80

す

膵移植 77
膵炎 161
水牛様脂肪沈着 214
随時尿 39
膵臓 142, 205, 218
膵臓がん 167
推定糸球体濾過量 193
水痘 330
髄膜炎 228, 326
睡眠障害 36
水溶性ビタミン 96
数的萎縮 20
スキンケア 292
すくみ足 225
スクリーニング 54
頭痛 35
ステロイドホルモン 306
ステント留置術 179
SNP 50
スルホニル尿素薬 113

せ

生化学検査 38, 45
生化学的遺伝子検査 136
生活習慣病 93
性 53, 264
性（行為）感染症 201, 325
正常血圧 187
生殖系疾患 257
生殖腺 205
精神・神経系疾患 220
精神療法 80
性染色体 135
性染色体異常 11
精巣腫瘍 263
生体内金属 46
生体防御 312
生体防御機構 331

生　着　75
成長ホルモン　206
生物学的利用能　62
生物製剤　305
成分栄養剤　59, 148
成分輸血　68
生理機能検査　38, 51
生理的萎縮　20
脊髄炎　228
舌　炎　143
石灰化　173
舌下免疫療法　289
赤血球　43, 267
赤血球系検査　43
赤血球数　43
赤血球濃厚液　68
接触感染　317
摂食障害　232
セミノーマ　263
セリアック病　152
セルロース　128
セレン　100
セロトニン　288
腺がん　248
前がん病変　22
潜　血　38, 42
全血輸血　68
穿刺吸引細胞診　55
染色体異常　11
染色体検査　38, 50
全身感染症　326
全身倦怠感　34
全身性エリテマトーデス
　　　　　　　　300, 305
全身性炎症反応症候群　75
全身性硬化症　300, 306
全身性自己免疫疾患　284, 299
先端巨大症　207
疝痛発作　200
先天異常　9
先天奇形　9
先天性形成異常　9
先天性甲状腺機能低下症　136
先天性代謝異常症　135
先天性トキソプラズマ感染症
　　　　　　　　　　12
先天性風疹症候群　11, 329
先天性副腎過形成　136
全トランスレチノイン酸　274
潜伏期　318
喘　鳴　290
せん妄　34
線毛上皮　237
線　溶　271
線溶系因子　45
前立腺がん　265
前立腺肥大　264

そ

躁うつ病　232
造影剤　297
臓器移植　75, 76
臓器移植法　27
早期がん　23

臓器特異的自己免疫疾患
　　　　　　　　283, 298
臓器の移植に関する法律　27
双極性障害　232
造血器腫瘍　269, 273
総コレステロール濃度　127
創　傷　16
創傷治癒　13, 16
巣状糸球体硬化症　190
巣状肺炎　243
増殖性炎症　15
総胆管結石症　163
早朝高血圧　186
総鉄結合能　47
早老症　8
即時相反応　288
促進性拒絶反応　76
塞　栓　170
塞栓術　202
続発性肝がん　166
続発性高脂血症　123
続発性免疫不全症　310
粟粒結核　245
組織移植　75
組織化学検査　54
速効型インスリン分泌促進薬
　　　　　　　　　　113
ソマトスタチノーマ　218
尊厳死　85

た

ダイアライザー　72
体液の電解質組成　99
体　温　32
体外自動除細動器　29
体格指数　34
大血管合併症　111
大細胞がん　248
胎児性がん　263
代　謝　63
代謝疾患　101
代謝性アシドーシス　203
代謝性アルカローシス　203, 204
体重減少　34
体重増加　34
体循環　17
代償性抗炎症反応症候群　75
帯状疱疹　330
対症療法　56
大豆タンパク質　129
耐性菌　333
代替食品　296
大　腸　142
大腸がん　166
大腸憩室　151
多遺伝子異常　10
耐糖能異常　105
大動脈炎症候群　308
体内水分分布　66
大葉性肺炎　243
多　飲　35
多因子遺伝　286, 303
タウタンパク質　224
ダウン症　50

ダウン症候群　11
唾液腺腫脹　308
多価不飽和脂肪酸　127
高安動脈炎　308
多系統萎縮症　226
多剤併用療法　65
打　診　31
多臓器不全　75
脱　水　35
ターナー症候群　11
ダニアレルゲン　292
ダニ抗原　287
多発性筋炎　300, 307
多発性硬化症　228
多発性骨髄腫　276
多発性動脈炎　308
多発性内分泌腫瘍症　218
卵　293
ターミナルケア　81
単一遺伝子異常　9
単一遺伝子病　135
胆管炎　163
胆管がん　167
胆管細胞がん　166
炭酸水素イオン　204
単純萎縮　20
単純性イレウス　154
単純性肥満　102
単純性膀胱炎　201
単純ヘルペス脳炎　228
胆石症　163
タンデムマス法　136
胆　嚢　142
胆嚢炎　163
胆嚢胆石症　163
タンパク質・エネルギー欠乏症
　　　　　　　　　　94
タンパク質分解酵素　304
タンパク質漏出性胃腸症　146

ち, つ

チアゾリジン薬　113
チアノーゼ　34
チアミン　96
チアミン投与　138
蓄　尿　39
遅発相反応　288
中間型リポ蛋白　119
中鎖脂肪酸　129
中心静脈栄養適応ガイドライン
　　　　　　　　　　60
中心静脈栄養法　59
虫垂炎　152
中枢神経障害　306
中枢神経ループス　306
中枢性疲労　34
中枢性めまい　35
中性脂肪　46
超音波検査　51
腸管感染症　324
腸管膜動脈血栓症　171
腸管免疫　294
超急性拒絶反応　76
蝶形紅斑　299

長寿遺伝子　6
聴　診　31
聴診法　33
調節性T細胞　281
超低エネルギー食療法　104
超低比重リポ蛋白　119
張　度　66
腸閉塞　153
腸　瘻　85
直腸性便秘　150
治　療　56, 57
　──の実施　57
　──の評価　57
治療計画　57
治療方法　56
チロキシン　210
チロシンキナーゼ　275
陳旧性心筋梗塞　175
鎮　静　82
痛　風　131
痛風結節　133
痛風腎　133
ツベルクリン反応　285

て

TIA　222
DIC　273
TIBC　47
Treg　281
TRALI　71
低栄養　311, 334
TSH　206, 210
Th1型サイトカイン　281
Th1型免疫応答　282
Th1細胞　281
DHA　128
Th細胞サブセット　280
Th2型サイトカイン　281
Th2型免疫応答　281
Th2細胞　281
DAD　245
TNF-α　14, 16, 304, 105
低血糖　116
低呼吸　32
T細胞受容体　279
低張液　67
t-PA　222
低比重リポ蛋白　119
DPB　240
DPP-4阻害薬　113
停留精巣　263
テタニー　98
鉄　47, 99
鉄欠乏性貧血　269
手指消毒　334
テロメア　5
テロメラーゼ　5
転　移　23
電解質輸液組成　67
電子顕微鏡検査　54
天然濃厚流動食　59

と

銅　42, 99
頭蓋内圧亢進症　220, 230
同系移植　76
洞結節　180
糖原病　138
統合失調症　232
糖質コルチコイド　212
糖質代謝異常症　138
同種移植　76
等張液　66
疼痛　13
糖尿病　106, 257, 311
糖尿病合併症　108, 109
糖尿病合併妊娠　115
糖尿病ケトアシドーシス　110
糖尿病性昏睡　108
糖尿病性腎症　193
糖尿病性腎症病期分類　197
糖尿病性網膜症　110
動脈硬化　123
動脈硬化症　173
同名半盲　221
特異度　40
特定原材料7品目　295
特発性血小板減少性紫斑病　271, 299
特発性肺線維症　246
吐血　36
ドコサヘキサエン酸　128
突進現象　225
ドナー　75
塗抹標本　55
トランスフェリン　47
トランスロケーション　58
鳥インフルエンザ　331
トリヨードチロニン　210
トリソミー　50
トレッドミル運動負荷試験　178
トロンボキサン　288

な行

ナイアシン　97
内因子　269
内痔核　153
内視鏡検査　52
内臓脂肪型肥満　102
内臓肥満　94
内分泌　205
内分泌系疾患　205
内分泌性萎縮　20
ナトリウム　47, 99
軟部組織腫瘍　256
2型糖尿病　107
肉芽腫　285
肉芽組織　15, 16
ニコチン酸　97
ニコチン性口内炎　143

二次性高血圧　186
二次性肥満　102
日本脳炎　228
乳がん　263
乳酸デヒドロゲナーゼ　175
乳糖除去食　138
尿酸　131
尿試験紙検査項目　42
尿線途絶　200
尿素窒素　45
尿タンパク　41
尿沈渣　202
尿道カルンクル　203
尿培養　203
尿崩症　208
尿路感染症　201, 325
尿路結石　199
尿路上皮がん　202
妊娠高血圧　258
妊娠高血圧症候群　258
妊娠高血圧腎症　258
妊娠糖尿病　108, 115, 257
認知行動療法　80
認知症　224
ネクローシス　18
熱感　13
ネフローゼ症候群　191
脳炎　228
脳血管性パーキンソニズム　226
脳血栓　171
脳梗塞　19, 221
脳死　28
脳出血　220
脳腫瘍　230
脳動静脈奇形　223
脳動脈瘤破裂　223
脳浮腫　220
脳ヘルニア　230
囊胞性肺線維症　240
ノロウイルス性腸炎　324
ノンパラメトリック法　41
ノンレスポンダー　129

は

肺移植　77
肺うっ血　182
肺炎　242, 323
バイオアベイラビリティー　62
バイオプシー　53
肺活量　237
肺結核症　244
敗血症　326
肺血栓塞栓症　171, 247
肺高血圧症　248
肺梗塞症　248
肺循環　169
胚性幹細胞　79
排泄　63
バイタルサイン　32
廃用症候群　255
廃用性萎縮　20

ハウスダスト　287, 292
パーキンソン症候群　225, 226
パーキンソン病　225
白衣高血圧　186
剝離細胞診　54
橋本病　211
播種　26
播種性血管内凝固症候群　273
播種性転移　26
波状熱　32
破傷風　327
バセドウ病　210, 299
バソプレッシン　208
ハチ刺傷　285
発がん　23
白血球検査　43
白血球数　14, 43
白血病　273
発症　312
発疹　35, 328
発赤　13
ハッチンソン・ギルフォード症候群　8
発熱　32
パパニコロウ染色　55
パパニコロウ分類　55
PubMed　87
パラメトリック法　41
パルミチン酸　127
バレット食道　165
汎血球減少　269
半月体形成性腎炎　190
瘢痕　16
汎小葉性肺気腫　239
伴性劣性遺伝　10
パントテン酸　97
反応性低血糖　116

ひ

非圧痕性浮腫　35
非アトピー性喘息　242
非アルコール性脂肪性肝炎　160
非アルコール性脂肪性肝疾患　160
PEM　94
PEG　58
PEG-IFN　157
PEJ　58
PET　26, 52
PAI-1　105
PSA　265
PN　308
PNL　201
BMI　34, 101
PML-RARα　274
ビオチン　97
被殻出血　220
比較的徐脈　32
皮下脂肪型肥満　102
B型急性肝炎　155
B型慢性肝炎　156
非乾酪性肉芽腫　148
ビグアナイド薬　113

非結核性抗酸菌症　245
B細胞　279
B細胞受容体　279
PC　68
*BCR-ABL*融合遺伝子　275
PCR法　203
BCG　202
皮質下出血　220
微絨毛　142
非小細胞がん　248
微小変化型ネフローゼ症候群　190
ヒス束　180
ヒスタミン　283
ヒスタミンH_1受容体拮抗薬　289
非ステロイド性抗炎症薬　200
微生物検査　38, 50
肥大　18, 20
肥大型心筋症　184
ピタバスタチン　130
ビタミン　96
ビタミンE　129
ビタミンA　97
ビタミン過剰症　96
ビタミンK　97, 272
ビタミンK欠乏症　272
ビタミン欠乏症　96
ビタミンC　97, 129
ビタミンD　97, 253
ビタミンB_1　96
ビタミンB_2　97
ビタミンB_6　97, 137
ビタミンB_{12}　97, 269
ビタミン療法　137
PT　79
PTH　215
PTHrP　216
PT-GVHD　70
ヒトパピローマウイルス　261
ヒト免疫不全ウイルス　311
ヒドロキシメチルグルタリルCoAレダクターゼ阻害薬　130
PVP　265
皮膚筋炎　300, 307
皮膚硬化　306
皮膚テスト　287
皮膚バリア　282
非ホジキンリンパ腫　275
飛沫感染　317
肥満　34, 101
肥満症　34, 104
びまん性肺疾患　246
びまん性肺胞傷害　245
びまん性汎細気管支炎　240
肥満度　102
百寿者　4
病原微生物　313
標準体重　103
病理解剖　53
病理検査　38, 53
病理細胞検査　53, 54
病理診断　53
病理組織検査　53
日和見感染　306, 314
日和見感染症　243, 328
びらん　145

ピリドキシン　97
微量元素　98
ビリルビン　35, 42
ピロリ菌感染　165
貧　血　43, 47, 267
頻呼吸　32
頻　脈　32, 180

ふ

不安定狭心症　177
VLCD　104
VLDL　119
フィッシャー比　158
フィードバック機構　206
フィラグリン　282, 286, 291
フィラデルフィア染色体　275
風　疹　328
フェニルアラニン制限食　137
フェニルケトン尿症　136, 137
フェリチン　269
不　穏　33
副甲状腺　205, 215
副甲状腺機能亢進症　215
副甲状腺機能低下症　216
副甲状腺ホルモン　98, 215
複雑性イレウス　154
副　腎　205, 212
副腎髄質　215
副腎皮質　212
副腎皮質刺激ホルモン　206
腹　水　36, 158
腹　痛　35
腹部肥満　105
腹部膨満　36
腹膜透析　72, 198
浮　腫　35
不整脈　179
普通感冒　242
不飽和鉄結合能　47
不明熱　32
プラーク　123, 173
プラズマ細胞　281
プラズマフェレーシス　130
ブラッドアクセス　72
プラバスタチン　130
プランマー病　210
プリオン病　229
プリン体　131
フルクトース　129
ブルジンスキー徴候　227
フルバスタチン　130
ブルンベルグ徴候　152
フレイルティ　255
プログレッション　24
プロゲステロン　217
プロジェリア症候群　8
プロスタグランジン　304
プロスタグランジン D_2　288
プロトロンビン時間　158, 271
プロピオン酸血症　138
プロプコール　130
プロモーション　24
プロラクチノーマ　208
プロラクチン　206

文献検索　87
分枝アミノ酸制限食　138
分子標的(治療)薬
　　　　　　　65, 202, 249
分子標的薬　65, 202
分　布　62
噴門腺　140
分離用培地　51
分類基準　300

へ

平均赤血球ヘモグロビン濃度
　　　　　　　43
平均赤血球ヘモグロビン量　43
平均赤血球容積　43, 268
閉塞性膵炎　163
ヘイフリック限界　4
ペグインターフェロン　157
Hegstedの式　127
ペクチン　128
ベザフィブラート　130
β遮断薬　179, 184, 188
ヘパリン起因性血小板減少症
　　　　　　　272
ヘマトキシリン-エオシン染色
　　　　　　　54
ヘマトクリット値　43
ヘミセルロース　128
ヘモグロビン　267
ヘモグロビンA1c　109, 111
ヘモグロビン尿　42
ヘモグロビン濃度　43
ペラグラ　97
ヘリコバクター・ピロリ　144
変形性関節症　254
変　性　18
便　秘　36, 149
扁平上皮がん　248

ほ

防御因子　145
剖　検　53
膀胱炎　191
膀胱がん　202
膀胱刺激症状　202
房室結節　180
房室ブロック　180
放射線療法　77
胞状奇胎　263
蜂巣肺　246
泡沫細胞　173
飽和脂肪酸　127
保　菌　312
保菌者　312
ホジキンリンパ腫　275
保　証　80
補体系　49
発作型高血圧　215
発作性夜間呼吸困難　182
発　疹　35
ホモシスチン尿症　136, 137

ポリオ　228
ポリオウイルス　228
ポリフェノール　129
ホルマリン固定液　54
ホルモン　135, 205
本態性高血圧　185

ま行

膜酵素　48
膜性腎症　191
膜性増殖性糸球体腎炎　191
マグネシウム　98
マクバーニー点　152
マクロファージ　280
麻　疹　329
マジンドール　104
麻　酔　73
マスター2階段法　178
マスト細胞　283
末期患者　81
末梢静脈栄養法　59
末梢性疲労　34
末梢性めまい　35
マラスムス　95
マンガン　100
満月様顔貌　214
慢性胃炎　144
慢性炎症　14, 282
慢性肝炎　156
慢性拒絶反応　76
慢性下痢　149
慢性甲状腺炎　211
慢性硬膜下血腫　231
慢性呼吸不全　251
慢性骨髄性白血病　275
慢性糸球体腎炎　190
慢性腎臓病　196
慢性腎不全　192
慢性膵炎　162
慢性肉芽腫症　311
慢性閉塞性肺疾患　238
慢性リンパ性白血病　275
マンナン　128

ミオクローヌス　230
ミオグロビン尿　42
ミネラルコルチコイド　212
脈　拍　32
ミリスチン酸　127

無機質　98
無月経・乳汁分泌症候群　208
無効造血　269
無自覚性低血糖　117
無　動　225

メサンギウム増殖性糸球体腎炎
　　　　　　　191
メタアナリシス　88
メタ分析　88
メタボリックシンドローム
　　（メタボリック症候群）　105
メチオニン制限食　137
メチルマロン酸血症　138

索　引　345

滅　菌　315
MEDLINE　87
メトトレキサート　305
メープルシロップ尿症
　　　　　　　136, 137
めまい　35
免　疫　279
免疫寛容　281, 298
免疫記憶　280
免疫グロブリン　49, 281, 283
免疫血清検査　38, 49
免疫組織化学検査　54
免疫複合体　284, 299
免疫不全症　310
免疫抑制薬　306
免疫療法　202
妄　想　232
網膜症　110
目視法　88
モルヒネ　176
問　診　30

や行

薬剤アレルギー　285
薬剤性低血糖　116
薬剤性便秘　150
薬物依存　234
薬物動態　62
薬物乱用　234
薬物療法　62
融解壊死　19
有機酸代謝異常症　138
有酸素運動　61, 104
幽門腺　140
輸液療法　66
輸　血　69
輸血関連急性肺障害　71
輸血後移植片対宿主病　70
輸血療法　67
UTI　325
輸入感染症　332
溶血性貧血　270
葉　酸　12, 97, 260, 269
陽電子放射断層撮像法　52
洋ナシ型肥満　103
予防接種　316

ら

ライト染色　55
ラウリン酸　127
ラクトグロブリン　295
ラクナ梗塞　221
RAST法　287
落花生　293
ラポールの構築　30
ラミンA　8
卵円孔　221
卵黄嚢がん　263

卵　巣　217
卵巣がん　262
ランツ点　152
卵胞刺激ホルモン　206
卵胞ホルモン　217

り，る

リウマチ因子　299, 303
リウマチ性疾患　302
理学療法士　79
理想体重　103
離　脱　234
利尿薬　184
リノール酸　127
α-リノレン酸　128
リハビリテーション　79
リビングウィル　85
リフィーディング症候群　96

リポ蛋白　118
リポフスチン　5
リボフラビン　97
リモデリング　252, 289
流行性感冒　242
両心不全　183
良性腫瘍　22
リン　98
リンゴ型肥満　103
臨床検査　37
輪状ひだ　142
リンパ球　49
リンパ節行性転移　26

類　骨　253

れ

レイノー症状　306

レーザー光凝固治療　115
レジスタンス運動　61
レシピエント　75
レスポンダー　129
レチノール　97
裂　肛　153
劣性遺伝　136
レニン　186
レニン-アンギオテンシン-
　　　　アルドステロン系　186
レニン-アンギオテンシン系
　　　　　　　　　　　212
レビー小体　225
レプチン　106

ろ

ロイコトリエン　283
ロイコトリエン受容体拮抗薬
　　　　　　　　　　　289

老　化　3
老化時計　5
瘻　孔　147
労作性狭心症　177
老人性色素斑　5
老人性心アミロイドーシス　5
老人斑　5
老年症候群　8
ロコモティブシンドローム
　　　　　　　　　　　255
ロスバスタチン　130

わ

Y染色体　135
ワクチン　316
ワルファリン　273
ワールブルグ効果　26

飯田 薫子
　1966年 宮城県に生まれる
　1991年 筑波大学医学専門学群 卒
　2001年 筑波大学大学院医学研究科博士課程 修了
　現 お茶の水女子大学大学院人間文化創成科学研究科 准教授
　専門 代謝学，応用栄養学
　博士（医学）

近藤 和雄
　1949年 東京に生まれる
　1979年 東京慈恵会医科大学 卒
　現 お茶の水女子大学大学院人間文化創成科学研究科 教授
　専門 臨床栄養学
　医学博士

脊山 洋右
　1941年 東京に生まれる
　1965年 東京大学医学部 卒
　1973年 東京大学大学院医学系研究科博士課程 修了
　現 東京医療保健大学 客員教授
　　　医学中央雑誌刊行会 理事長
　東京大学名誉教授，お茶の水女子大学名誉教授
　専門 生化学
　医学博士

第1版 第1刷 2015年3月30日 発行

新スタンダード 栄養・食物シリーズ 4
疾病の成り立ち

Ⓒ 2015

編　集　　飯 田 薫 子
　　　　　近 藤 和 雄
　　　　　脊 山 洋 右

発 行 者　　小 澤 美 奈 子
発　行　　株式会社 東京化学同人
東京都文京区千石3丁目36-7(〒112-0011)
電話 03-3946-5311・FAX 03-3946-5317
URL: http://www.tkd-pbl.com/

印刷・製本　美研プリンティング株式会社

ISBN978-4-8079-1664-1
Printed in Japan
無断転載および複製物（コピー，電子
データなど）の配布，配信を禁じます．

新スタンダード 栄養・食物シリーズ
── 全16巻 ──

1	社会・環境と健康	大塚 譲・河原和夫・須藤紀子 編
2	生化学	大塚 譲・脊山洋右・藤原葉子・本田善一郎 編
3	解剖・生理学 ──人体の構造と機能	飯田薫子・石川朋子・近藤和雄・脊山洋右 編
4	疾病の成り立ち	飯田薫子・近藤和雄・脊山洋右 編
5	食品学 ──食品成分と機能性	久保田紀久枝・森光康次郎 編
6	調理学	畑江敬子・香西みどり 編
7	食品加工貯蔵学	本間清一・村田容常 編
8	食品衛生学	一色賢司 編
9	基礎栄養学	池田彩子・鈴木恵美子・脊山洋右・野口 忠・藤原葉子 編
10	応用栄養学	近藤和雄・鈴木恵美子・藤原葉子 編
11	栄養教育論	赤松利恵・稲山貴代 編
12	臨床栄養学	飯田薫子・市 育代・近藤和雄・脊山洋右・丸山千寿子 編
13	分子栄養学	近藤和雄・板倉弘重 編
14	公衆栄養学	大塚 譲・河原和夫・須藤紀子 編
15	給食経営管理論	香西みどり 編
16	食品微生物学	村田容常・渋井達郎 編

表1 生化学検査の検査項目と基準値[†1]

	検査項目	基準値	異常値を示す疾患・病態など
肝・胆管機能	AST アスパラギン酸アミノトランスフェラーゼ[†2]	10〜40 U/L	高値：肝機能障害．肝臓・心臓・骨格筋・腎臓の細胞破壊により高値となる．
	ALT アラニンアミノトランスフェラーゼ[†3]	6〜40 U/L	高値：肝機能障害の指標だがASTと異なり肝臓に特異的
	ALP アルカリホスファターゼ	100〜280 U/L	高値：肝胆道系疾患，骨疾患
	LDH（LD） 乳酸デヒドロゲナーゼ	120〜220 U/L	組織の損傷の指標（肝臓のほか，心，肺，赤血球の損傷などでも上昇）
	γ-GTP（γ-GT） γ-グルタミルトランスペプチダーゼ	0〜50 U/L	高値：飲酒・肥満・脂肪肝・肝疾患・胆汁うっ滞
	ChE コリンエステラーゼ	150〜390 U/L	低値：低栄養・肝臓でのタンパク質合成能の低下 高値：脂肪肝・肥満
	T-Bil 総ビリルビン	0.2〜1.0 mg/dL	D-Bil + I-Bil
	D-Bil 直接ビリルビン	0〜0.3 mg/dL	高値：肝障害による黄疸・肝内胆汁うっ滞・閉塞性黄疸・胆管結石
	I-Bil 間接ビリルビン	0〜0.8 mg/dL	高値：溶血性貧血・鉄欠乏性貧血
	NH_3 血中アンモニア	40〜80 μg/dL	高値：肝硬変，肝性昏睡
筋疾患	CK クレアチニンキナーゼ	男 60〜240 U/L 女 40〜150 U/L	骨格筋・心筋の障害で上昇
血清タンパク	TP 血清総タンパク質	6.5〜8.2 g/dL	
	Alb アルブミン	3.8〜5.3 g/dL	低値：低栄養・肝硬変・ネフローゼ症候群
膵機能	AMY 血清アミラーゼ	50〜190 U/L	高値：膵臓疾患．ほかに唾液腺疾患でも上昇
腎機能	UA 尿酸	男 3.5〜7.5 mg/dL 女 2.5〜6.0 mg/dL	高値：痛風・高プリン体食・激しい運動
	BUN 尿素窒素	8〜20 mg/dL	高値：腎機能障害・異化亢進・消化管出血
	Cr クレアチニン	男 0.7〜1.2 mg/dL 女 0.7〜0.9 mg/dL	高値：腎機能障害
	eGFR 糸球体濾過量	90以上（mL/分/($1.73m^2$））	腎機能の指標．年齢とCrより算出する．
	尿中$β_2$-MG 尿中$β_2$-ミクログロブリン	250 μg/L以下	高値：尿細管障害
ミネラル	Na 血清ナトリウム	137〜150 mEq/L	高値：嘔吐・下痢・多尿（急性腎不全利尿期） 低値（<135）：急性腎不全・慢性腎不全・ナトリウム不足
	K 血清カリウム	3.5〜5 mEq/L	高値：代謝性アシドーシス・脱水乏尿時（急性腎不全）・慢性腎不全・副腎不全 低値：原発性アルドステロン症・飢餓・長期静脈栄養
	P 血清リン	2〜4.0 mg/dL	高値：慢性腎不全 低値：高カルシウム血症・副甲状腺機能亢進症
	Ca 血清カルシウム	8.5〜10.5 mg/dL	高値：副甲状腺機能亢進症・がんの骨転移 低値：慢性腎不全・副甲状腺機能低下症
脂質	TC 総コレステロール	〜220 mg/dL	高値：脂質異常症・ネフローゼ症候群・甲状腺機能低下症 低値：低栄養・肝硬変・がん・甲状腺機能亢進症
	HDL-C HDL-コレステロール	40〜 mg/dL	>100：CETP欠損症 上昇：アルコール・運動 低下：高TG・喫煙・運動不足・炎症
	TG 中性脂肪	〜150 mg/dL（空腹時）	高値：脂質異常症・過食・肥満・アルコール多量
	LDL-C LDL-コレステロール	70〜140 mg/dL	高値：脂質異常症（家族性高コレステロール血症など）

[†1] 基準値は，検査法や単位などにより数値が大きく変わったり，病院などの施設ごとによっても若干の相違があります．さらに，学会によるガイドラインの見直しなどにより，検査対象や基準値が変更される場合があるので，常に最新の情報に注意し，現場の基準に従ってください．
[†2] GOT（グルタミン酸-オキサロ酢酸トランスアミナーゼ）ともいう．
[†3] GPT（グルタミン酸-ピルビン酸トランスアミナーゼ）ともいう．